看護国試シリーズ

みるみる基礎看護

第4版

編著
玉木ミヨ子　埼玉医科大学短期大学看護学科教授

著
蒲生澄美子　埼玉医科大学短期大学看護学科講師
今野　葉月　埼玉医科大学短期大学看護学科准教授
里光やよい　自治医科大学看護学部准教授
関口　恵子　埼玉医科大学短期大学看護学科講師
玉木ミヨ子　埼玉医科大学短期大学看護学科教授
西土　　泉　埼玉医科大学短期大学看護学科助教
本多　和子　横浜創英短期大学看護学科助手
宮﨑　素子　埼玉医科大学短期大学看護学科講師

医学評論社

＊正誤情報，発行後の法令改正，最新統計，ガイドラインの関連情報につきましては，弊社ウェブサイト（http://www.igakuhyoronsha.co.jp/）にてお知らせいたします。

＊本書の内容の一部あるいは全部を，無断で（複写機などいかなる方法によっても）複写・複製・転載すると，著作権および出版権侵害となることがありますのでご注意ください。

序文

『イラストで見る診る看る：基礎看護学』は1999（平成11）年に第1版が発行されてから12年が経ち，この間2回改訂を行ってきました。今回は3回目の改訂となり看護国試シリーズ『みるみる基礎看護（第4版）』として発刊することになりました。今までよりも少し小さな判型になりましたが，内容はより充実したものとなっています。

この12年の間には医療や看護を取り巻く社会情勢がめまぐるしく変化しています。それに伴って看護師国家試験の出題基準も少しずつ変わり，出題傾向も変化してきています。これらのことから今回の改訂では，国家試験の出題傾向をみながら出題基準に準拠したものに編成し直しました。改訂にあたって配慮した点は次の内容です。

・出題基準に準拠し，その内容がすべて網羅されるように要点をまとめました。

出題基準の内容をみるといくつか同じような項目もでてきますが，それは関連付けて覚える必要のあるものです。わかりやすい言葉で端的にまとめてありますので，短時間で重要なポイントを理解することができます。

・既出問題チェックではできるだけ新しい問題（第95回から第100回）を取り上げて解説しました。

国家試験は出題基準に沿って出題されますが，そのときの医療や看護の動向も反映されていますので，それらの動向にも敏感になって情報をキャッチし対策を立てて学習する必要があります。

また，同じような内容が繰り返し出題されていますが，同じ出題内容でも少しずつ視点を変えた設問になっています。どのような方向から出題されても正解が得られるように確かな知識を身につけていることが大切です。

・他の領域の既出問題も組み入れて解説しました。

他の領域の出題内容をみると基礎看護学の知識があれば解答できる問題がいくつかみられます。基礎看護学をしっかり学んでおけば応用できるということです。

本書は国家試験対策のみではなく，テキストでは要点がつかめなかった場合のサブテキストとして自己学習時に活用できます。

本書を活用しポイントをおさえた効率のよい学習により，基礎看護学の知識を身につけられるように願っています。

平成23年5月
玉木ミヨ子

本書の利用法

12. 与薬の技術

学習の要点は

看護師の役割は、医師が処方した薬剤を適切な方法で少しでも安楽に投与することです。そのためには、薬物療法の目的、薬物動態（吸収・分布・代謝・排泄）の理解、与薬方法と血中濃度の関係について理解しておく必要があります。また、投与した薬剤の効果と副作用の有無についても理解しておきましょう。

> 学習の前にどこを中心に覚えればよいのか、おさえておくべき要点を提示します。

> 特に重要となる学習ポイントを色文字で明示しました。

薬剤の作用・投与量・投与法による生体への影響

薬物療法とは、疾病に応じた薬物を医師が処方し、投与された薬剤が効果を現し、患者の自然治癒力を高め回復することを目指す治療法である。原因に対して処方される薬剤と、症状を軽減するために処方される薬剤がある。看護師には、患者が納得した上で適切・安全に薬物療法を受けられるようサポートする役割がある。

> イラストによって目で見て覚えることができます。学習効果の向上に役立ててください。

既出問題チェック　与薬の技術

> 既出問題にトライしましょう。過去問を解くことで出題傾向と実力のチェックができます。第100回国試まで載っています。

☑ 服薬の指示で食間はどれか。 98-A14
1. 食事中
2. 食前30分
3. 食後30分
4. 食後120分

● 解答・解説
1 ×
2 ×　食間とは、食事と食事の間に薬を服用…
3 ×　間程度が食事と食事の中間くらいの時…
4 ○　120分が適切である。

☑ 麻薬の取り扱いで正しいのはどれか。 106-A44
1. 看護師は麻薬施用者免許の申請ができる。
2. 病棟での麻薬の保管は劇薬と同一の扱いにする。
3. 使用後、アンプルに残った薬液は病棟で破棄する。
4. 麻薬を紛失したら、麻薬管理者は都道府県知事に届け出る。

● 解答・解説
1 ×　麻薬施用者の免許が申請できるのは医師、歯科医師、獣医師である。看護師には申請資格はない。
2 ×　麻薬の保管は、麻薬以外の薬剤とは別の場所でなおかつ施錠し管理する。劇薬は、他の薬剤とは区別して保管するが、施錠は義務づけられていない。
3 ×　麻薬は、不要になったからといって勝手に廃棄してはいけない。アンプルに残った薬液も破棄せず、空アンプルとともにすべて麻薬管理者に返却する。
4 ○　麻薬管理者は、管理している麻薬を紛失した場合、すみやかに都道府県知事に届け出をする義務がある。

> 各問題の右肩に出題回と問題番号を示しました。Aは午前問題、Pは午後問題を意味します。また、必修問題には ㊙ を記しています。

> 各既出問題は正誤を○、×で示し、わかりやすい解説を加えました。

※既出問題チェックで類似問題がある場合は、問題番号を複数表示しており、原則として新しい回の問題を掲載しています。

記憶すべき基準値

以下の基準値は，記憶すべきものだけをpick upしたものです。
特に明示していないものはすべて成人の値です。

- ●バイタルサイン
  - ・呼吸数　15～20（/分）
    - 学童　18～25，新生児　40～50
  - ・脈拍　60～80（/分）
    - 幼児　90～110
    - 乳児　110～130
    - 新生児　120～140
    - 頻脈≧100（/分）
    - 徐脈≦60（/分）
  - ・血圧（mmHg）＜高血圧治療ガイドライン2009年版＞

	（収縮期）	（拡張期）
正常血圧	130未満　かつ	85未満
正常高値血圧	130～139　または	85～89
Ⅰ度高血圧	140～159　または	90～99
Ⅱ度高血圧	160～179　または	100～109
Ⅲ度高血圧	180以上　または	110以上
収縮期高血圧	140以上　かつ	90未満

- ●血液学検査●
  - ・血球検査
    - 赤沈　男 2～10mm/時
    - 　　　女 3～15mm/時
    - 赤血球（RBC）男410～530（万/μl）
    - 　　　　　　　女380～480（万/μl）
    - ヘモグロビン（Hb）男14～18（g/dl）
    - 　　　　　　　　　女12～16（g/dl）
    - ヘマトクリット（Ht）男40～48（%）
    - 　　　　　　　　　　女36～42（%）
    - 網赤血球（Ret）0.2～2.0（%）
    - 白血球（WBC）4,000～9,000（/μl）
    - 血小板（Plat）12～41（万/μl）

- ●免疫学検査●
  - ・感染免疫抗体
    - C反応性蛋白（CRP）　0.3以下（mg/dl）

- ●生体機能検査●
  - ・動脈血ガス分析
    - $PaCO_2$　　40±5（mmHg）
    - PaO_2　　約100（mmHg）
    - SaO_2　　95以上（%）
    - pH　　　7.40±0.04
    - HCO_3^-　　24±2（mEq/l）

- ●生化学検査●
  - ・糖
    - 空腹時血糖　70～110（mg/dl）
  - ・蛋白
    - 総蛋白（TP）　6.5～8.0（g/dl）
    - アルブミン（Alb）　3.8～4.9（g/dl）
  - ・含窒素成分
    - 尿素窒素（UN）　6～20（mg/dl）
    - クレアチニン（Cr）
      - 男0.7～1.1（mg/dl）
      - 女0.5～0.8（mg/dl）
    - 尿酸（UA）
      - 男3.0～7.0（mg/dl）
      - 女2.5～5.6（mg/dl）
  - ・脂質
    - 総コレステロール（TC）
      - 150～219（mg/dl）
    - トリグリセリド（TG）50～149（mg/dl）
  - ・生体色素
    - 総ビリルビン（T.Bill）0.3～1.2（mg/dl）
    - 直接ビリルビン（D.Bill）
      - 0.1～0.3（mg/dl）
    - 間接ビリルビン（I.Bill）
      - 0.8以下（mg/dl）
  - ・酵素
    - AST　10～40（IU/l）
    - ALT　5～40（IU/l）
  - ・電解質
    - ナトリウム（Na）　136～145（mEq/l）
    - カリウム（K）　3.6～5.0（mEq/l）
    - クロール（Cl）　98～109（mEq/l）
    - カルシウム（Ca）　7.8～10.1（mg/dl）
    - リン（P）　3.5～4.5（mg/dl）

覚えておきたい事項と数値

●看護過程●
①アセスメント（情報収集）
②看護診断
③計画立案
④実施
⑤評価

●血圧測定●
・マンシェット
　幅　　　　12〜14cm
　巻き方　　指2本入る程度
　下縁の位置　肘窩2〜3cm上

●病床環境●
・室温，湿度
　夏季　22±2℃，45〜65%
　冬季　19±2℃，40〜60%
・騒音
　昼間　50デシベル以下
　夜間　40デシベル以下
・照明・採光
　病室　100〜200ルクス
　処置室　500ルクス
・プライバシー
　病床面積（2人以上）4.3㎡以上
　ベッドの間隔　1.2〜1.8m

●BMI●
・やせ　　18.5未満
・普通　　18.5以上25.0未満
・肥満　　25.0以上

●経管栄養法●
・胃チューブ挿入
　鼻孔から　約45〜55cm
　体位　　　坐位または半坐位

●排尿障害●
・無尿　100mℓ/日以下
・乏尿　400mℓ/日以下
・多尿　2,500mℓ/日以上
・頻尿　10回/日以上

●浣腸●
・カテーテル　10〜15号（18〜21Fr）
・挿入の長さ　6〜7cm
・浣腸液の温度　40〜41℃
・肛門－液面の高さ　50cm以内（高圧浣腸のみ）

●導尿●
・カテーテル　12〜16Fr
・挿入の長さ　男15〜20cm
　　　　　　　女4〜6cm

●吸引●
・12〜14Frディスポーザブルチューブ
・吸引圧　200mmHg以下
・吸引時間　10〜15秒以内

●温罨法●
・湯たんぽの湯の温度
　ゴム製　　　60℃
　金属製　　　80℃
　プラスチック製　60〜80℃

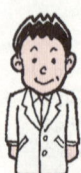
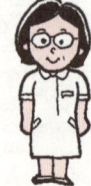
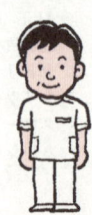

●与 薬●

- 注射の吸収速度の順
  - ①静脈内注射
  - ②筋肉内注射
  - ③皮下注射
- 皮内注射
  - 針 26～27G，SB
  - 平行刺入（ほぼ0°）
  - マッサージしない
- 皮下注射
  - 針 22～25G，RB
  - 部位をつまみ，10°～30°で刺入
  - マッサージする
  - （インスリンの場合はマッサージしない）
- 筋肉内注射
  - 針 21～23G，RB
  - 部位をつまみ，または張り45°～90°で刺入
  - マッサージする
- 静脈内注射，点滴静脈内注射
  - 針 20～23G
  - 15°～20°で刺入
  - 一般（成人）用輸液セット 20滴/ml
  - $$滴下数/分 = \frac{点滴量 \times 点滴口の滴数（20滴/ml）}{点滴所要時間（分）}$$

●一次救命処置●

- 心臓マッサージ
  - 速 度 100回/分以上
  - 深 さ 5cm以上
  - 心臓マッサージ：人工呼吸＝30：2

●採 血●

- 静脈血採血
  - 針 21～22G，SB
  - 駆血帯 刺入部位の7～10cm上
  - 駆血後2分以内

●生体検査（飲食）●

- X線（胃透視）
  - 前日夕食後から禁飲食
- 血管造影
  - 前一食は禁飲食
- 内視鏡（気管支鏡）
  - 前一食は禁飲食
- 内視鏡（胃内視鏡）
  - 前日夕食後から禁飲食
- 超音波検査
  - 前一食は禁飲食

●訪問看護ステーション●

- 法 律 高齢者の医療の確保に関する法律，健康保険法，介護保険法
- 従事者 看護師，准看護師，保健師，助産師（※），理学療法士，作業療法士，言語聴覚士
- 開 設
  - 最低常勤加算 看護職員2.5人
  - 管 理 者 看護師または保健師

※助産師は健康保険法の訪問看護ステーションのみ

●災害看護●

- トリアージ
  - 0 （黒） 死亡，不処置・不搬送
  - Ⅰ （赤） 重症，最優先，緊急治療
  - Ⅱ （黄） 中等症，待機，非緊急治療
  - Ⅲ （緑） 軽症，救急搬送不要

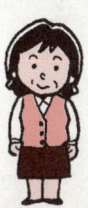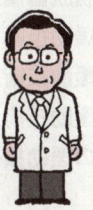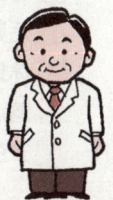

CONTENTS

- **第1章　看護の基本となる概念**
  1. 看護の本質（概念） ... 2
  2. 人間と健康 ... 20
  3. 生活と健康 ... 33
  4. 看護倫理 ... 44

- **第2章　看護の展開**
  1. 信頼関係の構築 ... 56
  2. 看護実践過程 ... 61

- **第3章　共通基本技術**
  1. コミュニケーションの技術 ... 68
  2. 教育指導の技術 ... 76
  3. 看護過程展開の技術 ... 82
  4. 観察技術 ... 98
  5. 感染予防の技術 ... 117
  6. 安全管理の技術 ... 130
  7. 安楽確保の技術 ... 138
  8. 死亡時のケア ... 148

- **第4章　基本的日常生活援助技術**
  1. 環境を整える技術 ... 154
  2. 食生活の援助技術 ... 160
  3. 経管栄養法／経静脈栄養法 ... 173
  4. 排泄の援助技術 ... 183
  5. 浣腸・摘便 ... 197
  6. 導尿・膀胱留置カテーテル ... 203
  7. 活動の援助技術 ... 208
  8. 休息の援助技術 ... 223
  9. 清潔の援助技術 ... 231
  10. 衣生活の援助技術 ... 242

第5章　診療に伴う技術

1. 呼吸を楽にする姿勢・呼吸法 … 250
2. 酸素吸入の適応と方法 … 254
3. 循環管理 … 262
4. 口腔内・鼻腔内・気管内吸引 … 269
5. 胸腔ドレナージの管理 … 274
6. 排痰法 … 278
7. 温罨法・冷罨法 … 281
8. 保温・体温管理 … 286
9. 創傷の種類・治癒過程と観察 … 290
10. 褥瘡の予防，処置 … 294
11. ドレッシング・包帯法 … 302
12. 与薬の技術 … 308
13. 救急救命処置技術 … 337
14. 診察・検査時の看護師の役割 … 350
15. 検体検査と尿，便，喀痰，血液の採取方法 … 353
16. 生体検査 … 358
17. 胸腔穿刺，腹腔穿刺，骨髄穿刺 … 377
18. 胃洗浄，膀胱洗浄 … 385
19. ME機器の取り扱いとモニタリング … 389

第6章　看護の役割と機能を支える仕組み

1. 看護活動の場と専門分化 … 398
2. 継続看護 … 406
3. 保健医療福祉の連携 … 413
4. 看護管理 … 417
5. 看護制度，看護行政 … 429
6. 災害看護 … 441
7. 看護の展望と国際化 … 450

索引 … 454

第1章　看護の基本となる概念

1. 看護の本質（概念）……………… 2
2. 人間と健康 …………………… 20
3. 生活と健康 …………………… 33
4. 看護倫理 ……………………… 44

1. 看護の本質（概念）

看護の基本となる概念

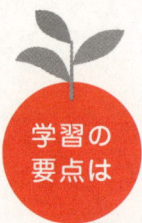

学習の要点は
「看護の本質」を学習するときは看護の定義，看護の対象，看護の機能と役割の側面から考えてみましょう。国試では，主な理論家による看護の概念や，保健師助産師看護師法に基づく出題がみられます。

ケアとケアリング

ケア（care）：不安や悲しみをもつ人に注意を向け，その気持ちを思いやりをもって癒し労わること。

ケアリング（caring）：
- キュアリングに対する語
- 人間関係と相互交流を重視する
- その人が健康の維持や回復のため，また死に直面したときにどのような体験をしているかに関心をもち，その気持ちを支持し支援する

看護理論（ニード論，相互作用／人間関係論）

看護理論には主要な4つの概念（そのものを言い表す意味内容）が含まれている。これらの各概念が看護理論の前段階的基盤であり，これらの概念のうち1つが欠けても看護を効果的に実践することはできない。この一連の概念を概念枠組みという。

概念枠組み	概念	看護学
1つ欠けてもいけない定義のようなものになる	1. 人間 2. 環境	看護の対象論
	3. 健康	看護の目的論
	4. 看護	看護の方法論

●看護理論の重要性
- 看護理論に熟知している看護者はどのようなケアが必要かを，現実的にあるいは予測的に説明し，推察できる。
- どのような看護問題点があるか，どのようなインフォームドコンセントが必要か，また，どのような展開が必要か予測できる。
- 専門職看護者は理論を応用可能か研究し，修正する。

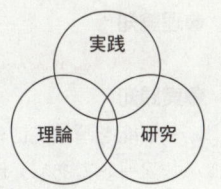

●看護理論の活用方法
- 看護はアメリカ看護協会（ANA）の定義を受け，健康問題に対する人々の反応を診断（看護問題という）し，対処することであると学んだ。看護問題を解決するには，問題解決技法（看護過程）の各段階に意思決定が必要である。この意思決定を助けるのが看護理論である（p.82参照）。

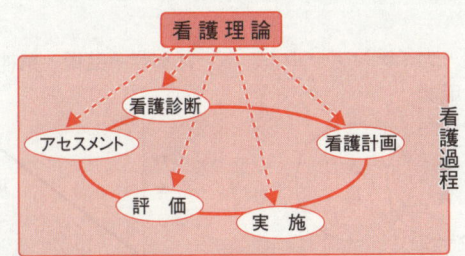

看護で使う主要理論

理　論	理　論　の　概　要	理論家
発達モデル	人間の発達過程を概念化した。 成長，発達，成熟，社会化に焦点をおく	E・H・エリクソン
ニード論	人間の行動のもととなる欲求を概念化した	V・ヘンダーソン F・アブデラ
相互作用モデル	心理学や社会学の焦点理論である相互作用理論を根拠に概念化した。 クライエント－看護者関係を中心とした理論	I・J・オーランド E・ウィーデンバック J・トラベルビー H・ペプロウ
システムモデル	人間をある種のシステムとみて，部分ではなく全体をみる枠組みである。看護の目標はシステムが最大効果を上げるようにすること	D・E・ジョンソン M・ロジャース D・オレム C・ロイ B・ニューマン
現象学的看護論	現象学的・実存哲学的アプローチのトランスパーソナルなケア	J・ワトソン

看護の本質（概念）

看護実践における理論知と実践知

●**理論知**
　科学的に根拠がある知識で，同じ疾患や病状の経過などを予測できる。

●**実践知**
- 技能を習慣的に使い実践に従事しながら得られた知識（Benner,P.）
アートであり，臨床知である。
- 看護実践において看護の知識や技術，医学的知識は必要であるが，これだけでは不十分であり，実践の中で経験的に身につけていく実践知が看護の質を左右する。

構造からみた看護の役割

　看護の役割は健康に関連したニーズの充足をはかるのを援助すること。看護を実践していくうえで必要な要素がある。これにはさまざまな表現があり，自己の看護観によって異なってよいものである。

①フローレンス・ナイチンゲール：
　科学・芸術・職業

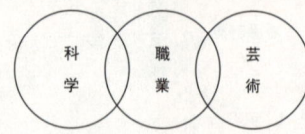

②科学・芸術・精神あるいは態度

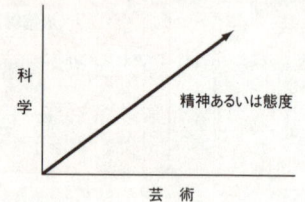

③知識・技術・態度

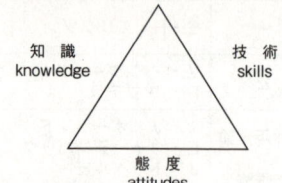

④人間関係・課題解決・自己実現

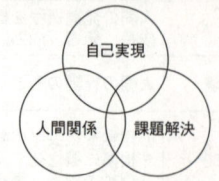

諸定義からみた看護の役割

(1) 専門職能団体の看護の定義

アメリカ看護協会（ANA）
1980年

『看護とは，現にある，あるいはこれから起こるであろう健康問題に対する人間の反応を診断し，かつそれに対処することである。』

日本看護協会（JNA）
1973年
『看護の本来的な
機能と役割』より

『看護とは，健康のあらゆるレベルにおいて個人が健康的に正常な日常生活ができるように援助することである。』

国際看護師協会（ICN）
1987年

『（前文省略）全体的なヘルスケア環境のなかにあって，看護師は，他の保健専門職者および他の公共サービス部門の人々と共に，健康増進，疾病予防，および病気および障害のある人々へのケアのために，看護ケアの計画立案，実施，評価という機能を共に遂行する。』

(2) 看護理論家の看護の定義

ヘンダーソンの看護の定義
1960年

『看護の独自機能は，病人であれ，健康人であれ各人が健康あるいは健康の回復（あるいは平和な死）に資するような行動をするのを援助することである。その人が必要なだけの体力と意思力と知識とを持っていれば，これらの行動は他者の援助を得なくても可能であろう。この援助はその人ができるだけ早く自立できるようにしむけるやり方で行う。』

(3) 看護の役割の専門職化

アメリカ

1923年
発表

「ウインスロウ・ゴールドマークレポート」
──合衆国の看護教育──として報告
- 臨床看護から保健機関へ広がりをもたせ，健康者の看護まで包括する方向性を示した。

看護の基本となる概念

| 1948年
発表 | 「ブラウン・レポート」
――将来の看護――として報告
・患者を回復させ，さらに健康を保持させるのに役立つ総合看護（患者の全面にわたる援助）を含む。
・専門職看護師は大学において養成されるべき。 |

| 1950年代
後半 | "科学的看護の重要性"
・看護を固有の専門職業として位置づけ，経験ではなく科学的な看護研究が必要になってきた。それとともに看護教育が高等教育化の方向に動きナース・プラクティショナー；NP（アメリカにおける上級の看護職）も多数誕生している。 |

| 1985年 | "看護制度改革の提案"（ANA）
・専門職看護師になるためには少なくとも4年制の学士プログラムを卒業していること。
・3年制の専門学校教育プログラムを廃止する。 |

日本の戦後

| 1948年
（昭和23年）
公布 | 「保健婦助産婦看護婦法」（→2001（平成13）年に保健師助産師看護師法に改称）
第5条：看護師とは，厚生労働大臣の免許を受けて傷病者もしくは褥婦に対する療養上の世話または診療の補助を行うことを業とする。
第31，37条："看護師の業務独占"と"医療行為禁止の規定"がある。 |

| 1994年
（平成6年）
12月報告書 | 「少子・高齢社会看護問題検討会」
・21世紀の少子・高齢社会に対応する看護体制の整備の必要性。
・4年制看護大学の整備の必要性，養成所の魅力向上，資格取得後の実務研修の必要性，一般大学卒業者の学習総時間の短縮化，専門看護師などの認定，准看護師問題（養成廃止）などが盛り込まれている。 |

2007年 (平成19年)	・「保健師助産師看護師法」改正 　助産師，看護師，准看護師の名称独占（第42条の3）
2011年 (平成23年)	・大学看護学科（教員養成校を含む）159校 ・修士課程　　　　　　　　　　104校 ・博士課程　　　　　　　　　　 46校 ・認定看護師　　　　　　　 7,334人（2011年4月現在） ・専門看護師　　　　　　　　 612人（2011年4月現在） ・認定看護管理者　　　　　　 940人（2011年4月現在）

──────── **看護の機能** ────────

● **看護の実践**

看護の実践には3つの活動内容がある（主として法律に基づいた看護活動の分類）。
（1）独立した看護活動（療養上の世話〜保助看法第5条）
（2）診断と治療の過程を助成する活動（診療の補助〜保助看法第5条）
（3）保健医療チームの仲介と調整

（1）独立した看護活動
　①看護師のリーダーシップのもとに行われる活動
　　生活行動を助ける活動。たとえば，ヘンダーソンの14の基本的看護の構成要素（p.85参照）に基づく援助。
　②活動の内容
　　a）教える，導く，あるいは育てる援助
　　　・知識・技術・方法を教える
　　　・自覚を導く
　　　・育てる
　　b）見守る，保護する援助
　　　・観察（安全を守る。予防と防止）
　　　・感染予防
　　　・事故防止
　　c）支える，安楽を与える援助
　　　・手を添える
　　　・病む人にとっての安楽
　　　・"支える"と"支えられる"の関係
　　　・タッチング or スキンシップ
　　　・励ます

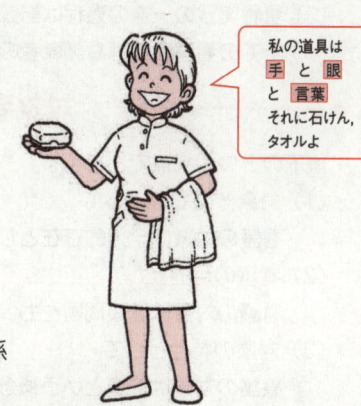

私の道具は
手 と **眼**
と **言葉**
それに石けん，
タオルよ

③活動のやり方
　a）専門的母親
　b）代行者，または代理役
　c）保護者，または情報提供者
(2) 診断と治療の過程を助成する活動
　①医師の処方を受けて行う患者への援助行為
　②看護独自の働きが回復を助成する行為
　　生活行動を助ける看護が主な治療となって回復を助成する。たとえば，糖尿病などの食事と運動と薬物療法によるものなど。
(3) 保健医療チームの仲介と調整
　ヘルスケアチームの一員として，報告・連絡・相談，業務を患者の代弁者として仲介・調整する。
　①ヘルスケアチームが，その人の健康の回復・保持・増進にとって有効となるよう注意をはらうとともに調整する役割
　②患者・家族の代弁者として，チームメンバーに働きかける
(4) 看護業務基準＜看護実践の基準（看護実践の内容）＞
　　　　　　　　　　　　　　　　　　──日本看護協会，1995（平成7）年
　①看護を必要とする人に身体的，精神的，社会的側面からの手助けを行う。
　②看護を必要とする人が変化によりよく適応できるように支援する。
　③看護を必要とする人を継続的に観察，判断して問題を予知し，対処する。
　④緊急事態に対する効果的な対応を行う。
　⑤医師の指示に基づき，医療行為を行い，その反応を観察する。
　⑥専門的知識に基づく判断を行う。
　⑦系統的アプローチを通して個別的な実践を行う。
　⑧看護実践の一連の過程は記録される。
　⑨全ての看護実践は看護職者の倫理規定に基づく。

対象者とその理解

以下の3つの視点でとらえる。
(1) 対象そのものとして
　　看護の対象は全人的存在としての個人および集団である
(2) 看護の目的として
　　看護の対象は健康問題をもつ人である
(3) 対象の特性として
　　看護の対象は健康という概念を生きている人間である

(1) 看護の対象は全人的存在としての個人および集団である
- 人間は一人ひとりが別個の存在としての個人（individual；分割できない）であり，パーソナリティ（個性）をもつ。

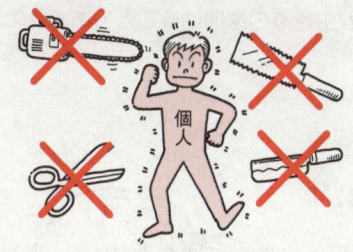

分割できない

- 人間集団を看護する。
    ① 人間集団には，発生と発達の過程がある（たとえば家族の発達段階）。
    ② 人間集団には，メンバーの役割，メンバーの相互関係，リーダーがある。
    ③ 人間集団には，行動基準，習慣，価値観，帰属意識などがある。

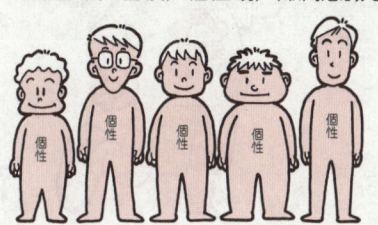

個性をもつ集団を看護する

(2) 看護の対象は健康問題をもつ人である
＜看護の目的・内容＞
- 健康の保持・増進に関すること。
    よい状態を保つ→指導を中心とする

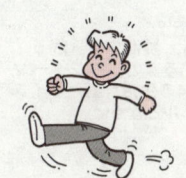

- 疾病の予防に関すること。
- 健康の回復に関すること。
    除去ないし軽減→治療や保護を
    　　　　　　　　中心とする

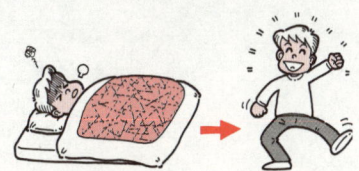

- 苦痛の緩和（平和な死）に
    関すること。

(3) 看護の対象は健康という概念を生きている人間である

　看護が働きかけるのは"健康を生きている人間"であり，生物的側面，精神的活動をする側面，社会的存在としての側面をもっている。

　"看護とは，患者が生きるのを助けることである"（フローレンス・ナイチンゲール）

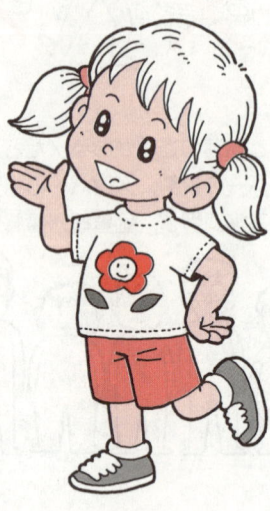

精神的活動側面

- 人間は常にそれぞれの思い（感情と認識）の中に存在する。
  人間の"思い"はいつも何か，かかわりごとで占められている。

- 人間性をもっている。
  信念や倫理性
  文化人類学的なさまざまな特性

社会的存在

- 環境と相互作用する。
  人間関係
  文化的・社会的環境

- 欲求を満たす生活行動がある。
  食べる，排泄する，眠る，運動するなど，ヘンダーソンの14の生活行動→ライフスタイルとなる。

生物的側面

- 生命そのものである。
  生物体としての生命エネルギー（細胞レベル）と生活体としての生命エネルギー（心理・社会的エネルギー）である。

- 生命と生活の過程である。
  ライフサイクル

- 構造と機能である。
  心と身体の構造（メカニズム）と機能（ダイナミックス）が連動する現象を重視する。
  心と身体は分離できない。
  ＜ホリスティックな存在＞

看護の変遷（ナイチンゲール，我が国の職業看護と教育制度）

1．看護の概念の変遷

重要な看護理論とそのポイント

理論家たち	著書 発行年（欧米）	考え方
フローレンス・ナイチンゲール (Nightingale, Florence：1820.5/12～1910.8/13)	看護覚え書 1859年	看護のしなければならないことは、自然が患者に働きかけるように最善の状態に患者をおくことである。患者の生命力の犠牲を最小にしながら。
ヴァージニア・ヘンダーソン (Henderson, Virginia：1897～1996.3/19)	看護の基本となるもの 1960年	看護の独自機能は、病人であれ、健康人であれ各人の生活行動を援助することである。体力、意思力、知識の欠けたる部分を補う。
ヒルデガード・ペプロウ (Peplau, Hildegard E.：1909～1999)	人間関係の看護論 1952年	看護は有意義な、治療的な対人的プロセスである。看護しながら相手と自分について学ぶ方法のプロセスレコード（※1）を提唱。
フェイ・グレン・アブデラ (Abdellah, Faye Glenn：不詳～)	患者中心の看護 1960年	患者中心の総合看護の実践を21の看護問題とその措置に集約した。今日の看護診断と看護過程を初めて看護問題解決過程として明らかにした。
ジョイス・トラベルビー (Travellbee, Joyce：1926～1973)	人間対人間の看護 1966年	看護は病気や苦難の体験を予防しそれに立ち向かうように援助する。対人間関係は、最初の出会い、同一性の出現、共感、同感という段階のあと、ラポール（※2）の成立に至る。
ドロセア・E．オレム (Orem, Dorothea E.：1914～2007)	オレム看護論 1971年 （セルフケア理論）	人間のセルフケアに視点を当て看護の機能と人間のセルフケアとのかかわりについて、論を展開。
シスター・カリスタ・ロイ (Sister Callista Roy：1939～)	ロイ看護論 1976年 （適応モデル）	看護の機能は、健康と疾病の状況において人間の適応を促進する。人間の行動は刺激に対する反応。

※1　プロセスレコード：p.63参照
※2　ラポール：p.56参照

看護の基本となる概念

看護の本質（概念）

2．看護と看護教育の歴史年表

看護の軌跡は社会情勢と大きくかかわって変遷してきた（p.431も参照）。

紀元前460～375年　**ヒポクラテス**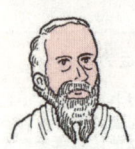
- 医学の父と呼ばれる。環境を含め，病人全体を治療し，「ヒポクラテスの誓い」といわれる医戒は，現在でも医学部の卒業式などで朗読されたり，また「ナイチンゲールの誓い」にその精神が受け継がれている。治療の中心は日々の養生法であり，自然治癒力による回復を重んじた。

593年　**聖徳太子**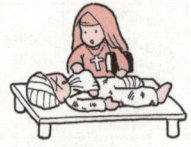
- 難波に四天王寺を建てる（施薬院，療病院，悲田院，敬田院の建立）。

730年頃　**施薬院，悲田院**による救済事業を行う。

1096年　従軍看護団の活躍（十字軍による活躍は1270年まで）
- 看護はキリスト教教会活動の実践の一環であった。

1543年　ヴェサリウス，解剖学書『ファブリカ』を出版

1713年　日本，貝原益軒，『**養生訓**』を著す。

1804年　日本，**華岡清洲**，全身麻酔による乳癌手術を成功

江戸時代　小石川養生所で患者の世話を行う〈職業的看護の始まり〉。（看護の教育を受けていない）

1868年　横浜軍陣病院で看病人を採用（看護の教育を受けていない）

1885年　有志共立東京病院看護婦教育所　日本の近代看護の発生（東京慈恵会医科大学附属看護婦講習所）ミス・リードが看護法を教授

1886年	桜井女学校付属看護婦養成所：アグネス・ヴェッチが看護を教育 京都看病婦学校：リンダ・リチャードが看護を教育
1887年	医科大学第一医院看護婦養成所：大学附属病院として医師中心の医療となり，看護の独自性が薄れた。
1854年	ナイチンゲールがクリミア戦争に従軍し「ランプを持った婦人」の愛称で衛生状態を改善して英国軍の死亡率を激減させた。 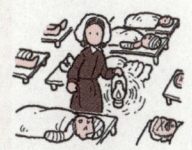
1860年	ナイチンゲール看護学校をセントトーマス病院内に創設。近代看護発足の年
1864年	アンリ・デュナン，国際赤十字社を設立 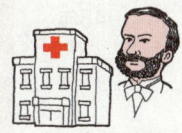
1874年	アメリカでナイチンゲール方式の看護教育が始まる。 アメリカ近代看護発足の年
1885年	有志共立東京病院看護婦教育所（のちの慈恵会附属看護婦講習所）発足 ・修業年限：2年，ナイチンゲール方式の看護教育 日本最初の女医誕生，荻野吟子 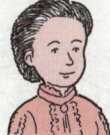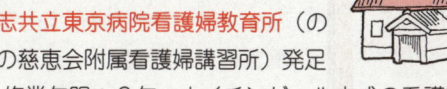
1890年	日本赤十字社が看護師を養成 ・修業年限：3年半（1年半を学業，2年は実習）
1891年	日本の最初の派出看護師会『慈善看護婦会』が，桜井女学校付属看護婦養成所の第一回卒業生（6名）によって，創設された。 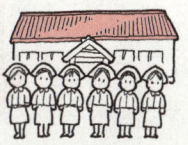

1899年	日本，産婆規則制定
	コロンビア大学の看護学科設置
	エセル・フェンウィックにより国際看護師協会（ICN）設立 ・ICN第1回大会は1904年開催
1911年	アメリカ看護協会（ANA）創立
1915年	看護師規則（全国的な法規）制定 ・18歳以上で，地方長官が指定する講習所を卒業するか，看護師試験に合格すれば免許を交付する。
1920年	聖路加国際病院付属高等看護婦学校が発足
1948年	保健婦助産婦看護婦法を公布（➡2001（平成13）年に保健師助産師看護師法に改称）。
	世界保健機関（WHO）創立
1951年	日本看護協会（JNA）設立
1952年	高知女子大学家政学部衛生看護学科（日本最初の4年制看護系大学）発足
1968年	「ニッパチ闘争」起こる。 ・月8日以内，ふたり夜勤の要求
1973年	第15回ICN大会（メキシコシティ）にて「看護師の規律」が採択される。
1978年	WHO，アルマ・アタ宣言（プライマリヘルスケア国際会議）

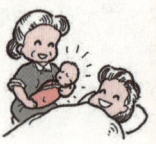
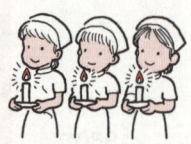
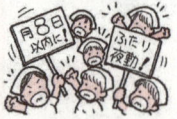

1985年	アメリカで安楽死事件 ・植物状態にあったカレン・クィンランさんのレスピレーターをはずし安楽死
1986年	WHO，オタワ憲章（ヘルスプロモーション国際会議） チェルノブイリ原発事故。
1990年	老人福祉法，老人保健法の改正 厚生労働省「看護の日」制定
1993年	医療法の改正 看護大学の新設・増設（8校）
2000年	「介護保険制度」スタート。措置から給付へ 保健師助産師看護師法の欠格事由（障害者）の見直しにかかわる改定
2001年	保健師助産師看護師法施行（保健婦助産婦看護婦法より改正・改称） DV防止法施行
2003年	健康増進法施行 日本看護協会「看護者の倫理綱領」改定
2006年	新看護体系により看護基準に7：1（入院基本料に包含）導入
2008年	老人保健法改正（高齢者の医療の確保に関する法律）
2009年	看護師国家試験の出題基準改定

看護の本質（概念）

既出問題チェック

☐ 理論家とその考え方で正しい組合せはどれか。91-A42
1 V. ヘンダーソン——患者―看護者関係は発展していくプロセスである。
2 D. オレム——セルフケアは目的をもった自己コントロールのプロセスである。
3 M. ロジャース——人間が生きていくうえで充足されなくてはならない基本的ニードがある。
4 J. トラベルビー——人間は環境と相互行為を営む開かれたシステムである。

● 解答・解説
1 ×ヒルデガード・ペプロウの考え方である。
2 ○ドロセア・オレムの考え方である。
3 ×ヴァージニア・ヘンダーソンの考え方である。
4 ×マーサ・ロジャースの考え方である。

☐ D. E. オレムの看護の概念はどれか。95-A40
1 セルフケア獲得のための支援
2 患者との対人相互作用の発展
3 刺激の操作による適応の促進
4 ケアリングによる調和の促進

● 解答・解説
1 ○ドロセア・E・オレムは，看護とは，患者自身がセルフケアの欠如を認識することを支援し，患者自身でセルフケアの欠如を補うようにすることであると述べている。
2 ×患者との対人相互作用の発展について述べたのは，アイダ・J・オーランド。
3 ×刺激の操作による適応の促進について述べたのは，シスター・カリスタ・ロイ。
4 ×ケアリングによる調和の促進について述べたのは，ミルトン・メイヤロフ。

☑ C. ロイのいう人間の適応様式に**該当しない**のはどれか。90-A46
1 目標達成
2 自己概念
3 役割機能
4 生理的作用

● 解答・解説
1 ×　ロイ看護理論は適応モデルの枠組みを中心に据えている。看護の機能は「健康と
2 ○　疾病の状況において，人間の適応を看護過程を通して促進させる」というアプロ
3 ○　ーチである。人間を内的あるいは環境上の変化に対応させ，適応していく統合さ
4 ○　れた存在としてとらえている。適応様式には，①生理的なもの，②自己概念，③
　　　役割機能，④相互依存の4つのニードがある。

☑ H. ペプローの患者－看護師関係の発展過程において患者が看護師に信頼をお
　　　くようになる段階はどれか。90-A141
1 方向づけ
2 同一化
3 開拓利用
4 問題解決

● 解答・解説
1 ×　ヒルデガード・ペプローは1952年に『人間関係の看護論』を著した，看護理論家
2 ○　のはしりである。患者－看護師関係の発展過程を4つの時期に区別している。
3 ×　第1期──お互いに知りあう時期
4 ×　第2期──自分の周囲に部分的に同一化する時期。すなわち患者が看護師に信頼
　　　　　　　をおくようになる時期
　　　第3期──ともに問題を探求する時期
　　　第4期──協同して問題解決を行う時期

☑ 保健師助産師看護師法の規定で正しいのはどれか。90-A63
1 看護師は名称独占である。
2 罰金以上の刑に処せられた者は免許を取り消されることがある。
3 臨時応急の手当にも医師の指示が必要である。
4 看護師等の人材確保の促進を定めている。

● 解答・解説
1 × 第31条第1項に「看護師でない者は，第5条に規定する業をしてはならない」とあり，看護師は業務独占である。
2 ○ 国家資格に関する免許を与えないとする欠格事由の一つである。
3 × 第37条によると臨時応急は医師の指示がなくても手当できる。
4 × 「看護師等の人材確保の促進に関する法律」に規定されている。

☐ 以下の文は，ICN（国際看護師協会）の看護の定義の一部である。
看護師の特に関心のある現象は「現にある，あるいはこれから起こるであろう個人，家族及び集団の健康問題に対する人間の（　）」である。（　）に入る用語はどれか。93-A40
1 反　応
2 ニーズ
3 適　応
4 行　動

● 解答・解説
1 ○ ICNの1987年の看護の定義の中に1980年ANA（アメリカ看護協会）の定義を引用
2 × したものである。これらの反応は，個々の発病に対して健康を回復しようとする
3 × 反作用から，ある地域住民の長期にわたる健康促進のための方針開発までの広範
4 × 囲にわたる。

☐ 看護師国家試験に合格しても，免許が与えられないことがあるのはどれか。94-A33
1 日常生活に補聴器が必要な者
2 摂食障害の治療を受けたことのある者
3 覚醒剤の使用によって罰金を払った者
4 脊髄損傷によって下半身が麻痺している者

● 解答・解説
1 ○ 2001（平成13）年「障害者等に係る欠格事由の適正化を図るための医師法等の一
2 ○ 部を改正する法律」が施行され，保助看法も改正された。身体的障害があっても
3 × 器具を使用し，その能力を備えれば十分にその任務を遂行できる。覚醒剤の使用
4 ○ は犯罪であり，刑罰を受けた者には，国家資格としての免許取得に制限がある。

☑ 看護師が業務上行うことができないのはどれか。必 94-A5
1 静脈内注射の実施
2 心マッサージの実施
3 創部の消毒
4 薬剤の処方

● 解答・解説
1 ○ 2002（平成14）年9月厚生労働省医政局長通知により看護業務の範疇となった。
2 ○ 心肺蘇生法は一般市民への啓発も行われており，蘇生が必要な状況で看護師が何もしないことの方が問題である。
3 ○ 診療の補助業務であり，指示に基づいた適切な方法であれば問題ない。認定看護師の業務でもある。
4 × 薬剤処方は医業である。看護師は行うことはできない。

☑ 看護師の判断で決定できるのはどれか。 97-A56
1 点滴静脈内注射の輸液量
2 糖尿病食のエネルギー量
3 体位変換の回数と時間帯
4 他動運動装置での運動回数

● 解答・解説
1 × 点滴静脈内注射の輸液量の指示は医師による。看護師による"医療行為の禁止"は保健師助産師看護師法に規定されている。
2 × 患者の食事は治療の一環であり，食事の種類やエネルギー量などは主治医の指示による。
3 ○ 他の選択肢と比較した場合，体位変換の援助は，基本的に看護師の判断で決定できる療養上の世話であると考え正解とした。ただし，運動器系の術後患者など関節可動域の制限や体位変換について主治医とともに行うなど特定の指示がある場合は，その限りではない。
4 × 他動運動装置などを用いた専門的訓練は，看護師の判断では決定できない。医師の指示により決定される。

2. 人間と健康

学習の要点は　看護の対象である人間を生活者として，また心身の統一体としてとらえ，ライフサイクルやライフステージと関連付けて理解できるようにしましょう。さらに，健康の概念を理解し，健康を維持するために必要な行動を学習します。

全体としての人間

1．生活者としての人間
　その人がこれまで生きてきた生活過程のなかで培ってきた個別の生活信条や習慣をもって生きている人。

2．人間の生活を取り巻く環境
（1）環境の概念
　　環境は人間を取り巻くすべてであり，人間も環境の一部である。人間と環境とは相互に作用しあって適応しながら生活している。
- 外部環境——人間を取り巻きながら常に変化している。生体の生活に関与する外界の諸要因として，自然的環境（物理的環境，生物的環境）と社会的環境（人的環境，文化的環境）とがある。
（個体以上のもの＝集団，社会，生態系，宇宙系など）
- 内部環境——生体内の環境：自律神経系と内分泌系の関与により安定した状態をつくる。
（個体以下のもの＝器官系，組織，細胞など）

内部環境と外部環境

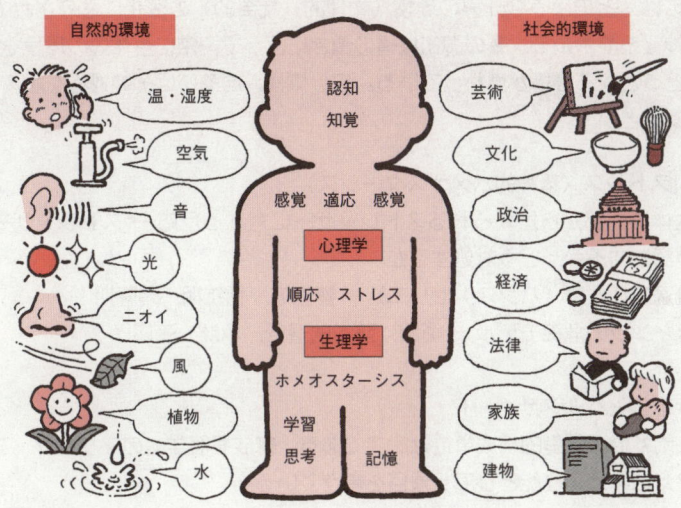

川口孝泰,ベッドまわりの環境学,医学書院,1998.

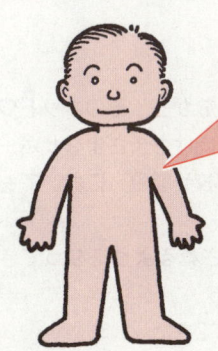

その人自身
先天異常,内分泌疾患:遺伝的体質,心身の機能減弱,組織の変化,生活習慣,価値観

外部環境
自然的環境:寒冷,温熱,湿度,光線,放射線
生物的環境:病原微生物,寄生虫,有害動植物
社会的環境:風俗,習慣,公害

(2) 内部環境とホメオスターシス
- クロード・ベルナール(内部環境の概念)
- ウォルター・キャノン(ホメオスターシスの概念)
- ホメオスターシスの変化
  - バイオリズム:呼吸,心拍動,睡眠
  - 加齢
  - ストレス

<ホメオスターシス（homeostasis）とは>
生物には，どのような外界の環境（物理的，社会的）の変化にさらされても，自律神経系やホルモン系の調節機構の働きによって，常に生体内の環境を一定に保とうとする機構が備わっている。この機構，あるいはその過程をホメオスターシスという。

(3) ストレス（精神的ホメオスターシス）
- 生体に外部から加えられるストレッサーに対する反応 → ストレッサーをどう認知するか，どう対処するか
- 汎適応症候群（ハンス・セリエ）→ 警告期，抵抗期，消耗期
- フィンクの危機モデル → 衝撃，防衛的退行，承認，適応

(4) 家族とヘルスサポート
　人間社会の基礎的構成単位は家族である。家族看護学者のマリリン・フリードマンは家族の機能として5項目を挙げている。
　①情緒機能　②社会化の地位付与機能　③ヘルスケア機能
　④生殖機能　⑤経済的機能

(5) 地域社会とヘルスサポート
　地域での保健・医療・福祉の分野で社会資源を活用しながら，そのネットワークのもとに健康の保持・増進や，病気や障害の予防に向けさまざまなサポートが展開されている。同時に，人々が所属する集団（学校や職場）においても同様である。
- 在宅療養者へのケアが積極的かつ高度な内容で展開されるようになってきた。
- 高齢者を対象とした健康教育が展開されるようになってきた。
- 妊産婦や乳幼児を対象とした健康診断や育児指導が展開されるようになってきた。

3．心身の統一体としての人間
- 看護の対象である人間は，生物学的存在であると同時に，心理・社会的存在であり，さまざまな集団に属し，人間としての共通性と，個別性をもって生活している。

<分析的な見方>

　　生物学的側面 ｛①生命である
　　　　　　　　　②構造と機能である

心理学的・社会的　⎰③環境と相互作用する
存在としての側面　⎱④生命と生活の過程である
　　　　　　　　　　⑤生活行動である

精神的側面　⎰⑥思いがある
　　　　　　⎱⑦人間性のあらわれである

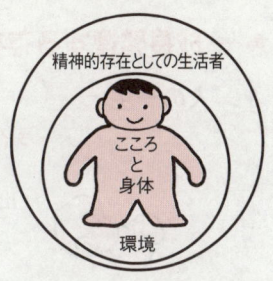

<統合的な見方>
　分析的な見方の一方で，人間は全体として一人の人間であり，諸側面の集まりではないという見方がある。看護においては，分析して細かく分けていく見方と同時に，全体論的見方も必要である。

歴史的・関係的存在としての人間

- 人間は歴史を作り，また歴史の中に存在する。
  - 一人ひとりの人間にも歴史があるので，現在のみではなくその人の生きてきた過去の生活の諸側面にも目を向けて全体像として理解する必要がある。
- 一人の人間は生物体としての個体であるが，知性と理性を働かせて考え，言語を話して
  - 社会生活を営む。
  - 環境と相互に影響を及ぼしながら生活する。
  - 夫婦，親子，隣人，同僚，友人など関係をつくって生活する。

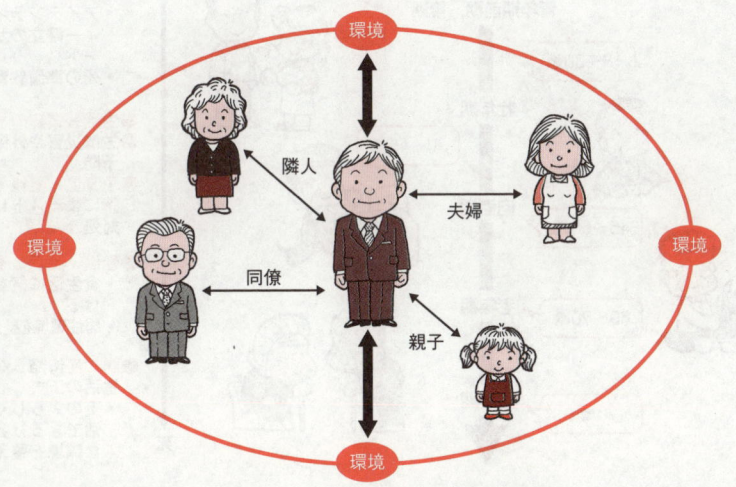

成長発達する存在・ライフサイクルと健康のかかわり

1. 人の一生

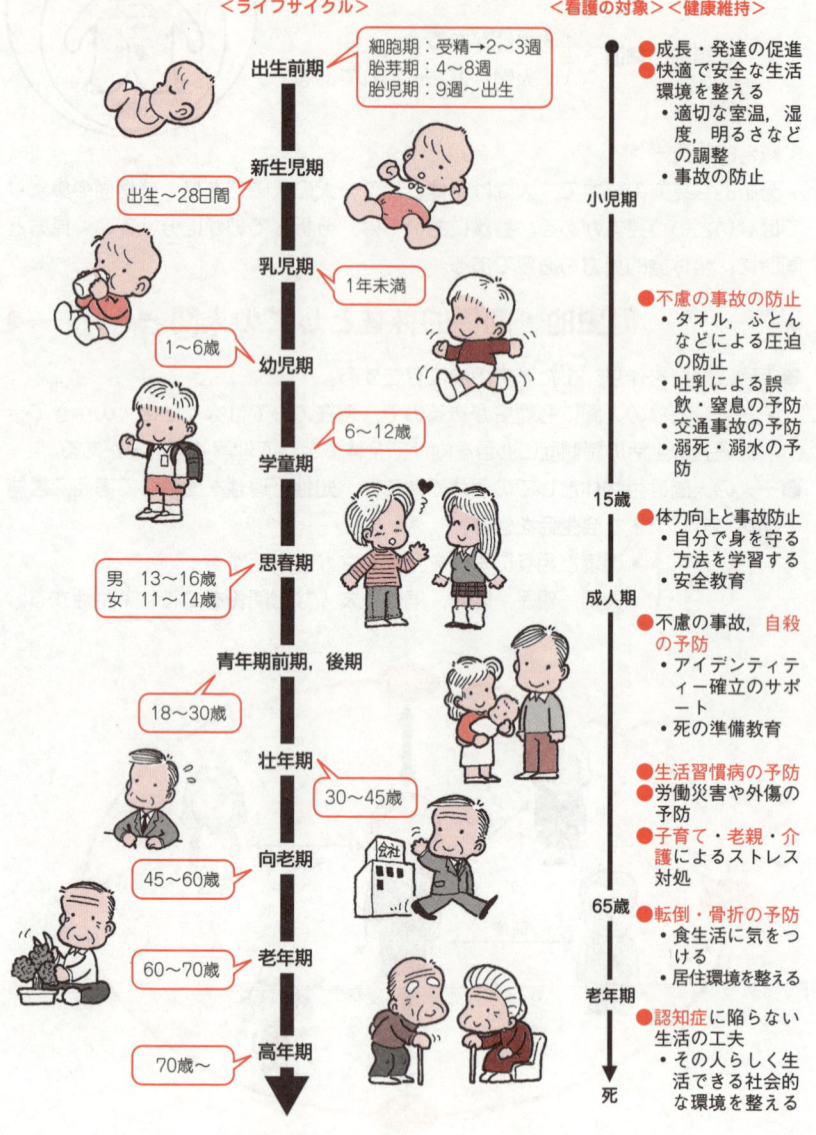

2．成長・発達の原則

- 成長・発達は一定の秩序，順序性があり，連続的である。
- 成長・発達の速度は個体差があり，一定の速度で進むわけではない。
- 身体的成長にはいくつかの基本的方向がある。
- 構造と機能には独特の速度と段階がある。
- 成長・発達には臨界期がある。
  ※臨界期（感受性期）：脳の中で覚えたり感じたりする神経回路が外からの刺激により集中的に作られたり，回路の組みかえが盛んに行われる時期（機能を獲得するための適切な期間）
- 行動は人間の欲求によって制御され，発達水準によって限定される。
- 成長・発達の段階に応じて，達成しなければならない課題がある。
  （R. J. Havighurst, E. H. Erikson）

＜成長・発達理論＞

● フロイト（Sigmund Freud, 1856〜1939）
- 性（リビドー）を口唇期，肛門期，男根期，潜在期，性器期に分類した。
- 自我の発達を自我と超自我の2つに設定した。
  自　我：外的で現実の代表者　　超自我：内的世界

● エリクソン（E. H. Erikson, 1902〜1994）
- 人間の8つの発達段階を示した（p.31表参照）。
  エリクソンによる心理・社会・性的個体発達の図式（1963）がある。
- 発達の心理社会的危機を「信頼」対「不信」として，次の段階に進むか逆行するかを分岐点として「危機」という言葉を用いた。

● ハヴィガースト（R. J. Havighurst, 1900〜1991）
- 人間の一生を通し，生物学的・心理学的・社会学的な発達課題を明確に設定し，課せられた生涯の課題を学習することで，健全な成長がもたらされるとした。
- 課題を成就することで個人は幸福になり，達成されない場合，後の段階の課題は達成されなくなるとした。

●───　健康の諸定義，主観的健康と客観的健康　───●

1．健康の定義

● WHOの保健憲章前文（1946年）
　　健康とは，病気ではないとか，弱っていないということではなく，肉体的にも，精神的にも，そして社会的にも，すべてが満たされた状態にあること

をいう。人類，宗教，政治信条や経済的・社会的条件によって差別されることなく，最高水準の健康に恵まれることは，あらゆる人々にとっての基本的人権のひとつである。

- WHOのオタワ憲章（1986年）
  　健康は生きる目的ではなく，むしろ生きるための基盤であり，身体は能力であると同時に社会的個人的資源である。

- 先人の提唱する健康の定義
  * デュ・ボア・レイモン──両極的健康・疾病観
    「健康とは病気でない状態，病気とは健康でない状態」
  * フローレンス・ナイチンゲール──能力十全観
    「健康とは，単に具合が悪くないというばかりでなく，それに加えて使わねばならない能力の一つひとつを十分に使うことのできる状態である。」
  * シスター・カリスタ・ロイ──過程観
    「健康とは，完全な全体としての人間である状態およびそのようになりつつある過程である。」

2．健康の概念
① 健康と疾病は連続的な概念である。
② 健康は主観的あるいは客観的なものだけで決めることはできない。
③ 健康とは，全人間的な生活概念である。
④ 健康は個別的なものである。
⑤ 健康は人間一人ひとりの人生の目標を達成する手段である。
⑥ 健康の概念は時代とともに変化する。身体概念→心身概念→生活概念へ。
⑦ 健康とは心身ともに良好に機能し，環境によく調和していることを実感すること。
⑧ 医学が進めば進むほど，健康と疾病との境界は明確に区分されにくい。

3．健康の段階
- 健康とは，心身ともに良好に機能し，環境によく適応して調和している状態
  　→ 生活の充実感
- 健康にはレベルがあり連続体である。

① 理想的健康

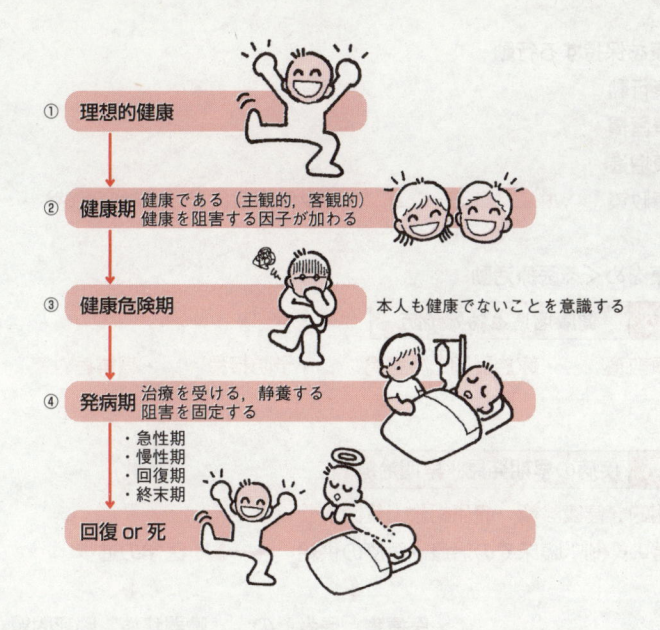

② 健康期　健康である（主観的，客観的）
　　　　　健康を阻害する因子が加わる

③ 健康危険期　本人も健康でないことを意識する

④ 発病期　治療を受ける，静養する
　　　　　阻害を固定する
　　・急性期
　　・慢性期
　　・回復期
　　・終末期

回復 or 死

- 疾病の状況によって急性期，慢性期，回復期あるいは終末期等に分類される。

健康の諸相

(1) 健康成立の条件

健康成立の模式図（Leavell & Clarkによる）

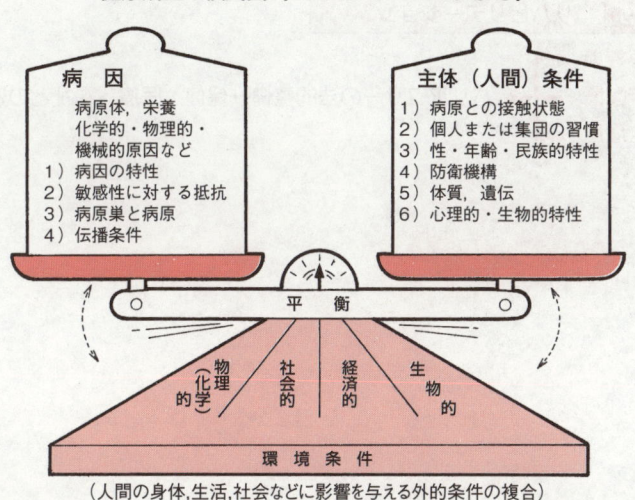

病因
病原体，栄養
化学的・物理的・
機械的原因など
1) 病因の特性
2) 敏感性に対する抵抗
3) 病原巣と病原
4) 伝播条件

主体（人間）条件
1) 病原との接触状態
2) 個人または集団の習慣
3) 性・年齢・民族的特性
4) 防衛機構
5) 体質，遺伝
6) 心理的・生物的特性

平衡

物理（化学）的／社会的／経済的／生物的

環境条件

（人間の身体，生活，社会などに影響を与える外的条件の複合）

(2) 健康を保持する行動
　①健康行動
　②健康習慣
　③健康増進
　④健康政策：ヘルスプロモーション（オタワ憲章における健康戦略）

(3) 健康をめぐる医療活動

| 1次予防 | 健康増進と特殊予防 |

- 健康教育　・家族計画と性教育　・予防接種　・職業病対策

| 2次予防 | 疾病の早期発見，早期治療 |

- 定期的な健康診断，健康相談，集団検診
- 障害の抑制：臨床での治療→医療の供給　→　医学の進歩

医療者と患者との　　　臓器移植，脳死問題，
関係の変化　　　　　　人工授精
　　　‖　　　　　　　　　↓
インフォームドコンセント ⟷ 倫理上の問題の発見

| 3次予防 | リハビリテーション |

- 残存機能
- 特殊配置 ｝→ バリアフリーの法的整備→保健，医療，福祉との連携
- 完全雇用

既出問題チェック 人間と健康

□ 看護における人間のとらえ方で**適切でない**のはどれか。96-A40
1 環境と相互作用する。
2 共通性と個別性をもつ。
3 身体と精神は互いに影響しあう。
4 生涯同じ速さで成長・発達する。

● 解答・解説

1 ○人間は，住んでいる自然環境あるいは文化・社会環境によって影響されるだけでなく，その環境をもまた変化させている。
2 ○人間は身体的，心理・社会的にも共通した特性をもつ（共通性）と同時に，個々に異なる存在でもある（個別性）。
3 ○身体的に健康の状態が低下していると，精神的にも不安定な状態になりやすい。また反対に，大病を患っていたとしても精神的な強さから，病を乗り越えたり症状が軽快したりすることがある。
4 ×成長・発達は身体の各部が一定の速度で進むのではなく，ある形態的・機能的発達は早く，あるものは遅い。しかし，全体として調和を保ちながら一定の順序で発育していく。

□ 健康の説明で適切なのはどれか。99-P35
1 地域や文化の影響を受けない。
2 時代を超えて普遍的なものである。
3 健康と疾病との関係は不連続である。
4 障害をもっていてもその人なりの健康がある。

● 解答・解説

1 ×健康は，生活習慣の基本となる地域や文化に影響される。
2 ×健康は，時代によって社会や医学の発展などとともに変化している。
3 ×健康と疾病は連続体ととらえ，一方を最も高い健康と考え，もう一方を死と考える概念がある。
4 ○現代は慢性疾患の増加と高齢化に伴い，病気や障害の有無が健康かどうかを判断する指標とはならない。

☑ 誤っているのはどれか。80-A52
1 運動機能は青年期に最高となりその後加齢とともに低下する。
2 生殖機能は思春期に急速に発達し青年期に最高となる。
3 栄養代謝機能は壮年期まで徐々に発達していく。
4 精神機能は老年期までゆるやかに上昇し続ける。

● 解答・解説
1 ○身体活動機能は20歳前後でピークに達し，その後はゆるやかに低下していく。
2 ○生殖機能は20歳前後より盛んとなり30歳前後にピークに達するが，40歳を過ぎると急速に低下する。
3 ×幼若期に盛んであるが，20歳ごろよりきわめてゆるやかに低下していく。
4 ○精神機能は20歳ごろから次第に高まり60歳前後にピークに達し，80歳を過ぎると急速に衰える。

☑ 壮年期の特徴はどれか。100-A49
1 味覚の感度の向上
2 総合的判断力の向上
3 早朝覚醒による睡眠障害
4 骨量増加による体重の増加

● 解答・解説
1 ×個人差があるが，壮年期以降，味蕾細胞数は減少し，味覚が低下する。
2 ○壮年期になると，以前に比べ記銘力，集中力が低下する。一方，言語能力，思考力，判断力など生活環境や学習経験によって形成される機能は，壮年期においても高まり，加齢によって衰退しない。
3 ×早朝覚醒は老年期の特徴である。
4 ×身体の成長は青年期に完了し，30歳ごろまで身体機能はそのまま維持される。その後徐々に機能低下がみられるようになり，運動量，基礎代謝量が低下し，脂肪が蓄積され体重は増加傾向となる。骨量はむしろ減少し，体重増加の原因ではない。

☐ エリクソンによるライフサイクル説の第1段階で獲得する発達課題はどれか。85-A123
1 自律性
2 統合性
3 基本的信頼
4 同一性

● 解答・解説
1 ×自律性は第2段階のポジティブな課題である（下表参照）。
2 ×第8段階のポジティブな課題である。
3 ○第1段階のポジティブな課題である。
4 ×第5段階のポジティブな課題である。

エリクソンの発達課題

第Ⅰ期（乳児期）	…	基本的信頼	対	不信感
第Ⅱ期（幼児前期）	…	自律性	対	恥・疑惑
第Ⅲ期（幼児期）	…	主導性	対	罪悪感
第Ⅳ期（学童期）	…	勤勉性	対	劣等感
第Ⅴ期（青年期）	…	同一性	対	同一性拡散
第Ⅵ期（成人初期）	…	親密性	対	孤立
第Ⅶ期（成人期）	…	生殖性	対	自己停滞
第Ⅷ期（老年期）	…	統合性	対	絶望

☐ 世界保健機関（WHO）のヘルスプロモーションの考え方で適切なのはどれか。
97-A57
1 プライマリーヘルスケアとは相反する。
2 専門職による健康教育が主軸になる。
3 人々が自らの健康をコントロールする。
4 三次医療体制の強化を目指し整備する。

● 解答・解説
1 ×ヘルスプロモーションはプライマリーヘルスケアの考え方が発展したものである。
2 ×専門家が主体ではなく，人々が自らの健康をコントロールし改善できるようにするプロセスである。
3 ○上記の定義のとおりである。
4 ×三次医療体制はヘルスプロモーションとは直接関係しない。

◰ 一次予防はどれか。96-A41
1 社会復帰への支援
2 疾病の早期発見と治療
3 健全な生活習慣づくり
4 低下した生活能力への援助

● 解答・解説
1 ×社会復帰への支援は三次予防である。
2 ×早期発見，早期治療は二次予防である。
3 ○健康増進のための生活習慣づくりは一次予防である。
4 ×社会復帰支援の一つである。

◰ 国際生活機能分類（ICF）の構成要素の関連図を示す。

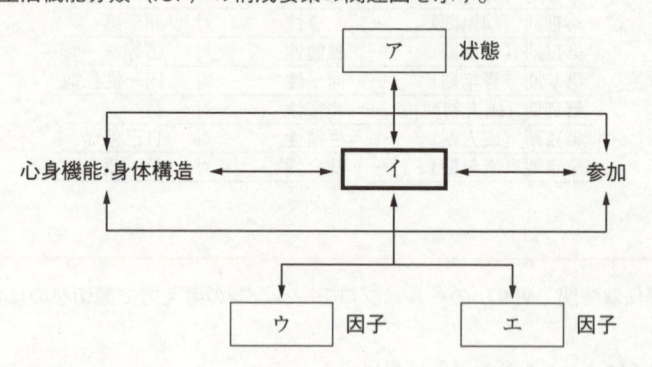

```
                    ┌──┐
                    │ア│ 状態
                    └──┘
                      ↑
心身機能・身体構造 ←→ │イ│ ←→ 参加
                      ↑
              ┌──┐   ┌──┐
              │ウ│因子 │エ│因子
              └──┘   └──┘
```

イ はどれか。98-A34
1 個　人
2 健　康
3 環　境
4 活　動

● 解答・解説
1 ×個人因子は，エに入る。
2 ×健康状態は，アに入る。
3 ×環境因子は，ウに入る。
4 ○活動は，イに入る。

3. 生活と健康

学習の要点は

看護者は，看護の対象を全人的存在としての生活者としてとらえ，日常生活行動への援助を行っています。看護の対象の生活をどうとらえるかで看護援助の質とQOL（生活の質）が決まります。

―――― 基本的ニーズとその充足 ――――

1. 基本的欲求

- **欲求（ニード）**：人間の行動を生起させたり変容させたりする要因。
  行動の原動力となるものはさまざまな欲求（needs）である。
  基本的欲求は人間に共通してみられる基本的な欲求である。

マズロー，A. H. の基本的欲求の階層

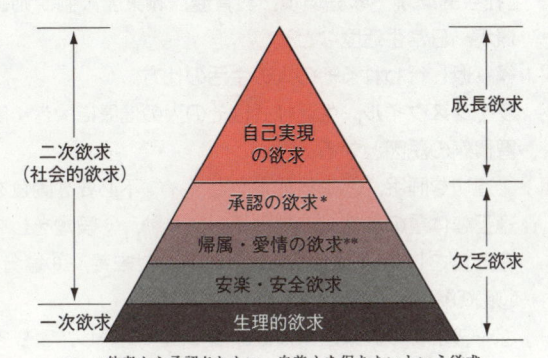

（ピラミッド図）
- 自己実現の欲求
- 承認の欲求＊
- 帰属・愛情の欲求＊＊
- 安楽・安全欲求
- 生理的欲求

二次欲求（社会的欲求） / 一次欲求
成長欲求 / 欠乏欲求

＊：他者から承認されたい，自尊心を保ちたいという欲求
＊＊：家族などの中に所属していたい，愛されたいという欲求

2. 心理学的・精神的側面

(1) 人間のパーソナリティ
一般的に人格，人柄を総称し，ある個人の個性や特徴をまとめて，その人に特有な行動様式の型を指す。

パーソナリティ形成の過程 ➡
- 体質的・遺伝的影響
- 幼児期以来のしつけ
- 教育，生活環境
- 社会的地位，役割（所得，ポストなど），生活過程

(2) パーソナリティの分類
- 臨床分類：内向的，外向的，強迫的，偏執的，劣等感
- 精神分析的分類：口唇性格，肛門性格，男根性格，性器性格（フロイトによる）
- 心の動きは感情（非理性的なもの）と認識（理性的なもの）の形で，その人のそのときどきの思いとしてあらわれる。
- 人間は常に，それぞれの思い（his world）の中に存在する。

生活習慣とセルフケア

1. 生活習慣と健康とのかかわり
- **生活歴**：その人が生まれたときから現在までどのような生活をしてきたかを指す。個人の特性を形成してきた種々の要因がある。
（社会的環境，家庭環境，教育歴，職業歴，判断価値基準，労働環境，日常生活歴など）
- **生活習慣**：繰り返し行われるその人の生活の仕方。
ライフスタイル，生活様式はその人の健康に大きく関与し，生活習慣病の誘因となる。
- **健康習慣**：①適切な睡眠，②毎日朝食をとる，③不必要な間食をしない，④適正な体重の維持，⑤規則正しい運動，⑥喫煙をしない，⑦過度の飲食をしない，⑧バランスのとれた栄養，⑨塩分摂取の制限，⑩歯の衛生，⑪薬物を乱用しない
①～⑦までの健康習慣が健康度に強く関係し，より多くの健康習慣をもつ者ほど死亡率が減少すると報告されている。

2. 生活のリズムと健康とのかかわり
- 生物的機能を基礎にもち，人間としての文化的生活を営む。
- **外部環境**，**内部環境**が常にかかわり合って平衡状態を維持し，生活している。

- 生体は身体現象の周期的変動をもっており，一日の周期で起こるものを**サーカディアンリズム**という。副腎皮質ホルモンの分泌，体温，心拍数，血圧，尿量など。
- 生物体は25時間の自発周期をもっているが，24時間の規則的な生活リズムに設定し，適応しながら休息と活動の生活リズムとして主体的に生きている。
- **自律神経**の働き，**ホルモン分泌**の変化が関係しており，健康的に生活するうえで重要である。

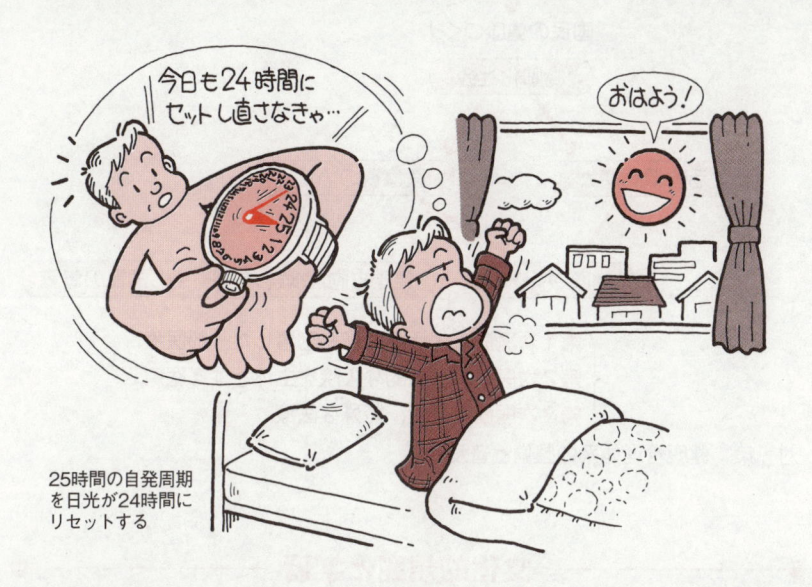

今日も24時間にセットし直さなきゃ…

おはよう！

25時間の自発周期を日光が24時間にリセットする

3．プライマリヘルスケア

- **WHO　アルマ・アタ宣言**（1987年）
    - 「すべての人に健康を（Health for All）」を目標にした**プライマリヘルスケア**についての宣言
    - 実際的・科学的に適切で社会的に受容できる方法と技術に基づいた基本的保健医療
    - 住民の自助努力と自己決定に基づき，地域社会または国の発展の程度に応じて負担可能な費用の範囲で維持できるようにまかなう
    - 地域社会のすべての個人や家族の参加があって享受できる
    - **1次予防**を含む概念

看護の基本となる概念

4．保健医療サービス

あらゆる人間の
あらゆる健康レベル ｝ を対象に生活の援助を共通の目標とする。

↓ 教育的機能の充実

セルフケアできることを目指して国，地域，住民が主体的に働きかける。

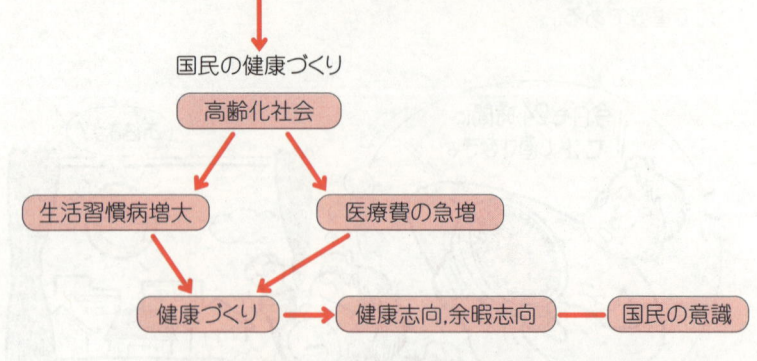

↓

国民の健康づくり
- 高齢化社会
  - 生活習慣病増大
  - 医療費の急増
- 健康づくり → 健康志向，余暇志向 ― 国民の意識

｛ **第1次医療**：生活圏に最も密着した一般医療
第2次医療：一般的な入院を主体とする医療
第3次医療：高度，特殊な医療

対　策：健康管理体系の整備と普及

文化的規範と学習

- 文化は地域の中で育まれ，地域は社会における最も小さな基本単位である家族が住む場である。
- 文化はその地域で生活している（または生活してきた）集団が学習し共有してきた価値観や規範・生活様式であり受け継がれていく。

↓

これらの地域のもつ文化は，そこで生活する人々の健康に影響を及ぼすので，人々の文化を理解することは看護において不可欠である。

基本的ニーズと健康とのかかわり

人間が，生物体・生活体として生きていくうえで，全体を支えている生活機能。人間の生活機能をどの要素でとらえるかにより，健康度と援助活動は多様に変容する。

すなわち，健康とは，生活の要素の充足状態を示しており，未充足状態の場合には看護の援助が必要となる。
　→食，排泄，清潔，衣，活動―休息，睡眠，運動，遊び，仕事，学習，社会活動など

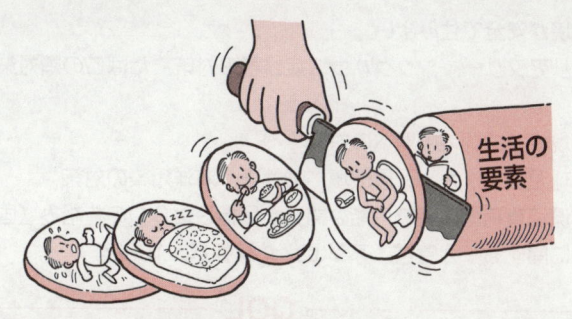

充足状態と未充足状態の例

生活行動の要素	欲求に根ざした生活行動の充足した状態	欲求が未充足の状態
食	適切に飲食する 1．必要な栄養がとれている 2．楽しく食べられ満足感がある	1．栄養の不足 2．過剰な栄養 3．食事への不満足感
排泄	あらゆる排泄経路から排泄する 1．生理的で正常な排泄である 2．快感がある	1．便秘 2．下痢 3．便失禁 4．尿失禁 5．尿閉 6．排泄に伴う不快感
活動	身体の位置を動かし，またよい姿勢を保持する 1．歩行，立つ，座る，眠るなどの姿勢が適切である 2．よい姿勢の取り方を理解している	1．身体可動性の障害 2．転倒・転落の危険性 3．褥瘡の危険性
睡眠	睡眠し休息をとる 1．休息や睡眠が自然にとれる 2．ストレスや緊張感からの解放感がある	1．不十分な休養 2．睡眠の障害

生活の安全と環境

- 人間は常に環境とかかわって生活していく。
- 人間が日常生活を送るうえでかかわる身のまわりの環境を生活環境という。
- 安全な生活環境

①大気汚染や水質汚染がない
　　公害対策基本法（1967年）　｝環境基本法の制定（1993年）
　　自然環境保全法（1972年）

②安全な食品である
　・食品衛生法（1947年），食品安全基本法（2003年）

③**廃棄物の処理**が基準化されている
- 廃棄物の処理及び清掃に関する法律，医療廃棄物処理ガイドライン，ダイオキシン類対策特別措置法

④住環境が安全で住みよい
- バリアフリー，シックハウス症候群の対策，たばこの煙対策

⑤**地球規模での環境問題**への対策
- 地球温暖化，オゾン層破壊，酸性雨，海洋汚染の対策
- 低環境負荷型の持続可能な開発を目指した3つの枠組み（国連で環境と開発に関するリオ宣言，アジェンダ21採択，1992年）

QOL

その人が**最も幸福で満足感に満ち，充実した生を生きるように選択できること**。看護者が対象の個別性や環境の調整にかかわるというのは，QOL（quality of life）への働きかけであるといえる。

すなわち，QOLとは本人にとっての**生活の質**であり，その人**本人の満足度**が重要視される。

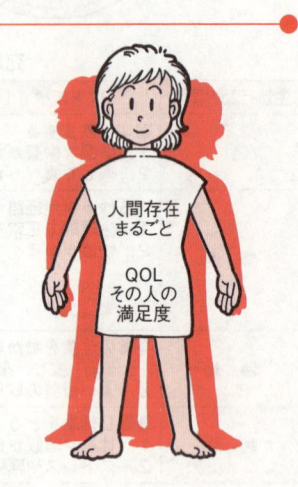

人間存在まるごと
QOL その人の満足度

健康への影響要因

- **コーピング（防衛機制）**
    - **コーピングとは**：心理的なストレスや脅威的な状況に対してさまざまな対処方法をとる個人のすみやかな反応である。
    - コーピングの種類（リチャード・ラザルスによる）
        - ・情動中心型コーピング：社会的な支持を得る，回避する，人を責める，同情を求める 飲んだり，食べたりする
        - ・問題中心型コーピング：情報収集，問題の解決，行動の具体化，意志決定

- 防衛機制とは
  - 自己を脅かすものから自分自身を防衛するために働く心理的メカニズムである。
  - コーピング行動の一つである。
- 防衛機制による防衛的行動
  逃避，退行，抑圧，置き換え，反動形成，合理化，同一視，補償，昇華など

主な防衛機制

抑 圧	受け入れがたい欲求や感情を，無意識的に抑えて，心理的安定を図ろうとすること。（例：暴力を受けた事実を無意識に忘れ去る）
合理化	自分の行動や失敗を自分以外のところに原因があり，都合のよい理由をつけて自分の立場を正当化すること。（例：就職を希望していた会社から不合格の知らせを受け，「あの会社は経営が安定していない」といった理由をつけて，不合格を正当化する）
投射（投影）	自分で認めがたい欲求や感情を，自分以外の人のなかに投影して安定を図ろうとすること。（例：あの人は私を嫌っている［実は，自分がその人を嫌っている］）
補 償	自分の弱点や劣等感を補うために，別のことで他人より優越しようとすること。（例：自分の外見には自信がないが，得意な勉強で良い成績をとる）
昇 華	スポーツや芸術活動などの社会的に承認される行動に打ち込むことで欲求不満を解消すること。
反動形成	自分の隠しておきたい欲求や感情と正反対の行動をとること。（例：必要以上に不機嫌で尊大な態度［実は，依存的な人］）
同一化	他者のある一面やいくつかの特性を，自分に当てはめ，それと似た存在になること。（例：有名人の友達であることをひけらかす）
退 行	受け入れがたい状況において，それまでに獲得していた行動や態度よりも未熟な段階の表現をすること。（例：弟や妹が生まれたことで赤ちゃん返りをする［自分も注目をあびたい］）
置き換え	実際の対象とは別の対象に怒りや不安をもったりぶつけたりすること。（例：親に怒られたことによる怒りを物にぶつける）
逃 避	不安や葛藤を引き起こすことやものから逃げること。（例：やらなければならないことをせず，趣味に興じる）

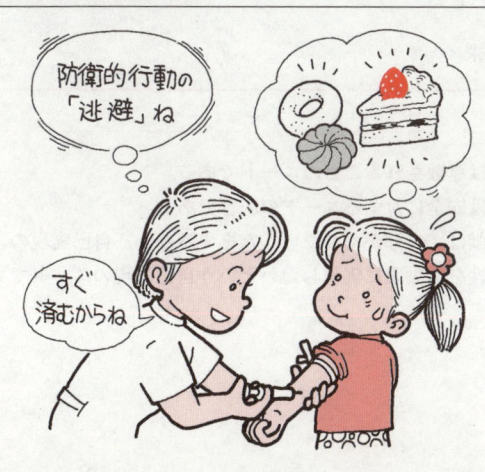

既出問題チェック 生活と健康

☑ マズロー,A.H.の基本的欲求階層論で最も高次の欲求はどれか。 必 97-A6, 必 100-P6
1 安全の欲求
2 生理的欲求
3 所属愛の欲求
4 自己実現の欲求

● 解答・解説
1 ×安全と保障の欲求は，危険からの保護・回避の欲求であり，生理的欲求の次に満たされる。
2 ×生理的欲求は人間の存在に不可欠な空気，食物，水，排泄，睡眠などの欲求をいう。
3 ×愛情を求めたり集団に帰属していたいという欲求。安全の欲求の次の段階。
4 ○自己の能力や資質を十分に生かしたい，自分の可能性を最大限に実現したいという欲求であり最も高次元の欲求といわれている。

☑ 安全の欲求を充足するための行動はどれか。 必 96-A6
1 名誉の獲得
2 危険の回避
3 社会への貢献
4 生きがいの追求

● 解答・解説
1 ×名誉の獲得は尊敬されることのニードである。
2 ○危険の回避は安全に対するニードの内容である。
3 ×社会への貢献は，自分がやりたいことをするという自己実現のニードである。
4 ×自己の可能性を最大限に実現したいという自己実現のニードである。

☐ 自分の可能性を最高に発揮したいと願う社会的欲求はどれか。必 95-A5
1 承　認
2 愛と帰属
3 自　尊
4 自己実現

● 解答・解説

1 ×他者から承認・尊敬されることへの欲求である。
2 ×人を愛し愛されたいという欲求と集団へ所属していたいという欲求である。
3 ×自分自身を価値あるものと認めたいという欲求である。
4 ○自分を最大限に発揮しようとする欲求である。

☐ プライマリヘルスケアについて**適切でない**のはどれか。82-A71, 84-A8
1 住民参加が必要である。
2 外来における看護の質の向上につながる。
3 治療を第一義的に考慮する。
4 統合的な保健医療活動である。

● 解答・解説

1 ○プライマリヘルスケアとは総合的保健医療活動の一環であり，国の責任において自助，自立の精神で行うものであり，住民の積極的参加が基本である（アルマ・アタ宣言より）。
2 ○診療だけでなく健康の保持，増進，予防，治療，福祉のすべてが含まれており，総合的なサービスである。よって，外来での看護の充実は質の向上につながる。
3 ×プライマリヘルスケアは住民の積極的参加を基本としたセルフケア支援である。
4 ○プライマリヘルスケアとは健康の保持，増進，予防，治療，福祉のすべてが含まれており，総合的なサービスである。一次，二次，三次ヘルスケアにつながっている。

☐ QOL（クオリティ・オブ・ライフ）を評価する上で最も重要なのはどれか。

必 94-A6, 必 98-A4

1 家族の意向
2 本人の満足感
3 生存期間の延長
4 在院日数の短縮

● 解答・解説

1 ×家族の意向が患者の意向を踏んでいる場合は問題ないが，異なる場合，家族の意向が優先されると患者の QOL は低下することがある。患者本人の意向が重要である。
2 ○QOL は，自分の価値観に沿って，どの程度自己実現が達成されたかによって判断される。そのため，本人の満足感が最も重要である。
3 ×QOL は寿命を延ばすことのみが目標ではなく，生き方が問われる。患者自身がその人らしい質の高い生活を送ることが重要である。
4 ×在院日数の短縮は，医療の経済的高率という視点では意味があるが，必ずしも患者の QOL にはつながらない。

☐ 禁煙のための問題解決型のコーピング行動はどれか。 95-A41
1 病院の禁煙外来を受診する。
2 喫煙できないイライラを飲酒で解消する。
3 節煙でも効果は同じと考える。
4 喫煙したくなったら一口吸って消す。

● 解答・解説

1 ○禁煙外来における専門家のサポートは禁煙行動につながる。
2 ×飲酒は喉頭癌や食道癌，肝臓癌の発生要因となるので，喫煙できないイライラを飲酒で解消するのは，正しい問題解決型行動とはいえない。
3 ×節煙とは，喫煙量を減らすことをいい，禁煙にはならない。
4 ×喫煙習慣は，本人が思っているよりもはるかに頑固にその人を拘束し，依存性を形成しているため，一口吸えば禁煙するための行動は途切れてしまう。

☐ 自我の防衛機制としての退行はどれか。89-A140, 94-A146
1 他者の特性を自己に取り入れる。
2 より低次の発達段階に逆戻りする。
3 真の感情を抑制して正反対の態度をとる。
4 不安な感情を意識にのぼらせないようにする。

● 解答・解説

1 × 外的対象（他者の特性や属性）を自己の内部に取り込んで，自己に合体させる防衛機制は「取り入れ」である。
2 ○ 欲求を満足することができず，ある時点にまで発達していた状態や機能が以前の低い段階に逆戻りする防衛機制は「退行」である。たとえば，過去の精神の発達段階に逆戻りする"赤ちゃん返り"にみられる。
3 × 無意識に抑圧している衝動（意識すると不安，不快，罪悪感，恐怖などが起こるような欲動や感情）の意識化を防ぐために，意識面では全く正反対の態度や表現をとる自我の働きを「反動形成」という。
4 × 不安や感情，欲求，記憶などが意識にのぼらないように，無意識のうちに忘れてしまったり，思い出すまい，気づくまいとする防衛機制は「抑圧」である。

☐ 食事制限を守れない患者が「食べ過ぎたのは友人が夕食に誘ったからだ」と考える防衛機制はどれか。98-P35
1 反動形成
2 置き換え
3 合理化
4 退　行

● 解答・解説

1 × 反動形成とは，自らの受け入れがたい衝動を抑え込み，その正反対の意識をもったり，態度をとったりすることで不安を解消しようとすることである。
2 × 置き換えとは，実際に不安や恐怖，怒りを感じる対象ではなく，代理となるものに，その不安や恐怖，怒りを感じたり，ぶつけたりすることである。
3 ○ 合理化とは，何かと理由をつけて，自分自身の正当性を確保したり，他のものに責任転嫁をしたりすることである。
4 × 退行とは，人生の初期の発達段階に逆戻りし，子どもっぽい振る舞いをすることである。

4. 看護倫理

学習の要点は　医療の現場で直面する倫理的諸問題や看護師の義務・ジレンマについて考え，専門職業人として責任を果たすための基盤となる考え方を整理しましょう。

●──── 基本的人権，世界人権宣言，個人の尊重 ────●

1．基本的人権，個人の尊重
我が国においては，日本国憲法で次のように規定されている。

- 基本的人権の永久不可侵（第11条）
  国民はすべての基本的人権の享有を妨げられない。この憲法が国民に保障する基本的人権は，侵すことのできない永久の権利として，現在及び将来の国民に与えられる。

- 基本的人権を保持利用する責任と濫用の禁止（第12条）
  国民に保障する自由及び権利は，国民の不断の努力によって，これを保持しなければならない。又，国民は，これを濫用してはならないのであって，常に公共の福祉のためにこれを利用する責任を負う。

- 個人の価値の平等・個人尊重（尊厳）の原則（第13条）
  すべて国民は，個人として尊重される。生命，自由及び幸福追求に対する国民の権利については，公共の福祉に反しない限り，立法その他の国政の上で，最大の尊重を必要とする。

2．世界人権宣言（1948年12月，第3回国際連合総会で採択された決議）

- 自由権的諸権利「自由，平等，生命・身体の安全の権利，差別の禁止，奴隷制度・売買の禁止，法の保護を受ける権利など」（第1～20条）
- 参政権（第21条）
- 社会権的諸権利「社会保障，教育を受ける権利など」（第22～27条）
- 一般規定「社会的及び国際的秩序に対する権利，社会に対しての義務，権利

及び自由は国際連合の目的及び原則に反して行使しない，宣言に掲げる権利及び自由の破壊を目的とする活動の禁止等」(第28〜30条)

●――― 医療の倫理原則，ケアリングの倫理 ―――●

1．医療の倫理原則
①患者の権利の保障
- 患者の権利章典：アメリカ病院協会（1973年）
- 患者の権利宣言（リスボン宣言）：世界医師会（1981年）

②自己決定の尊重

③守秘義務
- ヒポクラテスの誓い
- リスボン宣言
- 個人情報の保護に関する法律（2005（平成17）年施行）

2．ケアリングの倫理
①人間としての尊厳を守る
②看護者個人の道徳的責務
③アドボカシー：権利擁護・代弁
④エイジズム：年齢差別。年齢を理由に個人や集団を不利に扱ったり差別すること。

●――― 患者の権利 ―――●

1980年，患者の権利についての**リスボン宣言**がなされた（以下抜粋）。

①良質の医療を受ける権利

②選択の自由の権利

③自己決定の権利

④意識のない患者：
患者の意思に反する処置は特別に法律が認めるか，医の倫理の諸原則に合致する場合のみ例外的な事例として認められる。

⑤法的無能力の患者

⑥患者の意志に反する処置

⑦情報に対する権利

⑧守秘義務に対する権利

⑨健康教育を受ける権利

⑩尊厳に対する権利

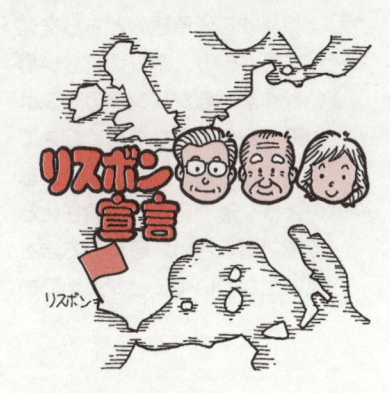

患者の尊厳，権利の擁護と看護の役割

●患者の尊厳（リスボン宣言，1981年）
- 患者は，その文化および価値観を尊重されるように，その尊厳とプライバシーを守る権利は，医療と医学教育の場において常に尊重される。
- 患者は，最新の医学知識に基づき苦痛を緩和される権利を有する。
- 患者は，人間的な終末期ケアを受ける権利を有し，またできる限り尊厳を保ち，かつ安楽に死を迎えるためのあらゆる可能な助力を与えられる権利を有する。

専門職と倫理

●職業倫理とジレンマ
（1）看護師としてふさわしい行動をとることについて
　　看護とは「何であるか」ということに対して，信念を貫くこと，あるいは看護師として責任をとることである。
　　また，「よい看護」とはどのようなものであるかについて明らかになっていることが大切である。　　　　　　　　　～『ナイチンゲール誓詞』1893年

（2）人間が人間を看護することについて～ヒューマニズムの実践
　　看護師は完成された人間ではない。
　　ゆえに人間としての共感に基づいた看護が必要である。

（3）看護師のジレンマについて
　　看護師として責任を果たすこと，できるだけ適切な判断をするには悩みが重要である。この悩みが看護のジレンマと総称される。
　　相反する価値観のどちらを選択するか悩み，割り切れない思いがくすぶるジレンマの状況は以下の表のような場面で起きていることを知り，事例提供用紙のような形で報告し，顕在化して皆で話し合い，最良の方法を見いだしていくことが大切である。

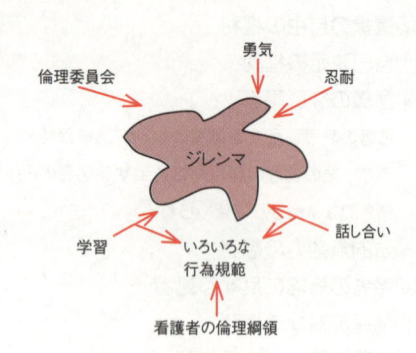

（図：ジレンマ　←倫理委員会，勇気，忍耐，話し合い，いろいろな行為規範，学習，看護者の倫理綱領）

看護師がしばしば経験するジレンマ

a）「生命の尊厳と権利の尊重」に関して
　　生命倫理：延命治療，病名告知，脳死による臓器移植，体外受精など
b）「人間一人ひとりの価値観・習慣・信念の尊重」に関して
c）「個人の秘密を守る」ことに関して
d）「患者の知る権利」に関して
e）「患者の求めるものと家族その他の求めるものとの食い違い」に関して
f）「業務の水準を保持する」ことに関して
g）「共働者との協力関係と患者の利益の確保」に関して
　　特に医師の指示に関するもの
h）「労働条件」に関して

燃えつき症候群（バーンアウト・シンドローム）

原　因：極度の身体的疲労と感情の枯渇
症　状：無意味に疲れることが多く，対象を人間としてみられない。
　　　　対象との煩わしい関係が多くなればなるほど出現する。

（4）看護師のモラール

　望ましい看護活動が行われるため，看護管理者は，看護職員のやる気（モラール）を高めることが必要である。やる気は仕事に対する満足度と密接にかかわる。

モラールの種類	モラールの条件	モラールに影響する職場外の生活
①個人のモラール ②チームワークというモラール ③職場の気風・傾向というモラール	①職業それ自体 ②職場 ③個人的条件	①看護師と結婚生活 ②看護師と育児 ③看護師と宿舎 ④看護師とレクリエーション

看護者の倫理綱領

　看護が専門職としての基準を満たすには倫理規定があることが必要である。
　倫理規定は，看護が何に価値を置いているか，ナースとして道徳的に何を正しいとし，何を間違っているとみなすかを示した公式文書である。
　日本看護協会は「看護師の倫理規定」（1988（昭和63）年）を，2003（平成15）年に「看護者の倫理綱領」と改め，改訂を行った。看護師の基本的責任（健康の保持増進，疾病の予防，健康の回復，苦痛の緩和）を遂行するにあたり看護師の行動指針を15項目挙げている。

看護者の倫理綱領　条文（日本看護協会，2003年）

① 看護者は，人間の生命，人間としての尊厳および権利を尊重する。
② 看護者は，国籍，人権・民族，宗教，信条，年齢，性別および性的指向，社会的地位，経済的状態，ライフスタイル，健康問題の性質にかかわらず，対象となる人々に平等に看護を提供する。
③ 看護者は，対象となる人々との間に信頼関係を築き，その信頼関係に基づいて看護を提供する。
④ 看護者は，人々の知る権利および自己決定の権利を尊重し，その権利を擁護する。
⑤ 看護者は，守秘義務を遵守し，個人情報の保護に努めるとともに，これを他者と共有する場合は適切な判断のもとに行う。
⑥ 看護者は，対象となる人々への看護が阻害されているときや危険にさらされているときは，人々を保護し安全を確保する。
⑦ 看護者は，自己の責任と能力を的確に認識し，実施した看護について個人としての責任をもつ。
⑧ 看護者は，常に，個人の責任として継続学習による能力の維持・開発に努める。
⑨ 看護者は，他の看護者および保健医療福祉関係者とともに協働して看護を提供する。
⑩ 看護者は，より質の高い看護を行うために，看護実践，看護管理，看護教育，看護研究の望ましい基準を設定し，実施する。
⑪ 看護者は，研究や実践を通して，専門的知識・技術の創造と開発に努め，看護学の発展に寄与する。
⑫ 看護者は，より質の高い看護を行うために，看護者自身の心身の健康の保持増進に努める。
⑬ 看護者は，社会の人々の信頼を得るように，個人としての品行を常に高く維持する。
⑭ 看護者は，人々がよりよい健康を獲得していくために，環境の問題について社会と責任を共有する。
⑮ 看護者は，専門職組織を通じて，看護の質を高めるための制度の確立に参画し，よりよい社会づくりに貢献する。

＜考え方＞

① 人間としての共感に基づいた看護
② 新たな問題
　延命治療，病名告知，脳死による臓器移植，体外受精，安楽死，尊厳死，地球環境資源の保護
③ 末期医療における看護倫理
④ 患者の知る権利，自己決定権の尊重，価値観の多様化
⑤ 看護者自身の健康の保持増進，看護者自身の品行

安全確保と抑制・拘束

1．身体拘束

- 定義：衣類又は綿入り帯などを使用して，一時的に当該患者の身体を拘束し，その運動を抑制する行動の制限（厚生省告示，1988年）
- 入所者または他の入所者等の生命又は身体を保護するため緊急やむを得ない場合を除き，身体拘束その他の入所者の行動を制限する行為を行ってはならない（厚生省省令，1999年）。
- 身体拘束が可能となる3つの要件
　① 切迫性　② 非代替性　③ 一時性

2．倫理的判断の基盤
- 患者の意思は尊重されているか（自律尊重の原則）
- 患者の尊厳は守られているか（尊厳の原則）
- 患者や家族に十分なインフォームドコンセントがなされたか
- 身体拘束がもたらす弊害を熟知しているか

● ── インフォームドコンセントと自己決定，代理意思決定 ──

- **自己決定**：本人自らの価値観に基づいて決断や判断すること。
  インフォームドコンセント（p.64も参照）の基盤になっている。
  （リスボン宣言③「自己決定の権利」）
- **代理意思決定**：リスボン宣言④「意識のない患者」，⑤「法的無能力の患者」の場合，法律上の権限を有する代理人から，可能な限りインフォームドコンセントを得る。

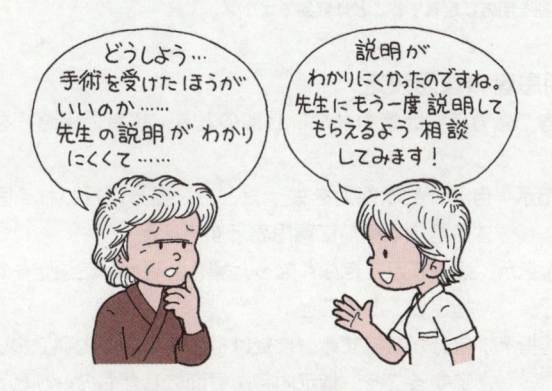

> どうしよう…手術を受けたほうがいいのか……先生の説明がわかりにくくて……

> 説明がわかりにくかったのですね。先生にもう一度説明してもらえるよう相談してみます！

● ── プライバシー保護と個人情報保護 ──

「**個人情報の保護に関する法律**」が2003（平成15）年に成立し，2005（平成17）年に施行された。診療情報を含む個人の情報は**プライバシー**を含むということで，個人のプライバシーの保護と個人情報の利用について規定している。「個人情報」とは，生存する個人に関する情報で，特定の個人を識別できるもの。
「医療・介護関係事業者における個人情報の適切な取扱いのためのガイドライン」が2004（平成16）年に厚生労働省より指針として出された。
- 特徴①施設の規模などによる差があってはならない。
　　　　②利用目的を事前に通知または公表する。

看護の基本となる概念

看護倫理

● 終末期と看取りにおける患者・家族の意向確認と尊重 ●

1．終末期（ターミナル）の定義
(1) 日本救急医学会
- 突然発症した重篤な疾病や不慮の事故などに対して，適切な医療の継続にもかかわらず死が間近に迫っている状態。「終末期」の判断については，主治医と主治医以外の複数の医師により客観的になされる必要がある。

(2) 全日本病院協会
- 医師が客観的な情報を基に，治療により病気の回復が期待できないと判断すること。
- 患者が意識や判断力を失った場合を除き，患者・家族・医師・看護師等の関係者が納得すること。
- 患者・家族・医師・看護師等の関係者が死を予測し対応を考えること。

※終末期を明確に定義することは容易ではない。

2．終末期患者の意思決定
(1) 代諾者：患者に判断能力がない状態のとき，患者の価値観を最も反映することができる者
(2) 事前指示：自分が判断能力を失ったとき，自分に行われる医療行為に対する意向を事前に意思表示すること
　①代理人指示：意思表示できなくなった場合，代わりに決定を行う代理人を指定しておくこと
　②内容的指示：自分が希望する，または拒否する治療内容について事前に指定すること。指示内容を書面にしたもの→リビングウィル

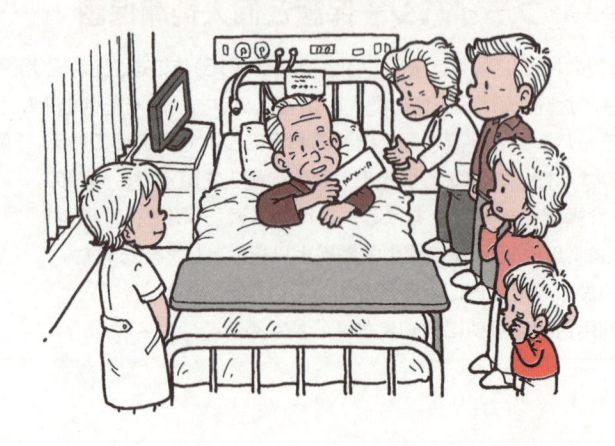

既出問題チェック 看護倫理

☑ 看護師の対応で適切なのはどれか。99-A39
1 多床室で，ベッド上で排便中の患者からのナースコールに「出ましたか」とインターホン越しに尋ねた。
2 患者に病気の診断名について説明をしていた医師に緊急連絡が入り席を立ったので，代わりに説明した。
3 エネルギー摂取制限があるにもかかわらずケーキを食べていた患者から「これ1回だけだから誰にも言わないで」と言われたが，患者の許可を得て担当のスタッフに報告した。
4 高齢患者の家族から「自分で着替えなくなるから寝衣は換えないように」と言われたのでそのとおりにした。

● 解答・解説

1 ×多床室はカーテン1枚を隔てて他の患者が療養をしている環境であるので，プライバシーや尊厳に留意することが必要である。
2 ×看護師の業務に診断名の説明は含まれない（保健師助産師看護師法第5条）。
3 ○設問の内容は患者の治療上，医療者の中で共有が必要な事柄であるが"患者の許可を得る"必要がある（「看護者の倫理綱領」条文5）。
4 ×家族の依頼であっても，療養上必要な援助は行わなければならない（「看護者の倫理綱領」条文1）。ただし，家族に対して援助の必要性を適切に説明することが重要である。

☑ 会社員のAさん（34歳，男性）は，急性白血病で入院中である。Aさんの職場の上司から「Aさんが隔離されていて，本人に直接確認できないので入院期間を教えてほしい」と病棟に電話があった。
看護師の対応で適切なのはどれか。100-A37
1 「急性白血病なら，だいたい1か月くらいです」
2 「主治医の許可を得てからお話しします」
3 「病院に来られたときにお話しします」
4 「お教えすることはできません」

● 解答・解説
1 ×看護師は守秘義務の法律を守らず，答えてしまっている。
2 ×主治医の許可を得ても個人情報を伝える正当な理由とはならない。
3 ×上司が病院に来ても看護師は教えることはできない。
4 ○看護師から教えることはできないことを伝えることが大切となる。

□ インフォームドコンセントの説明で正しいのはどれか。 必 100-A3
1 病歴を個室で聴取すること
2 処置の優先順位を判断すること
3 説明をしたうえで同意を得ること
4 障害者と健常者を区別しないこと

● 解答・解説
1 ×患者の個人情報保護の観点から望ましい環境を整える必要があるが，インフォームドコンセントの答えとはならない。
2 ×処置の優先順位はインフォームドコンセントの後半に医療者と患者との共同作業の結果実行される。
3 ○検査結果・病状判断・治療などの医療行為の内容・目的・効果などについて，医療関係者からの充分な説明の後に，患者側が示された選択肢の中から選択し同意することである。
4 ×「ノーマライゼーション」といわれる内容である。これは両者が同じように暮らせる社会を目指す考え方である。

□ 看護師の倫理に含まれないのはどれか。 96-A42
1 経営利益を上げる努力
2 患者への情報提供の責任
3 専門職としての品位の保持
4 専門的知識・技術の適正な使用

● 解答・解説
1 ×2003（平成15）年に明示された「看護者の倫理綱領」には，謳われていない。
2 ○「看護者の倫理綱領」の条文4に，看護者は，人々の知る権利を尊重・擁護する，とある。
3 ○看護者は，社会の人々の信頼を得るように，個人としての品行を常に高く維持する，とある（「看護者の倫理綱領」条文13）。
4 ○より質の高い看護のために，看護実践，看護管理，看護教育，看護研究の望ましい基準を設定・実施する，とある（「看護者の倫理綱領」条文10）。

☑ 保健師助産師看護師法で規定されている看護師の義務はどれか。 必98-P3, 必100-P5
1 応招義務
2 守秘義務
3 処方箋交付の義務
4 セカンドオピニオン提供の義務

● 解答・解説
1 ×保健師助産師看護師法で規定されているのは助産師のみである（第39条）。
2 ○保助看法第42条の2に規定されている。
3 ×薬剤処方は医業である。
4 ×保助看法には規定されていない。

☑ 患者の権利主張を支援・代弁していくのはどれか。 必99-A5
1 アドボカシー
2 リビングウィル
3 パターナリズム
4 コンプライアンス

● 解答・解説

1 ○アドボカシーとは，援助過程において援助者が利用者の権利を擁護するための活動である。
2 ×リビングウィルとは，生前に行われる尊厳死に対してであれば「尊厳死の権利を主張して，延命治療の打ち切りを希望する」などといった意思表示のこと。
3 ×パターナリズムとは，強い立場にある者が，弱い立場にある者の利益になるようにと，本人の意志に反して行動に介入・干渉することをいう。
4 ×コンプライアンスとは，(要求・命令などに) 従うこと，応じることを意味する。医療現場では，医薬品の服用を規則正しく守ることに用いることが多い。

☑ Aさん（94歳，男性）は，脳卒中の再発作後，肺炎を発症した。Aさんの家族への説明のうち，エイジズム〈高齢者差別〉にあたるのはどれか。100-A63
1「年齢から判断すると，体力が落ちていると思います」
2「年齢から判断すると，治療への反応は遅いかもしれません」
3「年齢から判断すると，肺活量が落ちている可能性があります」
4「年齢から判断すると，何もせず経過をみるのがいいでしょう」

● 解答・解説

1 ×高齢者は総じて体力や免疫力の低下により重症化しやすいため，選択肢のように説明するのは妥当である。
2 ×高齢者は生体防御力の低下により疾患が治りにくく，特に急性疾患の回復には時間を要するため，選択肢のように判断し説明するのは妥当である。
3 ×年齢とともに肺胞壁の弾力性が衰え，胸郭の動きも柔軟性を失い，肺活量が低下する傾向にあるため，選択肢のように判断し説明するのは妥当である。
4 ○本来は，前述の 1〜3 の判断に対してどのような治療をする必要があるかを説明すべきで，「何もせず経過をみる」という説明は，年齢だけを理由に判断した差別的な言動といえる。

第2章　看護の展開

1 信頼関係の構築 …………… 56
2 看護実践過程 …………… 61

1. 信頼関係の構築

学習の要点は

看護を展開するうえで必要な，患者と看護師のよい人間関係の形成について，信頼関係という視点から出題されています。信頼関係の構築に関しては，言葉の意味や「コミュニケーションの技術」「情報開示」「インフォームドコンセント」などの知識とあわせて，場面に応じた対応を選択できるようにする必要があります。

援助的人間関係

1．ラポールの形成
信頼関係のあるよい人間関係をラポールという。患者と看護師の間にラポールが形成されていれば，患者のニーズに合ったよりよい看護を提供しやすくなる。一方，その逆の場合は，患者のニーズに合った看護を提供しにくくなる。このように，ラポールの形成は看護を展開するうえで重要な基盤になる。

2．対等な関係（人間対人間）
(1) 患者の心理的状態
　①喪失感，劣等感をもちやすい。
　②自分の能力や価値観に疑問を抱きやすい。
　③人間関係に不安を抱きやすい（警戒心や脅威をもつこともある）。
(2) 看護師の役割
　①患者が心情やニーズを話せるように配慮する。
　②看護師から人間関係を形成するためのアプローチをする。
　③患者が自分の能力を発揮して健康な生活が営めるようにサポートする。

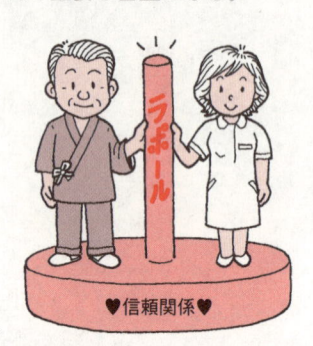

共感, 傾聴

1. 共 感
- 共感とは, 他者の感情をあたかも自分が感じているかのように共有すること。
- 看護師が患者の言動に共感することで, 患者を理解し受容することができる。
- 患者は共感的な態度で接する看護師に信頼を寄せやすい。

2. 傾 聴
- 傾聴とは, 患者の言いたいことを受容的・共感的態度で聴くこと。
- 傾聴技法を活用して, 患者が自分の考えを整理したり, 自分で結論を導いたりできるようにする。
  ①肯定的相づち：「はい」「ええ」など肯定する場面で使用する。
  ②中立的相づち：「なるほど」「ふーん」「キーワードの繰り返し」など肯定も否定もしない場面で使用する。
  ③否定的相づち：「いいえ」「いやー」など否定（謙遜も含む）場面で使用する。
  ④事柄の反映：患者が体験した出来事について, 聴いていた看護師が受けとめたことを返す。
  ⑤感情の反映：患者が感じたことについて, 聴いていた看護師が受けとめたことを返す。

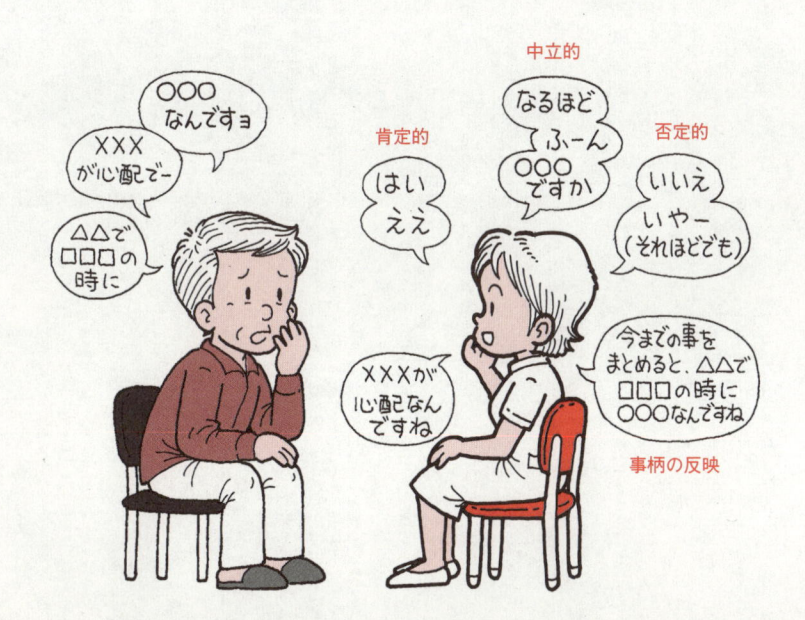

患者・利用者・家族との協同

　看護は，患者・利用者・家族を中心として展開されるが，疾病の予防や回復への取り組みも患者・利用者・家族が主体となって取り組む。そのため，患者・利用者・家族のそれぞれがもつ能力を最もよい状態で発揮できるように，患者・利用者・家族の人間関係の調節も含めてサポートする必要がある。

＜キーパーソンの確認＞
　家族と協同して援助を進める場合，「誰に何を説明して，誰に実施してもらうのか」説明する内容（告知の内容）や参加してもらう援助の内容に応じて，家族構成員の特徴をふまえたうえでキーパーソンを見極める必要がある。

目標の共有

　医療機関を利用する患者・利用者・家族の目標と，医療機関が提供する診療（看護）の目標が一致することで，それぞれが実施すべきことが明確になり，協同することで成果へとつながりやすくなる。また，目標を共有するためには信頼関係が不可欠であり，信頼関係の成立は目標に向かった行動の原動力になる。

　目標を共有するためには「情報の開示」（p.63参照）や「インフォームドコンセント」（p.49, 64参照）をふまえた対応が必要となる。

既出問題チェック 信頼関係の構築

☑ コミュニケーションにおけるラポールはどれか。100-P38
1 問題の本質の把握
2 言語を用いない表現
3 信頼し合う人間関係
4 侵されたくない個人の空間

● 解答・解説
1 ×問題の本質の把握はコンセプチュアルと表現される。
2 ×言語を用いない表現はノンバーバルコミュニケーションと表現される。
3 ○信頼し合う人間関係はラポールと表現される。
4 ×侵されたくない個人の空間はパーソナルスペースと表現される。

☑ 難聴のある高齢者に対する看護師の態度で適切なのはどれか。2つ選べ。(改変)
89-A108
1 大声で理解するまで話す。
2 表情がわかるよう正面を向いて話す。
3 耳もとでは普通の声で話す。
4 本人に無関係な話は小声で話す。

● 解答・解説
1 ×
2 ○
3 ○
4 ×

高齢者の難聴は感音性難聴で，特に高音域の聴力が低下し，小さな音はよく聞こえず，大きな音も不快刺激となる。その人にあった声の程度・大きさを見極めて，確認しながら理解するように話す。本人に関係ないからとして小声で話されると，疎外された思いになり孤独感を募らせることになる。

□ 患者-看護師関係の発展を阻害するのはどれか。89-A46
1 気にかかることについて問いかける。
2 患者からの非難に対して言い訳をする。
3 患者の表出した感情を受け止める。
4 看護師から話のきっかけをつくる。

● 解答・解説

1 ×気にかかることについて問いかけることは，患者に関心を寄せていることが伝わり，患者－看護師関係を発展させる。
2 ○非難に対しての言い訳は，患者の感情を受け止めていない態度である。そのため患者－看護師関係の発展は阻害される。
3 ×患者の表出した感情を受け止める「共感」は患者－看護師関係を発展させる。
4 ×先に話しかけたり話題を提供したりすることで，患者に関心を寄せていることが伝わり，患者－看護師関係を発展させる。

□ 減量がうまくいかない肥満の患者への理解的な対応はどれか。95-A44
1 「体重が減るようもっとがんばりましょう」
2 「体重が減らないのは運動が足りないからですよ」
3 「体重が増えるようなものを食べていませんか」
4 「体重が減らなくて困っているのですね」

● 解答・解説

1 ×「がんばりましょう」という表現は，今までがんばってきた患者にとって，今までのがんばりではまだ不足しているのか，という気持ちにさせてしまう言葉である。
2 ×運動不足を責められているような言動になっており，患者は自信を喪失してしまう。
3 ×体重が増えるものを食べているのではないかと疑いの目で見られているような言動になっており，自分を否定されている気持ちになる。
4 ○患者の困っている感情や苦しみ，不安をわかろうとしている理解的態度であり，患者に安心感や満たされた思いをもたせる。

2. 看護実践過程

学習の要点は

人々の医療（看護）に関するニーズは複雑多岐にわたるようになり，このニーズに応じた最善の医療（看護）の提供が必要とされています。看護実践過程では，このような状況に対応した看護を実践するために必要となる基本的な知識を学習する必要があります。

根拠に基づいた看護＜EBN＞の概念

EBNとは，Evidence Based Nursingの略称のこと。患者に実践した看護に関する集積したデータや，実践した看護の成果（検証された事実）によって得られた科学的根拠に基づいた看護を指す。

根拠に基づいた看護＜EBN＞は次のステップを踏んで実行される。

EBNの実行

①問題の定式化 → ②文献などからエビデンスを探す → ③探したエビデンスを評価する → ④患者に適応する → ⑤成果を評価し，時には公表する（看護研究など）

クリティカルシンキング

クリティカルシンキングとは，批判的思考と訳され，ある特定の目的を意識して，物事に対して疑問をもち，その状況を十分把握して，目的達成のための道筋を考える実践的思考を指す。

看護過程のすべての過程でクリティカルシンキングは有効である。

クリティカルシンキングの活用

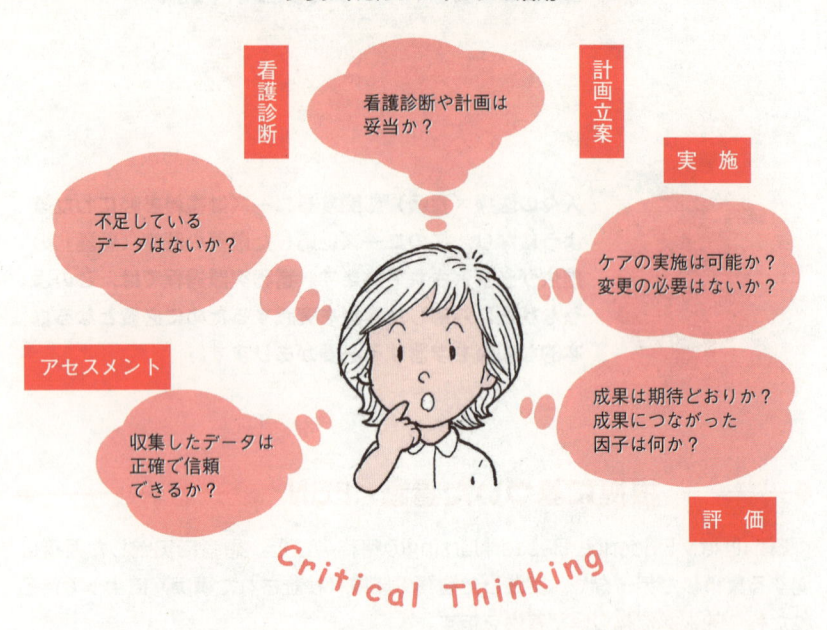

- 看護診断：看護診断や計画は妥当か？
- 計画立案
- 実施：ケアの実施は可能か？ 変更の必要はないか？
- アセスメント：不足しているデータはないか？
- 収集したデータは正確で信頼できるか？
- 評価：成果は期待どおりか？ 成果につながった因子は何か？

Critical Thinking

── リフレクション（プロセスレコードを含む）──

1. リフレクション

リフレクションとは，体験した看護場面を**看護師自身が振り返る**ことで**実践知**を獲得し，看護実践力を向上させる自己教育方法の一つ。その手段は，①自分の気持ちや感情も含めて振り返り，自分自身と向き合うこと，②クリティカルシンキングを用いながら分析を進めることである。

ギブス（Gibbs, G.）のリフレクティブサイクル

1段階	記述・描写	何が起こったのか？ 事実を記載したり語ったりする。
2段階	感 覚	何を考え，何を感じたのか自分に問いかける。
3段階	評 価	何がよくて何がよくなかったのか，出来事の重要性などを考える。
4段階	分 析	この経験から得られる教訓は何か。また，この経験が意味することは何か考える。
5段階	統 合	振り返りをとおして分かった内容を統合する。（自分の成長や他者の行動への影響も含む）
6段階	行動計画	再び同じような状況に遭遇したときの対処法を考える。

Schön, D. A. 著，佐藤学他訳，専門家の知恵；反省的実践家は行為しながら考える，ゆみる出版，2001.
Burns, S, Bulman, C 著，田村由美他訳，看護における反省的実践；専門的プラクティショナーの成長，ゆみる出版，2005.

2. プロセスレコード

プロセスレコードとは，患者と看護師との相互作用の過程を明らかにするために，コミュニケーション場面を再構成する記録法である。分析を進めることで，看護師は患者（他者）とかかわるときの無自覚な自己の傾向を知ることができる。プロセスレコードには次の内容を記載する。

①患者の反応（患者の言動）
②看護師の反応（看護師の言動，看護師が考えたことや感じたこと）
③取り上げた場面の相互作用の意味や，看護師が患者の看護を行う過程で手がかりとしている内容の分析と評価

看護チームアプローチ

一日をとおして患者に必要な看護を提供するには，複数の看護師がかかわる必要がある。そのため，どの看護提供システム（p.422参照）であっても，チームを編成として患者にアプローチをする。

チームカンファレンス

一日をとおして患者に必要な看護を提供するために，患者の看護にかかわる看護師がチームカンファレンスを行う。

＜チームカンファレンスの目的＞
①患者の健康問題に焦点を当てて，援助計画の立案・修正，評価を行う。
②看護を実施するにあたって，看護師の意思統一を図る。
③看護を実施するにあたって，必要となる知識・技術の統一を図る。
④他職種との連絡・調整を行う。

情報の開示と患者参加の促進

1. 情報の開示

情報開示の目的は，患者が健康問題に対する対応を自己決定できるように必要な情報を提供することにある。情報の種類と方法は次のとおり。

①病状に関する情報（予後の予測，合併症の情報なども含む）
②治療に対する情報（治療の効果とリスクの情報も含む）
③診療録（看護記録含む）による情報
④医師の説明による情報

2. 患者参加の促進

　疾病の予防や健康障害に対する治療法（ケア）を日常生活の中で実施するのは患者自身であり、診療（ケア）を効果的に行うには患者の参加が必要となる。そのため、治療や看護の内容は患者の希望を確認したり相談したりしながら決定し、患者・看護師・医師のそれぞれが行うことを明確にして実践される。看護師は患者の参加を促し、できるだけ継続できるように支援を行う。

対象者への説明と同意の確認

＜インフォームドコンセント（informed consent；IC）＞ （p.49も参照）

　対象者（患者・家族・代理人）に診療内容（予後の予測、合併症、副作用の有無などを含む）を**はっきり知らせたうえで**診療行為を**患者の同意のもとに**選ぶ。これを受けて看護師は、患者に看護を提供するときには、充分説明を受け同意しているか確認しながら実施する。

看護の安全な実施と対象者の反応の確認

　看護の安全な実施では、看護師は**患者の安全**を守るだけではなく、**自分自身の安全**も確保する必要がある。そのため、感染予防の技術（**p.117参照**）や安全管理の技術（**p.130参照**）をはじめ、看護に必要な知識や的確な技術を身につける必要がある。

　また、看護の対象者は疾病や傷害によって、自分で自分の安全が確保しにくいばかりか、疾病や傷害の悪化により生命の危機に直面することもある。看護を実践する過程で看護師は患者の状態を確認し、安全に実施できるかアセスメントを継続する必要がある。

既出問題チェック 看護実践過程

☐ クリティカルシンキングで**適切でない**のはどれか。99-P36
1 看護過程のどの段階においても有効である。
2 物事を否定的にみる思考過程である。
3 問題解決的アプローチを可能にする。
4 看護研究に応用できる。

● 解答・解説
1 ○クリティカルシンキングは，問題解決型である看護過程の中核をなし，アセスメント－問題の明確化－計画－実施－評価のどの段階でも重要な思考である。
2 ×クリティカルシンキングは批判的思考ともいわれる。「批判」とは情報を分析，吟味して取り入れることを示し，客観的な把握を基本として正確な理解につながる。一方，「否定」は主観的な要素が含まれており，情報自体を受け入れないという意味合いが強い。そのため，適切とはいえない。
3 ○私たちは問題や課題に遭遇したとき，解決のために情報を集め客観的に分析し，問題の本質を明らかにしていくことで解決につながり目的を達成する。その系統的問題解決アプローチの中核をなすものがクリティカルシンキングである。
4 ○看護研究するうえで，当て推量の思考ではなく，科学的根拠をもった判断や，意図的・問題志向的な思考が大切になる。

☐ プロセスレコードを記載する目的で正しいのはどれか。100-A76
1 患者の病的な言動を特定する。
2 一日の看護の経過を記録に残す。
3 事故につながる可能性のある看護行為を分析する。
4 看護場面における看護師自身の感情の動きに気づく。

● 解答・解説
1 ×患者の病的な言動を記録するのは看護記録である。
2 ×一日の看護の経過を記録するのは看護記録である。
3 ×事故につながる可能性のある看護行為（事故の原因）を究明するのはインシデントレポートである。

4 ○プロセスレコードは看護場面における看護師自身の感情の動きを含む無自覚な自己の傾向を知ることができる。

☑ プロセスレコードについて**適切でない**のはどれか。(改変) 88-A87
1 再構成する場面は無作為に抽出する。
2 患者の表情やしぐさも記述する。
3 患者のコミュニケーションの特徴を把握する。
4 看護師の対人関係技術の向上に活用する。

● 解答・解説

1 ×患者と看護師との相互作用の過程を明らかにするためには，看護師が気になった場面を意図的に選んで再構成する必要がある。
2 ○プロセスレコードには，患者の話した内容だけではなく表情やしぐさ，姿勢などを思い出せる可能な範囲で記述する。
3 ○プロセスレコードを分析することで，看護師は自分が意識していない自分自身のコミュニケーションの傾向を知るとともに，患者のコミュニケーションの特徴も把握できる。
4 ○プロセスレコードを分析することで，自己の対人関係の傾向を理解し対応することができるため，対人関係技術の向上に活用できる。

第3章　共通基本技術

1 コミュニケーションの技術 ……… 68
2 教育指導の技術 ………………… 76
3 看護過程展開の技術 …………… 82
4 観察技術 ………………………… 98
5 感染予防の技術 ………………… 117
6 安全管理の技術 ………………… 130
7 安楽確保の技術 ………………… 138
8 死亡時のケア …………………… 148

1. コミュニケーションの技術

学習の要点は

看護師の行うコミュニケーションは，看護を行ううえで必要不可欠なものです。患者の情報を得るだけではなく，信頼関係を築くためにも重要です。よいコミュニケーションにより，看護の質も上がるので，効果的なコミュニケーションの技術や態度を身につけることが求められます。「信頼関係の構築」p.56も参照して下さい。

コミュニケーションの構造・種類

コミュニケーションとは，意味内容を記号（サイン，メッセージ）として送り手から受け手に情報を伝える過程のこと。また，人間が社会で生きていくなかで，他人との会話や身振り，手紙などによって，人間関係を築いていくことも意味する。

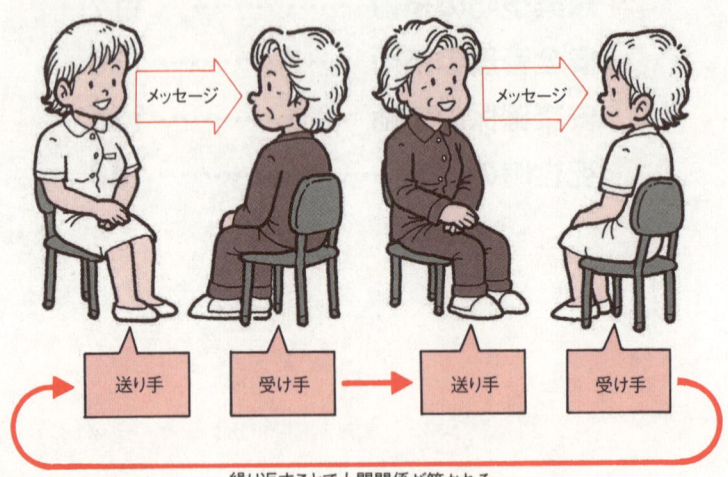

送り手 → 受け手 → 送り手 → 受け手

繰り返すことで人間関係が築かれる

コミュニケーションを行う目的には，患者，看護師，他の医療チームメンバーとの信頼関係の構築，看護を行うための患者の情報収集，またその共有，そして，カウンセリングなどの看護ケアの際の説明，患者の自己決定の促進などがある。

<コミュニケーションの種類>
①言語的コミュニケーション（verbal communication）
　→言語を使用して伝達する方法
②非言語的コミュニケーション（nonverbal communication）
　→身振りや表情，声の調子など言語以外のもので伝達する方法

コミュニケーションに影響する要因

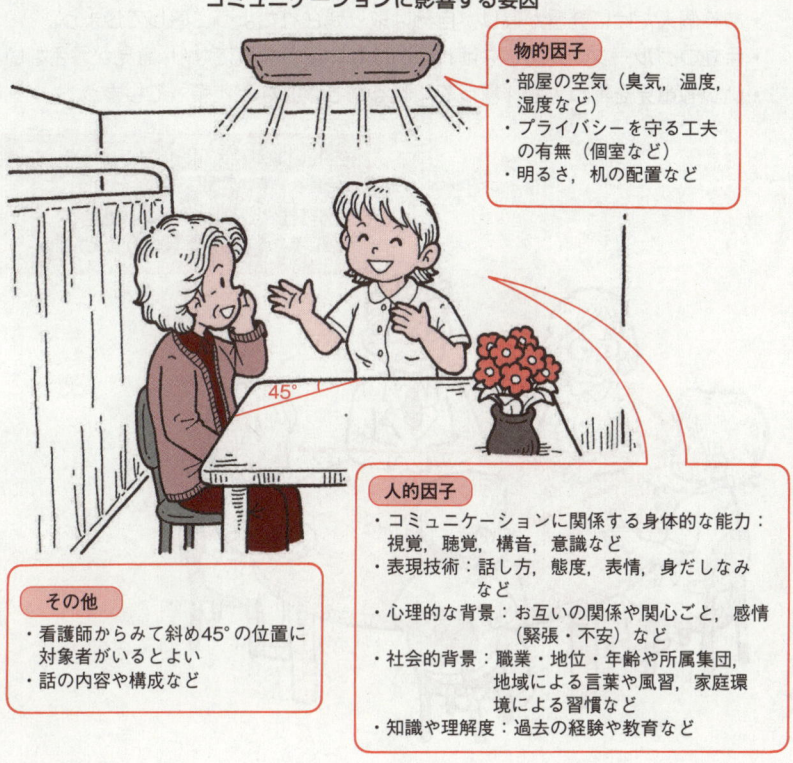

物的因子
- 部屋の空気（臭気，温度，湿度など）
- プライバシーを守る工夫の有無（個室など）
- 明るさ，机の配置など

人的因子
- コミュニケーションに関係する身体的な能力：視覚，聴覚，構音，意識など
- 表現技術：話し方，態度，表情，身だしなみなど
- 心理的な背景：お互いの関係や関心ごと，感情（緊張・不安）など
- 社会的背景：職業・地位・年齢や所属集団，地域による言葉や風習，家庭環境による習慣など
- 知識や理解度：過去の経験や教育など

その他
- 看護師からみて斜め45°の位置に対象者がいるとよい
- 話の内容や構成など

グループワーク

　看護師はグループを運営し，その活動を効果的にする役割を担う。グループワークを行う目的には，教育，治療，相互扶助などがある。

● グループワークのプラスの効果
- グループ内のメンバーの意見と一致することで安心する。
- グループ内で協同する仲間に感化されて，個人も問題に真剣に取り組める。
- 他のメンバーの意見から，今までにない発想が生まれる。

● グループワークのマイナスの効果
- ある個人だけに発言が偏り，自分は取り残されたように感じてしまう。
- 目立つグループに同調しなければいけないような気になり，意見が言えない。
- いつも意見を言う人が「言ってくれるだろう」などと頼ってしまう。

・全員の顔が見えるようにする。
・発言しやすい雰囲気をつくる。
　発言しているときは，その人を見る。
　相手を尊重しつつ自分の意見を言う。

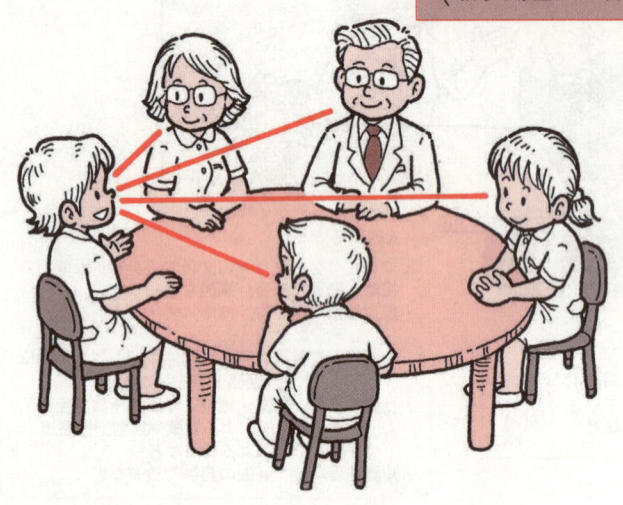

看護面接技術

コミュニケーションをとる際の技術として，カウンセリングの技術を使用する。

(1) 基本的な態度

- 傾　聴：相手が何を感じ，何を考え，自分自身や周囲の世界をどのように見ているかに関心を注ぐことによって，先入観や自分の価値基準にとらわれずに，相手の言葉に積極的に耳を傾けること
- 受　容：相手が表現する感情や態度に対してそれを受けとめて了解し，そのことを相手に伝えていくこと
- 共　感：相手と相互にコミュニケーションをとっていくなかで相手の感情や態度をあたかも自分が体験しているかのように感じる心情を分かち合うこと
- 沈　黙：相手の思考を妨げず，十分に考える余裕をもってもらうことと，相手の非言語的コミュニケーションについて，十分に観察できるようにすること
- おうむ返し（繰り返し）：相手の話したことをそのまま繰り返して言ったり，伝えたりする応答のこと
- 感情の明確化：意識しながら言葉でうまく表現できないでいる感情を相手にかわって感じ取って言葉にしていくこと

(2) 効果的な方法

①聴き方

- 話は最後まで正確に聴く。
- 非言語的コミュニケーションも使いながら，話を聴く態度を示す（椅子に腰掛ける，相手と目線を合わせる，相づちを打つ）。
- 共感的な態度で聴く。
- 開かれた質問を取り入れる。

> 開かれた質問：「○○はどう考えますか？」など，考えながら自由な表現で答えられるもの(open-ended question)
> 閉ざされた質問：「はい」「いいえ」「○歳です」など，答え方が決まっている質問(close-ended question)

②話し方
- 相手が正確に理解できるように伝達するために，主語と述語を明確にした話し方をする。
- 相手が理解しているかなど，反応を確認する。
- 言葉を順序よく系統的に用いる。4W1H（who, when, where, what, how）を活用し，だれが，いつ，どこで，何を，どのように，するかを述べる。
- アクセントや語調に注意し，あたたかく明るい態度で接する。
- 相手にわかる発音に心がけ，言葉は最後まで明瞭に発音する。
- 相手が聞きやすい声の大きさや高さ，速さで話す。

● コミュニケーションに障害のある人々への対応 ●

　自分の言いたいことが伝えられないことは，大きな苦痛となるため，看護師がコミュニケーション方法を工夫することによって，その苦痛を軽減することが必要である。ここでは大きく4つに分類する。
(1) 相手の伝達が聞こえない，聞こえても認識できない（聴覚障害，認知障害）。
(2) 相手の伝達は認識できるが，相手に伝え返すことができない（構音障害，失語症）。
(3) 心理的な障害あるいは言語に対する知識不足などで認識できない，伝え返すことができない。
(4) 視覚的な障害で非言語的な情報を認識できない（視覚障害）。

(1) 聴覚障害のある患者とのコミュニケーション
　聞こえにくいことによる疎外感や不安が起こりやすい。そのことを理解した態度で接することが必要である。
①看護者が話す場合は聞こえやすい位置に立つ。
②声の大きさやトーン（高齢者の場合，低いトーンで）に注意し，耳元で，大きな声でゆっくりと話す。
③対象の状態に合わせて手話や筆記（筆談），口話などコミュニケーションを補助する方法を用いる。
- はじめる前に合図をする
- 表情豊かに話す
- ジェスチャーを入れる
- 対象の視界に入るようにする，落ち着いた環境で話す，など

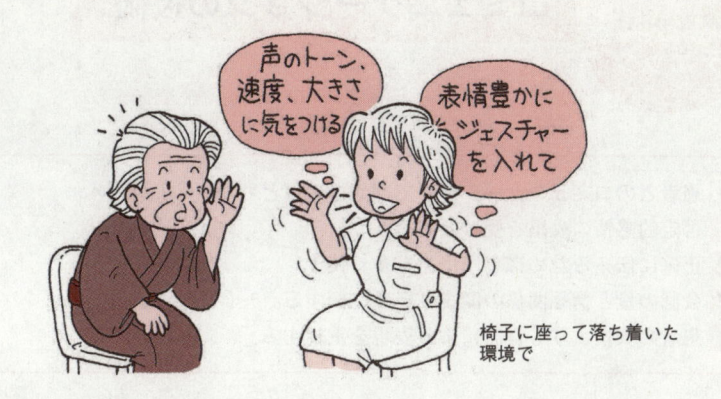

(2) 構音障害のある患者とのコミュニケーション

　言葉の理解や聴力には問題ないが，自ら話す言葉が相手に伝わりにくい状態のときは，①ゆっくりはっきり，または文節ごとに区切って話してもらう，②患者の話したことを復唱しながら確認する，③筆記（筆談）やジェスチャーなどの代償手段を使うなどの方法をとる。

(3) 視覚障害のある患者とのコミュニケーション

　視覚が障害されると，触覚，聴覚など他の感覚で補って対応することになる。しかし，コミュニケーション時の相手の表情やジェスチャーが見えないことから，言語のみの理解となり相手の意図を理解することが困難になりやすい。そのため，こちらの意図が正しく伝わるように説明は具体的にわかりやすく話す。たとえば，位置を説明する際には，時計の文字盤の位置関係を利用するなどがある。

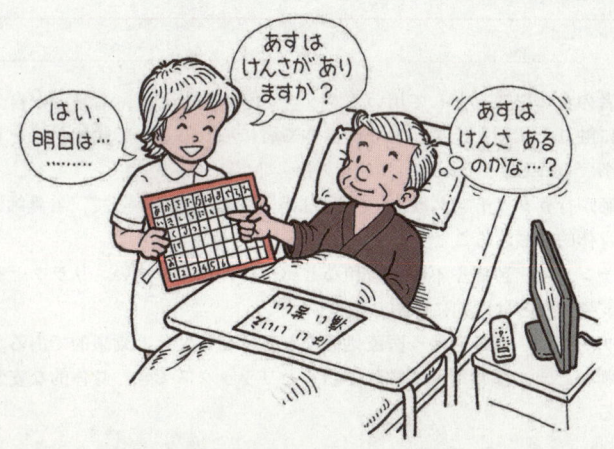

既出問題チェック コミュニケーションの技術

☐ 患者とのコミュニケーションで適切なのはどれか。90-A44, 必 100-A15
1 否定的感情の表出を受けとめる。
2 正確に伝えるために専門用語を多く使う。
3 会話の量と信頼関係の深まりとは比例する。
4 患者の表情よりも言語による表現を重視する。

● 解答・解説
1 ○患者とのコミュニケーションをとる際には，患者の表現する感情や態度に対しそれを受けとめて了解（受容）することが必要である。
2 ×患者へは，理解しやすい言葉を選び，理解できているか確認しながら話す。
3 ×会話の量のみではなく，会話の内容や看護師の態度なども関係する。
4 ×患者の表現は，言語で表現されていることと本心に違いがあることもある。言語表現のみを重視すると，患者のもつ問題を見過ごすことになる可能性がある。

☐ タッチングで正しいのはどれか。98-P33
1 看護者の身体を道具として用いる。
2 対象者との非意図的な接触である。
3 感情よりも認知に作用しやすい。
4 身体的な安楽を図る効果はない。

● 解答・解説
1 ○看護者の身体を道具として用いるタッチングの例として，看護者が自分の手で直接患者に触れ，状態を把握したり，身体や肩に触れることで緩和ケアをしたりすることが挙げられる。
2 ×看護師が行うタッチングは，「支援しようとする意思をもって，看護師が患者に意図的に身体的に触れること」と定義される。
3 ×タッチングは，苦痛や不安の緩和など感情に作用しやすい。リラクゼーションやイメージ療法などは認知に作用しやすい。
4 ×タッチングは，痛みを伴う医療処置などと一緒に使うと効果的である。たとえば腹腔穿刺のとき，軀幹や肩に触れておくとリラックスでき，身体的な安楽を図る効果がある。

☑ Open-ended question〈開かれた質問〉はどれか。94-A44, 必 99-A18
1 「夕べは眠れましたか」
2 「薬はもう飲みましたか」
3 「傷は痛みませんでしたか」
4 「退院後は何をしたいですか」

● 解答・解説
1 ×
2 × 「はい」「いいえ」あるいは一言で答えられるため閉ざされた質問である。
3 ×
4 ○相手から具体的な内容を引き出す質問である。開かれた質問となる。

☑ 74歳の男性で脳梗塞による構音障害のあるAさんが強い下腹部痛のため救急車で搬入され，その後入院した。搬入時，Aさんは看護師と視線を合わせることができ，問いかけにはうなずきで答えている。Aさんとコミュニケーションをとるうえで適切なのはどれか。2つ選べ。（事例の詳細は省略）100-P101
1 筆談用の文房具を準備する。
2 理解を助ける絵カードを準備する。
3 構音の間違いを直して練習させる。
4 補聴器や眼鏡の使用状況を妻に確認する。
5 問いかけはopen-ended question〈開かれた質問〉にする。

● 解答・解説
1 ○構音障害のある対象に対しては筆記（筆談）でコミュニケーションをとることが有効である。
2 ×構音障害のある対象は言葉の理解には問題がないため，絵カードなどの使用は必要ない。
3 ×言語障害のある人は自分の気持ちをうまく伝えられないことに対して焦りや不安，苛立ちを感じやすい。その場合，間違いを指摘し練習させることはコミュニケーションへの意欲を失わせる可能性がある。患者が訴えようとしていることに対して理解したいという態度で接することが重要である。
4 ○74歳と高齢であることから，補聴器や眼鏡の使用の可能性も考えられるため，使用状況を確認し，あわせて入院前のコミュニケーション方法についても確認する。
5 ×構音障害のある対象者に開かれた質問をすると，解答するために多くの発語，時間や労力が必要となる。できるだけ答えやすいようにclose-ended question〈閉ざされた質問〉の方がよい。

2. 教育指導の技術

学習の要点は

設定された場面に応じた「指導方法」の問題が出題されています。指導を受ける対象の特性と指導方法ごとの特徴，そして実施するときの留意点とをあわせて，「効果のある指導」をイメージしながら学習する必要があります。

教育指導のプロセス

患者教育計画を作成するには，患者の「指導」を受ける準備状態（レディネス）を確認し，以下の内容を含んだ計画を立案する（4W 1H）。

誰に	①本人 ②家族	
いつ	①よいタイミング ②よい時間	
どこで	①指導に必要な物品がそろう ②集中できる ③プライバシーが守れる	
何を	①関心（興味）のある内容から始める ②簡単な内容から始める ③指導内容は不足しない，多すぎない ④患者が実施可能な内容にする	
どのように	①「集団・個別・訪問」など，指導方法を選ぶ ②「パンフレット」「ビデオ」「実際の物品」など，教材を選ぶ ③理解しやすい言葉を使って指導する（言い換える，例を挙げる） ④指導内容に応じて，段階ごとに指導する（指導に時間をかけない） ⑤看護師は曖昧な知識で，質問に解答しない	

対象に合わせた指導方法と媒体の工夫

●教育指導の目的

　対象（家族も含めて）が健康で安らかな生活を送るためには，その人自身が自分の健康状態を把握して必要な治療に参加し，経済状況も含む日常生活を管理する必要がある。看護師はこのように，対象が必要な知識や技術を習得でき，心理的安寧も得られるように教育，相談や指導を行う。

●教育指導をする場所と内容

　指導する場所や内容と指導を受ける人の身体的能力や理解力に応じて，指導方法を考える。そして，パンフレットやVTRなど利用する媒体を準備する。

医療施設内	①入院退院オリエンテーション ②診療・看護のオリエンテーション ③健康問題や療養に関する指導	④出産前後の指導 ⑤医療全般に関する相談 ⑥経済問題に関する相談
医療施設外 ・保健所 ・学校 ・事業所 ・家庭	①疾病の予防と療養生活に関する指導（本人・家族） ②成長発達に特徴のある問題に対する相談（例：自殺防止，虐待防止） ③健康教育・健康相談 ④健康診断 ⑤健康に関する各種キャンペーン	

●教育指導を実施するときのポイント

①カウンセリングの技術を活用しながら指導を行う（p.71参照）。
②動機づけを促しながら指導する。
　・外的刺激による動機づけ：医療スタッフの励ましやよい評価などで積極的に取り組む。
　・内的刺激による動機づけ：患者自身が指導に満足したり，興味をもつことで積極的に取り組む。

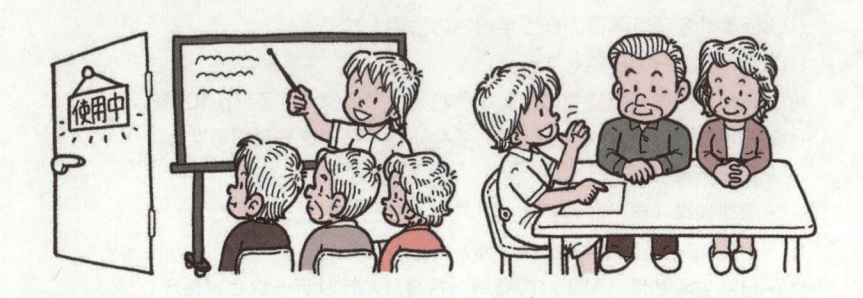

個別指導・集団指導の特性, 適用, メリット・デメリット

指導方法	メリット	デメリット
集団指導	メンバーが互いに刺激し影響を受けることで、支え合ったり「意欲」を高めたりできる。	個別のニーズに対応できない。個別の反応が把握しにくい。メンバーの理解する能力や学習の進度のばらつきによっては、かえって「意欲」が低下する。
個別指導	個別のニーズに対応できる。対象の気持ちや理解の程度にあわせて指導できる。	成果がでなかったり、指導内容の理解が滞ると「やる気」が低下する。
訪問指導	生活の場（生活行動）を確認しながら具体的に指導できる。	万一医療を必要としても、医師が不在なので、すぐに提供できない。

入院・退院時の援助

● 入院時の援助（緊急入院を除く）
　①入院時には入院時オリエンテーションとして次の内容を説明する。
　　・入院中の日課と規則（食事の時間、面会時間、消灯時間など）
　　・病院および病棟の設備と構造
　②検査や糖尿病教室への出席などが入院目的の場合、入院中のスケジュールを説明する。
　　・クリニカルパス（クリティカルパス）などを活用して、患者に入院中のスケジュール一覧表などを手渡して説明する（p.91参照）。患者はスケジュールに沿って診療を受ける。
　③診療を受けるにあたって必要となる物品の準備を依頼する。
　　・手術や検査を受けるときに必要な物品（腹帯やおむつ、吸い飲みやストローなど）をあらかじめ準備してもらう。

● 退院時の援助（死亡退院を除く）
　①診断書や各種証明書の発行手続きの説明をする。
　②次回の診療日の確認をする。
　③外来や他施設で継続看護が受けられるように準備する（p.406参照）。
　④退院日までに患者（家族）に必要な知識や技術を教育指導する。
　　・食事指導
　　・服薬指導（自己血糖値とインスリン自己注射なども含む）
　　・定期的な受診（診療を受ける）
　　・日常生活動作〈ADL〉の獲得（各種リハビリテーションを含む）

教育指導の技術

既出問題チェック

☑ 患者指導の効果をあげる**条件とならない**のはどれか。88-A39
1 患者の経験を生かす。
2 指導する機会をとらえる。
3 関心をひく媒体を選択する。
4 専門用語で説明する。

● 解答・解説

1 ○患者の体験には成功体験と失敗体験があり，これらを理解したうえで指導することは患者指導の効果をあげるといえる。
2 ○患者の関心が薄いときに指導を行っても理解は得られにくい。反対に，患者の関心が高まった機会をとらえた指導は効果をあげるといえる。
3 ○患者指導の媒介を選択するときには，患者が手にとって活用するような関心の高い物を選択することが効果をあげるといえる。
4 ×専門用語は日常用語とは違うため，患者にとってなじみがなく理解しにくい言葉であるので，専門用語は患者指導の効果をあげにくいといえる。

☑ 慢性疾患の患者への生活指導で正しいのはどれか。90-A43
1 過去の対処パターンの成功・失敗は参考にしない。
2 外的統制傾向の人には自己学習ができる環境を整える。
3 内的統制傾向の人は集団学習が効果的である。
4 ソーシャルサポートの活用によってコンプライアンスを高める。

● 解答・解説

1 ×過去の対処パターンを参考にすることで，患者の対処能力を知ることができる。そのうえで看護師は療養生活上で起こりやすい諸問題に対して，患者が正しく対処できる術を一緒に見いだす指導が行える。
2 ×外的統制傾向の人は，ある物事に対して直接解決のための行動をとるよりも，何もしない傾向にある。そのため，自己学習ができる環境を整えても効果的とはいえない。
3 ×内的統制傾向の人は，ある物事に対して積極的に対処して問題解決を図ろうと努力する傾向にある。そのため，集団学習が効果的とはいえない。
4 ○「コンプライアンス」とは患者と医療従事者の双方が同意した療養上の指示に沿って行動することを指す言葉である。療養上必要なソーシャルサポート（物・人材・お金など）を活用することで，患者の負担を軽減し，コンプライアンスを高められる。

☐ 成人への個別の健康教育で適切なのはどれか。100-P51
1 健康管理の達成目標はできるだけ高く設定する。
2 対象者が実施可能な方法を選択できるように支援する。
3 対象者の間違った健康管理の方法はすぐに中止させる。
4 対象者の関心よりも成人一般にリスクが高い問題をテーマとする。

● 解答・解説

1 ×対象者が実行する健康管理の目標は，達成可能なレベルで設定するのが望ましい。できれば，対象者と一緒に設定する。
2 ○対象者が実行する健康管理の方法は，対象者自身が選択することで取り組みへの意欲が継続し，効果が得られやすい。
3 ×対象者自身が間違った健康管理をしていることに気づくことで，その中止が実現するので，時間はかかるが対象者が「間違っている」と気がつくまで繰り返し指導を続ける必要がある。
4 ×成人一般にリスクが高い問題に対して対象者が興味・関心をもっているとは限らない。対象者の興味がある内容をテーマにした健康教育は，取り組みへの意欲を高め，個別の優先順位にも対応しやすい。

☑ 個別指導と比較したグループワークを用いた指導の利点はどれか。92-A44, 96-A45
1 参加者個々への助言がしやすい。
2 参加者の持つ体験を活用しやすい。
3 参加者との深い関係をつくりやすい。
4 参加者の目標達成度を評価しやすい。

● 解答・解説

1 ×個別指導は，個人の状況・問題を把握したり，参加者へ個別の助言がしやすいため，この選択肢は誤り。
2 ○グループワークは参加者が個別にもつ体験や知識が活用され，同じ問題をもっているという共感的な理解によって，指導効果が促進されるため，正しい。
3 ×グループワークは，個別的問題よりも集団が共通してもつ問題解決に有効である。そのため，看護師と参加者が深い関係を築くというよりも参加者同士の方が深い関係をつくりやすいといえる。
4 ×個別指導は，参加者の目標達成度を評価しやすいので，この選択肢は誤り。

☑ 退院指導の原則で適切なのはどれか。94-A45
1 退院日が決まってから行う。
2 患者の知りたいことから説明する。
3 具体的方法は1人で考えてもらう。
4 禁忌事項は強調しない。

● 解答・解説

1 ×退院日までに，療養上必要となる知識と技術を身につけられるように指導を行う。
2 ○患者が知りたい内容は指導に関心を向けやすく，理解も得やすいので，動機づけが促されることもある。
3 ×指導した内容を退院後実践するのは患者自身（家族も含む）である。しかし，退院指導中は看護師が指導内容をふまえたうえで，患者の療養生活にあった具体的方法を導き出す手助けを行う必要がある。
4 ×療養生活上「禁忌事項」がある場合は強調して指導するが，この場合「～してはいけない」というような「禁止」を強調する言葉だけでの指導は望ましくない。

3. 看護過程展開の技術

学習の要点は　対象との相互作用に基づいて行われる科学的な問題解決過程である看護過程を一連のプロセスとして理解しましょう。

共通基本技術

● ── **看護過程・看護理論・看護診断の概念** ── ●

<看護過程・看護理論・看護診断の定義>
① **看護過程**：健康上援助を必要とする対象との相互作用に基づいて行う看護上の科学的な問題解決過程である。
② **看護理論**：看護の実践のなかで起こる現象に対して，統一的に説明する力をもつ体系的知識で，「人間」「健康」「環境」「看護」という共通した4つの概念から成る。
③ **看護診断**[※]：実在または健在する健康問題／生活過程に対する個人・家族・地域社会の反応についての臨床判断である。看護診断は看護師に責務のある目標を達成するための決定的な治療の根拠を提供する。

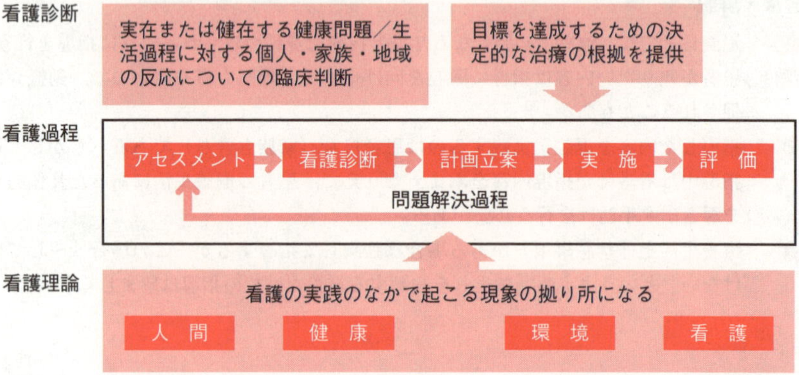

看護診断
- 実在または健在する健康問題／生活過程に対する個人・家族・地域の反応についての臨床判断
- 目標を達成するための決定的な治療の根拠を提供

看護過程
アセスメント → 看護診断 → 計画立案 → 実施 → 評価
問題解決過程

看護理論
看護の実践のなかで起こる現象の拠り所になる
人間　健康　環境　看護

※ T.ヘザー・ハードマン編，日本看護診断学会監訳，中木高夫訳，NANDA－I看護診断－定義と分類 2009-2011, p.491，医学書院，2009．

看護過程の構成要素

　看護過程の構成要素とは，アセスメント（情報収集，情報の確認・分類・整理，分析・解釈），看護診断・計画立案・実施・評価である。各要素は相互に関連し，連続し循環している。

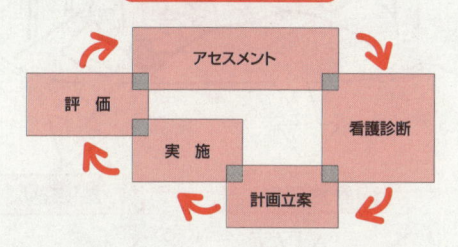

看護過程の構成要素

アセスメント → 看護診断 → 計画立案 → 実施 → 評価

各要素は相互に関連，連続し循環している。

●看護過程を使う利点
①専門家として独自の役割を遂行できる。
②理論的根拠に基づいた科学的な看護ができる。
③個別性を重視した看護ができる。
④対象の主体性を尊重した看護ができる。
⑤看護師の自己実現を促す。

情報の種類，収集方法と分析・解釈

1．情報の収集

- 情報源：患者および家族，記録類，医療従事者，同室者，面会人
- 情報収集の方法：面接，観察（直観的観察，系統的観察），測定
- 情報の種類
  ①主観的情報（Sデータ）：対象の訴え，考えなど言葉で表現されたもの
  ②客観的情報（Oデータ）：看護師の観察，測定，各種データなど

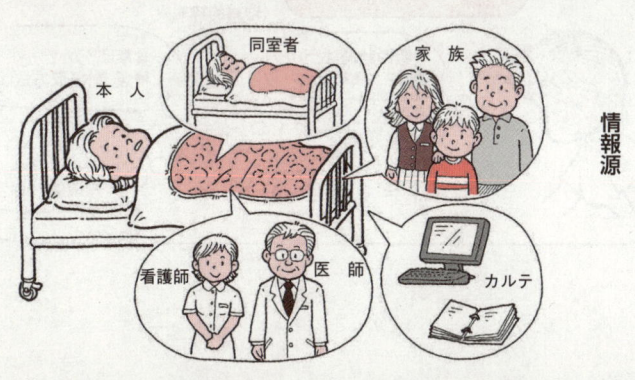

情報源：本人，同室者，家族，看護師，医師，カルテ

共通基本技術

看護過程展開の技術

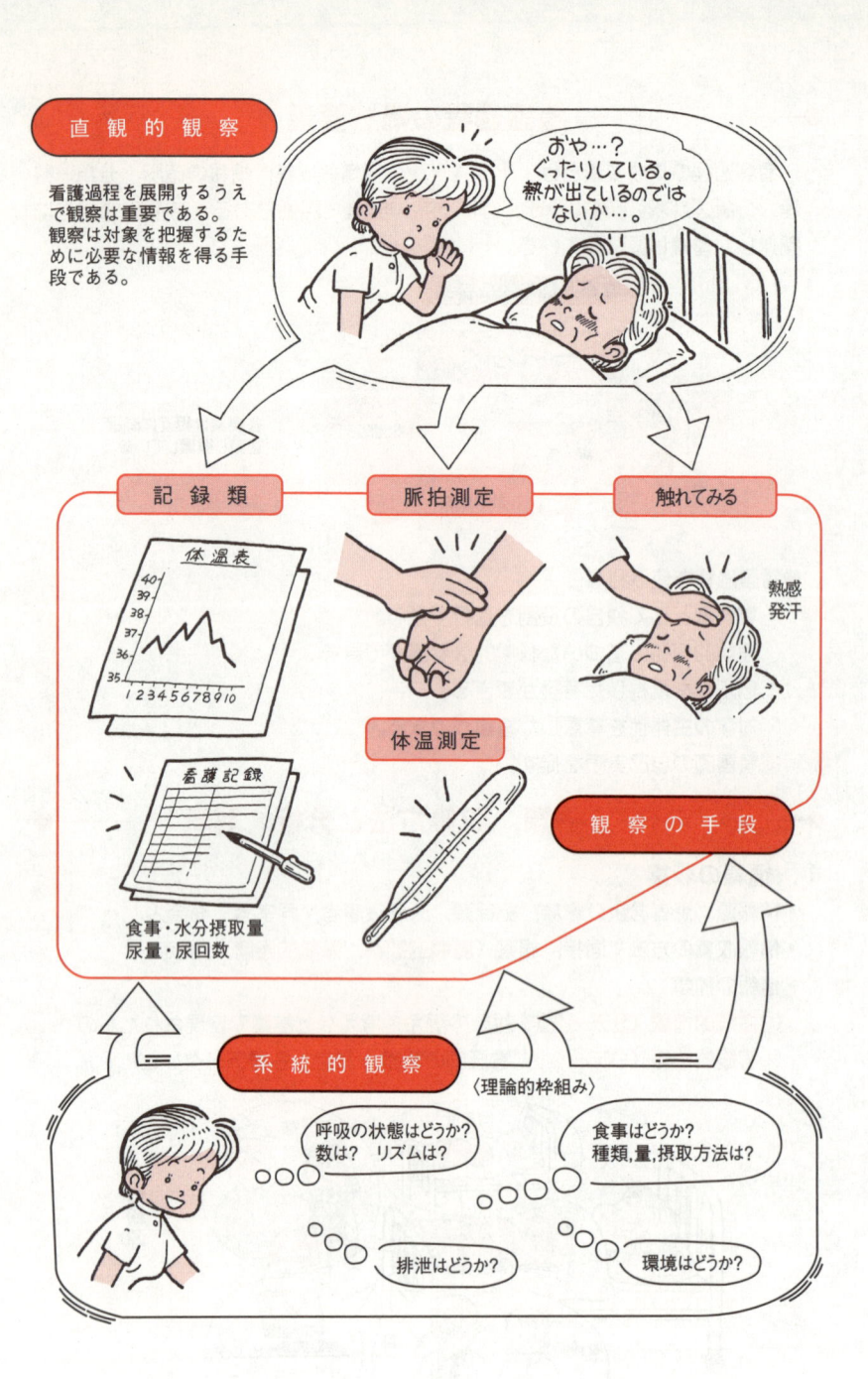

直観的観察

看護過程を展開するうえで観察は重要である。観察は対象を把握するために必要な情報を得る手段である。

> おや…？
> ぐったりしている。
> 熱が出ているのではないか…。

共通基本技術

記録類 | **脈拍測定** | **触れてみる**

体温表

熱感
発汗

体温測定

看護記録

食事・水分摂取量
尿量・尿回数

観察の手段

系統的観察

〈理論的枠組み〉

呼吸の状態はどうか？
数は？ リズムは？

食事はどうか？
種類，量，摂取方法は？

排泄はどうか？

環境はどうか？

84　看護過程展開の技術

情報収集のためのモデル

ヘンダーソンの基本的看護の構成要素（14項目）

① 正常に呼吸する
② 適切に飲食する
③ あらゆる排泄経路から排泄する
④ 身体の位置を動かし，またよい姿勢を保持する
　（歩く，すわる，寝る，これらのうちのあるものを他のものへ換える）
⑤ 睡眠と休息をとる
⑥ 適切な衣類を選び，着脱する
⑦ 衣類の調節と環境の調整により，体温を生理的範囲内に維持する
⑧ 身体を清潔に保ち，身だしなみを整え，皮膚を保護する
⑨ 環境のさまざまな危険因子を避け，また他人を傷害しないようにする
⑩ 自分の感情，欲求，恐怖あるいは"気分"を表現して他者とコミュニケーションをもつ
⑪ 自分の信仰に従って礼拝する
⑫ 達成感をもたらすような仕事をする
⑬ 遊び，あるいはさまざまな種類のレクリエーションに参加する
⑭ "正常"な発達および健康を導くような学習をし，発見をし，あるいは好奇心を満足させる

V・ヘンダーソン著，湯槇ます，小玉香津子訳，看護の基本となるもの，日本看護協会出版会，2006．

2．情報の確認・分類・整理
- 収集した情報の事実確認をする。
- 情報収集の枠組みが分類の枠になる。

3．情報の分析・解釈
- 整理した情報のもつ意味を読み取る（正常・異常，日常性・非日常性，標準・逸脱）。
- 情報一つひとつのもつ意味を読み取った後，情報と情報を関連づけて，対象のもつ問題は何か，その原因・誘因は何かを検討する。
- どんな援助が必要かを考える。

看護問題の明確化と優先順位決定

1．看護診断
- アセスメントの結論を要約記述したものである。
- 看護師が独自に介入できる患者のもつ問題である。
- 人間の反応の部分に焦点を当てている。
- 看護の質の保障，看護師の独自の介入を他の医療チームメンバーへ明示できる。
- PES方式（problem；問題，etiology；原因・要因，signsまたはsymptoms；診断の特徴である他覚的症状や自覚症状），看護診断基準（NANDA〈North American Nursing Diagnosis Association〉看護診断など）を活用して記述する。

※**共同問題**　看護師が他の医療チームメンバーと共同して解決にあたる問題.

2. 問題の優先順位の決定基準
- マズローの欲求階層説などを参考にする（p.33参照）
- 生命の危険度
- 長期間かけて解決する問題よりも短期間で解決する問題を優先
- 対象の希望・状態，治療計画から総合的に判断

看護目標の設定と計画

1. 期待される結果の設定（目標の設定）
①対象のもつ問題が解決・緩和・予防できた状態を示す.
②可能な限り目標は対象と共有する.
③設定の仕方
- 看護診断から成果を引き出す.
- 具体的に（誰が，いつまでに，どのような状態で，どの程度，何を行うか）.
- 測定できる動詞を使う.
- 現実的，達成可能であること.

④長期的な看護が必要な場合は長期目標（数週間かけて達成する）と，短期目標（1週間以内に達成する）に分けて設定する.

2. 行動計画の立案（具体策（看護援助の方法）の決定）
- 観察計画（observational plan；OP）
- 処置または援助計画（treatment plan；TP）
- 指導・教育計画（educational plan；EP）
- 5W1Hで書く

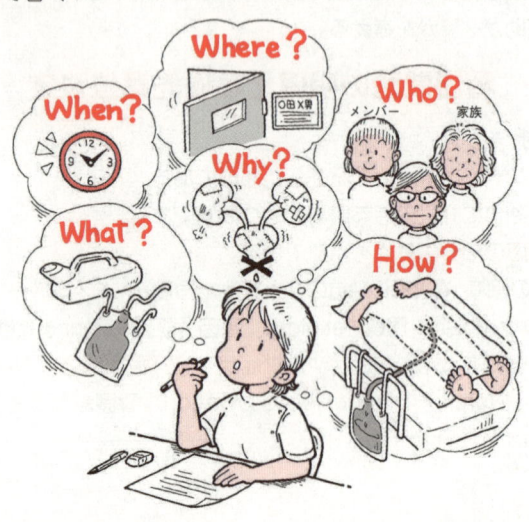

実　施

実施とは，問題解決のために，対象の反応をみながら看護計画を**実行に移す**段階であり，患者と看護師が相互関係の中でともに行う行為である。

●内　容
①継続的な情報収集とアセスメント
②看護ケアの実施（observational plan；OP，treatment plan；TP，educational plan；EP）
③記　録
④報　告
⑤ケアプランの見直し

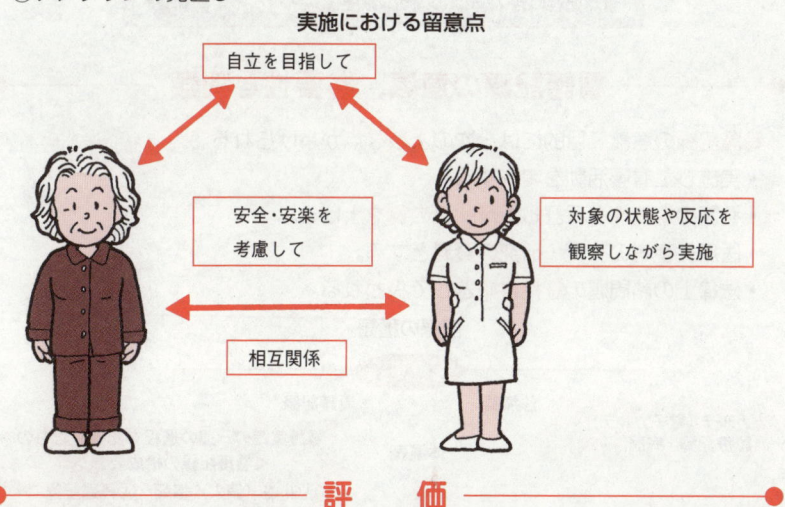

実施における留意点

- 自立を目指して
- 安全・安楽を考慮して
- 対象の状態や反応を観察しながら実施
- 相互関係

評　価

評価とは，援助した結果，対象の反応をみて，目標（期待される結果）の**達成度を判断**することである。

●目　的
①看護問題の解決状況を判断する
②計画の継続，修正の有無を判断する　｝　できるだけ早い問題解決と質の高い看護を提供する
③新たな看護問題の発生状況を確かめる

評価のプロセス

援助した結果の対象の反応（主観的・客観的情報；S, Oデータ）をみる
↓
目標（期待される結果）の達成度を判断する
↓
目標が達成した場合も，未達成の場合も，その要因を分析する
↓ 看護過程の各プロセスを振り返り要因を分析
看護過程の各プロセスの適切な段階にフィードバックする（修正）

看護記録の意義，必要性と種類

看護記録の意義・目的には，次のような点が挙げられる。
- 実施した看護活動を実証する。
- 看護の継続性を保証し看護ケアの質を上げる。
- 医療従事者の教育・研究の資料とする。
- 法律上の諸問題の証拠書類として扱われる。

記録の種類

医療記録
- 診療録
  - カルテ（電子カルテ）・診療記録・病歴
- 体温表
- 諸検査記録
- 看護記録
  - 看護実践の一連の過程を記録したもの
  - ＜看護記録の構成要素＞
  - ①基礎（個人）情報　④経過記録
  - ②看護診断リスト　⑤看護サマリー
  - ③看護計画　⑥監査記録
- その他

記録の保存・保管

種類	法規	保存の概要
看護記録	医療法施行規則	・病院は診療に関する諸記録を備え，2年間これを保存しなければならない ・診療に関する諸記録とは，病院日誌，各科診療日誌などで，看護記録は各科診療日誌に含まれる
診療録	医師法第24条	・医師には診療録の記載の法的義務がある ・5年間これを保存しなければならない
助産録	保助看法第42条	・助産師が分娩の介助をしたときは，助産録の記載の法的義務がある ・5年間これを保存しなければならない

1. 記録様式：POS

　POS；problem oriented systemは，患者のもつ問題点を明確にし，科学的に判断したうえで，目標を設定し，対策を立てて実践し，評価・修正していくプロセスを記録上に表現する作業をシステム化したもの。
＜POSに基づいた記録の作成（problem oriented nursing record；PONR）＞
（1）データベース
（2）問題リスト
（3）初期計画
（4）経過記録　①SOAP（経過記録）：subjective data（主観的データ），objective data（客観的データ），assessment（アセスメント），plan（計画）
　　　　　　　②フローシート（経過一覧表）
　　　　　　　③サマリー（看護要約）

＜SOAP＞ POSに基づいた実施記録の書式
　　　　S：subjective data ―――― 主観的情報
　　　　O：objective data ―――― 客観的情報
　　　　A：assessment ――――― 分析・判断・評価
　　　　P：plan ―――――――― 計　画

＜フォーカスチャーティング＞
　看護師によって開発された。焦点（フォーカス）となるキーワードを取り上げデータを収集し記述していく。
　　　　D：data ――――― フォーカスに関する主観的・客観的情報
　　　　A：action ―――― フォーカスに対して実施したケアの内容（行為）
　　　　R：response ―― ケアに対する反応

2. 記録上の注意

①正確にありのままの事実を記録する。
　・できるだけ早く記憶の新しいうちに書き留める。
②内容は要点をおさえ，簡潔に表現する。
　・医学用語や略語は適切に活用する。
　・重複をできるだけ避ける。
③文字は楷書で読みやすく書く。
④系統立てて記録する。
⑤記載の責任を明らかにする。
　・容易に消えない方法で書く。
　・時刻，観察内容，実施内容，場所などの必要事項の後に署名する。

報告の必要性と方法

1. 目的と必要性
①知り得た情報や実施した看護について，他のスタッフや医療従事者に伝える。
②医療チームとして活動するうえで重要なコミュニケーションの手段となる。
③事実を他のチームメンバーに伝えることにより，一貫した姿勢で看護をする。
④組織の一員として看護業務の実施状況を伝える。
⑤依頼や指示の結果を伝える。

2. 報告上の注意
①事実を正しく伝える。
②適切な時期に報告する。
- 誰に，いつ報告するかを適切に判断する。

③患者に現れている事実と，看護師が考えたり判断したこととは，はっきり区別して報告する。
④伝えたい内容を効果的に伝える。
- 結論から先に，相手に聞き取りやすい速さとわかりやすい言葉で話す。

医療計画とクリニカルパス

1. 医療計画（医療法第30条の4）
(1) 目的
- 地域の医療提供体制の整備を促進する
- 医療資源の効率的活用
- 医療施設間相互の機能連携の確保など

(2) 内容
①4疾病（がん，脳卒中，急性心筋梗塞，糖尿病），5事業（救急医療，災害時における医療，へき地の医療，周産期医療，小児医療）等の救急医療等確保事業
②医師，歯科医師，薬剤師，看護師その他の医療従事者の確保
③二次医療圏，三次医療圏の設定
④基準病床数に関する事項　など，計13項目

＜医療制度改革大綱（2005(平成17)年）＞
　医療制度改革が進められていることから，看護職は常に情報収集し質の高い医療の実現に向かっているかを検討していく必要があるとして，患者の視点に立った安全・安心で質の高い医療を受けられる体制づくりについての改革事項をまとめたもの。

2. クリニカルパス
(1) クリニカルパス
- 標準化できる疾患の患者に対して，患者の到達目標を設定し，退院するまでにたどる経過に合わせて，治療や看護を時系列に並べて記述したもの。治療や日常のケアのガイドライン。
- 看護のクリニカルパス：実施する看護の内容と成果（アウトカム）を記載する。

(2) クリニカルパスのねらい
- 最小のコストで質の高い医療を提供し，最大の治療結果をあげる。
  ↓
  { 在院日数の短縮
  { 効率的な治療や看護の提供

(3) クリニカルパスの特徴
- チーム医療における医療管理計画書である。
- 標準看護計画である。
- パス逸脱時（バリアンス：予測できなかった事象）の対処を考える必要がある。
- 患者の全体像を考えたとき人間像が見えにくい。

看護過程展開の技術

既出問題チェック

☑ 主観的情報はどれか。必 93-A22, 97-A58, 必 100-P19
1. 腹部が痛いという患者の訴え
2. 体重60.5kgという栄養士の記録
3. 血圧126/72mmHgという自動血圧計の測定値
4. ドレーン刺入部の発赤という看護師の観察結果

● 解答・解説
1. ○対象者の訴えであるので，主観的情報である。
2. ×栄養士が記録したとしても，体重は数値データであり，客観的情報である。
3. ×自動血圧計の測定値であっても，看護師が測定した測定値であっても，血圧は数値データであり，客観的情報である。
4. ×皮膚の色調なども看護師が客観的に把握できる情報であり，客観的情報である。

☑ 情報収集で適切なのはどれか。96-A49
1. 質問の順序はどんな状況でも変えない。
2. 質問は専門用語を用いるようにする。
3. 閉ざされた質問で聴取するように心がける。
4. 観察した非言語的な行動も情報になる。

● 解答・解説
1. ×質問は系統立てて行うことが望ましいが，対象との状況をみながら，またすでに得られた情報源などを活用しながら臨機応変に対応していく。
2. ×専門用語がすべての人に通じているとはいえない。誰にでも通じる平易な表現で伝えていくことにより，看護者の質問の意図を明確に伝えていくことが大切である。
3. ×「はい」「いいえ」で答えられるような閉ざされた質問ではなく，相手が自分の思いを表現しやすい質問をする。
4. ○患者の顔の表情，姿勢，身体の動き，声の調子，抑揚などはすべて看護師が観察できる患者の客観的情報である。

☐ 看護過程における看護上の問題で正しいのはどれか。必 99-A19
1 問題の原因は1つにしぼる。
2 原因が不明な事象は問題でない。
3 危険性があることは問題になる。
4 優先度は問題解決まで変更しない。

● 解答・解説
1 ×問題の原因は関連因子や症状・徴候が1つずつとは限らず，むしろ複数存在することが多い。
2 ×問題によっては，原因が明確にならないこともある。
3 ○問題には，今後起こる可能性のあることも含まれ，予防していく必要がある。
4 ×対象の状況変化に伴って，問題の優先度は変わる。

☐ 看護過程で適切なのはどれか。95-A43
1 短期目標の評価は退院時に行う。
2 看護計画は患者には開示しない。
3 複数の看護問題には優先順位をつける。
4 家族に対する指導は計画に含めない。

● 解答・解説
1 ×短期目標は，近日中に，あるいは，1週間ぐらいで達成できるものであるから，退院時に評価するとは限らない。
2 ×看護計画は，可能な限り患者あるいは家族の了解の下で，意見を取り入れて立案されるものである。
3 ○できるだけ早い自立を目指すため，また，チームが一貫した姿勢で援助するために優先順位を決定する。
4 ×看護の対象は，患者および家族も含まれる。

☑ 運動障害のある患者の看護計画で教育的活動に挙げられるのはどれか。98-A35
1 排便時にトイレへ車椅子で移送し介助する。
2 床上訓練開始前に関節可動域を測定する。
3 床上運動の方法を介助しながら説明する。
4 日常生活動作の主観的な改善度を聞く。

● 解答・解説
1 ×「移送し介助する」というのは具体的な看護行為であり，援助計画である（TP）。
2 ×「可動域の測定」は観察計画である（OP）。
3 ○「説明する」は，患者に対して自分で問題を解決するための知識や技術を供与することで，指導（教育）・説明による計画である（EP）。
4 ×「～を聞く」は主観的な情報で目標の達成度を判断するために観察する内容である（OP）。

☑ 看護計画の目標達成の評価で適切なのはどれか。96-A43
1 評価指標を用いて達成度を判定する。
2 受持ち看護師の満足度で評価する。
3 最初に設定した評価日は変更しない。
4 数値化できないものは評価に用いない。

● 解答・解説
1 ○評価は，評価の指標（基準）となる目標（期待される結果）と患者の反応を対比させて判断する。
2 ×評価は，患者の問題は解決されたか，課題は達成されたかを患者の反応をみて判断するものであり，受持ち看護師の満足度で評価するものではない。
3 ×患者の状態が変化したり，患者の問題や課題が達成された場合には，評価する必要がある。
4 ×目標表現は，数値以外に，看護師の観察によって確認できるものや患者の行動によって評価できるものもある。

☑ 看護目標の評価日で適切なのはどれか。94-A42
1 長期目標は1か月後に設定する。
2 計画立案時にあらかじめ設定する。
3 業務に余裕のある日に設定する。
4 問題によらず同じ日に設定する。

● 解答・解説

1 ×長期目標は1週間以上数週間を目処に設定するので1か月後とは限らない。
2 ○計画段階で評価するための方策を明確にして，評価日を正式なケア計画に組み入れなければならない。
3 ×業務の余裕に合わせるとなると，看護業務中心の評価になるので誤りである。
4 ×看護問題により看護目標も異なるので，必ずしも同じ評価日になるとは限らない。

☑ 看護師の行動で適切なのはどれか。必 99-P4
1 看護計画を立案するために診療録を自宅へ持ち帰った。
2 看護記録に誤りを見つけたので修正液を使って修正した。
3 患者の友人から病状を聞かれたので答えられないと説明した。
4 患者の氏名が記載された看護サマリーを院外の研修で配布した。

● 解答・解説

1 ×診療録は個人情報保護の観点から看護室から持ち出してはならない。
2 ×看護記録の訂正は二本線を引き訂正する。修正液での訂正は訂正前の内容が見えなくなるので行ってはならない。
3 ○個人情報保護の観点から，病状の説明は本人の同意を得た後，医師より行われる。友人であっても安易に説明することはない。
4 ×個人情報保護の観点から，院外の研修などで看護サマリーを使用する場合，個人が特定されないよう匿名とすることが原則である。

☑ POS（Problem Oriented System）による記録で**客観的**データはどれか。**2つ選べ**。(改変) 92-A41
1 自己記入のペインスコア3点
2 下腹部がシクシクする。
3 腹部を押さえ顔をしかめている。
4 右腹壁の筋性防御はない。

● 解答・解説
1 ×自己記入のペインスコアは患者が感じた疼痛の程度を表すので主観的情報である。
2 ×「下腹部がシクシクする」は患者の発言であり，主観的情報である。
3 ○医療者が観察した結果であり，客観的情報である。
4 ○医療者が診察した結果であり，客観的情報である。

☑ クリニカルパスで**誤っている**のはどれか。98-A38
1 典型的な経過を示す疾患に用いられる。
2 医療者用と患者用との両方を作成する。
3 個々の患者の状態に応じて作成する。
4 標準的な治療・ケア計画を示す。

● 解答・解説
1 ○入院生活をスムーズに進めるために用いるもので，患者の状態によって，標準的なスケジュールを辿らないケースなどはクリニカルパスを用いないことが多い。選択肢のように典型的な経過を示す疾患に用いる。
2 ○クリニカルパスは患者用と病院用と2つ準備される。患者用は患者が入院してからの食事や処置・検査・治療，そのための準備，退院後の説明などが日ごとに詳しく説明されている。
3 × 1 の説明のように，クリニカルパスは典型的・一般的な経過を辿るものに用いられ，個々の患者に応じた個別性のあるものに対してはクリニカルパスは適用されない。
4 ○クリニカルパスは標準的な治療・ケア計画を示している。

☐ クリティカルパス（クリニカルパス）で正しいのはどれか。95-A61
1 医療者と患者とは別々の目標を設定する。
2 バリアンスの判定は退院日に行う。
3 必須項目は退院時達成目標である。
4 複数の疾患を持つ患者に有用である。

● 解答・解説
1 ×クリティカルパスとは，医療・看護の内容を評価・改善して，質の高い医療・看護を患者に提供することを目的としており，患者・医師・コメディカルが同じ目標をもち，同じ計画に沿って行われる。
2 ×バリアンス(変動要因)は早めに把握し，その改善により効果的な医療ケアの実現を達成することが重要なので，退院日でなく入院中に看護の評価を行い，必要時には医療・看護介入が行われる。
3 ○アウトカム（退院時達成目標）は，ケア介入を行うことによって患者がどういった望ましいところに向かって行くかを示すものなので，必須項目である。
4 ×クリティカルパスは，特定の疾患あるいは治療を受ける患者を対象としている。

☐ クリニカルパスのバリアンスはどれか。100-P39
1 医師による治療計画の変更
2 予測できなかった現象
3 患者からの苦情
4 ケア計画の不備

● 解答・解説
1 ×治療計画の変更は患者の状態に応じて行われるものなので予測できない事象ではない。
2 ○バリアンスとは予測できなかった事象である。
3 ×苦情も患者の反応の一つであるのでパス実行時には当然，配慮していく内容である。
4 ×ケア計画は不備のないようにパスに入れる必要がある。

4. 観察技術

学習の要点は

正確に観察または測定するための方法とその根拠を理解しましょう。さらに，正常・異常を判断し，観察した情報が何を意味しているかをアセスメントする能力を身につける必要があります。

体温のアセスメント

視床下部にある体温調整中枢によって，体内の熱の産生と放散のバランスを調整し，体温の均衡が保たれる。

- 熱の産生：基礎代謝，運動代謝，甲状腺ホルモンの作用，アドレナリンの作用など
- 熱の放散：輻射，伝導，蒸発，対流など

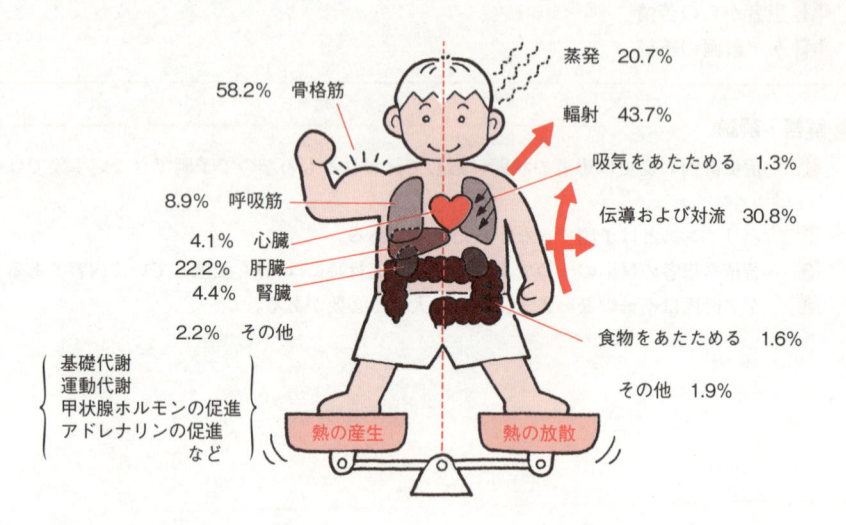

熱の産生
- 58.2%　骨格筋
- 8.9%　呼吸筋
- 4.1%　心臓
- 22.2%　肝臓
- 4.4%　腎臓
- 2.2%　その他

{ 基礎代謝
運動代謝
甲状腺ホルモンの促進
アドレナリンの促進
　　　　　　　　　　など }

熱の放散
- 蒸発　20.7%
- 輻射　43.7%
- 吸気をあたためる　1.3%
- 伝導および対流　30.8%
- 食物をあたためる　1.6%
- その他　1.9%

体温曲線における体温調整機能と症状

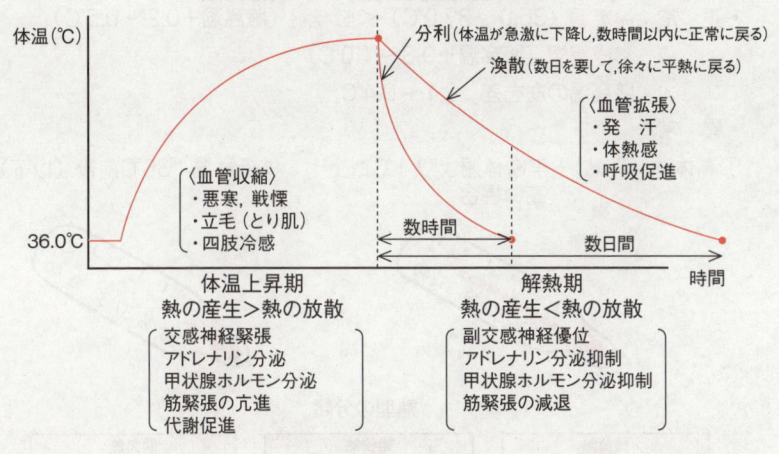

- 体温上昇期（熱の産生＞熱の放散）
  - 〈血管収縮〉
    - ・悪寒，戦慄
    - ・立毛（とり肌）
    - ・四肢冷感
  - 交感神経緊張
  - アドレナリン分泌
  - 甲状腺ホルモン分泌
  - 筋緊張の亢進
  - 代謝促進

- 分利（体温が急激に下降し，数時間以内に正常に戻る）
- 渙散（数日を要して，徐々に平熱に戻る）

- 解熱期（熱の産生＜熱の放散）
  - 〈血管拡張〉
    - ・発汗
    - ・体熱感
    - ・呼吸促進
  - 副交感神経優位
  - アドレナリン分泌抑制
  - 甲状腺ホルモン分泌抑制
  - 筋緊張の減退

体温測定方法の要点

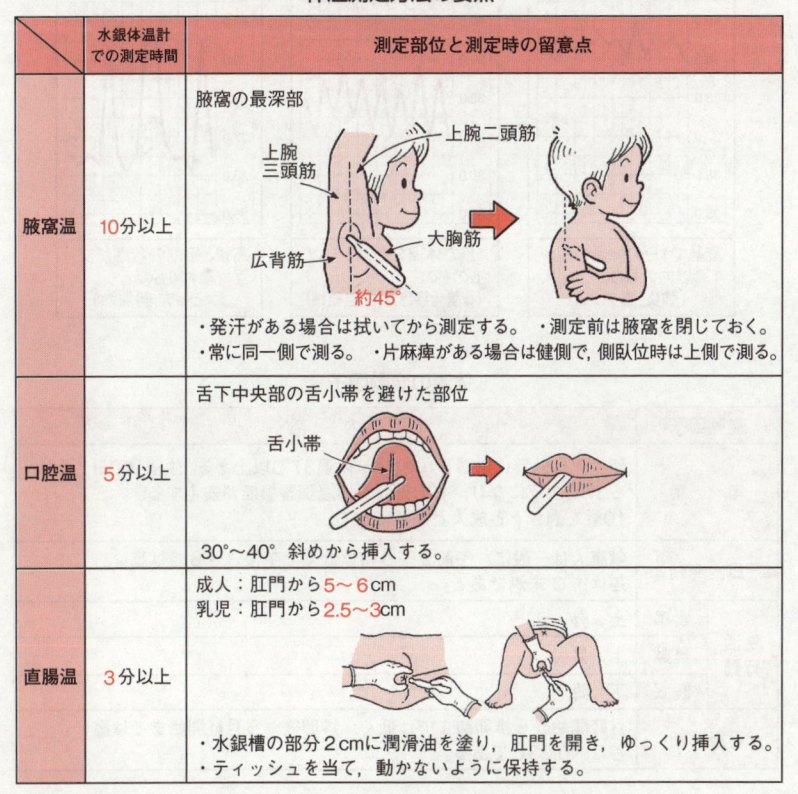

部位	水銀体温計での測定時間	測定部位と測定時の留意点
腋窩温	10分以上	腋窩の最深部（上腕三頭筋・上腕二頭筋・広背筋・大胸筋、約45°） ・発汗がある場合は拭いてから測定する。　・測定前は腋窩を閉じておく。 ・常に同一側で測る。　・片麻痺がある場合は健側で，側臥位時は上側で測る。
口腔温	5分以上	舌下中央部の舌小帯を避けた部位 30°～40°斜めから挿入する。
直腸温	3分以上	成人：肛門から5～6cm 乳児：肛門から2.5～3cm ・水銀槽の部分2cmに潤滑油を塗り，肛門を開き，ゆっくり挿入する。 ・ティッシュを当て，動かないように保持する。

●体温の正常・異常と変動因子

- 正　常：腋窩温（36.0〜37.0℃）＜口腔温（腋窩温＋0.2〜0.5℃）
　　　　　＜直腸温（腋窩温＋0.8〜1.0℃）
　　　　　腋窩温の左右差　0.1〜0.4℃

- 異　常：
① 高体温（発熱）：平常体温より1℃以上高い場合 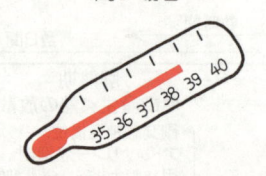
② 低体温：35℃前後（以下）

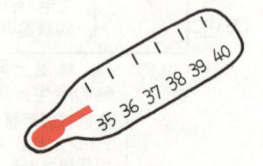

熱型の分類

稽留熱 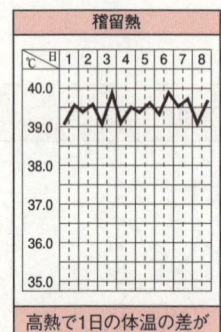
高熱で1日の体温の差が1℃以内のもの
（肺炎，腸チフス）

弛張熱 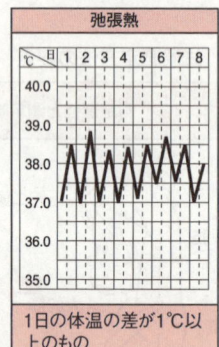
1日の体温の差が1℃以上のもの
（化膿性疾患，敗血症，結核）

間欠熱 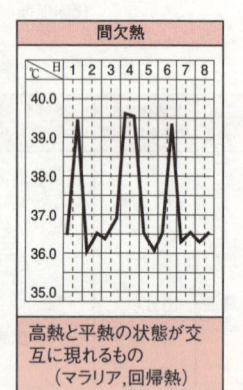
高熱と平熱の状態が交互に現れるもの
（マラリア，回帰熱）

体温の変動因子

変動因子		内容
年齢		新生児は外界に影響されやすく，体温37℃以上ある。生後100日ころから37℃以下になり，120日以降体温調整機能が安定する。10歳を過ぎると成人と同じになる。
日内変動		健康人は一般に，午前2〜6時は低く，午後3〜8時は高い。差は1℃未満である。
生活行動	食事	上昇
	運動	上昇
	睡眠	下降
月経周期		月経開始から排卵前までは低く，排卵後から月経開始までは高い。差は約0.33℃である。

脈拍のアセスメント

●脈拍測定方法の要点

- 動脈の走行に沿って，第2～4指の指腹を軽く当て，時計を見ながら，1分間測定する。
- 期外収縮や心房細動などの不整脈がある場合は，心拍数を聴診しながら，脈拍を触知する。

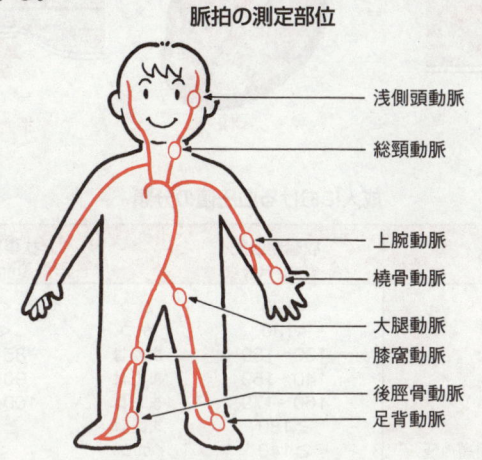

脈拍の測定部位

- 浅側頭動脈
- 総頸動脈
- 上腕動脈
- 橈骨動脈
- 大腿動脈
- 膝窩動脈
- 後脛骨動脈
- 足背動脈

脈拍の正常・異常

	正常	異常
回数	新生児：120～140回/分 乳児：110～130回/分 幼児：90～110回/分 学童：70～90回/分 成人：60～80回/分 高齢者：60～70回/分	頻脈：100回/分以上 徐脈：60回/分以下
リズム	整脈：リズムが整っているもの	不整脈：リズムが乱れているもの 　結代（滞）：規則的な脈拍欠損 　絶対的不整脈：規則性のないリズム不整
動脈の緊張度	──	硬脈：動脈が硬く触れる 軟脈：動脈が軟らかく触れる
脈拍の大きさ	──	大脈：大きくしっかり触れる 小脈：小さく弱く触れる
脈拍の立ち上がり	──	速脈：急に触れて，すぐに消失する 遅脈：ゆっくり触れて，ゆっくり消失する
その他	──	奇脈：吸気時に脈が消失し，呼気時には触れる

観察技術

血圧のアセスメント

血圧とは，血管の中を流れる血液が血管壁に及ぼす圧力（側圧）のことをいう。一般的には，動脈圧のことを指す。正常値・異常値も覚えておこう。

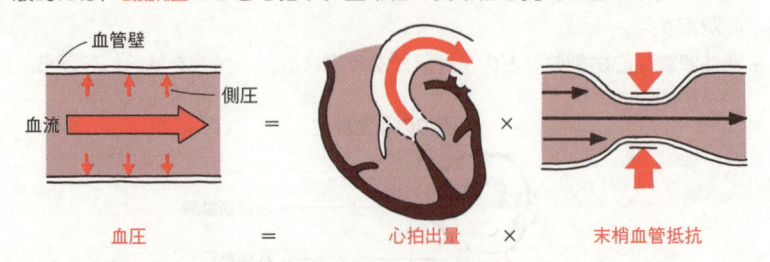

血圧 ＝ 心拍出量 × 末梢血管抵抗

成人における血圧値の分類

分類	収縮期血圧 （mmHg）		拡張期血圧 （mmHg）
至適血圧	<120	かつ	<80
正常血圧	<130	かつ	<85
正常高値血圧	130〜139	または	85〜89
Ⅰ度高血圧	140〜159	または	90〜99
Ⅱ度高血圧	160〜179	または	100〜109
Ⅲ度高血圧	≧180	または	≧110
（孤立性）収縮期高血圧	≧140	かつ	<90

資料：日本高血圧学会「高血圧治療ガイドライン2009」

血圧の変動因子

変動因子		内容
年齢		加齢に伴い，末梢血管抵抗の増大により血圧は上昇する。
日内変動		日中の活動時に最も高く，夜間睡眠時は下降する。
気温		寒いときは高く，暖かいときは下降する。
生活行動	体位	収縮期血圧；立位＜坐位＜臥位 拡張期血圧；臥位＜坐位＜立位
	食事	食後は収縮期血圧が6〜8mmHg程度上昇。1時間程度でもとに戻る。
	運動	運動負荷の程度にもよるが，心拍出量の増加によって，収縮期血圧が上昇。拡張期血圧はほとんど変化しない。
	入浴	入浴開始10分程度は末梢血管拡張によって下降し，入浴時間20分以上では交感神経活動の促進により上昇する。
	精神的興奮	不安や緊張，怒りによって，アドレナリン・ノルアドレナリンの分泌が促進され，上昇する。
	飲酒	アルコールによる血管拡張作用によって，急性には収縮期血圧は下降するが，慢性にはカロリーの多い食生活が動脈硬化を促進し，末梢血管抵抗を増加させ，上昇する。
	喫煙	ニコチンが交感神経活動を亢進させ，収縮期血圧，拡張期血圧ともに5〜10mmHg上昇する。

●血圧測定方法の要点
- 食事・入浴・運動後は約1時間安静後に測定する。
- 通常，変化をみるためには同一体位同一部位で測定することが望ましい。
- マンシェットは，測定部位の円周40％または直径120％が適当である。
  - →幅が広すぎると値は低く測定され，幅が狭すぎると高く測定される。

①マンシェットの巻き方
- マンシェットを巻く位置が，心臓と同じ高さになるようにする。
  - →心臓より高い位置にマンシェットを巻くと値が低く測定され，心臓より低い位置で巻くと高く測定される。
- 上腕動脈を触知し，ゴム嚢の中央を上腕動脈の走行に合わせて，マンシェットを巻く。

成人＜上腕用＞
マンシェットの幅：12～14cm
ゴム嚢の長さ：50cm

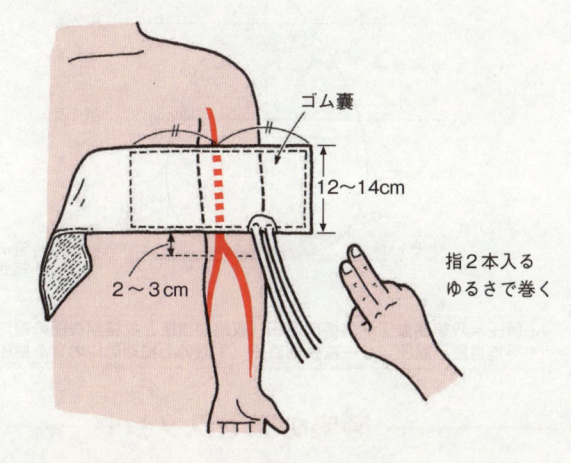

ゴム嚢
12～14cm
2～3cm
指2本入るゆるさで巻く

- マンシェットの下縁は肘窩より2～3cm上にする。
  - →聴診器のチェストピースに当たると雑音が入る。
- マンシェットは指が2本入る程度のきつさ・ゆるさで平均的に巻く。
  - →きつく巻くと値が低く測定され，ゆるく巻くと高く測定される。

共通基本技術

観察技術

②触診法

　聴診法の前に収縮期血圧の目安の値を知るために触診法を行う。橈骨動脈（または肘窩上腕動脈）を触知しながら加圧し，脈が触れなくなったところから約20mmHg加圧して，1拍動2mmHgのスピードで減圧し，脈が触れ始めたところを収縮期血圧と読みとる。

③聴診法

　肘窩で最も上腕動脈が表在している部分に聴診器のチェストピースを当て，1拍動2mmHgのスピードで減圧しながら血管音を聴きとる。

④コロトコフ音

　血圧測定法の聴診法で聞こえる血管音（血液が血管壁に当たる振動）をコロトコフ音といい，その音の変化を5点で示したものを，スワンの点という。

コロトコフ音のスワン型の点

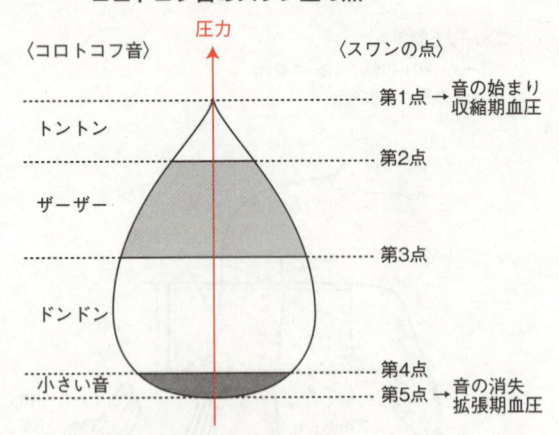

〈コロトコフ音〉　　　圧力　　　〈スワンの点〉

- トントン ……… 第1点 → 音の始まり 収縮期血圧
- ザーザー ……… 第2点
- （第3点）
- ドンドン ……… 第3点
- 小さい音 ……… 第4点
- 　　　　　　　　第5点 → 音の消失 拡張期血圧

・脈圧＝収縮期血圧－拡張期血圧（収縮期血圧と拡張期血圧の差）
・平均血圧＝脈圧／3＋拡張期血圧（1回の心拍期間における血圧値の平均）

呼吸のアセスメント

- **外呼吸**：肺胞と血液の間で行われるガス交換
- **内呼吸**：血液と各組織の間で行われるガス交換
- 呼吸運動：呼吸は延髄や橋にある呼吸中枢で調節され，肋間筋と横隔膜の運動によって行われる

　呼吸筋は随意筋であるため，患者に呼吸数を測っていることに気づかれないように，胸郭や腹壁の動きを診て1分間測定する。

呼吸の正常・異常

	正常	異常				
回数	新生児：40〜50 学童：18〜25 成人：15〜20 （回/分）	・頻呼吸： 25回/分以上。 深さは一定 ・徐呼吸： 9回/分以下。 深さは一定	心不全，発熱など 脳圧亢進時など	・多呼吸： 回数と1回換気量がともに増大。呼吸の休息期が短い ・少呼吸：回数と1回換気量がともに減少 ・無呼吸：呼吸が一時的に停止した状態	過換気症候群など 重篤時など 睡眠時無呼吸症候群など	
深さ	1回換気量 安静時：500ml 運動時：2,000ml	・過呼吸： 1回換気量の増大。回数は一定 ・減呼吸： 1回換気量の減少。回数は一定	甲状腺機能亢進症，貧血など 呼吸筋麻痺，睡眠薬やモルヒネ中毒など			
リズム	吸息期：呼息期：休息期＝ 1：1.5：1	周期性呼吸	・チェーン・ストークス呼吸： 無呼吸の状態が20〜30秒続き，徐々に深い呼吸が開始し過呼吸となり，徐々に浅くなり無呼吸状態になる		脳出血，アルコール中毒など	
			・ビオー呼吸： 無呼吸から突然4〜5回の呼吸を行い，再び無呼吸になる。		髄膜炎や延髄障害などの脳器質障害時など	
			・クスマウル呼吸： 非常に深い大きな呼吸を繰り返す		糖尿病性昏睡や尿毒症性昏睡のアシドーシスの場合	
その他		呼吸困難，努力様呼吸（鼻翼呼吸，下顎呼吸，肩呼吸，起坐呼吸）				

━━━━━━━━━━━ 意　識 ━━━━━━━━━━━

1．観察・判定方法

- **呼びかけ**：名前・動作の指示・症状など，内容の返答が必要な質問
- **痛み刺激**：眼窩上縁内側部，両側耳下部，胸壁や上下肢をつねる
- **瞳孔所見**：左右差，対光反射
- **意識レベル**：Ⅲ- 3- 9度方式，グラスゴー方式（p.338も参照）

2. 意識レベルのみかた

ジャパン・コーマ・スケール：JCS（Ⅲ-3-9度方式）

Ⅲ．"痛み刺激"でも目をさまさない
　300：まったく動かない
　200：少し手足を動かしたり顔をしかめる
　100：はらいのける

Ⅱ．"痛み刺激"で目をさますが，なくなると眠りこむ
　30："痛み刺激"を加えつつ呼びかけると，やっと目をあける
　20：揺さぶれば目をあける。「手を握れ，離せ」といった簡単な命令に応ずる
　10：呼びかけで容易に目をあける。少しことばも出るが，間違いが多い

Ⅰ．目をさましている
　3：自分の名前，生年月日がわからない
　2：今日の日付や今いる場所がわからない
　1：今ひとつはっきりしない

このほか　　　　　　　　　　　　　たとえば
　R：あばれるとき　　　　　　　　　30 - R
　I：尿・便をもらしているとき　　　 3 - I
　A：自発性がないとき　　　　　　　 3 - A　などとあらわす

グラスゴー・コーマ・スケール：GCS（グラスゴー方式）

目をあけるか　　　　　　　　　　スコア
　自然にあける……………………… 4点
　呼びかけるとあける……………… 3点
　痛みであける……………………… 2点
　あけない…………………………… 1点

話をするか
　正しく会話する…………………… 5点
　つじつまがあわない……………… 4点
　ことばがでたらめ………………… 3点
　ことばにならない………………… 2点
　声も出さない……………………… 1点

手足を動かすか
　いわれるとおりに動かす………… 6点
　はらいのける……………………… 5点
　ひっこめる………………………… 4点
　曲げるだけ………………………… 3点
　のばすだけ………………………… 2点
　動かさない………………………… 1点

　スコアは最もよく反応したときの合計点であらわす。　　　　（15点満点）

身体計測

- 身体の**成長発達**や**栄養状態**を知る目安となる。
- 異常の有無や障害の程度,疾病の経過,治療の効果を知ることができる。
- 身長,体重,胸囲,腹囲,視力,握力,皮下脂肪(皮脂厚)の測定などがある。

インタビューの技術

看護師が行う**インタビュー**の目的は,患者または家族から,看護に必要な主観的情報を問診により聴取することである。

<インタビューの方法>
- **プライバシーが守られる**環境を設定する。
- 落ち着いた誠実な態度で,コミュニケーションの技術(p.68参照)を用い,問診する。患者との**信頼関係**を築くことで,信頼性の高い情報を得ることができる。
- 客観的情報とともに,系統的に聴取する。

インタビューの内容(初回時インタビューの例)

基本情報	氏名,年齢,性別,家族構成,キーパーソン,職業,住所
健康歴	主訴,現病歴(現在の疾病の経過,入院・治療・手術の有無) 既往歴(過去に罹患した疾病とその経過),アレルギーの有無, 全身の健康状態,家族歴(家族の年齢,健康状態,死因など)
生活習慣や 生活行動	生活環境,食事・排泄・身体の清潔・睡眠・運動・衣類などの生活行動, 趣味,嗜好など

視診,聴診,触診,打診

1. 視診
目で見て,身体を観察する方法
- 照明は自然光で**1,000ルクス以上**の照度にする。
- 皮膚の状態に変化が生じないように,温度を**25℃**前後に調整する。
- 対称部位(顔面,眼,耳,手など)は,左右の差を比較しながら視診する。

瞳孔の観察

〈正常〉3～4mm　正円

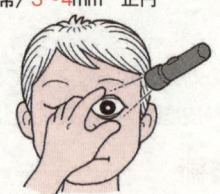

〈異常〉散　瞳‥5mm以上
　　　縮　瞳‥2mm以下
　　　瞳孔不同‥左右の大きさが異なる

2．聴　診

身体内部の音を聴く方法（音の高さ・強さ・長さ・音色を聴く）。

<聴診器>

- 膜　型→皮膚に密着させる：心音,肺音,腸音などの高調音の聴取に適している
- ベル型→皮膚に軽く当てる：血管音などの低調音の聴取に適している

呼吸音の聴取

〈正常〉
気管呼吸音
気管支肺胞呼吸音
肺胞呼吸音

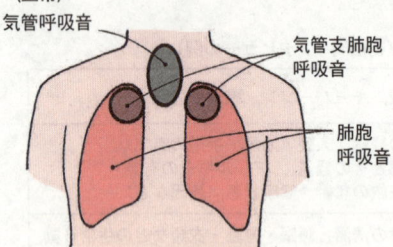

〈異常〉
- 連続性副雑音（ラ音）：笛声音や類鼾音
　　（気管支喘息，肺気腫など）
- 断続性副雑音（ラ音）：水泡音や捻髪音
　　（肺炎，肺水腫など）
- 胸膜摩擦音：（胸膜炎など）

心音の聴取

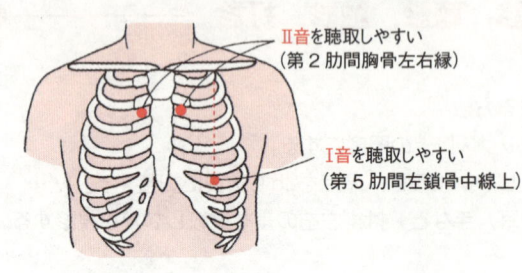

Ⅱ音を聴取しやすい
（第2肋間胸骨左右縁）

Ⅰ音を聴取しやすい
（第5肋間左鎖骨中線上）

Ⅰ音：房室弁が閉じる音
Ⅱ音：動脈弁が閉じる音

腸蠕動音の聴取

〈正常〉
腸蠕動音が4～12回／分聴取される

〈異常〉
5分以上聴取されないときを腸蠕動音消失という

共通基本技術

3．触診

手で触れた感覚（触覚，温度覚，位置覚，振動覚）を通して身体を診る方法。
- 腹部の触診は，仰臥位で膝を立て，腹部の筋肉が弛緩した状態で行う。
- 浅部から徐々に深部を触診していく。
- 疼痛部位は最後に触診する。

4．打診

直接打診法と間接打診法があり，手首のスナップを利かせて指で身体の一部を軽く叩き，その振動を手で感じ取ると同時に音を聴く方法（音の高さ・強さ・長さ・音色を聴く）。

●───── 精神面のアセスメント ─────●

1．不 安

個人または集団が，漠然とした特定できない脅威に反応して心配（懸念）したり，自律神経系が活性化をきたしている状態。心配の言葉，自信の欠如，無力，神経質，緊張がある。

＜不安に伴う症状＞
- 心拍数・呼吸数の増加
- 悪心・嘔吐
- 血圧上昇
- 下 痢
- 心悸亢進
- 尿意頻回
- 倦怠感
- イライラ
- 不 眠
- 引きこもり
- 身体の震え
- 集中力低下　など

2．恐 怖

個人または集団が，危険として知覚される特定可能な原因に関連した生理学的または情緒的混乱を感じている状態。怖い・恐ろしい・心配の言葉，回避・危険に対する注意の狭小化がある。

＜恐怖に伴う症状＞
- 心拍数・呼吸数の増加
- 食欲不振
- 血圧上昇
- 失 神
- 心悸亢進
- 不 眠
- 身体の震え
- 焦燥感
- 筋肉の硬直
- 逃 避
- 悪心・嘔吐
- 攻 撃
- 口 渇
- 多 弁　など

観察技術

既出問題チェック

☐ 体温の調節機構で正しいのはどれか。100-A26
1. 体温の調節中枢は脳幹にある。
2. 体温が上昇すると、骨格筋は収縮する。
3. 体温が上昇すると、汗腺は活性化される。
4. 体温が低下すると、皮膚の血流は増加する。

● 解答・解説
1. ×体温調整中枢は視床下部にある。
2. ×体温が低下すると、骨格筋は収縮して、熱を産生する。
3. ○汗腺が活性化され、熱が放散される。
4. ×体温が上昇すると、皮膚の血流が増加し、熱が放散される。

☐ 体温の測定値が最も低い部位はどれか。必 94-A21
1. 鼓　膜
2. 口　腔
3. 腋　窩
4. 直　腸

● 解答・解説
1. ×鼓膜温は脳を灌流する内頸動脈血温をよく反映しており、深部体温の指標として最適とされている体腔温であり、最も体内温に近い。
2. ×口腔温は体腔温であるが、口内環境の影響を受けやすいため、直腸温より低くなる。
3. ○腋窩温は表在体温であり、放熱が起こりやすいので、体腔温より低くなる。
4. ×直腸温は体腔温であり、放熱しにくく、体内温に近い。

☐ 体表からの触診で最も**触れにくい**のはどれか。 99-A73
1 総頸動脈
2 外腸骨動脈
3 橈骨動脈
4 大腿動脈
5 足背動脈

● 解答・解説
1 ○
2 ×
3 ○
4 ○
5 ○

外腸骨動脈は大腿動脈の中枢にあり，触れることは困難である。他の部分は，すべて脈拍を体表から触れることができる部位である。

☐ 成人の血圧測定に用いる上腕用マンシェットの幅はどれか。 必 97-A23
1 20 cm
2 14 cm
3 9 cm
4 5 cm

● 解答・解説
1 ×通常，成人の大腿用に用いられる。
2 ○成人上腕には 12〜14 cm 幅が用いられる。
3 ×通常，6〜9 歳未満に用いられる。
4 ×通常，3 か月〜3 歳未満に用いられる。

☐ 上腕での血圧測定で，収縮期血圧が正確な値より高くなるのはどれか。

91-A47, 94-A47, 96-A48

1 上腕を心臓より高くする。
2 マンシェット幅が広すぎる。
3 マンシェットを緩く巻く。
4 マンシェットの脱気を速くする。

● 解答・解説

1 ×上腕を心臓より高くすると，重力による血管内の静水圧差分だけ，血圧値は低くなる。逆に心臓より低い場合は，静水圧差分だけ，血圧値は高くなる。マンシェットを巻いた上腕と心臓の高さを同じにする必要がある。
2 ×マンシェットの幅が広いと血圧は実際より低くなり，反対に幅が狭いと高くなる傾向がある。
3 ○マンシェットを緩く巻くと，血流を遮断するのにより多くの圧を必要とし，血圧値は高くなる。逆に，きつく巻くと，静脈にうっ血を生じ，血管音が聴き取りにくくなり，血圧値は低くなる。目安として指が2本入る程度で，上腕に対し均等に巻く。
4 ×マンシェットの脱気とは，減圧と同じ意味である。脱気が速いと収縮期血圧は低く，拡張期血圧は高く読みとってしまう。一般的に，1拍動約2 mmHgの目安の速度で脱気（減圧）する。

☑ 水銀式血圧計を用いた触診法による血圧測定で適切なのはどれか。 97-A62
1 脈が触知されなくなったら50 mmHg加圧する。
2 1秒に20 mmHgの速さで減圧を開始する。
3 減圧開始後初めて脈を触知したときの値が収縮期圧である。
4 脈が触知しなくなったときの値が拡張期圧である。

● 解答・解説

1 ×橈骨動脈の拍動を確認し，脈が触知されなくなったら，約20mmHg加圧する。50 mmHgまで加圧しなくてよい。
2 ×減圧する速度が速すぎるとメモリを読み落とし，正確な測定値が得られない。また遅すぎると末梢のうっ血のため拡張期血圧が高くなる。1拍動2 mmHgの速さで減圧する。
3 ○加圧中に橈骨動脈の脈が触れなくなったところから約20mmHg加圧し，1拍動2 mmHgの速さで減圧後，初めて脈を触知したときの値が収縮期血圧である。
4 ×減圧時，脈が触れはじめた値を収縮期血圧と読みとった後は，拍動をずっと触知することができる。

☐ 意識レベルを評価するのはどれか。必 96-A24, 必 99-P12
1 クレペリンテスト
2 フェイススケール
3 ロールシャッハテスト
4 グラスゴー・コーマ・スケール

● 解答・解説

1 ×クレペリンテストは作業検査法であり，被験者に一定時間簡単な計算作業を行わせて，その結果から作業能力，性格特性を把握しようとするもの。
2 ×フェイススケールとは，ヴィジュアルアナログスケール（Visual Analogue Scale）とも呼ばれる。痛みレベルを知るために，「にっこり笑った」顔から普通の顔，「しかめっ面」「泣き顔」までのさまざまな段階の顔を用意し，患者に顔を示してもらうことでその痛みの程度を客観的に知るためのスケールのこと。
3 ×ロールシャッハテストは，精神科領域でよく用いられる心理検査。被験者に左右対称のインクのしみのあるカードを提示し，何に見えるかを答えてもらい，被験者の意識，無意識的葛藤などを総合的に評価し，人格の統合や病理などを判定する。
4 ○グラスゴー・コーマ・スケールは意識レベルの評価をするものである。

☐ 呼びかけに反応しない意識障害の患者に，痛み刺激を加えたところ，かろうじて開眼した。
ジャパン・コーマ・スケール（JCS）による評価はどれか。94-A48, 100-A39
1 Ⅱ-20
2 Ⅱ-30
3 Ⅲ-100
4 Ⅲ-200

● 解答・解説

1 ×揺さぶれば開眼し，簡単な命令に応じることができるレベルを示す。
2 ○"痛み刺激"を加えながら呼びかけると，やっと開眼する。刺激がなくなると眠り込むレベルを示す。
3 ×"痛み刺激"でも覚醒しないが，払いのける動作がみられるレベルを示す。
4 ×"痛み刺激"でも覚醒しない。手足を少し動かしたり，顔をしかめるという反応を示す。

☑ 身体の計測値とその評価目的の組合せで正しいのはどれか。99-P37
1 身　長 —— 脳の発育
2 体　重 —— 栄養状態
3 腹　囲 —— 内臓の発育
4 座　高 —— 筋肉の機能

● 解答・解説

1 ×身長は，成長ホルモンや，食事，運動，睡眠などの要素がそろって，骨が作られることにより伸びる。脳の発育は身長の測定値の評価にはならない。
2 ○体重は，栄養状態の評価となる。無理なダイエットなどで，低栄養や貧血を起こしやすくなる。
3 ×腹囲は，異常値であれば内臓脂肪が多いという評価を受ける。内臓の発育状態を評価するものでない。
4 ×座高は，椅子と机の大きさのバランスをみるために測定することが多い。筋肉の機能を評価する目的ではない。

☑ 胸背部の観察方法で適切なのはどれか。95-A49
1 視診は深吸気位で行う。
2 脊柱の触診は前傾姿勢で行う。
3 ベル型聴診器は皮膚に押し付ける。
4 打診は肘を支点にして打つ。

● 解答・解説

1 ×視診は，深吸気位でなく安静時の呼吸状態を観察する。その際は，呼吸数，呼吸の深さ，呼吸のリズムを患者に気づかれないように観察する。
2 ○脊柱の触診は前傾姿勢で行うと，肩甲骨が開き面積が広くなるため観察しやすい。
3 ×ベル型は低調の音を聴くのに適しており，皮膚に押し付けるのではなく，皮膚に軽く当てて用いる。膜型は高調の音を聴くのに適しており，皮膚にしっかり密着させて用いる。
4 ×一般に打診は，間接打診法（指指打診法）が用いられる。この方法は，肘を支点にするのではなく，前腕を静止して，軽く手首にスナップを利かせる。

☑ 聴診器を用いた気管呼吸音の聴取部位で正しいのはどれか。96-A84
1 喉頭直下の上胸部（胸骨上部）
2 肋骨縁と鎖骨中線の交差部位
3 第2肋間と鎖骨中線の交差部位
4 第4胸椎正中から肩甲骨部

● 解答・解説
1 ○体表から近い部分に気管があり，気管呼吸音を聴取しやすい。
2 ×最も気管から離れていて，気管呼吸音は聴取できない。
3 ×肺胞呼吸音が聴取できる。
4 ×第4胸椎から肩甲骨までの肩甲骨間部であれば，気管支肺胞呼吸音が聴取できる。

☑ 呼吸音の聴診で粗い断続性副雑音が聴取されたときに考えられるのはどれか。
99-P18
1 気道の狭窄
2 胸膜での炎症
3 肺胞の伸展性の低下
4 気道での分泌物貯留

● 解答・解説
1 ×気道の狭窄では，連続性ラ音が聴取され，狭窄部位と狭窄部位の数により高音性の笛声音または低音性の類鼾音（るいかんおん）となる。
2 ×胸膜の炎症では，摩擦音が聴取される。
3 ×肺胞の伸展性の低下が，間質性肺炎と考えると，吸気終末時に断続性ラ音の捻髪音が聴取されるが，粗い音とは言えない。
4 ○喀痰や分泌物が多い病態では，気道内の分泌物中を空気が通過する際に粗い断続性ラ音である水泡音が聴取される。

◻ 腹部の触診で適切なのはどれか。93-A49, 99-A40
1 聴診の前に実施する。
2 仰臥位で膝を伸展させる。
3 深いところから徐々に浅く触れる。
4 疼痛のある部位は最後に触れる。

● 解答・解説
1 ×触診によって腸運動の変化や疼痛の悪化などが起こる可能性があるため，聴診の後に行う。
2 ×腹部の緊張をとるため，触診は仰臥位で膝を屈曲して行う。
3 ×浅い部分から深い部分の順番で触診を行う。浅い触診は腹壁の緊張や硬直，腫瘤の有無などを観察するために行う。深い触診は臓器の構造，大きさ，緊張度，疼痛，腫瘤の有無を把握することができる。
4 ○疼痛部位の触診によって，痛みの増強や腹壁の緊張が出現する可能性が考えられるため，最後に触れる。

◻ 強度の不安に伴う生理的反応はどれか。91-A62
1 呼吸困難
2 四肢のけいれん
3 尿失禁
4 失見当識

● 解答・解説
1 ○自律神経系の反応で，強度の不安により，交感神経が優位になり呼吸困難が出現する。
2 ×一般的に強度の不安でけいれんを起こすことはない。
3 ×｝自律神経系の反応のうち，副交感神経によるものとして尿意急迫や失神はあるが，
4 ×｝一般的に強度の不安で尿失禁や失見当識はない。

5. 感染予防の技術

学習の要点は　感染予防の原則やスタンダードプリコーションをふまえ，衛生的手洗いやガウンテクニック，無菌操作技術を身につけましょう。また，滅菌・消毒法，針刺し事故防止法の知識も重要です。

スタンダードプリコーション（標準予防策）

　すべての湿性生体物質は何らかの感染性をもっている可能性があることを前提に，すべての患者のケアに際して適用する基本的な感染予防対策である。
- 対象物…血液，汗を除く体液・分泌物（唾液，胸水，腹水，心嚢液，脳脊髄液等すべての体液），排泄物，粘膜，傷のある皮膚
- 対策内容…①衛生的手洗い
　　　　　　②手袋・マスク・ガウン・ゴーグルなどの防護用具の着用
　　　　　　③使用済み物品の処理
　　　　　　④鋭利な器具の管理
　　　　　　⑤患者配置や環境整備
　　　　　　　など

感染症予防

●感染症予防の原則
　①病原体の除去（手洗い，消毒，滅菌）

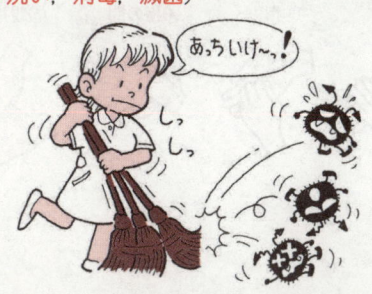

②病原体の進入経路の遮断
（隔離，無菌操作）

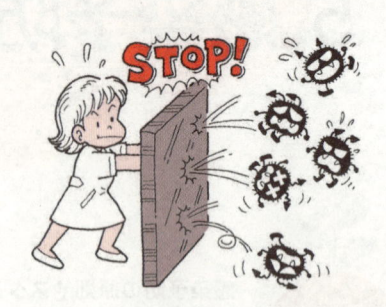

③生体の抵抗力の強化
（栄養や活動・休息のバランスなどにより心身ともに健康に近づける）

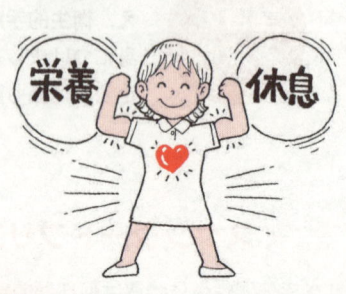

衛生的手洗い

(1) 流水と石けんによる手洗いの方法
　①流水を使う（水道栓は手を使わない自動式や足踏み式が望ましい）。
　②石けんは十分に泡立てる。
　③一定の順で，指先や指間を含めもみ洗いする。
　④流水の中で，充分にもみ洗いし洗い流す。
　⑤ペーパータオルなどで，手を乾燥させる。

(2) 速乾性手指消毒薬の擦り込みによる手洗いの方法
　①15秒以内に乾燥しない規定量の消毒液を手掌にとる。
　②指先から手首まで，消毒液が乾燥するまでよく擦り込む。

手洗いの手順

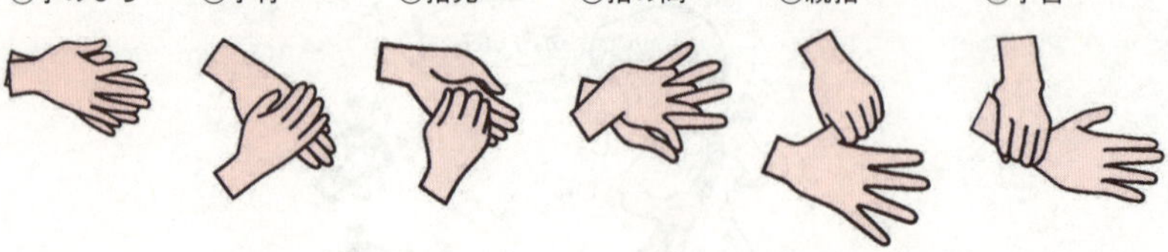

①手のひら　②手背　③指先　④指の間　⑤親指　⑥手首

消毒，滅菌法

- **消毒**：目的とする有害な微生物のみを殺滅すること
- **滅菌**：物質中のすべての微生物を殺滅または除去すること（滅菌状態＝無菌）

物理的・化学的滅菌，消毒法

滅菌・消毒法	使用条件	対象
高圧蒸気滅菌法	高圧蒸気滅菌（オートクレーブ）を使用。2気圧121℃で10〜45分間加熱	器械器具類，ガラス器具，リネン類，衣服，ガーゼ，など
煮沸消毒法	沸騰水中で15分以上	食器，ガラス器具，衣類，など
ガス滅菌法（エチレンオキサイド）	引火性が強いため，二酸化炭素を80%加えたガスを充満させて密閉する	内視鏡，注射器（プラスチック製品），ゴム製品，など
ガス滅菌法（ホルムアルデヒド）	$3〜5g/m^3$の濃度で，密閉して10時間以上放置する	病室の滅菌（リネン類，マットレス），雑誌類，など
放射線（滅菌）法	コバルト60のγ線を照射	使い捨ての医療材料，など包装後の滅菌が可能

※使用期限は滅菌方法，包装材料の素材，包装方法，保管場所によって異なる。

消毒薬の適応一覧

	微生物および消毒対象物 / 消毒薬	細菌 一般細菌	MRSA	緑膿菌	結核菌	芽胞	真菌	ウイルス 脂質を含む中型サイズ	脂質を含まない小型サイズ	HIV	HBV	器具 金属	非金属	人体 手指・皮膚	粘膜	環境
高度	グルタラール（ステリハイド®）	●	●	●	●	●	●	●	●	●	●	○	○	×	×	△
中等度	次亜塩素酸ナトリウム（テキサント®）	●	▲	▲	●	●	●	●	●	●	●	×	○	△	△	○
中等度	エタノール（消毒用エタノール®）	●	●	●	●	×	●	●	▲	●	×	○	○	○	×	△
中等度	ポビドンヨード（イソジン®）	●	●	●	●	●	●	●	●	●	▲	×	×	●	●	×
中等度	クレゾール（クレゾール石けん液®）	●	●	●	●	×	▲	●	×	▲	×	△	△	△	×	△
低度	グルコン酸クロルヘキシジン（ヒビテン®）	●	▲	▲	×	×	×	▲	×	×	×	△	○	○	△	△
低度	塩化ベンザルコニウム（オスバン®）	●	▲	▲	×	▲	●	▲	×	▲	×	○	○	○	△	△
低度	塩化ベンゼトニウム（ハイアミン®）	●	▲	▲	×	▲	●	▲	×	▲	×	○	○	○	△	△

●：有効　▲：十分な効果が得られないことがある　×：無効　○：使用可　△：注意して使用　×：使用不可

無菌操作

1．無菌操作の原則

①有効期限を確認し，滅菌されたものを使用する。
②清潔と不潔の接触を避ける。
③滅菌物の上を体や物が横切らない。
④取り出した滅菌物は戻さない。
⑤口腔からの飛沫を避ける。
⑥汚染したらすぐ区別して排除する。

2. 鑷子の取り扱い

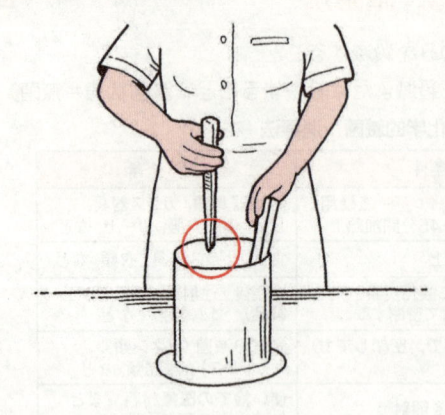

鑷子立て（鉗子立て）の縁や他の鑷子の把持部分に触れないように，一本足にして中央から取り出す

先端が上に向くと……？

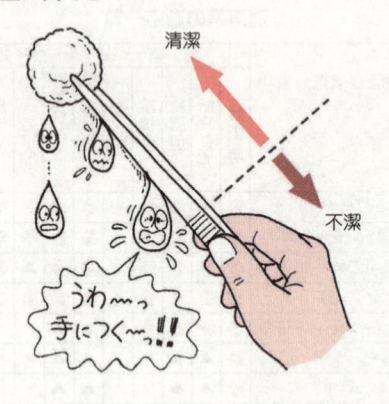

清潔

不潔

うわ～っ
手につく～っ!!

3. 万能壺の取り扱い

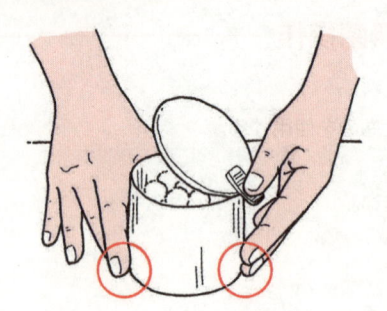

蝶つがいをはさむようにし，下1/2を支えながら開け，1点で綿球を絞る

共通基本技術

感染予防の技術

4. 滅菌物の渡し方

渡す人は綿球の上をはさむ

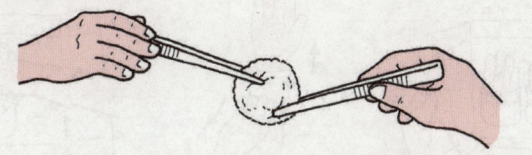

受け取る人は下からはさむ

5. 滅菌包み（滅菌パック）の開け方

①外側の包装の端を持って開く（内側は清潔）

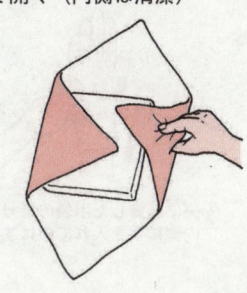

②最後は滅菌された鑷子で広げる

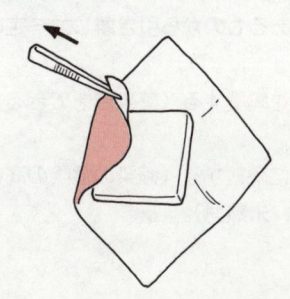

6. 滅菌袋の開け方

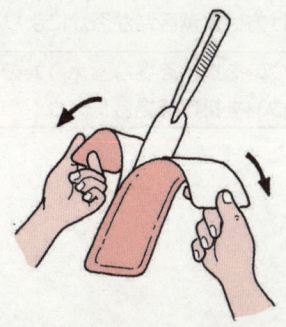

把持する側から外側に
めくるように開ける

共通基本技術

感染予防の技術

7．滅菌ゴム手袋の装着

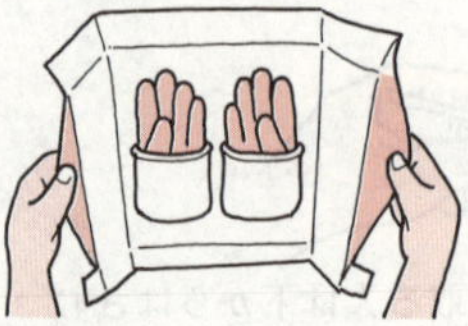

① 滅菌手袋の内袋を開く（外側の折り返し部分を把持する）
② 折り返しの部分を持って装着する 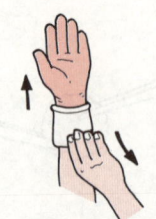
③ 折り返し部分の内側に手を入れる 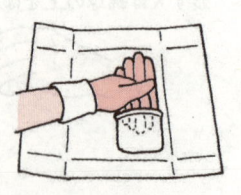
④ そのまま他方の手を入れ，折り返しの部分をのばす 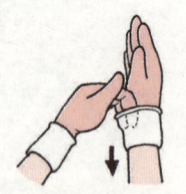
⑤ 先に装着した手袋の折り返し部分も内側に手を入れてのばす 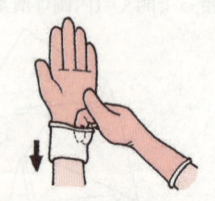

隔離法

隔離とは，感染の危険性のあるものから引き離し，一定の場所に隔絶して伝播を防ぐこと。

- 内科的無菌法：汚染区域を隔離する（感染源をできるだけ狭い空間にとどめておく）。
- 外科的無菌法：清潔区域に隔離する（感染の危険の高い術後患者，免疫機能低下患者，未熟児）。

1．ガウンテクニック

- 順序：手洗い→マスク・帽子→ガウン着／脱→脱帽→手洗い・含嗽
- 脱いだ後のガウンの掛け方は清潔区域か否かにより異なる。

> 汚染区域にガウンを掛ける場合：ガウンの外側が表
> 清潔区域にガウンを掛ける場合：ガウンの内側が表

2．ガウンの汚染部位

＜汚染部分＞　　　＜清潔部分：襟ひも，襟元10～15cm＞

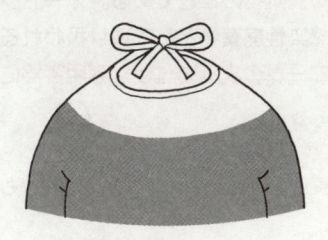

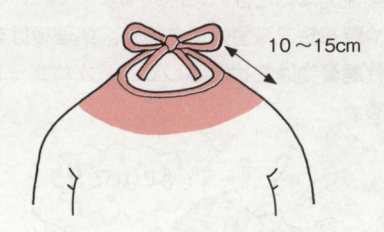

10～15cm

3．ガウンの着方

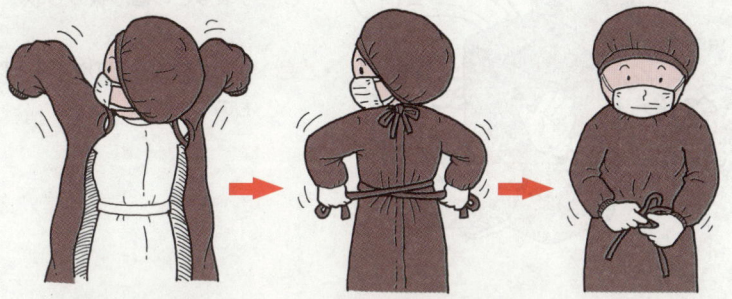

①ガウンの袖に両手を入れ襟ひもを結ぶ

②後ろ身頃を重ね片側に折り返し，腰ひもを後ろで交差する

③前で結ぶ

4．ガウンの脱ぎ方

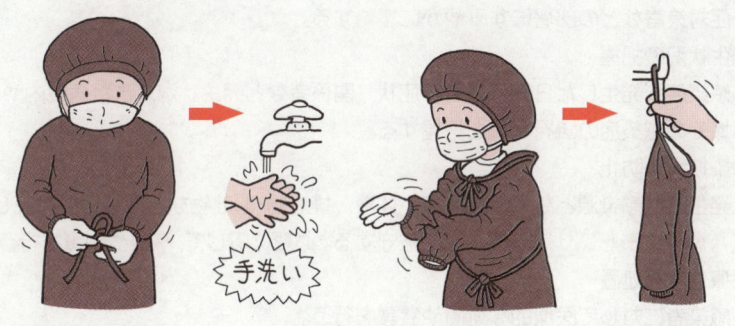

①腰ひもを解き，前で軽く結ぶ

②襟ひもを外してから前で軽く結び，ガウンの外側に触れないように袖を脱ぐ

手洗い

③ガウンを掛ける（表裏はガウンを掛ける場所で異なる）

共通基本技術

感染予防の技術

感染性廃棄物の取り扱い

感染性廃棄物とは人に感染するおそれのある廃棄物のことである。オートクレーブや焼却炉で滅菌処理を施し，処理後は非感染性廃棄物として取り扱われる。感染性廃棄物は性状に応じてバイオハザードマークの表示を付けた専用容器に収納する。

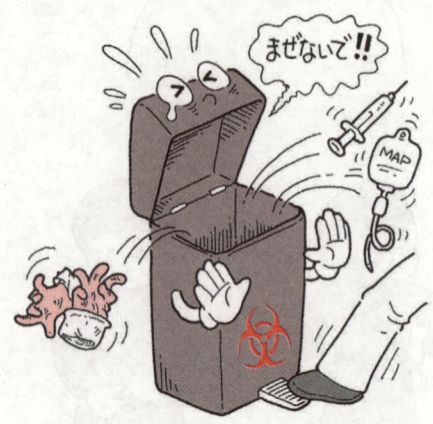

〈バイオハザードマーク〉

- 黄色：注射針，メスなどの鋭利なもの

- 橙色：血液，体液が付着したガーゼ，手袋などの固形状のもの

- 赤色：血液・体液などの液状・泥状のもの

感染症発生時の対応

①関連部署に連絡
　　問題となる感染症の発症やそれが疑われる場合は，感染症対策委員会や感染症対策室などの部署にすみやかに連絡する。
②発生状況の把握
　　感染症が発生した日時や場所，症状，関係者など発生状況，また病院内や地域での感染症の流行状況を把握する。
③感染拡大の防止
　　発生時は感染源となり得る血液，体液，排泄物・嘔吐物などの扱いを徹底し，スタンダードプリコーションを厳守する。必要に応じて，隔離や消毒を行う。
④医療や看護処置
　　感染者に対して医療的な処置や看護を行う。
⑤関連部署との連携
　　病院内で関連部署との連携を図り対応する。また，定められた感染症やアウトブレイク発生時などは行政（保健所）へ報告し対応を相談する。

針刺し事故防止

　針刺し事故は使用前の段階〜廃棄後までのステップで起こり得る。注射針による事故は，リキャップ時の自傷事故が最も多い。

（1）針刺し事故時の対応
　　①徹底的な流水による洗浄，消毒
　　②事故状況のすみやかな報告
　　③感染源の血液検査と対応

（2）針刺し事故防止の具体策
　　①手袋の着用：スタンダードプリコーションの遵守
　　②リキャップの禁止：採血等で使用した針はそのまま針入れ専用の廃棄物容
　　　　　　　　　　　器に捨てる。
　　③安全装置付き針の使用
　　④採血時の真空採血管の使用

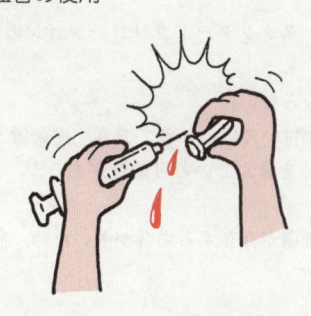

既出問題チェック 感染予防の技術

☑ スタンダードプリコーションの対象はどれか。**2つ選べ**。

必 94-A26, 必 98-P13, 100-P86

1. 汗
2. 頭髪
3. 唾液
4. 傷のない皮膚
5. 傷のない粘膜

● 解答・解説

1. ×汗は体液ではあるが，スタンダードプリコーションの対象は汗を除く体液となっている。
2. ×頭髪だけでは対象とならない。
3. ○唾液は口腔内の細菌が付いている体液であり，感染源となり得る。
4. ×傷のある皮膚は病原体を含んでいる可能性があるが，傷がなければ感染源とはならない。
5. ○粘膜は湿潤していて細菌が存在する場合が多いため，感染源となり得る。

☑ スタンダードプリコーションの概念に基づいた対策はどれか。92-A50

1. 感染症でない患者の尿汚染シーツをビニール袋に密閉する。
2. 患者の疾病によって使用する包交車を区別する。
3. 手袋の再利用について使用目的ごとに規定する。
4. 創傷消毒薬の種類を病棟間で統一する。

● 解答・解説

1. ○尿はスタンダードプリコーションの対象であるため，感染症の有無にかかわらず手袋やエプロンを着用した状態でビニール袋に入れ密閉してから持ち出す。
2. ×スタンダードプリコーションは，すべての患者のケアに際し適用するので，患者の疾病によって区別することはない。
3. ×手袋は同じ患者でも処置ごとに交換し，使用後は感染性廃棄物として処理する。
4. ×スタンダードプリコーションの対策の内容に消毒は含まれない。

☑ 看護師の手指の清潔で適切なのはどれか。97-A60
1 擦式手指消毒薬は擦り込み後ペーパータオルで拭く。
2 手の表面に見える汚れはアルコール綿で拭き取る。
3 手袋を取り外した直後は手洗いをしない。
4 石けんと逆性石けんは併用しない。

● 解答・解説

1 ×擦式手指消毒用アルコールは，乾いた手のひらにとり，手掌・指先や爪の間，手の甲・指間に完全に擦り込む。ペーパータオルでは拭かない。
2 ×目に見える汚れがある場合は，まず流水と石けんで手洗いした後に擦式消毒用アルコール製剤を用いて手指消毒する。
3 ×手袋を外した後，患者に触れる前後，微生物の環境および患者への伝播が考えられるときには，直ちに手洗いをする。
4 ○陰イオン界面活性剤からなる石けんと，陽イオン界面活性剤からなる逆性石けんを併用すると，両者の界面活性が弱まり，石けんは洗浄効果が，逆性石けんは消毒・柔軟効果が減弱してしまう。

☑ オートクレーブを使用するのはどれか。必 98-A14
1 乾熱滅菌
2 ろ過滅菌
3 ガス滅菌
4 高圧蒸気滅菌

● 解答・解説

1 ×乾熱滅菌は160～180℃の乾燥した熱気で30～60分消毒する。粉・無水油，ガラスなどに使用し，時間がかかり物質への浸透がゆっくりで一様でない。熱による変形のおそれがある。
2 ×ろ過滅菌は細菌を通過させない濾紙（フィルター）とろ過装置で除菌する方法である。
3 ×酸化エチレンガスではプラスチック製品，紙などの，ホルマリンガスでは手術室，病室，家具，医療器具などの消毒に使用する。
4 ○高圧蒸気滅菌ではオートクレーブを使用する。手術器具，繊維製品，ガラス，金属など広く使用される。

☑ Hbs抗原陽性の患者の血液が床頭台に付着していた。消毒に適しているのはどれか。 92-A45, 100-P40
1 ポビドンヨード
2 消毒用エタノール
3 次亜塩素酸ナトリウム
4 クロルヘキシジングルコン酸塩〈グルコン酸クロルヘキシジン〉

● 解答・解説
1 ×ポビドンヨードはB型肝炎ウイルスには効果が弱い場合がある。
2 ×消毒用エタノールはB型肝炎ウイルスには効果がない。
3 ○次亜塩素酸ナトリウムはB型肝炎ウイルスに有効である。ただし，金属腐食作用があるため，金属への使用は適さない。グルタラールもB型肝炎ウイルスに有効であるが，こちらは金属にも使える。
4 ×クロルヘキシジングルコン酸塩はB型肝炎ウイルスには効果がない。

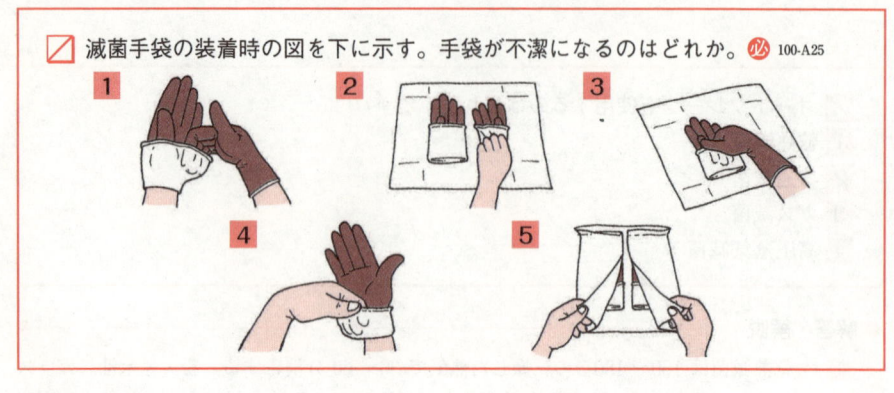

☑ 滅菌手袋の装着時の図を下に示す。手袋が不潔になるのはどれか。 必 100-A25

● 解答・解説
1 ×右手の手袋の清潔な部分で，左手の手袋の表面となる清潔な部分に触れ，手関節まで手袋を掛けようとしているので，清潔に装着できる。
2 ×手袋の内側は手の清潔度と同じになるため，折り返してある手袋の内側の部分を素手で持って取り上げると清潔に装着できる。
3 ×右手の手袋をつけた清潔な部分で，他方の手袋の表面のみに触れているので，清潔。
4 ○右手の手袋の表面を左手の素手で触れているので，不潔になる。
5 ×手袋の包みは，折り返し部分のみに触れて広げる。内側の折り返し部分の中には手を触れていないので，清潔。

☐ 消毒液の付いた綿球の受け渡しの図を示す。正しいのはどれか。99-A41

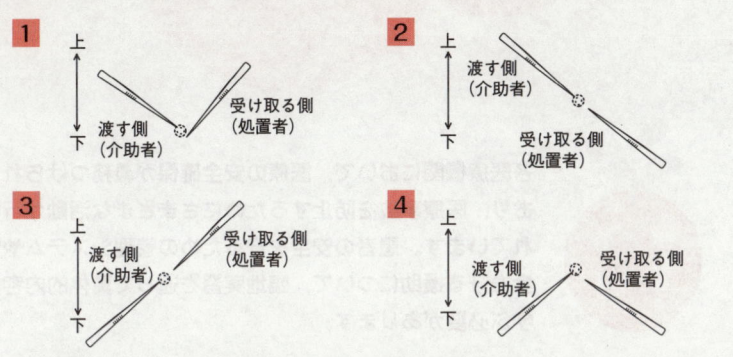

1　上／下　渡す側（介助者）　受け取る側（処置者）
2　上／下　渡す側（介助者）　受け取る側（処置者）
3　上／下　渡す側（介助者）　受け取る側（処置者）
4　上／下　渡す側（介助者）　受け取る側（処置者）

● 解答・解説

1 ○両者の鑷子が水平以下に保たれ，渡す側の鑷子が上に，受け取って処置する側の鑷子が下になっており，綿球を無菌的に受け渡しできる。
2 ×受け取る側の鑷子が水平以上になっており，液体が不潔部分と清潔部分を行き来する可能性がある。綿球を無菌的に受け渡しできない。
3 ×渡す側の鑷子が水平以上になっている。また渡す側の鑷子が受け取る側の鑷子より下の位置にあり，綿球を無菌的に受け渡しできない。
4 ×両者の鑷子が水平以上になっており，綿球を無菌的に受け渡しできない。

☐ 採血後に針刺し事故を起こしたとき最初にとるべき行動はどれか。93-A46
1 石けんと流水で針刺し部位を洗浄する。
2 採取した血液の感染性を確認する。
3 針刺し部位を消毒薬に浸す。
4 直ちに抗HIV薬を内服する。

● 解答・解説

1 ○直ちに局所処置として，流水で洗い流す必要があり，血液を絞り出しながら行う。
2 × 1 の処置が優先される。その後直ちに，責任医師に報告し，インフォームドコンセントのもと感染症を確認する。
3 ×局所の2次感染予防のためにポビドンヨードか消毒用アルコールで消毒する。
4 ×血液の感染症を考慮し，責任医師のインフォームドコンセントのもと，事故後2時間以内に被事故者の自己決定により抗HIV薬を内服する。

6. 安全管理の技術

学習の要点は

各医療機関において，医療の安全確保が義務づけられており，医療事故を防止するためにさまざまな活動が行われています。患者の安全を守るための管理システムや安全を守る援助について，臨地実習を通して具体的内容を学ぶ必要があります。

安全管理対策

　患者が療養生活を安全に送れるように，また看護場面においては看護師自身の安全も守りつつ，考えられる事故の危険性をできる限り予測し，事故の発生を回避することが安全管理の目的である。医療事故の種類ごとに発生要因を把握し，事故を予測して安全対策を行っていく必要がある。

看護場面における事故の発生要因

患者側がもつ要因	看護師側がもつ要因
●疾病に伴う症状や障害 ●身体機能，思考能力の低下 ●死生観や疾病・治療に関する考え ●知識や習慣 ●患者を取り巻く環境　　など	●看護師の知識，観察力，判断力 ●看護技術の実践能力 ●看護師の作業環境 ●管理体制 ●人材　　など

誤与薬の起こりやすい状況と対策

①発生要因
- 3回確認の怠り
- 5つのRight＝5R（日時，患者名，薬品名，分量，用法）の不足（p.312参照）
- 薬物管理体制不足
- 準備や実施業務の途中中断
- 情報伝達の混乱　など

②対　策
- 3回確認，5Rの徹底
- 複数人で確認
- 処方内容と薬物の一致の確認
- 指示内容の複数への伝達や転記をしない
- 患者への服薬方法や内容の十分な指導　など

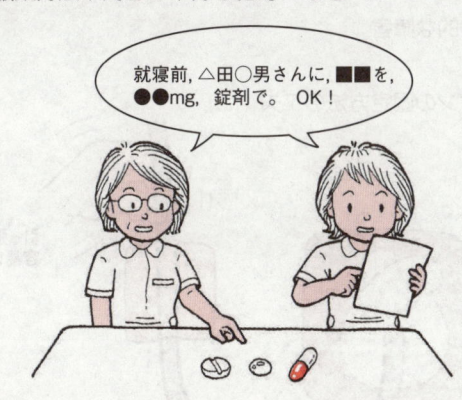

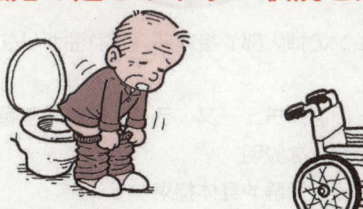

就寝前，△田○男さんに，■■を，●●mg，錠剤で。OK！

● ──── 転倒・転落の起こりやすい状況と対策 ──── ●

①発生要因
- 朝・夕
- 深　夜
- 排泄行動時
- 移乗時
- 意識障害，筋力低下，高齢　など

②対　策
- ベッド周囲やトイレ，廊下の環境整備（水滴・物品の除去，手すりやスペースの確保）
- ベッド柵，ベッドや車椅子のストッパーの確認
- 転倒・転落のリスクを把握するためのアセスメントシートなどの活用
- 患者への十分な説明　など

● チューブ・ライントラブルの起こりやすい状況と対策 ●

①**発生要因**
- チューブ・ラインの固定方法の不備
- ベッド・ベッド周囲の乱雑な環境
- 観察や確認の不足
- 意識障害や精神的な障害

②**対　策**
- チューブ・ラインの固定方法の工夫

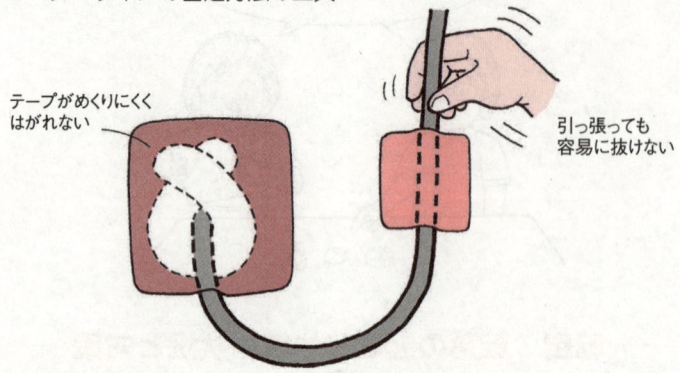

テープがめくりにくくはがれない

引っ張っても容易に抜けない

- チューブ・ラインの挿入部や接続部，折れ曲がりなどの観察，医療機器のアラームの点検
- ベッドやベッド周囲，チューブ・ラインの整理整頓
- 患者や家族への十分な説明
- 同意を得たうえでの鎮静や身体拘束

● その他の事故 ●

＜患者誤認＞

①**発生要因**
- 単数で確認
- 同室に同姓の患者
- 緊急時の検査や治療　など

②対　策
- 患者自身に氏名を言ってもらう
- フルネーム，ネームバンド，ベッドネーム，病棟名・病室の確認（p.308参照）
- 複数人で確認

＜針刺し＞
①発生要因
- 注射後のリキャップ（p.125参照）
- 使用済みの物品やゴミの混入
- 緊張，焦り　など

②対　策（p.125参照）

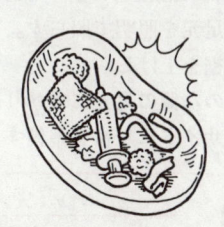

● インシデント，医療事故，医療過誤の概念と内容 ●

- **インシデント**：医療事故・医療過誤にはならなかったが，その危険性がありヒヤリとしたりハッとした出来事（ヒヤリ・ハット）。
- **医療事故**：医療の全過程に発生する人身事故で，患者に身体的・精神的被害が生じた場合や針刺しなど医療従事者に被害が生じた場合が含まれる。
- **医療過誤**：医療従事者が医療の遂行において，医療的準則に違反して患者に身体的・精神的な被害を発生させた行為。

⬇

医療従事者には，結果予見義務と結果回避義務があり，注意義務違反が問われる。この場合，民事責任，刑事責任，行政処分について検討される。

● インシデントレポート，医療事故報告の目的と活用 ●

事実を把握し，インシデントや医療事故の原因を分析し，対策をたてることにより，その後の医療事故を予防するためにレポートや報告書を書く。
- 決して当事者の責任を追及することが目的ではない。
- 分析結果をもとに，当事者だけではなく，組織で安全管理対策を検討する。

安全管理の技術

安全管理の技術

既出問題チェック

☐ 右片麻痺の高齢者に対する転倒防止で**適切でない**のはどれか。 91-A110
1 夜間は足元を照明で照らす。
2 着物の裾を上げる。
3 ベッドの左側の足元にすべり防止用マットを敷く。
4 ベッドサイドに足台を準備する。

● 解答・解説

1 ○ 電気コード・敷物など少しの段差でもつまずきやすいので、フットライトなどで足元を明るくすることは適切である。
2 ○ 着物の裾が下がっていると下肢の運動の妨げや、裾を踏みつけて転倒するおそれがあるため、裾を上げることは適切である。
3 ○ 通常、ベッドへの移動は健側からの移動が安全である。右片麻痺の場合はベッドの左側から降りることになるので、左側の足元のすべり防止をするのは適切である。
4 × 足台はものによってはバランスを崩して転倒する危険があるので、ベッド自体の高さを調節し、転倒防止を図る。

☐ 入院患者の本人確認の方法で最も適切なのはどれか。 93-A47, 必 100-A18
1 病院でのベッドの位置
2 ベッドネーム
3 ネームバンド
4 呼名への反応

● 解答・解説

1 ×ベッドの位置で確認することは患者誤認の危険性につながる。ベッドの位置変更や，患者が間違えて他のベッドにいることも考えられるので，ベッドの位置で患者の本人確認は行わない。
2 ×ベッドネームの確認も必要ではあるが，患者が間違えて他のベッドにいることも考えられるため，ベッドネームだけでは本人確認にならない。
3 ○ネームバンドは，患者誤認予防のために，入院時に複数人で本人であることを確認し装着し，退院時まで常に装着してもらうものである。よって，ネームバンドで患者本人であることを確認する方法は最も適切である。
4 ×患者の名前を呼びかけると，きちんと聞き取れないときや聞き間違えによって「はい」と患者が反応する場合も考えられる。患者本人に名前を名乗ってもらう方法が本人確認としては有効である。

☑ 医療事故発生時の対応で**適切でない**のはどれか。99-P38
1 患者の安全の確保
2 事故に関わる物品の保全
3 発生状況の記録
4 発生部署内での解決

● 解答・解説

1 ○事故発生時には何よりもまず患者の安全を確保・確認することが求められる。
2 ○事故発生に関連した物品のどこに問題があるのか，あるいはないのかを検証する目的で事故に関わる物品の保全が必要である。
3 ○なぜその事故が起きたのか状況をふり返るために発生状況の記録は必要である。また，物的証拠という点でも必要となる。
4 ×発生した医療事故に関しては，発生部署で共有し対策を検討し，それに加え，医療安全管理委員会に報告し，委員会で組織横断的な観点からの分析と対策が検討されることが必要となる。

☐ 病院内の医療安全管理で**誤っている**のはどれか。96-A46
1 インシデント報告を分析して問題を抽出する。
2 事故につながりやすい業務上の要因を明らかにする。
3 異なる職種間で情報を共有できるシステムを構築する。
4 発生した事故はその日病棟に勤務している看護師で解決する。

● 解答・解説

1 ○病院内で提出されたインシデント（ヒヤリ・ハット）報告を分析することで，安全管理の面から組織的にも問題を抽出することができる。
2 ○医療事故防止のためには，事故につながりやすい要因を明らかにし，対策を講じておかなければならない。
3 ○異なる職種間で情報を共有し，それぞれの専門的立場から学び，改善しようとするシステム構築は不可欠である。
4 ×事故が発生した場合は，勤務している看護師で解決するのではなく，組織として取り組むことが必要である。たとえば，安全管理を統括する責任者や実務担当者の安全管理委員等とともに解決する。

☐ 医療過誤で正しいのはどれか。95-P30
1 医療機関・医療従事者の過失による。
2 事故に至らなかったものも含む。
3 非侵襲的行為によるものは含まない。
4 被害者に医療従事者が含まれる。

● 解答・解説

1 ○医療過誤とは，誤った治療・誤診・誤薬投与など，医療上の過失によって患者に身体的・精神的な被害を発生させた行為である。
2 ×もしかしたら事故になりかねたヒヤリ，ハッとした出来事のことはインシデントといい，医療過誤には含まれない。
3 ×誤診・誤薬投与など非侵襲的行為によるものも含まれる。
4 ×医療過誤とは医師・薬剤師・看護師等医療関係者の医療業務遂行に際して生じた事故をいうので被害者は患者である。

☐ インシデントレポートの目的はどれか。 92-A46, 98-P42, 必 100-P22
1 再発の防止
2 責任の追及
3 処分の決定
4 個人の反省

● 解答・解説
1 ○医療事故の防止やそれにつながる危険性がある出来事の再発防止のため，レポートを書いて原因追求や対策を考える。
2 ×「誰が起こしたか」という個人の責任追及ではなく，「なぜ起きたか，どうあれば防げたのか」という原因追求と対策を立てることが目的である。
3 ×医療過誤の場合は行政処分等が検討されることがあるが，インシデントで処分されることは決してなく，インシデントレポートを書くことは事故防止のための安全の意識が高いと評価される。
4 ×個人の反省ではなく，個人的・組織的に原因追求しその後の安全対策に活かすことが目的である。

☐ インシデントレポートで正しいのはどれか。 必 99-A22
1 実際に事故が発生するまでは報告しない。
2 法令で書式が統一されている。
3 当事者以外が報告してよい。
4 警察署への届出義務がある。

● 解答・解説
1 ×事故の前段階でのヒヤリ，ハッとした出来事を報告することが事故防止につながる。
2 ×書式の統一はない。各組織が活用しやすい方式・内容を考え作成活用している。
3 ○報告は誰がしてもよい。1つの事例でもさまざまな職種からレポートが記載されることが望ましい。
4 ×警察署への届出義務はない。各部署で記載されたものを医療安全管理室などで集計し，病院全体の問題として管理・活用することが望ましい。

7. 安楽確保の技術

学習の要点は

患者への安楽な姿勢の援助として安楽の定義，体位の種類などについて学習しておきましょう。その際，重力が与える身体への影響や効率のよい動作を行うための方法を学習しておくことが大切です。体位変換の項目（p.213）も参照して下さい。

●── ボディメカニクスの原理と看護実践への活用 ──●

ボディメカニクスとは，看護師，患者ともに安全で安楽な姿勢を考えることであり，人間工学の考えに基づき，無理がなく効率のよい動作を考え行うことをいう。

1．意義，目的
①エネルギーの消耗（疲労）を少なくする。
②腰痛を予防する。
③関節拘縮などによる身体の変形を防止する。
④諸器官の生理機能を維持する。

2．援助方法
①患者を支える手は深く入れ，患者の身体とベッドとの接触面積を減らす。
②患者と看護師の重心を近づける。
③患者の身体をまとめ摩擦を減らす。
④大きな力が出る筋肉（大腿四頭筋など）を活用し，脊柱を深く曲げる動作はしない。
⑤てこの原理や運動の法則（作用反作用の法則，慣性の法則）を活用する。
⑥安楽物品（安楽枕，ビーズクッション，エアーマットレスなど）を用いてベッドと患者の間の空間を埋め（骨突出部にかからないように），体圧を分散する。

作業域
通常作業域　最大作業域

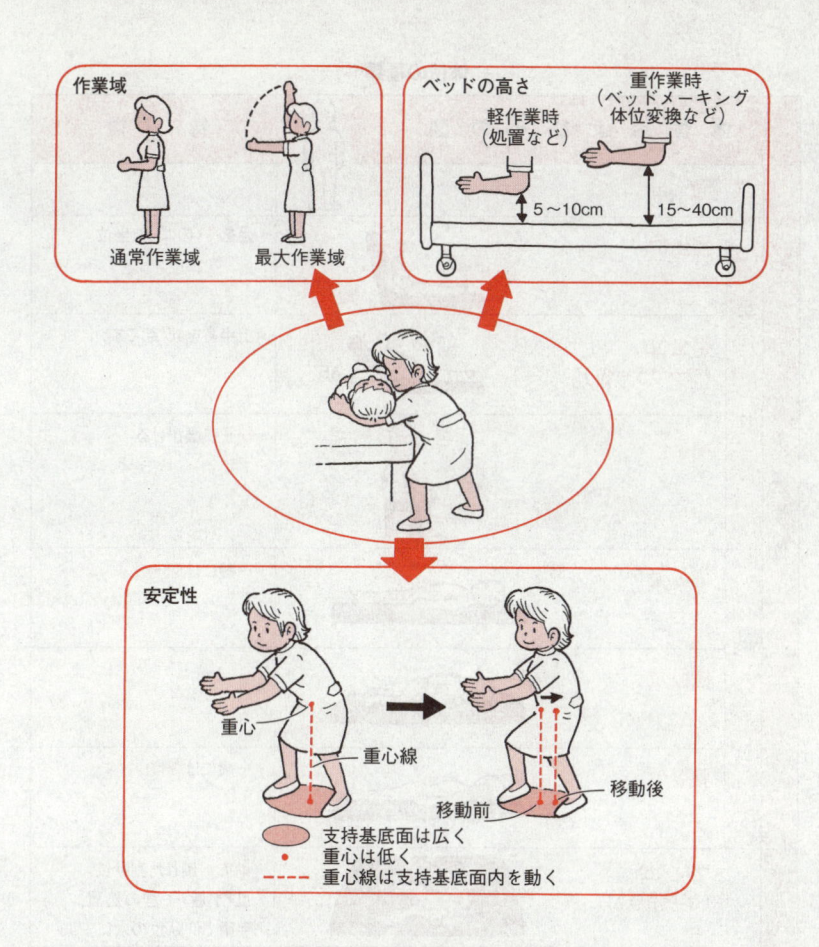

ベッドの高さ
軽作業時（処置など）　5～10cm
重作業時（ベッドメーキング，体位変換など）　15～40cm

安定性
重心　重心線　移動前　移動後
・支持基底面は広く
・重心は低く
・重心線は支持基底面内を動く

共通基本技術

体位の種類と特徴

- **体　位**：重力に対する身体の位置関係のこと（例：仰臥位，側臥位など）
- **構　え**：身体の各部分の位置関係のこと（例：頸部前屈位など）

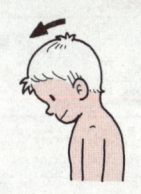

頸部前屈位

安楽確保の技術　139

体位の種類

体位およびその図			特徴
基本体位	立位		
	坐位	長坐位	・足を長くのばした坐位
		半坐位 （ファウラー位）	・上半身を45°起こす
		椅坐位（いざい）	・椅子に腰掛ける
	臥位	仰臥位	・一般には仰向け
		側臥位	
		腹臥位	・一般には腹ばい
特殊体位	シムス位 （半腹臥位）		・前方へ倒れた側臥位 ・肛門・腟・子宮の処置，手術で仰臥位の次に安楽
	膝胸位		・膝と胸で体を支える ・大腿はベッドに垂直 ・両膝は軽く離す
	截石位（さいせきい） （砕石位）		・仰臥位で大腿を挙上する ・膝関節を屈曲させる ・膝を離す
	骨盤高位		・頭部を腹部（骨盤）と下肢より低くする

共通基本技術

体位と身体への影響

生じている症状を軽減するために体位を変え安楽にする援助が必要な場合がある。たとえば、喘息発作時の起坐位（横隔膜が下降しやすく、胸郭も拡張しやすい）や、腹水貯留時のファウラー位（腹部の臓器が下肢側へ移動し、胸部の圧迫が軽減する）などである。

体位と循環血液量と血圧

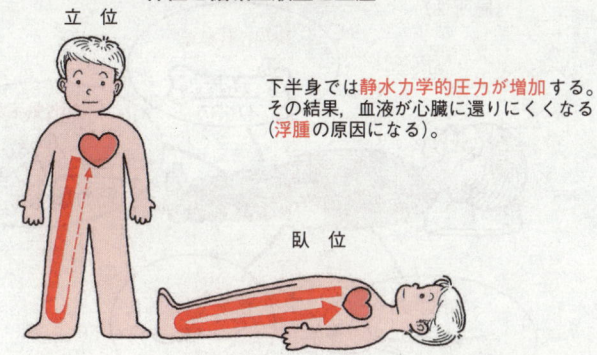

立位

下半身では静水力学的圧力が増加する。その結果、血液が心臓に還りにくくなる（浮腫の原因になる）。

臥位

循環血液量と血圧

循環血液量	最高血圧 （収縮期血圧）	最低血圧 （拡張期血圧）
立位 ＜ 臥位	立位 ＜ 臥位	立位 ＞ 臥位

側臥位と圧反射

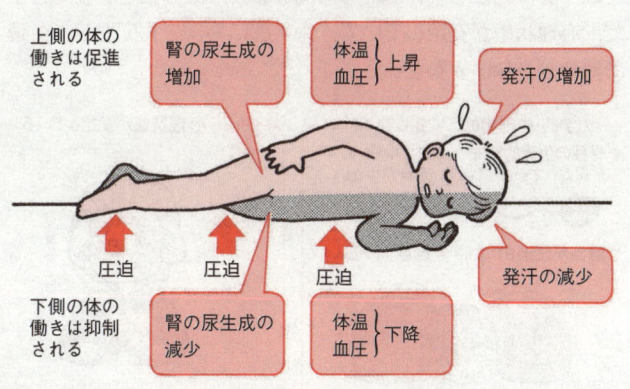

上側の体の働きは促進される
- 腎の尿生成の増加
- 体温・血圧 上昇
- 発汗の増加

下側の体の働きは抑制される
- 圧迫
- 腎の尿生成の減少
- 体温・血圧 下降
- 発汗の減少

共通基本技術

安楽確保の技術

重力の影響と廃用症候群

人間の身体には，日常意識されていないが重力が全身に作用している。臥位でいる状態が長期間続くと重力による作用を受けられなくなり，さまざまな二次障害（廃用症候群）を引き起こす。

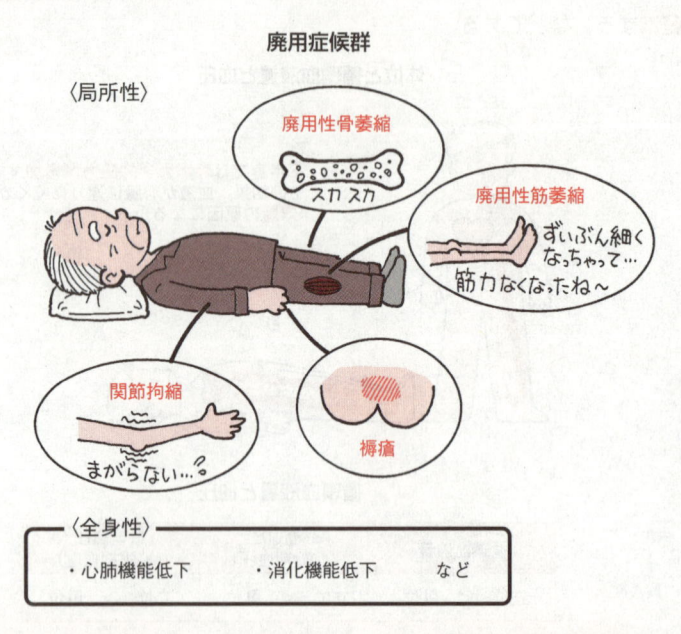

廃用症候群

〈局所性〉
- 廃用性骨萎縮（スカスカ）
- 廃用性筋萎縮（ずいぶん細くなっちゃって…筋力なくなったね〜）
- 関節拘縮（まがらない…?）
- 褥瘡

〈全身性〉
・心肺機能低下　・消化機能低下　など

身体ケアを通じてもたらされる安楽と医療環境の調整

安楽とは，身体的にも精神的にも苦痛がなく，楽なこと。安静と安楽は区別する。また，心理状態が安定していて，力学的にも安定しており，生理学的にエネルギーの消耗が少ない姿勢をいう。

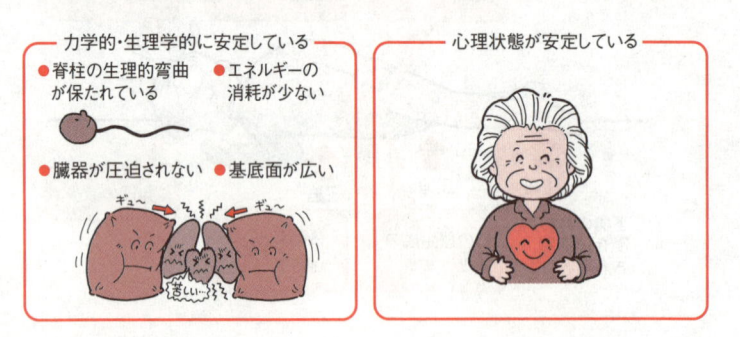

力学的・生理学的に安定している
- 脊柱の生理的弯曲が保たれている
- エネルギーの消耗が少ない
- 臓器が圧迫されない
- 基底面が広い

心理状態が安定している

安楽な姿勢・体位の特徴

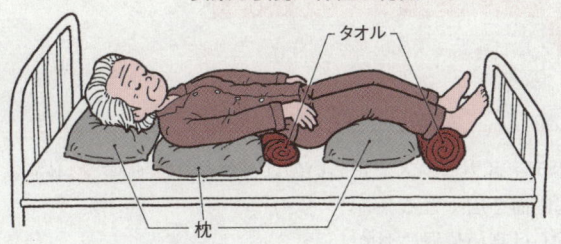

（図：ベッドに横向きで寝る人物。タオル、枕）

- **安楽を阻害している因子を除去するための援助方法**
  ① **身体的**苦痛の除去：疾病の症状の観察，治療（薬物療法など）の補助，身体の清潔（清拭・入浴の介助），寝衣交換，罨法を行う。生活リズム（サーカディアンリズム）を整える。安楽な体位にする
  ② **精神的**苦痛の除去：人間関係の情報収集，調整，不安に対する対応
  ③ **環境上**の苦痛の除去：環境整備を行う

安楽を阻害する要因

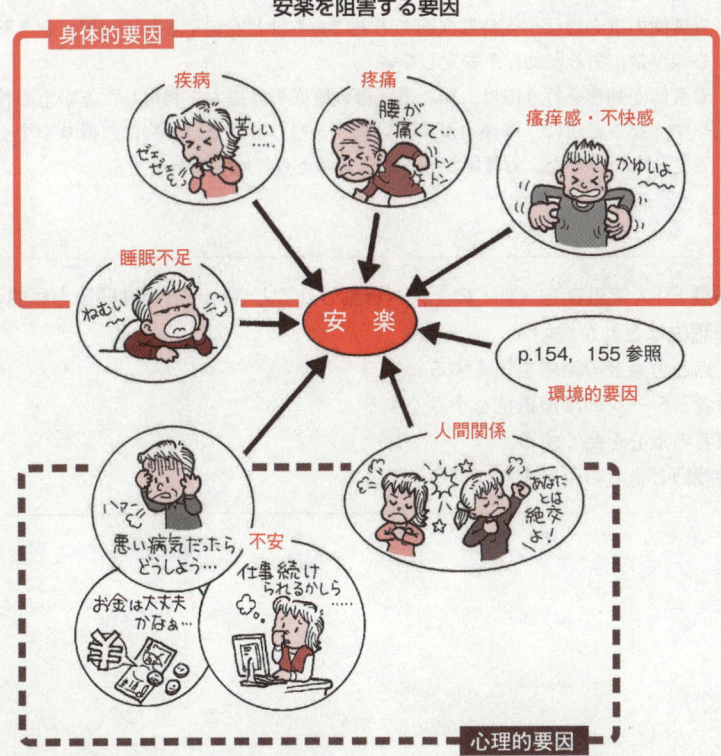

身体的要因
- 疾病（苦しい　ゼェゼェ）
- 疼痛（腰が痛くて…トントン）
- 瘙痒感・不快感（かゆいよ）
- 睡眠不足（ねむい）

→ **安　楽**

p.154, 155 参照
環境的要因

心理的要因
- 不安（悪い病気だったらどうしよう／お金は大丈夫かなぁ…／仕事続けられるかしら）
- 人間関係（あなたとは絶交よ！）

共通基本技術

安楽確保の技術

既出問題チェック

安楽確保の技術

☑ 看護師のボディメカニクスで正しいのはどれか。必 94-A25, 必 99-A21
1 立位では基底面を広くとる。
2 動作時の重心は高い位置におく。
3 重心線は基底面の利き腕側におく。
4 足と床との間の摩擦力を小さくする。

● 解答・解説

1 ○ 立位では，支持基底面が広くなるように看護師は下肢を広げて動作するとよい。支持基底面を広くとることは，安定した動作を行う条件の一つである。
2 × 看護師の重心は低い方が安定した動作ができる。安定した動作を行うための条件の一つである。
3 × 看護師の重心線は，支持基底面の中央にあるほど安定する。よって，利き腕側に重心線が常にあると動作が安定しない。
4 × 看護師が動作を行う際は，床と看護師の靴底の摩擦力を利用した方が重心移動がしやすくなる。逆に，摩擦力が小さいスリッパのような履き物は，滑りやすく動作が安定しない。また，看護師が転ぶことも考えられ危険である。

☑ 看護師1人で患者をベッドの上方へ移動させるとき，患者の膝関節を屈曲させる理由はどれか。91-A54
1 支点と力点との距離を短くする。
2 患者とシーツの摩擦抵抗を小さくする。
3 患者の重心を高くする。
4 看護師と患者の距離を近づける。

● 解答・解説
1 ×上方移動の際，患者の膝関節を屈曲させても看護師の動作に関係する支点，力点，作用点は変わらない。
2 ○膝関節を屈曲することによって，シーツとの接触面積が小さくなる。シーツは摩擦の力が大きいため，患者の身体の接触面積を小さくすることにより，摩擦抵抗を減らし効率よく移動できる。
3 ×この場合，患者の膝関節を屈曲しても，患者の重心の高さには関係しない。
4 ×看護師と患者の距離を近づけると重心が近くなるため，効率のよい動作ができる。しかし，患者の膝関節を屈曲しても看護師と患者の距離（重心の距離）は変わらない。

📝 中脳の姿勢反射を最も刺激する体位はどれか。98-P34
1 トレンデレンブルグ体位
2 セミファウラー位
3 背面開放坐位
4 腹臥位

● 解答・解説
1 ×骨盤を頭部よりも高くした体位で，重力の作用によって内臓が頭部側へ移動するため，胸部は圧迫される体位である。姿勢反射への刺激はほとんどないと考えられる。
2 ×ファウラー位やセミファウラー位は，重力の作用を受け，腹部の臓器が下肢側へ移動するため，横隔膜が下降しやすく，換気量が増大する体位である。また，心不全の場合にも重力の作用により循環血液量が仰臥位よりも減少するため，安楽な体位となる。姿勢反射への刺激はほとんどないと考えられる。
3 ○背面開放坐位は，背面や頸部を自力で保持し，背もたれがない状態で背筋を伸ばして，両足底は地面に接した姿勢である。中脳の機能は，身体の平衡や姿勢を保持することに関連しているため，上半身を自力で保持する体位の方が姿勢反射を刺激すると考えられる。
4 ×腹臥位も頭部を自力で保持する動作が必要であり，姿勢反射に影響を与えると考えられる体位である。しかし，腹臥位は背面開放坐位と比べ，ベッドに対し基底面が広く安定した体位であるため，背面開放坐位の方が姿勢反射に対する影響は大きいと考えられる。

▱ ショックを起こした患者に最も適切な体位はどれか。 必 100-P25
1 腹臥位
2 頭部挙上
3 下肢挙上
4 左側臥位

● 解答・解説

1 ×背部に創傷がある場合や腰部に温湿布を行う場合には適した体位であるが，腹臥位は顔面の観察もしづらく，呼吸運動を妨げることにもなるためショック時は避けた方がよい。
2 ×頭部を挙上してしまうと，重力の作用によって下肢に血液が流れてしまう。頭部へ運ばれる血液量が不足してしまう。
3 ○ショック時は，頭部への血液を確保する必要がある。仰臥位の状態で下肢を挙上することにより，重力の作用を受け，頭部へ血液が循環される。
4 ×左側臥位にすると，仰臥位に比べ支持基底面積が小さくなり，安定性は低い。嘔吐時や胃洗浄が必要な場合などは側臥位にする。

▱ 体位とその目的の組合せで正しいのはどれか。 91-A46, 100-A40
1 心不全時の起坐位 ──────── 静脈還流量の減少
2 悪心・嘔吐時の側臥位 ─────── 噴門部からの逆流減少
3 腰椎麻酔後の頭部挙上 ─────── 換気量の増加
4 腹水貯留時のファウラー位 ── 横隔膜の上昇

● 解答・解説

1 ○起坐位にすることにより，重力の作用を受け血液は下半身に停滞する。そのため，静脈の還流量が減少することになり，肺うっ血を軽減することにつながる。また，起坐位は横隔膜が下降しやすく，肺も膨らみやすくなるため呼吸運動がしやすく換気量は増加する。

2 ×悪心・嘔吐時に，仰臥位では吐物による気道閉塞や誤嚥する危険性がある。側臥位の方が胃内から逆流してきた吐物を吐き出しやすいため，誤嚥するのを防ぐことができる。側臥位にすることと，噴門部からの逆流減少は関連しない。

3 ×腰椎麻酔は局所麻酔であり，意識がある状態で，目的の部位に麻酔薬を到達させる麻酔である。麻酔薬の広がる範囲は，重力の作用も影響するため，頭部を下げてしまうと脊髄高位まで麻酔薬が広がるおそれもある。よって体位は，使用する麻酔薬の種類によっても異なるが頭部を挙上した体位にする。

4 ×腹水貯留時は，横隔膜が挙上され，呼吸困難を生じることがある。ファウラー位は，重力の作用を受けることにより腹部の臓器は下肢側へ移動し，横隔膜も下降しやすくなる。よって，腹水貯留時は，ファウラー位にすると，呼吸しやすくなる。

☑ 仰臥位から立位になった直後に起こる変化はどれか。 95-A55
1 横隔膜の運動制限
2 中心静脈圧の上昇
3 収縮期血圧の低下
4 脈拍数の減少

● 解答・解説

1 ×重力の作用を受けることにより，横隔膜は収縮（下降）しやすくなるため，横隔膜の運動は拡大する。よって，換気量は増大する。

2 ×立位になると血液が下肢の方へ停滞することになる。下肢に静水力学的圧力がかかり，血液中の水分が毛細血管の外へ移動することにより循環血液量は仰臥位時よりも減少する。よって，中心静脈圧は下降する。

3 ○立位になった直後は，循環血液量の変化に伴い血圧は下降し，約30秒で臥床時に近い値に戻る（体位血圧反射）。長期臥床している患者の場合，体位血圧反射の反応が鈍くなり，起立性低血圧を起こしやすくなる。

4 ×仰臥位から立位に変換した直後は，血流量の変化や神経系への刺激により反射が起き脈拍は増加するが，血圧が回復する時期と同じ約30秒後には減少する。

8. 死亡時のケア

学習の要点は

人間の死の三徴候と死後の身体的な変化をふまえ，死後の処置の基本技術を理解しましょう。そして，遺族（患者の家族）に対する援助の原則も学習します。

―――― **死の兆候** ――――

死の三徴候とは，①呼吸停止，②心拍停止，③瞳孔の散大（対光反射の消失）を指し，死の判定に利用される。死の判定は医師が行う。

死後，人の体は，次のように変化する。

①体温の下降：熱の産生が停止して起こる。手足や顔は通常1～2時間で冷却する。

②死　　斑：血液循環の停止により起こり，死後20～30分で観察される。

③死後硬直：死後2時間くらいで始まる。

④乾　　燥：時間の経過とともに乾燥は進む。角膜の乾燥が進むと混濁する。

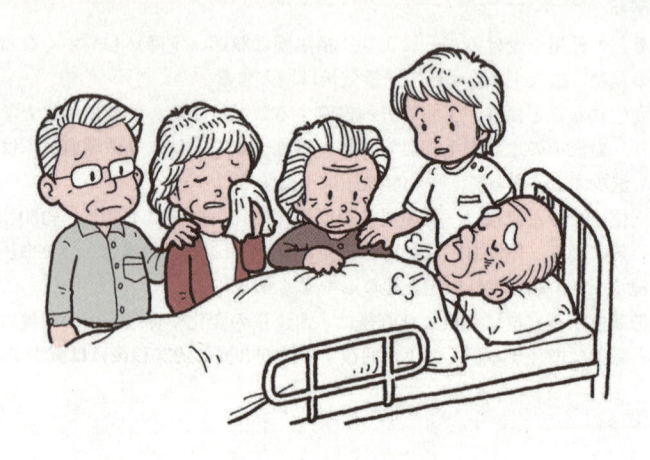

死後の処置

死後の処置では，清拭・寝衣交換・排泄物の処理・創部の保護など日常生活や診療の補助で行う技術を統合して提供する。また，**死に化粧**などは患者の生前の様子をよく知る家族と一緒に行うこともある。

死後の処置に特徴のある援助や死者に対する儀式は次のとおりで，実施する際には患者の尊厳が十分保てるように配慮して行う。

死後の処置のポイント

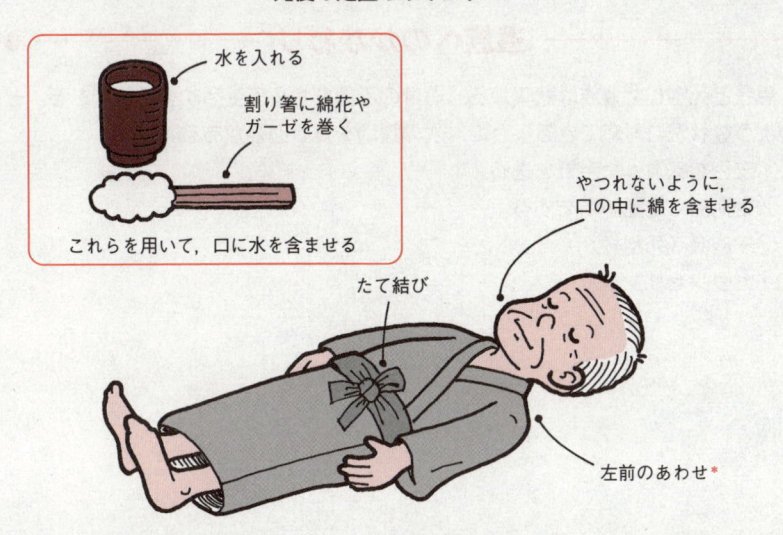

- 水を入れる
- 割り箸に綿花やガーゼを巻く
- これらを用いて，口に水を含ませる
- やつれないように，口の中に綿を含ませる
- たて結び
- 左前のあわせ*

＊左前のあわせ：衣服を着ている人から見て，左身頃が手前になるような着方

（1）脱脂綿・青梅綿の充填

胃内容物や排泄物，分泌物などが流出しないように，口腔・鼻腔・耳孔・尿道・直腸・腟に**脱脂綿**や**青梅綿**を充填する。脱脂綿は吸収力が高く，青梅綿は撥水性があり，充填する部位に応じて脱脂綿と青梅綿を使い分ける。

（2）死に化粧

死に化粧は単にメイクをするだけではない。故人が生前の面影で家族や知人と面会できるように，髭そりや整髪，生前使用していた義歯や眼鏡を身につけたり，頬がふっくらするように綿を含ませたりすることも含まれる。

(3) 死者へ行う儀式

死者を弔い，別れを意識するために次のことを行う。

①死に水（末期の水）

死亡した直後に死者の口に水を含ませる。

②湯灌（逆さ水）

遺体を清拭するときの湯は，水を張ったベースンに湯を差し温度調節をする。逆さごとの一つである。

③着物は左身頃が手前になるように着せ，帯はたて結びにする。

遺族へのかかわり

患者と死別した遺族は悲嘆から，心身の不調を抱えて生活することがある。そのような状況に対応できるように，次の援助を行う必要がある。

①安否を気遣った手紙を送る
②定期的に電話訪問をする
③家族会（死別後）
④カウンセリング

死亡時のケア

> ☑ 死の三徴候に含まれるのはどれか。必 93-A13, 必 99-A12
> 1 呼名反応の消失
> 2 自発呼吸の消失
> 3 随意運動の消失
> 4 深部腱反射の消失

● 解答・解説
1 ×呼名反応の消失は意識障害が考えられるが，生死とは無関係。
2 ○自発呼吸の消失は死の三徴候の一つ。
3 ×随意筋の収縮による意思運動を随意運動と呼び，随意運動の中枢は大脳皮質から脊髄に至るあらゆるレベルに存在するため，この経路の障害で消失する。生死とは無関係。
4 ×深部腱反射は生理的な反射の代表的なものである。運動系（錐体路系）障害や末梢神経障害の診断の目安となるが，生死とは無関係。

> ☑ 脳死の判定基準に含まれないのはどれか。必 98-A7
> 1 深昏睡
> 2 心停止
> 3 瞳孔散大
> 4 自発呼吸の消失

● 解答・解説
1 ○　脳死判定に必要な臨床基準は以下のとおり。
2 ×　①深昏睡（Ⅲ－3－9度方式でⅢ－300）
3 ○　②両側瞳孔径4mm以上，瞳孔固定
4 ○　③脳幹反射の消失
　　　④平坦脳波
　　　⑤自発呼吸の消失（法的脳死判定では必須）

☐ 死亡後，硬直が始まる時間はどれか。99-A42
1 約15分
2 約2時間
3 約5時間
4 約8時間

● 解答・解説

1 ×
2 ○
3 ×
4 ×

死後（死体）硬直とは，死体の筋肉が化学変化により硬化し，関節が動かなくなる現象である。環境の温度などの影響を受けるが，通常死後2時間を経過したころから徐々に始まる。死後の処置は死後硬直が現れる前に終わるようにする。

☐ 死後の処置で適切なのはどれか。96-A55
1 処置には家族を参加させない。
2 処置には死亡診断書が必要である。
3 腹部を圧迫して排泄物を排出する。
4 挿入中のチューブ類は束ねてガーゼで覆う。

● 解答・解説

1 ×家族の状況，希望によっては処置に参加してもらう。患者の宗教，生活習慣などを家族に確認し，希望に沿った処置を行い，さらに死亡による外観の変化をできるだけ生前に近づける工夫をする。
2 ×死後の処置は，死亡診断基準となる①呼吸停止，②心停止，③瞳孔反射消失（散大したままになる）の三徴候を医師が判定し死の宣告を行って実施できる。そのため死亡診断書は不要である。
3 ○筋の弛緩により体腔内容物が排泄されて遺体が汚染されることを防ぐために，腹部を圧迫しておむつや便器に排泄物を排泄しておくことは必要である。
4 ×挿入中のチューブ類は排液後に原則として抜去する。なお，抜去後汚染のおそれがある場合，詰め物や清潔な包帯材料で被覆固定し，遺体の汚染を防ぐ。

第4章 基本的日常生活援助技術

1. 環境を整える技術 ……… 154
2. 食生活の援助技術 ……… 160
3. 経管栄養法／経静脈栄養法 … 173
4. 排泄の援助技術 ……… 183
5. 浣腸・摘便 ……… 197
6. 導尿・膀胱留置カテーテル … 203
7. 活動の援助技術 ……… 208
8. 休息の援助技術 ……… 223
9. 清潔の援助技術 ……… 231
10. 衣生活の援助技術 ……… 242

1. 環境を整える技術

学習の要点は

看護師の独自の機能である生活の援助の一つです。病室内や病床の環境については，その具体的な数値や援助内容を確認しておきましょう。

―――― **環境の調整** ――――

「…環境は，共に人間の福祉，基本的人権ひいては，生存権そのものの享受のため基本的に重要である。」
（1972年6月，国際連合「人間環境会議（ストックホルム会議）」で採択）

- 患者を取り巻く生活環境にはさまざまな要因がある。
- 生活環境は健康に影響を及ぼす。

> 生命を維持し，健康を保持・増進し，また疾病の予防や回復のため

⬇

- 事故や感染源から患者を守り安全な環境を整える。
- 快適で心安らぐ生活環境を提供し，患者の健康回復への意欲を高める。

健康に影響を及ぼす環境要因

	要因	内容
外部環境	物理的環境要因	採光，照明，色彩，音，温度，湿度，気流など
	化学的環境要因	空気，空気汚染物質，水分，水質，食品，薬品など
	生物的環境要因	微生物，植物，動物，ペットなど
	社会・文化的環境要因	家庭の社会・経済状態，職業，地域の風習，社会資源など
内部環境	心理的，生理的，精神的	

病室内環境の調整

- 気候の3要素……温度・湿度・気流

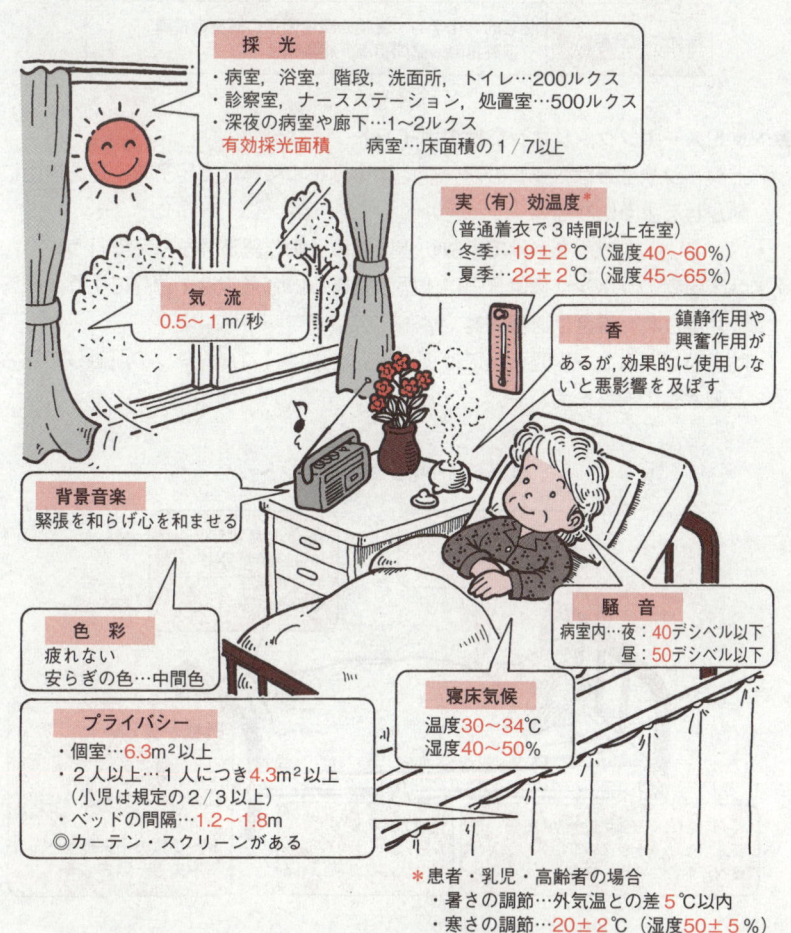

採光
- 病室，浴室，階段，洗面所，トイレ…200ルクス
- 診察室，ナースステーション，処置室…500ルクス
- 深夜の病室や廊下…1〜2ルクス

有効採光面積　病室…床面積の1/7以上

実（有）効温度＊
（普通着衣で3時間以上在室）
- 冬季…19±2℃（湿度40〜60%）
- 夏季…22±2℃（湿度45〜65%）

気流
0.5〜1m/秒

香
鎮静作用や興奮作用があるが，効果的に使用しないと悪影響を及ぼす

背景音楽
緊張を和らげ心を和ませる

騒音
病室内…夜：40デシベル以下
　　　　昼：50デシベル以下

色彩
疲れない
安らぎの色…中間色

寝床気候
温度30〜34℃
湿度40〜50%

プライバシー
- 個室…6.3m²以上
- 2人以上…1人につき4.3m²以上
  （小児は規定の2/3以上）
- ベッドの間隔…1.2〜1.8m
- ◎カーテン・スクリーンがある

＊患者・乳児・高齢者の場合
- 暑さの調節…外気温との差5℃以内
- 寒さの調節…20±2℃（湿度50±5%）

※温湿度計はベッドの高さ

病床の整備

病床における主な環境整備として，ベッドメーキング，リネン交換などが挙げられる。

援助内容と方法

援助内容	援助方法
病室内環境（病床）整備	物理的・化学的・生物的環境因子の調整 　朝またはケア時の環境整備（寝床気候の調整，ベッドメーキング，ベッド周囲の環境整備）
人間関係の調整	病室内の人間関係，家族関係の調整 　病室の移動，面会の協力依頼など
居住環境調整	物理的・化学的・生物的環境因子の調整の指導 　退院指導，訪問指導，相談

● ベッドメーキング，リネン交換のポイント
- 上シーツや毛布はベッドの足元側にゆるみをつくる（尖足予防，足を自由に動かせるようにする）。
- ベッドストッパーをかけて事故防止に努め，動作経済性を考えて行う。
- 臥床患者のリネン交換は3日に1回が望ましい（通常は1週間に1回，発汗や汚染された場合は必要時）。
- 防水布（ゴムシーツ）の上には横シーツを敷く（ゴムシーツの肌触りの悪さと吸水性の悪さをカバー）。

ベッドメーキングのポイント

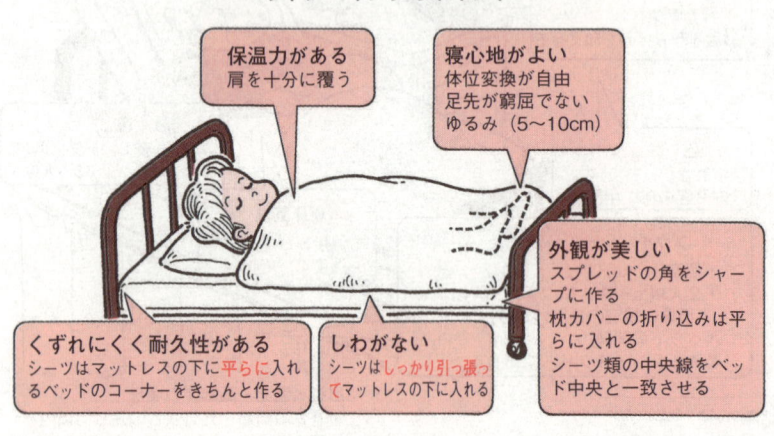

- **保温力がある**　肩を十分に覆う
- **寝心地がよい**　体位変換が自由　足先が窮屈でない　ゆるみ（5〜10cm）
- **外観が美しい**　スプレッドの角をシャープに作る　枕カバーの折り込みは平らに入れる　シーツ類の中央線をベッド中央と一致させる
- **くずれにくく耐久性がある**　シーツはマットレスの下に平らに入れるベッドのコーナーをきちんと作る
- **しわがない**　シーツはしっかり引っ張ってマットレスの下に入れる

● 病床の整備のポイント
- 塵埃が患者の顔にかからないようにする（必要時マスクをつけてもらう）。
- 換気を十分に行う（塵埃がおさまるのに約40分かかる）。患者に風が直接あたらないように注意して窓を開ける。
- 寝床内の気候（温度・湿度・気流）の調整はリネン類を一枚ずつはいでいくことによって行う。
- 臥床患者の場合は希望を聞きながらベッド周囲の物品を配置する。

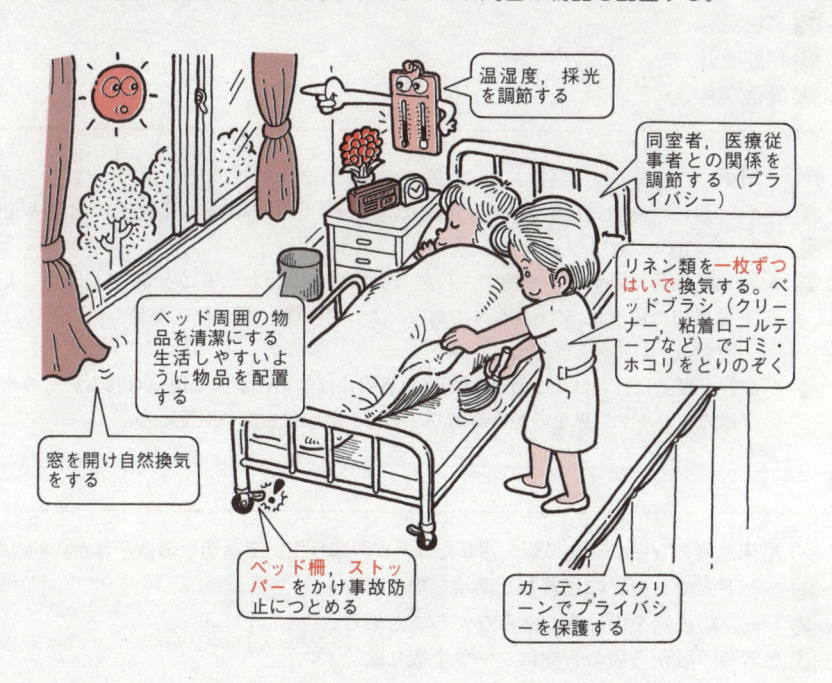

温湿度，採光を調節する

同室者，医療従事者との関係を調節する（プライバシー）

リネン類を一枚ずつはいで換気する。ベッドブラシ（クリーナー，粘着ロールテープなど）でゴミ・ホコリをとりのぞく

ベッド周囲の物品を清潔にする生活しやすいように物品を配置する

窓を開け自然換気をする

ベッド柵，ストッパーをかけ事故防止につとめる

カーテン，スクリーンでプライバシーを保護する

基本的日常生活援助技術

環境を整える技術　157

環境を整える技術

既出問題チェック

☐ 実施時に最も高い照度を必要とするのはどれか。96-A50
1 全身清拭
2 高圧浣腸
3 口腔吸引
4 腰椎穿刺

● 解答・解説

1 ×
2 × 　一般に全身清拭は病室で行われることが多い。日本工業規格（JIS）によると病室は100～200ルクスである。
3 × 高圧浣腸は処置室や病室で、口腔吸引は病室で行われることが多い。JISによる処置室の照度は500ルクスである。よって、1～3の照度が最も高いということはない。
4 ○ 穿刺が安全に行われるよう穿刺部位の照明には無影灯が広く用いられる。その無影灯は約2万ルクス以上の照度があり、4選択肢中最も高い照度となる。

☐ 臥床患者のシーツ交換の際、汚れたシーツの取り扱いで適切なのはどれか。97-A63
1 ベッド上でシーツに付着した塵埃を掃き取る。
2 シーツの表側を内に巻き込みながらまとめる。
3 患者の下肢から頭の方向にシーツを取り除く。
4 取り除いたシーツは床の上に置く。

● 解答・解説

1 × ベッド上で塵埃を掃き取ると患者が安全・安楽な状態でない。防水シーツ、マットレスパッド、マットレスの塵埃は粘着テープクリーナーで取り除き、シーツは表面を内側に巻き込みながらまとめる。
2 ○ シーツの埃や落屑などの飛散を防ぐため、表面を内側に巻き込みながらまとめる。
3 × 臥床患者のシーツ交換を患者の左右どちらかから行う場合、患者の顔の方に埃が行かないように、頭から足の方にシーツを取り除く。
4 × 病院の床は不潔である。取り除いたシーツはランドリーバッグに入れる。

☑ 離床できる成人2人部屋の病床環境で**適切でない**のはどれか。95-A51
1 部屋の広さが10m²
2 窓の面積が1.5m²
3 ベッドの間隔が1.2m
4 ベッドの高さが75cm

● 解答・解説
1 ○病床の床面積は，厚生労働省令（医療法施行規則第16条第1項第3号）によると，患者2人以上の場合1人につき4.3m²以上の床面積となっているので正しい。
2 ○病院・診療所の病室の有効採光面積は，床面積の1/7以上という規定がある。窓の面積が1.5m²である場合，1に示した規定床面積の1/7以上にあたるので正しい。
3 ○ベッドの間隔は1m以上，できれば1.2〜1.8mが望ましいとされているため，正しい。
4 ×離床できる患者のベッドの高さは，腰掛けたときに足底が床につき，立ちやすい膝下までの高さくらいが適している。

☑ 療養環境について正しいのはどれか。80-A41
1 冷房は室内外の温度差が10℃以上になると正常な体の適応能を乱すが，床上安静の患者では室外には出ないので遠慮しなくてもよい。
2 冬期は外気の乾燥による乾燥が加わり上気道の乾燥やほこりの吸入を助長するので，湿度を40〜60％に保つよう加湿するとよい。
3 体調の悪いときや不安のあるときには，安心感を与えるために照明はできるだけ明るくし夜間もつけたままにしておく。
4 大部屋に入院した患者が平素愛用している香水をつけているが，さわやかな香りと感じたのでそのまま使用を勧めた。

● 解答・解説
1 ×室内の至適温度は室外の温度によって変化する。夏の室内外の温度差は長時間の床上安静の場合には健康な人や活動している人の温度差よりも小さくてよい。5℃前後が好ましいとされている。
2 ○冬期の至適湿度は40〜60％，至適温度は20±2℃とされている。
3 ×夜間の明るい照明は心理的にも安静を妨げるので，睡眠の妨げにならない程度の照明を用いるとよい。
4 ×においや香りの好みは個体差があるので，同室者に不快感を与えることもある。また，においは各種情報を観察する際の妨げになることもあるので使用は勧めない。

2. 食生活の援助技術

学習の要点は

健康が障害されると飲食の欲求も変化します。栄養は，健康の回復，維持，増進には必須であり，低栄養状態は二次障害の誘因にもなります。栄養状態を評価し，栄養障害が考えられる場合には，状態に応じた栄養法（経管栄養法など）をとります。患者のバランスよい栄養摂取，その消化・吸収・代謝を援助することが看護師には求められています。

● ── 食事栄養の意義と食物選択に影響する要因 ── ●

- 栄養をとる意義（生理的意義）

  人間は，活動するためのエネルギーを作り出すことができない。したがって，エネルギーを産生するための栄養を食物からとる必要がある（生命の維持）。成長・発達のためにも，また，身体の健康を維持することや疾病の回復あるいはよいコントロール状態にするためにも食事栄養は必要である。

- 生理的意義の他に，心理的意義，文化的・社会的意義がある。

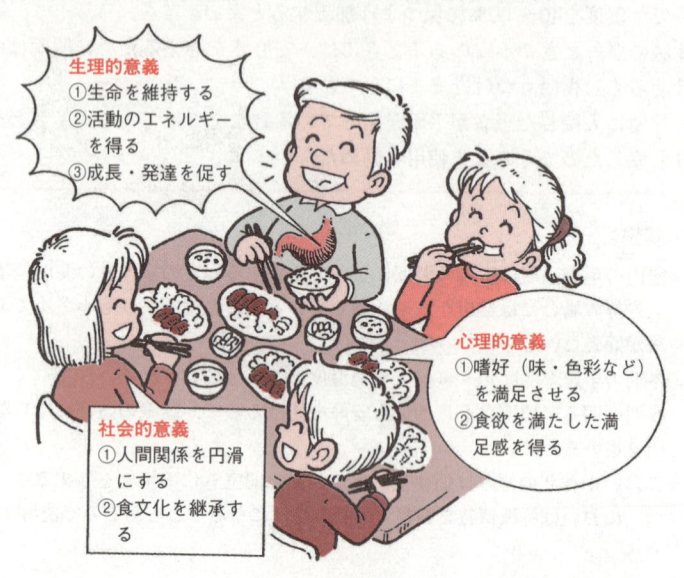

生理的意義
①生命を維持する
②活動のエネルギーを得る
③成長・発達を促す

心理的意義
①嗜好（味・色彩など）を満足させる
②食欲を満たした満足感を得る

社会的意義
①人間関係を円滑にする
②食文化を継承する

食物選択に影響する要因

項目	内容
生活背景	個人の嗜好，食習慣 心理的側面（不安，対人関係など） 経済的側面（財源（収入の有無），食物の値段など） 社会的側面（職業，家族背景など） 文化的側面（行事への参加，風習，宗教など） 物理的環境（気候，購入場所（スーパーマーケットの有無等）など）
疾病	内分泌・代謝異常，上肢の運動機能や咀嚼・嚥下機能を低下させる疾患（脳梗塞など），口腔内の疾患（腫瘍，骨折，炎症，義歯など），発熱等の消耗性疾患など

健康な食生活と食事摂取基準

1．健康な食生活

　人間の健康維持・回復・増進のためには，年齢や性別，活動状況に合わせた**適切なエネルギーおよび栄養素の摂取**が必要である。栄養が過剰摂取でも不足していても疾病（生活習慣病）につながるため，食事摂取基準に沿った食生活を送ることが望ましい。

2．人間に必要な栄養素

- **糖質・脂質・蛋白質** ➡ **3大栄養素**（エネルギー源，体の構成成分）
- **無機質**（無機塩類・電解質）・**ビタミン・水** ➡ 調節素（保全素ともいう）

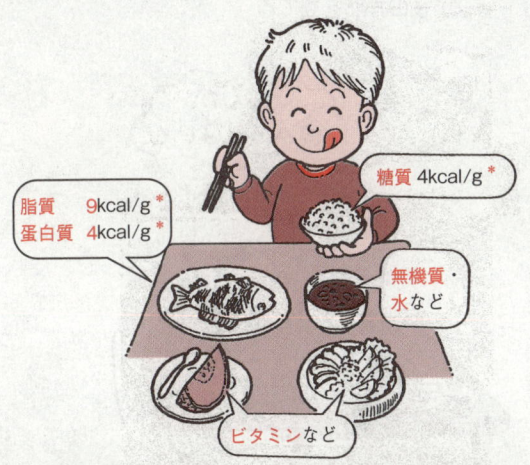

脂質　9kcal/g*
蛋白質　4kcal/g*
糖質 4kcal/g*
無機質・水など
ビタミンなど

＊3大熱量素が体内で燃焼し産生されるエネルギー量（1gあたり）

3．食事摂取基準

正式名称は「日本人の食事摂取基準」。1日に必要なエネルギー，栄養素などが年齢別，男女別，身体活動レベル別などに示されている。5年ごとに厚生労働省が改訂している。

日本人の食事摂取基準〜身体活動レベルⅡ（1日）

	年齢	エネルギー(kcal)	蛋白(g)	脂肪/エネルギー比(%)	カルシウム(mg)	鉄(mg)	VA(μgRE)	VB₁(mg)	VB₂(mg)	VC(mg)	VD★(μg)	ナイアシン(mg)
男性	18〜29	2,650	50	20〜30	650	6.0	600	1.2	1.3	85	5.5	13
	30〜49			20〜25	550	6.5						
	50〜69	2,450			600	6.0		1.1	1.2			12
	70〜	2,200		15〜25			550	1.0	1.1			11
女性	18〜29	1,950	40	20〜30	550	8.5(5.0)	450	0.9	1.0	85	5.5	9
	30〜49	2,000		20〜25		9.0(5.5)	500					10
	50〜69	1,950			500							9
	70〜	1,700		15〜25		5.0	550	0.8	0.9			8

注）★は目安量．それ以外は推定平均必要量．
成人女性（18〜69歳）の鉄の（ ）内は月経なしの数値．
（ ）外の数値は過多月経（月経出血量が80mL/回以上）の者を除外して策定した．

「日本人の食事摂取基準［2010年版］」より抜粋

栄養状態の評価

栄養状態を評価する意義・要点として次のような内容が挙げられる．

- 栄養障害はあるか？　→　あればその程度は？
- 栄養管理の方法は？　→　どんな方法を選択するか？
- 栄養療法は適用となるか？　→　実施中ならば効果の判定
- 手術の場合　→　予後の推測を立てる

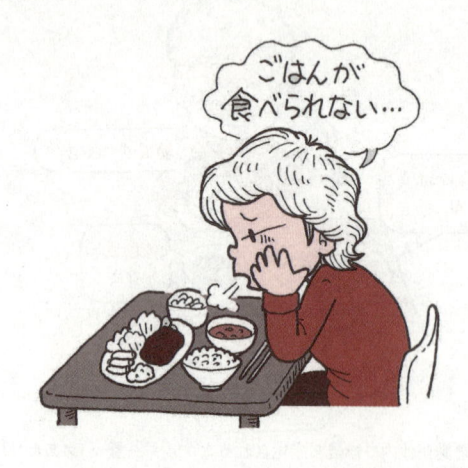

●栄養状態を評価する項目

(1) 問診，視診，触診：食事摂取量，食習慣，嚥下の状態，健康状態，消化器症状，運動量，活動状況，生活リズム　など
(2) 身体計測：身長・体重の測定，％標準体重・BMIの計算，肥満度の測定，皮下脂肪厚の測定

肥満・やせの判定基準（日本肥満学会）

判定	やせ	普通	肥満（1度）	肥満（2度）	肥満（3度）	肥満（4度）
BMI*	18.5未満	18.5以上 25.0未満	25.0以上 30.0未満	30.0以上 35.0未満	35.0以上 40.0未満	40.0以上
肥満度	－15％未満	－15％〜＋15％未満	＋15％以上			

＊Body Mass Index；BMI＝体格指数

①BMI＝体重（kg）÷｛身長（m）｝^{2}

②肥満度（％）＝ $\dfrac{測定体重（kg）－標準体重（kg）}{標準体重（kg）} \times 100$

標準体重（kg）簡易計算法
　a）ブローカ式桂変法：身長（cm）の下2桁×0.9＝標準体重
　b）｛身長（m）｝^{2}×22＝標準体重
③皮下脂肪厚（TSF）：上腕背面，肩甲骨下端で測定

(3) 血液検査：アルブミン（Alb），プレアルブミン（PA），トランスフェリン（TF），総鉄結合能（TIBC）など
(4) 尿検査：クレアチニン（Cr），尿素窒素（UN）から窒素平衡を計算など
(5) 免疫能検査：総リンパ球数（TLC），皮膚遅延型過敏反応（PPDなど），免疫グロブリンなど

栄養療法適応基準

項　目	基　準
①窒素平衡（N-balance）	1週間以上負の値
②％標準体重	80％以下
③アルブミン	3.0g/dL以下
④トランスフェリン	200mg/dL以下
⑤総リンパ球数	1,000/μL以下
⑥PPD皮内反応	直径5mm以下

＊上記，1つがあてはまれば栄養療法の適応
日本静脈経腸栄養学会編，コメディカルのための静脈・経腸栄養ガイドライン，p.9　南江堂，2000.

食行動に影響する要因のアセスメント

1．食欲と食行動

間脳の視床下部には，外側に摂食中枢，内側に満腹中枢がある。2つの中枢の働きによって食欲は影響を受けている。食欲を感じることによって摂食行動が生じる。

摂食行動のメカニズム

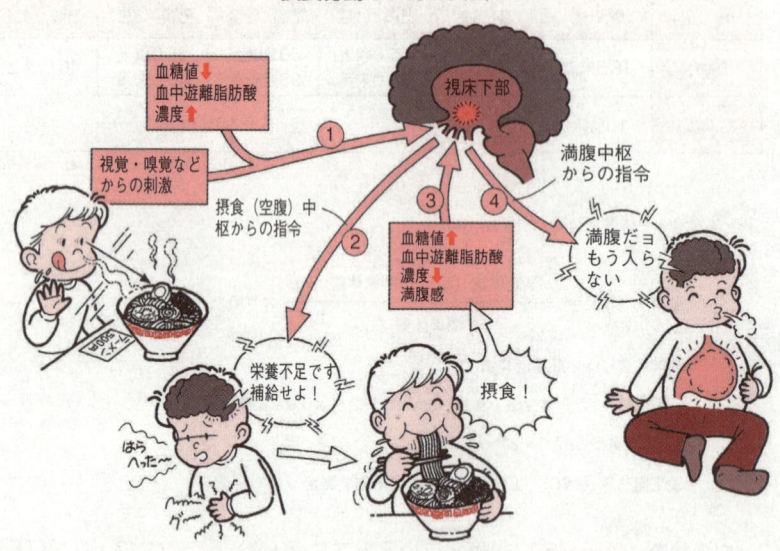

- 血糖値↓
- 血中遊離脂肪酸濃度↑
- 視覚・嗅覚などからの刺激
- ① 摂食（空腹）中枢からの指令
- ② 栄養不足です 補給せよ！
- ③ 血糖値↑ 血中遊離脂肪酸濃度↑ 満腹感
- ④ 満腹中枢からの指令
- 満腹だヨ もう入らない
- 摂食！

食欲に影響を与える因子

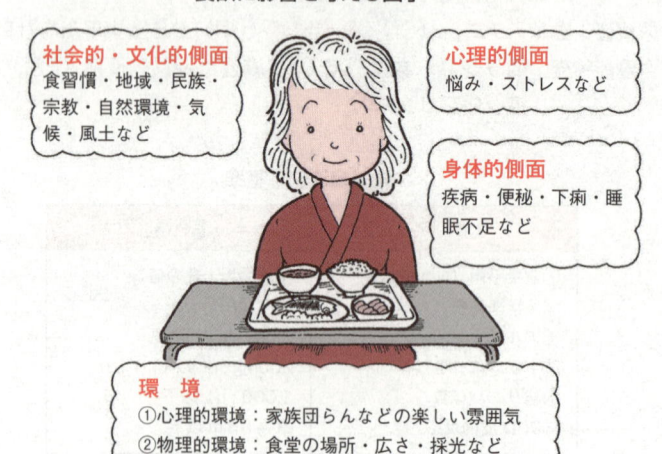

- **社会的・文化的側面**：食習慣・地域・民族・宗教・自然環境・気候・風土など
- **心理的側面**：悩み・ストレスなど
- **身体的側面**：疾病・便秘・下痢・睡眠不足など
- **環境**
  ①心理的環境：家族団らんなどの楽しい雰囲気
  ②物理的環境：食堂の場所・広さ・採光など

2. 食行動に影響を与える因子

　食行動は，身体的な活動が制限される状態（四肢の機能が障害されるなど）では自力で摂取できなくなる。また，感覚障害（主に視覚）や口腔の機能，嚥下の機能，消化・吸収の機能が維持されていないことが食行動へ影響を与える。

身体的状態と栄養法の選択

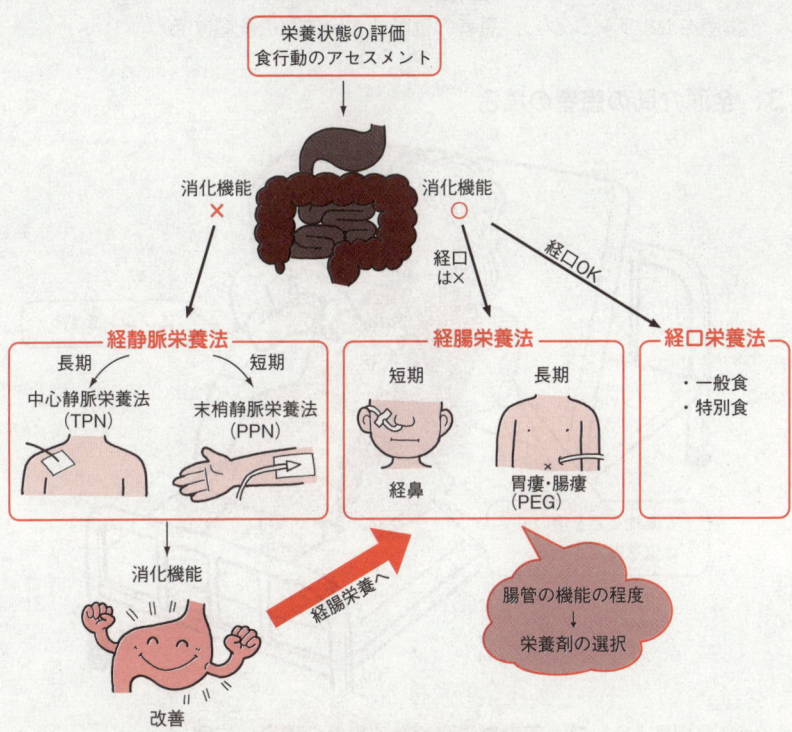

栄養状態の評価
食行動のアセスメント

消化機能 ×
　→ 経静脈栄養法
　　・長期：中心静脈栄養法（TPN）
　　・短期：末梢静脈栄養法（PPN）
　　　↓ 消化機能 改善 → 経腸栄養へ

消化機能 ○
　経口は× → 経腸栄養法
　　・短期：経鼻
　　・長期：胃瘻・腸瘻（PEG）
　経口OK → 経口栄養法
　　・一般食
　　・特別食

腸管の機能の程度
　↓
栄養剤の選択

● 食事摂取の援助方法 ●

1. 援助時のポイント

①可能な限り経口摂取を促し，患者が自立できるように援助する。
②口腔内を十分<u>湿らせて</u>から介助を行う。
③食後は口腔を清潔に保つために，**歯磨き**や**含嗽**を行う。
④温かいものは温かく，冷たいものは冷たい状態で配膳する。
⑤食欲のない患者の場合は，五感を刺激したり，レモンや香辛料などを多用し味の工夫をする。
⑥**誤嚥**がないか観察する。
⑦食事がストレスにつながっていないか，心理面にも配慮する。

2．自力で食事摂取できる患者の場合

①ベッドを挙上し，体位を整える。坐位がとれれば坐位に，もしくは半坐位にする。このとき，枕を調整し頸部をやや前屈位にすると嚥下しやすくなる。
②手や口腔を清潔にする。
③温度，湿度，採光，臭気の有無を確認し，清潔な環境に整える。
④食事前に排泄の有無を確認する。
⑤食膳をセッティングし，患者の食べやすい位置に配置する。

3．全面介助の患者の場合

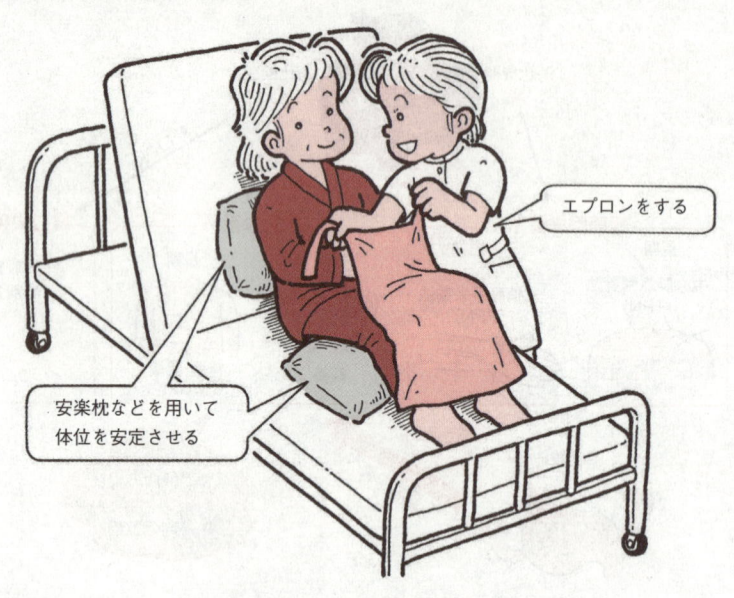

エプロンをする

安楽枕などを用いて体位を安定させる

①②③④は「2．自力で食事摂取できる患者の場合」に同じ
⑤患者の希望を聞きながら，一口ずつ介助する。

4. 視覚障害のある患者の場合

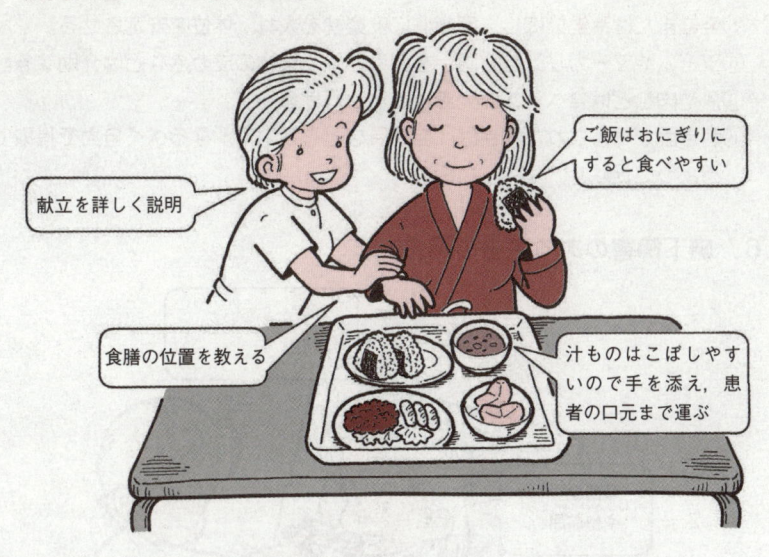

- 献立を詳しく説明
- ご飯はおにぎりにすると食べやすい
- 食膳の位置を教える
- 汁ものはこぼしやすいので手を添え，患者の口元まで運ぶ

①②③④は「2. 自力で食事摂取できる患者の場合」に同じ
⑤視覚障害や片麻痺，側臥位で摂取する患者の場合，ご飯はおにぎりにする。

5. 片麻痺のある患者の場合

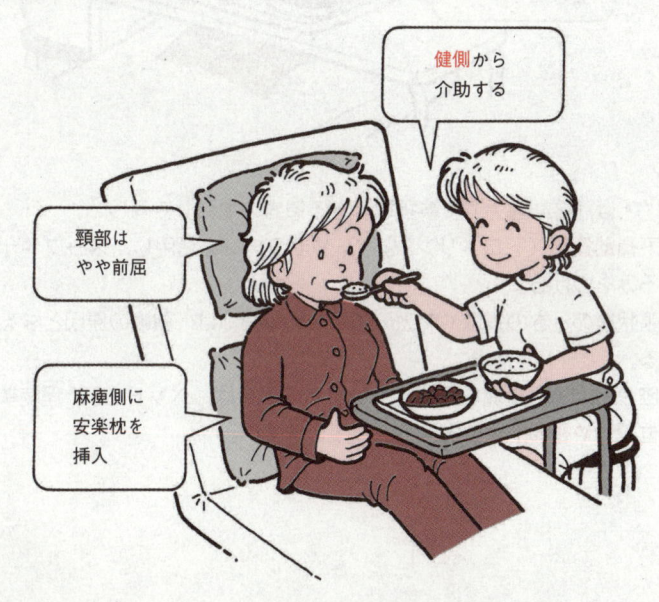

- 健側から介助する
- 頸部はやや前屈
- 麻痺側に安楽枕を挿入

基本的日常生活援助技術

食生活の援助技術

①②③④は「2．自力で食事摂取できる患者の場合」に同じ
⑤坐位または半坐位にし，麻痺側に安楽枕を入れ，体位を安定させる。
⑥ジャムやマーガリンなど両手を使うもの，果物の皮むきなどは介助する。
⑦魚や肉などは食べやすい大きさにとり分ける。
⑧利き腕が障害された場合は，自助具などを用いて，なるべく自力で摂取できるように促す。

6．嚥下障害のある患者の場合

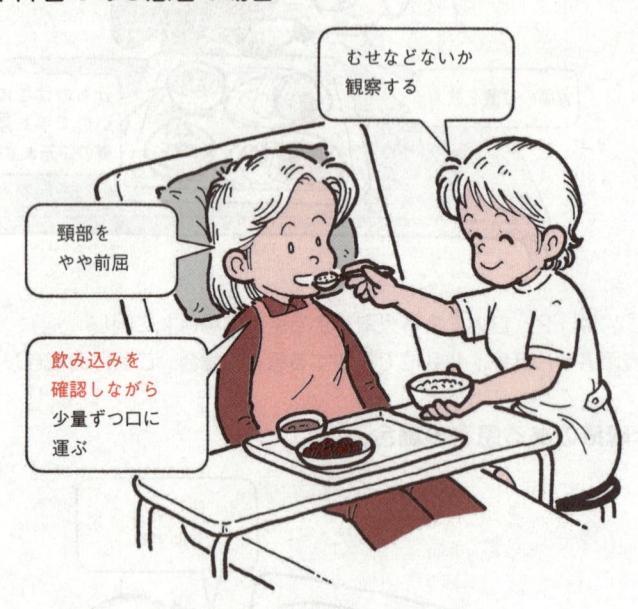

- むせなどないか観察する
- 頸部をやや前屈
- 飲み込みを確認しながら少量ずつ口に運ぶ

①②③④は「2．自力で食事摂取できる患者の場合」に同じ
⑤嚥下補助食品（トロメリン®など）やゼラチンを活用し，スープや汁物にはとろみをつける。
⑥緊張状態のときの摂取や刺激の強いものの摂取は，誤嚥の原因となるため避ける。
⑦口腔から咽頭へ食塊を運びにくい患者の場合は，ベッドを30°程度挙上した体位でやや頸部前屈位をとると嚥下しやすい。

病人の食事

健康障害が生じた場合，食行動に関する機能が低下していたり，疾病により消化器系の安静が必要な場合など，疾病を回復し，健康を維持・増進できるよう疾病に則した食事（食材・調理）を提供する必要がある。

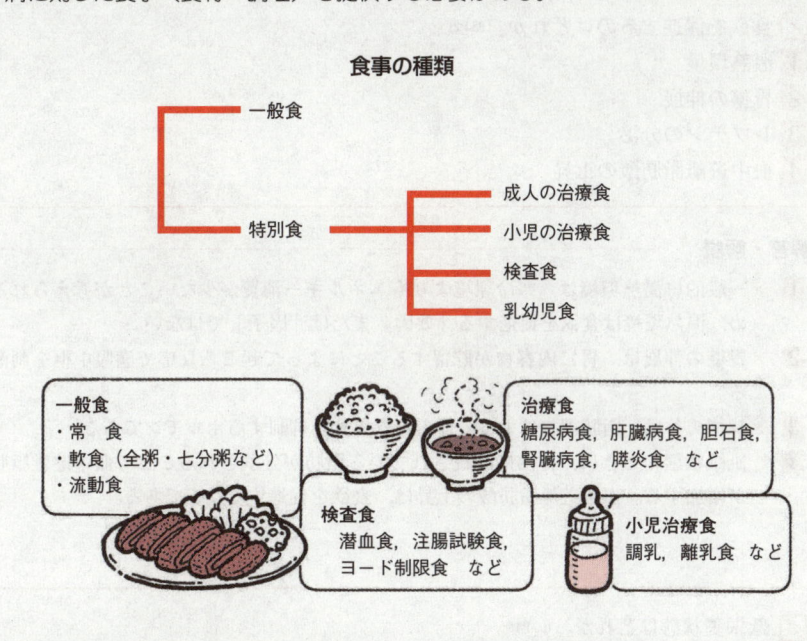

食事の種類

- 一般食
- 特別食
  - 成人の治療食
  - 小児の治療食
  - 検査食
  - 乳幼児食

一般食
・常食
・軟食（全粥・七分粥など）
・流動食

治療食
糖尿病食，肝臓病食，胆石食，腎臓病食，膵炎食　など

検査食
潜血食，注腸試験食，ヨード制限食　など

小児治療食
調乳，離乳食　など

- 治療食や検査食の場合，必要性についてわかりやすく十分説明し，患者の理解を得る必要がある。
- 治療食は，適切な食品選択や調理方法，食習慣に応じた指導が必要となる。

食生活の援助技術

既出問題チェック

☐ 食欲を促進するのはどれか。98-P21
1 温熱環境
2 胃壁の伸展
3 レプチンの分泌
4 血中遊離脂肪酸の上昇

● 解答・解説

1 × 一般的に温熱環境は，寒冷環境よりもエネルギー消費が少ないことが考えられるため，温熱環境は食欲を促進する「要因」または「因子」ではない。
2 × 胃壁の伸展は，胃に内容物が貯留することによって起こる反応で満腹中枢を刺激する。
3 × レプチンは，脂肪細胞によって作られる摂食を抑制するホルモンである。
4 ○ 飢餓状態のときに，体内に貯蔵されている脂肪が分解されることで血中遊離脂肪酸が増加する。血中遊離脂肪酸の上昇は，食欲を促進する反応である。

☐ 低栄養状態はどれか。100-P41
1 BMI 23.0，アルブミン 3.8g/dl
2 BMI 21.5，アルブミン 3.6g/dl
3 BMI 18.0，アルブミン 2.8g/dl
4 BMI 16.5，アルブミン 3.5g/dl

● 解答・解説

1 ×
2 ×
3 ○
4 ×

BMI〔体重（kg）÷（身長（m））^{2}〕の普通（標準）は18.5以上25未満であり，18.5未満がやせである。アルブミン値の基準値は3.8～5.3g/dlである。栄養療法の適応基準ではアルブミン3.0以下となるため，それより低い値は栄養状態が悪いと考えられる。4はBMIは最も低いがアルブミン値は3.0以上であるため栄養療法の適応基準を満たさない。BMI，アルブミンともに基準値より低い値である3が低栄養状態であると考えられる。

☐ 1日エネルギー所要量が2,300kcalの標準体型の40歳の男性。
　1日の脂肪摂取量で適切なのはどれか。 92-A51, 95-A52, 99-A43
1 35g
2 55g
3 80g
4 100g

● 解答・解説

1	×	1日の脂肪摂取基準は，40歳男性の場合は20〜25%未満である。20%では
2	○	2,300kcal×0.2＝460kcal，25%では2,300kcal×0.25＝575kcalである。460〜575kcal
3	×	が脂肪の摂取カロリーとなる。これをグラム換算する計算は，脂肪が1gあたり
4	×	9kcalのため（460〜575）÷9kcal＝51.1〜63.9gの範囲となる。選択肢中でこの範囲内に入るのは 2 である。

☐ 血液透析を受けている患者への食事指導で適切なのはどれか。 100-A41
1 乳製品の摂取を勧める。
2 レバーの摂取を勧める。
3 穀物の摂取を制限する。
4 生野菜の摂取を制限する。

● 解答・解説

1 ×血液透析を受ける患者は，タンパク質が腎機能低下の程度に応じて制限される。乳製品には，タンパク質，カリウム，リンが多く含まれているが，低タンパク質食が望ましいため摂取を勧める対応は適さない。

2 ×タンパク質を制限する必要があるため，少量でタンパク質を多く含むレバーはむしろ控えてもらう方がよい。

3 ×糖質となる穀物摂取を制限すると，エネルギーを産生するためにタンパク質が分解されて利用されてしまうため，穀物摂取は，不足しないように食事指導する必要がある。

4 ○野菜は生のままだとカリウムが多く含まれているため摂取は制限する必要がある。野菜はゆでるとゆで汁にカリウムが溶けだすため，ゆでた野菜を勧める方がよい。

☑ 誤嚥を防ぐための食事介助で適切なのはどれか。 100-A16
1 パサパサした食べ物を準備する。
2 患者の体位は，頸部を後屈させ下顎を挙上させる。
3 食物を口に運んだスプーンは上方へ抜き取る。
4 飲み込んだのを確認してから，次の食物を口に入れる。

● 解答・解説

1 ×パサパサした食べ物は，水分を含有してないため口腔粘膜に貼りついてしまったり，口腔内の水分を吸い取ってしまい食塊の形成が困難となり，嚥下運動がスムーズにできなくなり誤嚥しやすい。
2 ×患者の頸部を後屈させてしまうと嚥下反射が起こりにくくなる（嚥下運動がしづらい）ため誤嚥しやすくなる。前屈位にした方がよい。
3 ×スプーンを上方に抜くと舌に食物がしっかりのらず，口腔内の前方にたまってしまうことが考えられる。
4 ○食塊を飲み込まない状態で次の食物を口に入れてしまうと口腔内に食物がたまり，多すぎると誤嚥しやすくなるため，飲み込みを確認してから次の食物を口腔内に入れる。

☑ 嚥下障害の患者に食事を再開する場合の開始食で適切なのはどれか。 99-A29
1 プリン
2 こんにゃく
3 野菜きざみ食
4 コンソメスープ

● 解答・解説

1 ○開始食としては，ゼリーやプリンがよい。口腔内でつぶしやすく，食塊としてそのまま，まとまった状態で嚥下できるため開始食に適している。
2 ×こんにゃくは，咽頭を通過しやすいが，咀嚼するとバラバラになりやすく，咀嚼できない場合には丸飲みしてしまう可能性があり，窒息につながる危険性があるため開始食には適さない。
3 ×きざみ食は，食塊を形成する必要があり，開始食としては適さない。
4 ×コンソメスープは，味はよいが，汁物であるため水のようにさらさらしている。嚥下障害患者の食事の開始食としては，誤嚥しやすいため適さない。

3. 経管栄養法／経静脈栄養法

学習の要点は

経管栄養法は経静脈栄養法よりも生理的な栄養摂取方法です。経管栄養法では，栄養剤の特徴や胃チューブ挿入時，栄養剤注入時の援助方法，起こりやすい合併症について，経静脈栄養法では，カテーテル挿入時，高カロリー輸液中に起こりやすい合併症や管理方法についての学習が必要です。

経管栄養法

経管栄養とは，経口摂取は困難であるが，消化管の消化や吸収の機能には問題ない場合に，栄養を補給するためにチューブを介して栄養を消化管へ注入する方法である。口腔，鼻腔，胃，腸にチューブを挿入・留置し栄養剤を注入する。

患者の疾病の状況に合わせて栄養剤は選択される。栄養剤の形態は，少量でもカロリーが得られ，かつ栄養バランスのよいもの，チューブを閉塞させないものが適している。

栄養剤の種類

		天然濃厚流動食	半消化態栄養剤	消化態栄養剤	成分栄養剤
消化・吸収機能		消化・吸収必要	消化：一部必要 吸収：必要	消化：一部必要 吸収：必要	消化：不要 吸収：必要
浸透圧		↑高い	↓やや低い	↑高い	↑高い
味		よい	比較的よいものが多い	悪い	悪い
栄養素	糖質	炭水化物	炭水化物（複合体）	デキストリン	デキストリン
	蛋白質	蛋白質	ペプチド	ジペプチド トリペプチド	アミノ酸
	脂質（脂肪含有量）	↑多い	↑多い	↓少ない	↓非常に少ない
食物繊維		含有	含有	なし	なし

＜援助時の注意事項＞

- 栄養剤注入中にむせや咳込みがある場合は、注入を中止しチューブの挿入位置が適切か確認する。
- 胃チューブの交換時期は、経鼻法の場合、1～2週間に1回が目安である。胃瘻の場合は、チューブの種類によって異なる。長期間のものは数か月（4～6か月程度）ごとでよい。短いものでも1か月ごとが目安である。
- 経口摂取しないことにより、唾液分泌が低下し自浄作用が低下するため、舌苔がたまりやすい。毎日の口腔ケア（1回／日）を行うことが大切である。
- 経口摂取できないことに対する不安やストレスがたまりやすい。精神的なケアを行うことも大切な看護師の役割である。

1. 胃チューブ挿入時（経鼻法）のポイント

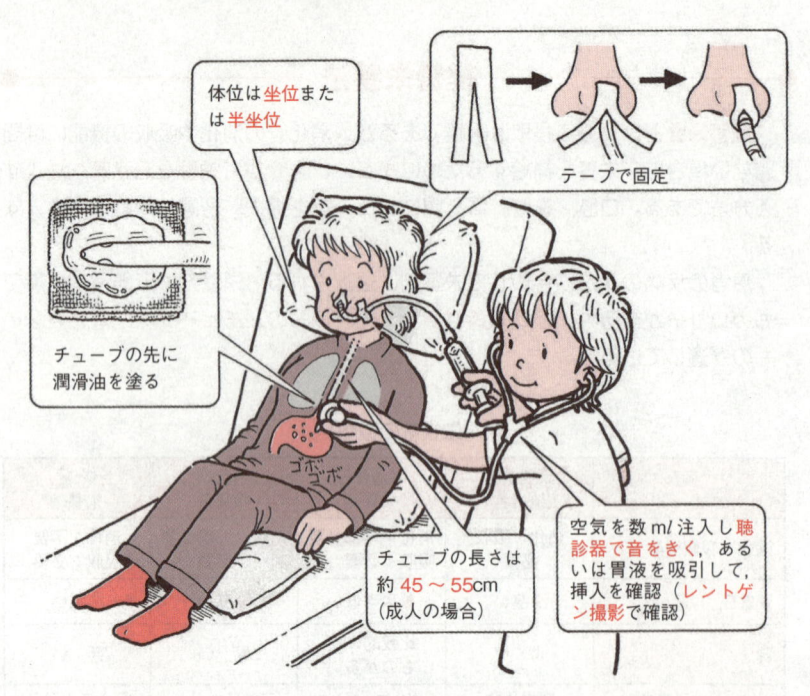

- チューブの先に潤滑油を塗る
- 体位は坐位または半坐位
- テープで固定
- チューブの長さは約45～55cm（成人の場合）
- 空気を数mL注入し聴診器で音をきく、あるいは胃液を吸引して、挿入を確認（レントゲン撮影で確認）

- チューブを挿入するときの体位は、咽頭部から食道へ入りやすくなるため、坐位または半坐位がよい。この体位がとれない場合は仰臥位で行う。
- チューブが咽頭まできたら、嚥下できる場合は患者に飲み込む動作（頸部前屈位）をしてもらう。

2．栄養剤注入時（経鼻法）のポイント

流動食注入時

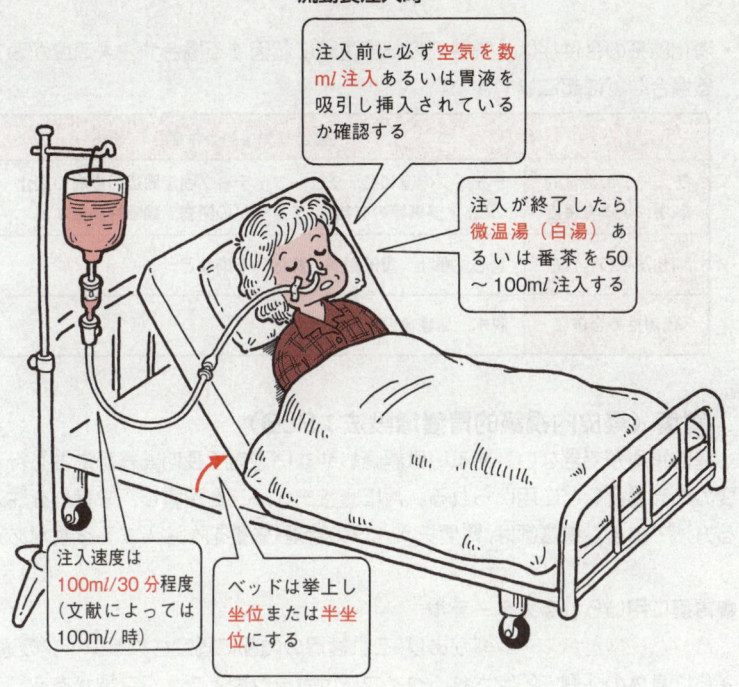

注入前に必ず**空気を数mℓ注入**あるいは胃液を吸引し挿入されているか確認する

注入が終了したら**微温湯（白湯）**あるいは番茶を50〜100mℓ注入する

注入速度は**100mℓ/30分程度**（文献によっては100mℓ/時）

ベッドは挙上し**坐位**または**半坐位**にする

- 流動食を注入する前に必ず**排泄の有無**を確認する。
- **注入後30〜60分程度**は**坐位**または**半坐位**のままで安静にする（褥瘡が発生しないよう注意する）。
- 注入は，持続注入の場合20kcal/20mℓ/時程度で開始する。間欠的方法で行う場合，経鼻・胃瘻200mℓ/時（文献によっては100mℓ/時），腸瘻100mℓ/時以下である。

3．起こりやすい合併症
- 経鼻法の場合，注入した栄養剤の逆流による誤嚥性肺炎に注意する必要がある。
- 消化器系の合併症は，栄養剤の細菌汚染に起因する場合や注入速度が速すぎる場合などに起こりやすい。

	起こりやすい合併症
チューブの機械的刺激による合併症	チューブの違和感，チューブ・テープ固定周辺の皮膚の変化（発赤・潰瘍等の有無），チューブの閉塞，誤嚥性肺炎など
消化器系の合併症	悪心，嘔吐，腹部膨満，腹痛，下痢など
代謝性の合併症	脱水，血糖値の上昇など

4．胃瘻（経皮内視鏡的胃瘻増設法：PEG）

経口摂取ができない，あるいは誤嚥しやすい患者で長期間経管栄養を行う必要のある場合などに用いられる。胃に直接チューブを留置し，栄養剤を注入する方法である。看護師は，胃瘻チューブの管理・栄養剤を注入する役割がある。

● 胃瘻に用いられるカテーテル

バンパー型とバルーン型があり，これは胃の内部に固定されるタイプの違い，さらに身体の外側に固定されるタイプにはボタン型とチューブ型がある。

経静脈栄養法

糖質，タンパク質その他の必要な栄養素を静脈を介して補給することである。経口からも経腸からも栄養摂取が困難な場合に行う。また，経口摂取が可能でも摂取不足であったり，治療上必要な場合（手術時など）に行う。

1．経静脈栄養法の種類
- 末梢静脈栄養法（PPN）

  短期（目安は2週間以内）に栄養を補給する場合，末梢静脈を使用するため，高い浸透圧の輸液剤は使用できない。

- 完全（中心）静脈栄養法（TPN）

  長期（目安は2週間以上）に栄養を補給する場合，中心静脈（上大静脈・下大静脈）を使用するため，高い浸透圧の輸液剤を用いることができる。

<援助時の注意事項>

- カテーテルの感染予防のために，挿入部の消毒は２回／週，輸液ラインも１〜２回／週を目安に交換する。
- 24時間持続注入を行うことに伴い制限される日常生活に対し，患者の自立度に応じて援助を行う。（例：トイレや検査室への移動や清潔の援助など）
- 経管栄養法同様，経口摂取しないことによる口腔内の自浄作用の低下が考えられるため，口腔ケアを１回／日は行う。
- 適宜，滴下速度の確認・調整を行う。
- 経口摂取できないことによる精神的な苦痛がないか観察し，精神的なケアを行う必要がある。

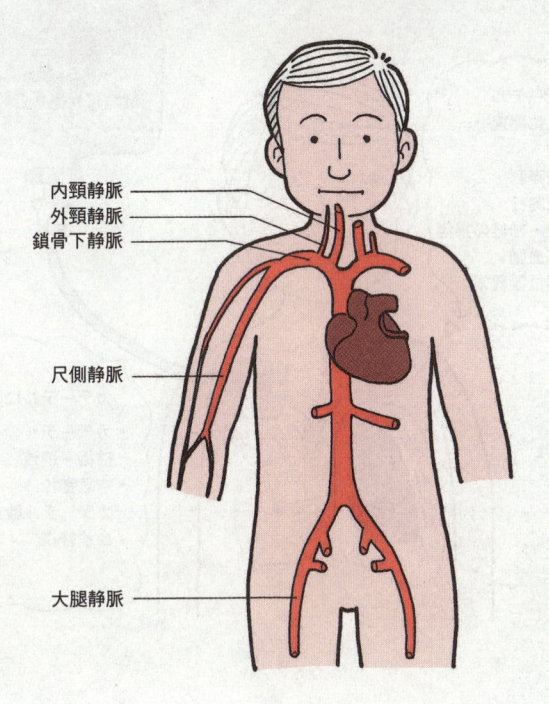

TPNカテーテルの主な挿入部位

- 内頸静脈
- 外頸静脈
- 鎖骨下静脈
- 尺側静脈
- 大腿静脈

基本的日常生活援助技術

経管栄養法／経静脈栄養法

＜経静脈栄養法（TPN）の利点と欠点＞

① 利　点
- 適応疾患の範囲が広い。
- 経管栄養法（経鼻法）と比べ，誤嚥性肺炎や悪心，下痢などの消化器系の合併症は起こらない。

② 欠　点
- 消化管の萎縮が起こりやすい。
- カテーテル挿入時（気胸など），高カロリー輸液中に重大な合併症が起こりやすい（カテーテル感染による敗血症，代謝性の合併症など）。

起こりやすい合併症（TPN）

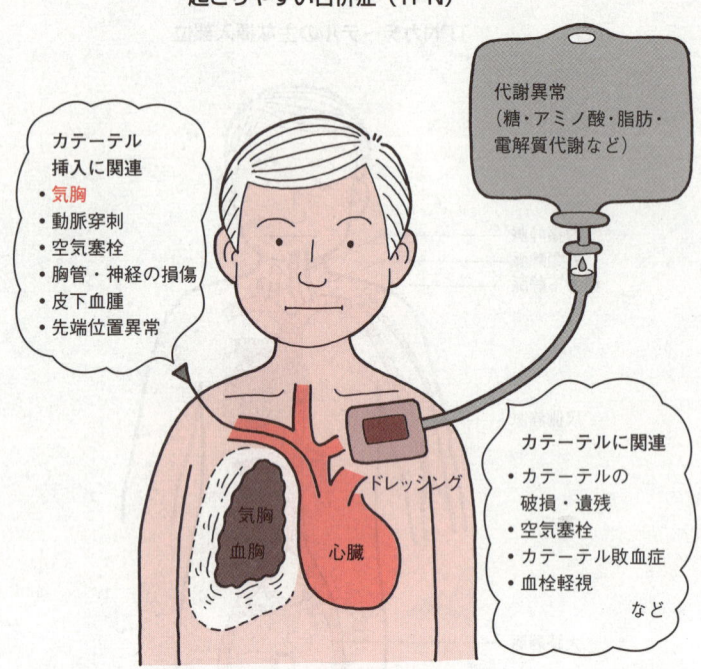

カテーテル挿入に関連
- 気胸
- 動脈穿刺
- 空気塞栓
- 胸管・神経の損傷
- 皮下血腫
- 先端位置異常

代謝異常
（糖・アミノ酸・脂肪・電解質代謝など）

気胸
血胸
心臓
ドレッシング

カテーテルに関連
- カテーテルの破損・遺残
- 空気塞栓
- カテーテル敗血症
- 血栓軽視

など

既出問題チェック 経管栄養法／経静脈栄養法

☑ 成人の経鼻経管栄養法の体位で適切なのはどれか。 必 97-A26
1 膝胸位
2 腹臥位
3 半坐位
4 シムス位

● 解答・解説

1 ×
2 ×
3 ○
4 ×

経鼻経管栄養法の場合，カテーテルを挿入するときも栄養剤を注入するときも半坐位がよい。カテーテル挿入時は，咽頭から胃内へカテーテルをスムーズに通すために，嚥下を促しながら行う。また，身体を起こすことでカテーテルを下方の胃内へ進めやすくなる。栄養剤注入時は，坐位または半坐位のように上体を挙上することにより，重力の作用も受けるため，胃内に注入された栄養剤が逆流するのをおさえることができる。

☑ 成人患者に経鼻的に経管栄養法を行う際のカテーテルの挿入で正しいのはどれか。 98-P36, 必 100-P23
1 挿入時は，体位を仰臥位にする。
2 カテーテルの先端が咽頭部を通過するまでは，頸部を前屈位にする。
3 カテーテルの先端が咽頭部を通過した後は，頸部を後屈位にする。
4 挿入後は，カテーテルから胃内容物を吸引して挿入部位を確認する。

● 解答・解説

1 ×カテーテル挿入時は，上体を挙上した方が，嚥下運動や食道の蠕動運動の動きを活用してチューブが咽頭から食道へ入りやすくなる。
2 ×カテーテル挿入時に頸部を前屈してしまうと，鼻腔も下に向いてしまいカテーテルが入りにくい。
3 ×嚥下反射を活用し挿入するためには頸部は前屈位にした方が喉頭挙上しやすくなりカテーテルもスムーズに胃まで挿入できる。
4 ○カテーテルが胃内に挿入されているかどうかを確認する方法には，胃液の吸引の他，カテーテルから空気を少量注入し，心窩部に聴診器を当てて気泡音の有無を確認する，胸部エックス線撮影で確認する（専用のカテーテルを用いる）の3つがある。

☐ 経鼻経管栄養法とその目的との組合せで正しいのはどれか。94-A52
1 栄養物を体温程度に温める————下痢の予防
2 注入前に空気を入れる————チューブ閉塞の予防
3 注入後微温湯を入れる————腹部膨満の予防
4 チューブをクレンメで止める————抜管の予防

● 解答・解説

1 ○下痢につながる原因としては，栄養剤の濃度が適切でない，注入速度が速い，栄養剤の汚染（チューブ内に細菌繁殖）が挙げられる。栄養剤は冷たい状態で注入すると，悪心や下痢など消化器系の副作用を起こすことが考えられる。現在は，常温で注入するのが一般的であるが，冷蔵保存していたものは常温に戻してから注入する。他の選択肢が明らかに誤っているため，これが正解と考える。
2 ×注入前に空気を入れるのは，胃内にチューブが挿入されているかの確認である。
3 ×注入後に微温湯を注入するのは，チューブ内に栄養剤が残っていると細菌繁殖や腐敗の原因となり，下痢などの合併症を引き起こすことを予防するためである。
4 ×チューブをクレンメで止めるのは，胃内に注入された胃液や栄養剤が逆流しないようにするためである。

☐ 鎖骨下静脈への中心静脈カテーテル挿入時の説明で正しいのはどれか。94-A87
1 「側臥位でカテーテル挿入します。」
2 「カテーテル挿入後，胸部エックス線撮影を行います。」
3 「挿入後24時間のベッド上安静が必要です。」
4 「カテーテル挿入後は刺入部の消毒を毎日行います。」

● 解答・解説

1 ×カテーテル挿入は，仰臥位で行う。上大静脈へ挿入する場合，下肢を挙上した姿勢で挿入する。
2 ○カテーテルの先端が正しい位置に挿入されているか確認するために行う必要がある。
3 ×カテーテル挿入と安静度は直接的な関係はない。疾病で安静度がない限り自由に移動することができる。
4 ×刺入部位の観察は毎日行う必要があるが，消毒は毎日行う必要はない。消毒の目安は，週に1～2回である。

☑ 中心静脈ラインで正しいのはどれか。95-A57
1 循環血液量の評価法として活用できる。
2 挿入中は入浴はできない。
3 ウイルスはフィルターを通過しない。
4 刺入部の滅菌フィルムは毎日交換する。

● 解答・解説

1 ○中心静脈ラインは，中心静脈圧（CVP）を測定することができる。中心静脈圧の測定によって，循環血液量の増減などを把握することができる。
2 ×疾病により入浴を禁止されていなければ，入浴は可能である。ただし，刺入部が汚染すると感染の原因となるため，濡らさないように保護し注意する必要がある。
3 ×フィルターは，孔径が0.2μmで細菌や空気，微粒子の異物を除去する目的で使用される。ウイルスの多くは，300nm（ナノメートル）以下と細菌より非常に小さいためフィルターを通過してしまう。
4 ×ドレッシング剤（滅菌フィルム）は毎日交換する必要はない。ガーゼドレッシングでは2日，フィルムドレッシングは週に1回が目安である。汚染がひどい場合には，状況に応じて交換する。

☑ Aさんに鎖骨下静脈から中心静脈カテーテルを挿入した。その直後，Aさんに呼吸困難が出現した。
最も優先される検査はどれか。100-P42
1 胸部CT
2 心電図（ECG）
3 気管支鏡検査
4 胸部エックス線撮影

● 解答・解説

1 ×
2 ×
3 ×
4 ○
鎖骨下静脈から中心静脈カテーテルを挿入する場合，最も起こりやすいのは気胸である。呼吸困難は気胸を起こしていることが考えられるため，この場合は胸部エックス線撮影で気胸の有無を確認することがまずは優先される検査と考えられる。

☑ 鎖骨下静脈へ中心静脈カテーテルを挿入する際に起こりやすい合併症はどれか。92-A59, 必 95-A27
1 肺　炎
2 気　胸
3 嘔　吐
4 無気肺

● 解答・解説
1 ×
2 ○
3 ×
4 ×

鎖骨下静脈にカテーテルを挿入する場合，鎖骨下動脈と肺が解剖学的に近い位置となっているため，注意が必要である。針が胸膜を破り肺実質まで誤って刺した場合，胸腔内に空気が侵入し気胸を起こす。穿刺直後でなくても，カテーテルを挿入してから少し後に症状が出てくる場合もあるため，咳嗽や呼吸困難の有無などの観察が必要である。

4. 排泄の援助技術

学習の要点は

排泄は有害物や不用な代謝産物を体外に排出するという，生命維持に必要不可欠な生体のメカニズムです。そのため，生理的で正常な排泄は何かという知識をふまえた援助が重要です。また，排泄の援助は他の援助に比べて回数が多いため，正しい技術で，できるだけ羞恥心を緩和するように行うことが求められます。

●── 排泄行動に影響する要因のアセスメント ──●

1．排泄行動とは
①尿・便の生成
②尿意・便意の知覚
③排泄場所までの移動
④脱　衣
⑤排泄姿勢の保持
⑥排泄動作（いきみなど）
⑦排泄の後始末
⑧着　衣
⑨清潔行動（手洗い）
⑩移　動

2．排泄の意義
- 生理的側面：有害物や不要な代謝産物を体外へ排出する。
- 心理的側面：排泄に伴う快感や満足感がある。
- 社会的側面：自立して行うことで社会生活が円滑に行える。

＜援　助＞
排泄に関する知識をふまえて援助を行う。

排泄物とその観察

正常な排泄物が何かを知ったうえで排泄物を観察することはもとより，異常の起こる原因を理解したうえで観察する。

排泄物の性状

	尿	便
色	淡黄色～黄褐色	茶褐色
量	1,000～2,000ml／日 1回量150～300ml	100～250g／日
pH	4.8～7.5	6.9～7.2
比重	1.015～1.030	固形 （水分を60～75％含み形が くずれない程度の軟らかさ）
回数	6～7回／日	1～2回／日
臭気	無 （空気に触れるとアンモニア臭）	インドール，スカトール臭

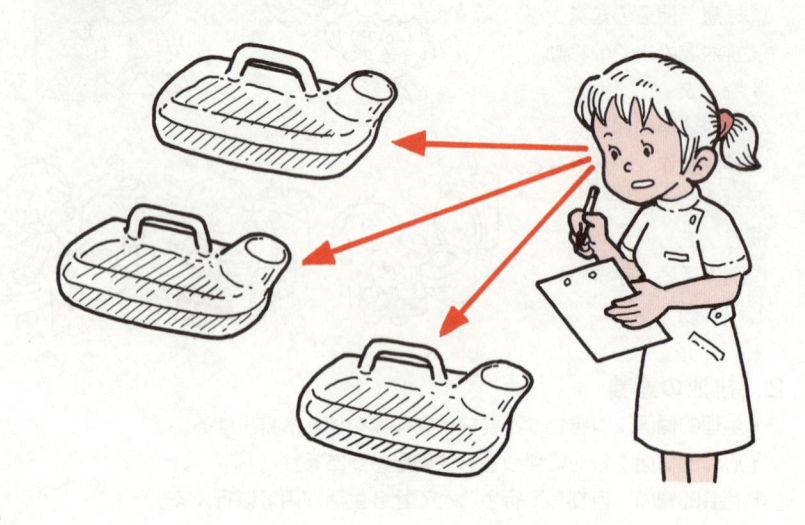

一般的な排泄異常と主な原因

		定　義	主な原因
排尿	無尿	腎血流量が減少し，尿の生成がされず，1日の尿量が100ml以下のこと	・腎前性乏尿：体液量減少，循環血液量減少，心拍出量低下，腎血管障害など ・腎性乏尿：急性尿細管壊死，糸球体障害などの腎実質障害，糸球体腎炎や膠原病などによる糸球体の障害によるもの
	乏尿	尿の生成が障害されること 一般に1日の尿量が400ml以下のこと（個人差がある）	腎機能障害など
	多尿	尿の濃縮能や利尿に障害があり，尿量が2,000〜3,000mlの場合	糖尿病 尿崩症
	尿閉	膀胱に尿がたまっていても排泄できないか，排泄しても完全に排泄できない場合	前立腺肥大 神経因性膀胱（神経障害，糖尿病など）
	血尿	尿中に赤血球を認めるもの 0.1％以上の血液混入があれば肉眼的血尿となる。5％以上で凝血を生ずる	糸球体から外尿道口までの尿路の出血 腎炎，腫瘍や結石など
	尿糖	糖質が尿中に排泄される	糖尿病
	蛋白尿	蛋白質が尿中に排泄される ・正　常：定性（−），定量0〜20mg/dl ・蛋白尿：定性（＋），定量21mg/dl以上	ネフローゼ症候群など
	膿尿	尿中に白血球（膿球）を認めるもの	尿路性器感染症，腫瘍や結石など
	尿失禁	意識しないで，あるいは意思に反して尿が漏れる状態	加齢，神経障害，認知症，女性の出産後など
排便	便秘	排便が順調に行われず，便が腸内に貯留している状態 種類：機能性便秘 　　　器質性便秘	・機能性便秘：便が生成される過程や排便の機序に障害がある ・器質性便秘：腸そのものの病変によって起こる
	下痢	糞便中に占める水分の割合が80％以上の場合	消化器感染症など消化吸収障害を起こすもの
	便失禁	意識しないで，あるいは意思に反して便が漏れる状態	加齢，神経障害，認知症など

自然な排泄・排便を促す援助方法

1．排泄の生理

排泄が自然に行われるためには，まず排泄がどのように行われているかを理解しておくことが大切である。

排尿のメカニズム

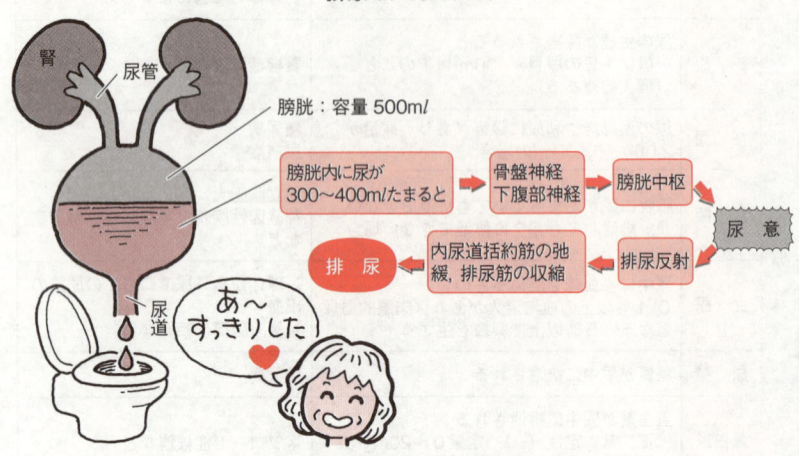

- 腎
- 尿管
- 膀胱：容量 500ml
- 尿道

膀胱内に尿が300〜400mlたまると → 骨盤神経 下腹部神経 → 膀胱中枢 → 尿意
→ 内尿道括約筋の弛緩，排尿筋の収縮 ← 排尿反射
→ 排尿

あ〜すっきりした♥

排便のメカニズム

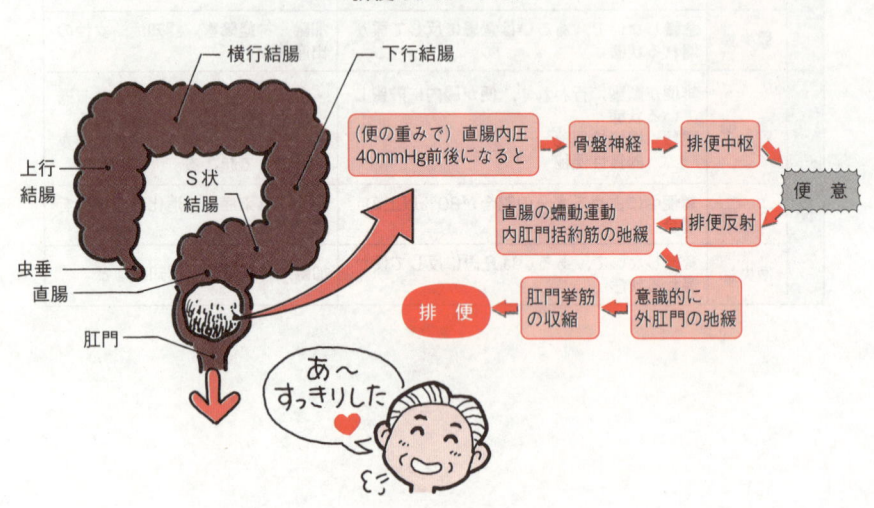

- 横行結腸
- 下行結腸
- 上行結腸
- S状結腸
- 虫垂
- 直腸
- 肛門

（便の重みで）直腸内圧40mmHg前後になると → 骨盤神経 → 排便中枢 → 便意
→ 直腸の蠕動運動 内肛門括約筋の弛緩 ← 排便反射
→ 意識的に外肛門の弛緩 → 肛門挙筋の収縮 → 排便

あ〜すっきりした♥

2. 主な排泄困難時の援助方法

(1) 尿　閉
- 水の音を聞かせる
- 外陰部に微温湯をかける
- 飲み物を勧める（制限のない場合）
- 手浴をする
- 仙骨部の皮膚を指先でなぞる
- 下腹部を圧迫する
- 気持ちを和らげる会話をする

膀胱内がいっぱいなのに出ない

(2) 便　秘
- 食物繊維の摂取
- 水分の摂取
- 適度な運動
- 腹部マッサージ
- 排泄中枢への刺激（腰部，腹部の温罨法）

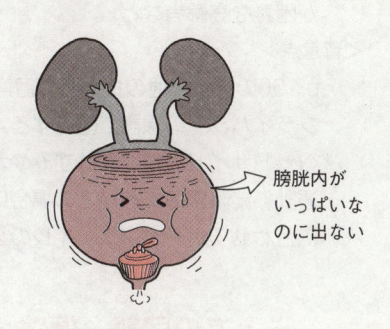

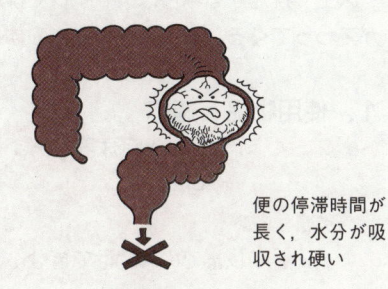

便の停滞時間が長く，水分が吸収され硬い

●── トイレ歩行・ポータブルトイレの援助方法 ──●

1. トイレ歩行の援助
トイレまでの歩行が患者の病態に及ぼす影響を考える。

＜適　応＞
呼吸状態など病態の変化がみられないで歩行ができる患者

＜留意点＞
- 病態の変化がないよう観察をし，必要時には車椅子などを準備する
- トイレまでの歩行は可能でも排泄行動ができない場合には，必要な行動の援助をする

2. ポータブルトイレの援助
持ち運びができ，洋式便器と同様で座って排泄ができる。

＜適　応＞
- ベッドサイドまでの移動は可能だが，トイレまでは移動できない患者
- 介助でも坐位の保持が可能な患者
- 歩行が可能でも，夜間に頻回にトイレへ行く，もしくはトイレへ行くこと

基本的日常生活援助技術

排泄の援助技術

が困難な高齢者など

＜留意点＞
- p.190の床上排泄の援助時の留意点と同様に，プライバシーの保護に配慮する
- ベッドサイドの排泄物はすみやかに片付ける
- 運動機能障害のある患者の場合は，その状態に合わせてポータブルトイレの配置場所を考える

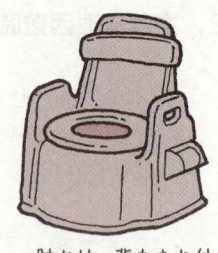

肘かけ，背もたれ付きポータブルトイレ

●── 床上での尿器・便器・おむつによる援助方法 ──●

床上で排泄する場合は，トイレで排泄する場合と異なり，排泄に使用する物品が変わってくる。また排泄のための体位の工夫などが必要になってくる。

1．使用物品と適応

●安楽尿器：タンクと受尿器がチューブでつながれているため，数回の排尿が可能

＜適　応＞
- トイレまでの移動はできないが，自分で排泄できる患者

●男性用尿器：受尿口が長い。
●女性用尿器：受尿口に飛散防止のカバーがついている。

＜適　応＞
- トイレまでの移動はできないが，自分で排泄できる患者
- 自然排泄ができ，ベッド上での排泄を要する患者
  （自分で排泄行動できる患者，できない患者を含む）
- 検査などで安静が必要な患者
- 尿意を感じてから排尿するまで時間が待てない患者
  （自分で排泄行動できる患者，できない患者を含む）
- 安静の指示で坐位になれない患者
- 夜間のみ患者の状態に合わせて使用する場合がある

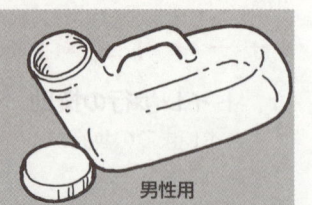

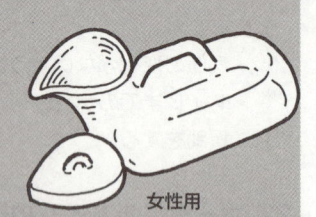

男性用

女性用

- ●和式便器：殿部に差し込む部分が低く，長い。
  　　　　　幅が狭く，容量が少ない。
  　　　　　体格の小さい患者には安定感がある。 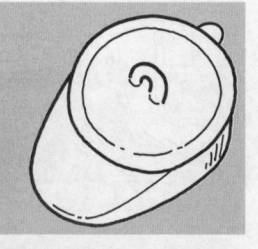
  　＜適　応＞
  　・腰部，殿部の安静が必要な患者
  　・体格の小さい患者

- ●洋式便器：幅が広く，和式よりも容量が多い。
  　　　　　殿部に当たる部分が高く，短い。
  　　　　　体格のよい患者には安定感がある。 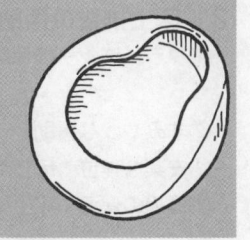
  　＜適　応＞
  　・排泄量が多い患者
  　・体格のよい患者

- ●和洋折衷便器：和式よりも幅が広く，長さが短い。殿部に当たる部分の高
  　　　　　　　さは和式と洋式の中間
  　＜適　応＞
  　・体格にこだわらない

- ●ゴム製便器：平らなまま挿入し，あとから
  　　　　　　空気でふくらますことができる。
  　　　　　　やわらかい。
  　　　　　　容量が少ない。
  　　　　　　不安定 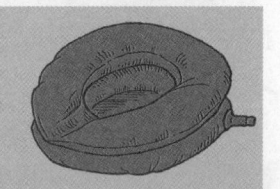
  　＜適　応＞
  　・腰部や殿部に褥瘡などがあり，安静が必要な場合
  　・るい痩や腰痛など腰部の圧迫を避けたい場合など

- ●おむつ：性別，尿失禁，便失禁の程度により種類を選ぶ（テープ止めタ
  　　　　イプ，パンツタイプ，フラットタイプ，尿取りパッド）
  　＜適　応＞
  　・尿意・便意を感じることができずに尿失禁，便失禁がある場合や，尿
  　　意・便意を感じたらすぐに排泄してしまう場合（必要に応じて）

基本的日常生活援助技術

排泄の援助技術

| テープ止めタイプ | パンツタイプ | フラットタイプ | 尿取りパッド・失禁パッド |

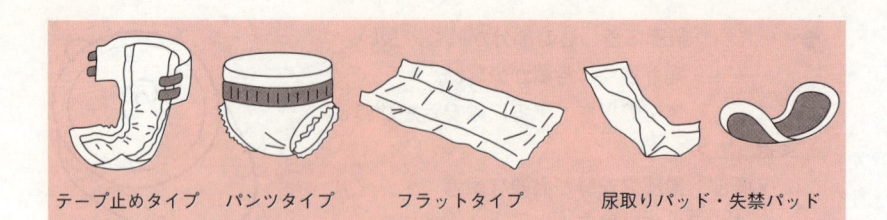

2．床上排泄の援助時の留意点

①プライバシーの保護：話し声，排泄の音，臭気など，排泄行為を周囲に知られないようにする。
②すみやかな援助：できるだけ排泄を我慢しないで行えるようにする。
③安楽な体位：床上であっても，できるだけ普段の排泄の体位に近づける。
④環境の保清：床上はそのまま生活の場であるため，排泄物で汚染しないようにする。
⑤身体の保清：排泄後の陰部の清潔や手指の清潔などを行う。

●───尿失禁・便失禁の種類と援助方法───●

1．尿失禁

尿失禁とは，意識しないで，あるいは意思に反して尿が漏れること。

(1) 尿失禁の種類
- 腹圧性尿失禁：くしゃみなどで腹部に力が入り尿が漏れる。
- 切迫性尿失禁：膀胱が過敏状態で急に起こる我慢のできない尿意とともに尿が漏れる，中枢神経疾患などでみられる。
- 溢流性尿失禁：尿道の閉塞，膀胱の排出機能低下があり，残尿量が増えて膀胱内圧が上昇し尿が漏れる。
- 反射性尿失禁：尿意はないが一定の尿が膀胱内にたまり，大量の尿が漏れる，脊髄損傷などでみられる。
- 機能性尿失禁：尿意はあるが，歩行障害や認知症で排尿行動が円滑にできないためトイレへ行く途中に尿が漏れる。

(2) 援助方法
- 骨盤底筋運動（ケーゲル法）の指導（特に腹圧性尿失禁）
- 排尿パターンに合わせて排尿を誘導する
- 排泄用具の工夫，排泄環境を整える（特に機能性尿失禁）
- 着脱しやすい衣服を選ぶ（特に機能性尿失禁）
- 適切なおむつの使用

2．便失禁

便失禁とは，意識しないで，あるいは意思に反して便が漏れること。

(1) 便失禁の種類
- 腹圧性便失禁：くしゃみなどで腹部に力が入り便が漏れる。
- 切迫性便失禁：便意を感じてもトイレに行くまでに我慢できずに便が漏れる。
- 溢流性便失禁：便意を感じずに自然に便が漏れる。
- 機能性便失禁：便意はあるが，歩行障害や認知症で排便行動や判断に問題があって便が漏れる。

(2) 援助方法
- 骨盤底筋運動（ケーゲル法）の指導
- 下痢による場合は頻回のパッドやおむつの交換，皮膚を清潔に保つ
- 生活リズムに合わせて排便を誘導する
- 排泄用具の工夫，排泄環境を整える（特に機能性便失禁）
- 着脱しやすい衣服を選ぶ（特に機能性便失禁）
- 適切なおむつの使用

排泄の援助技術

既出問題チェック

☐ 成人の乏尿の基準はどれか。 必 95-A15, 必 98-P8
1. 100 ml/日以下
2. 200 ml/日以下
3. 300 ml/日以下
4. 400 ml/日以下

● 解答・解説

1. × 1日尿量が100ml以下の場合，無尿と定義される。無尿では，経尿道的に膀胱へ挿入したカテーテルからの尿排出が認められない。
2. × 尿量200ml/日以下という定義は存在しない。
3. × 尿量300ml/日以下という定義は存在しない。
4. ○ 尿の最大濃縮力は約1,200〜1,400mOsm/kg・H_2O であるため，溶質を排泄するには最低400ml（600/1,400＝0.43kg）の排尿が必要となり，400ml/日以下を乏尿と定義する。

☐ 成人の正常尿で正しいのはどれか。 99-P40
1. 尿比重が1.025である。
2. 排尿直後は無色である。
3. 1日尿量は400mlである。
4. 排尿直後にアンモニア臭がある。

● 解答・解説

1. ○ 尿比重の正常値は1.015〜1.030である。設問値1.025は基準値内である。
2. × 正常な尿の色は淡黄色〜淡黄褐色である。無色ではない。
3. × 正常な1日尿量は1,000〜1,500mlである。設問値400mlは乏尿といえる。
4. × 尿は空気に触れるとアンモニア臭を発生する。排尿直後は無臭である。

☑ 器質的な異常はなく，尿意はあるが排尿できない患者に自然排尿を促す援助で**適切でない**のはどれか。97-A64
1 仙骨部の温湿布をする。
2 リラックスできる状態にする。
3 腹圧をかけられる体位にする。
4 膀胱に充満するまで我慢するよう促す。

● 解答・解説

1 ○看護師らの経験的知識として，仙骨部（仙骨神経の S_1〜S_4 領域）を温湿布すると，一般に自然排尿を促すといわれている。
2 ○プライバシーを確保されたリラックスできる状態は，自然排尿を促す。
3 ○上体を起こすことができる人の場合，起坐位にしたりギャッジベッドで上半身を挙上したりして腹圧をかけやすい体位にすることは，自然排尿を促しやすい。
4 ×膀胱に尿が充満するまで我慢するよう促すことは，患者にとって苦痛である。排尿介助のような生理的欲求には迅速に対応しなければならない。

☑ 弛緩性便秘予防の指導で適切なのはどれか。必 97-A17, 必 99-P13
1 適度な運動
2 努責の禁止
3 腹部の冷罨法
4 低残渣食品の摂取

● 解答・解説

1 ○適度な運動は，全身の血液循環を増加させ腸蠕動を促進するので便秘には有効である。慢性的な運動不足は身体の諸機能を低下させ，便排出時に必要な腹筋力の低下や，血液循環の不良に伴う腸蠕動の低下につながる。
2 ×排便を促すためには腹圧が十分にかかることが必要である。
3 ×腸蠕動を亢進させ排便を促すには腹部や腰背部の温罨法が効果的である。
4 ×低残渣食品は，食物繊維が少ない食品が多い。便秘予防にはつながらない。

基本的日常生活援助技術

排泄の援助技術

☑ 左片麻痺患者のベッドサイドにポータブルトイレを置く位置を図に示す。適切なのはどれか。 98-P38

① ② ③ ④

● 解答・解説

① ○ ベッドからの移動時，右健側の手がポータブルトイレの右側の手すりに置きやすいこと，右健側の下肢を軸にして移動がしやすいように右健側にベッドとポータブルトイレの角度を30度程度に配置する。

② × この位置では，右健側の手で柵を握り，右健側の下肢の力を活用して端坐位から立位をとった後，右足を180度回転させ後ろ向きになる必要があり，姿勢が不安定である。

③ × この位置では，右健側の手で柵を握り，右健側の下肢の力を活用して端坐位から立位をとったとき，ポータブルトイレが遠くて移乗できない。

④ × ベッドサイドに端坐位になったときにポータブルトイレが患側に配置されており，ベッド柵を右手で持ったまま移乗するため，バランスがとりづらく右健側下肢の力を活用することができない。

☑ 女性患者の床上排泄における便器のあて方で適切なのはどれか。96-A52

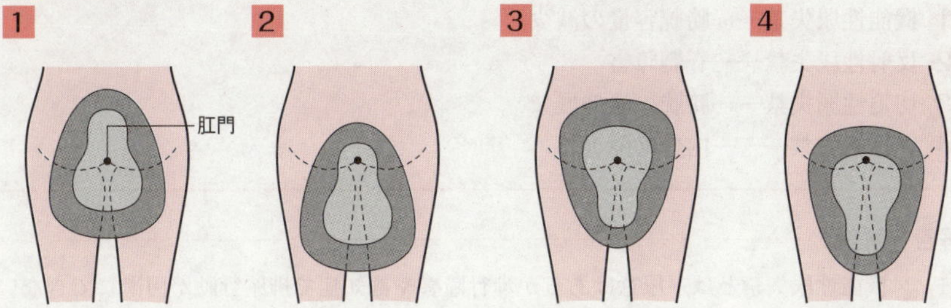

1　　　　　　2　　　　　　3　　　　　　4

肛門

● 解答・解説

1 ×便器の挿入方向が逆であり，殿部が安定せず仙骨部が便器受け口の縁に当たり苦痛である。
2 ×便器の挿入方向が逆であり，また肛門部が便器受け口の中央でないため，排泄物で下着や寝衣を汚染してしまう。
3 ○便器の挿入方向は正しく肛門部が便器受け口の中央にあるため，安楽な排泄ができ排泄物で下着や寝衣を汚染しない。
4 ×便器の挿入方向は正しいが，肛門部が便器受け口の中央でないため，排泄物で下着や寝衣を汚染してしまう。

☑ 女性の床上排泄の援助行為とその目的との組合せで適切なのはどれか。95-A53
1 便器内にちり紙を敷く――――殿部への冷感を軽減する。
2 上体を軽度挙上する――――腹圧をかけやすくする。
3 陰部にちり紙をあてる――――臭気を防止する。
4 便器を乾燥させる――――殿部を安定させる。

● 解答・解説

1 ×便器内にちり紙を敷くのは，排尿の消音効果と後片付けをしやすくするためである。
2 ○床上排泄の場合は，腹斜筋などの前腹壁および側腹壁の筋群，肛門挙筋などの骨盤隔膜，横隔膜を有効に収縮し，腹圧をかけやすくするために可能であれば上体を軽度挙上する。
3 ×陰部にちり紙をあてるのは尿の飛散防止のためである。
4 ×便器を乾燥させるのは，濡れた便器や冷たい便器は不快であり，便意や尿意が失せる場合もあるためである。

☑ 尿失禁とその原因の組合せで正しいのはどれか。100-A38
1 機能性尿失禁──膀胱容量の減少
2 反射性尿失禁──脊髄障害
3 切迫性尿失禁──膀胱の過伸展
4 真性尿失禁───内分泌障害

● 解答・解説

1 ×機能性尿失禁とは，尿意はあるが歩行障害や認知症で排尿行動が円滑にできないためトイレへ行く途中に尿が漏れることをいう。膀胱容量の減少は，切迫性尿失禁でみられることがある。
2 ○反射性尿失禁とは，脊髄損傷などにより，尿意はないが一定の尿が膀胱内にたまり，大量の尿が漏れることをいう。
3 ×切迫性尿失禁とは，膀胱が過敏状態で急に起こる我慢のできない尿意とともに尿が漏れることをいう。中枢神経疾患などでみられる。
4 ×真性尿失禁とは，括約筋そのものの欠如や機能異常により尿が漏れることをいう。膀胱外反症，尿道上裂，尿管異常開口，尿道括約筋の外傷，前立腺手術の合併症で起こる外括約筋の損傷などでみられる。

5. 浣腸・摘便

学習の要点は

グリセリン浣腸や高圧浣腸を行うときの使用器具や実施上の注意点，要する時間などについての出題がみられます。正確な数値や手順を覚えておく必要があります。また，摘便に関してもどういった場面で実施するのかといった基本的知識を身につけましょう。

● 浣 腸 ●

浣腸とは，診断，治療の目的で経肛門的に結腸に薬液を注入する方法である。

＜目 的＞
①便秘時や検査のための腸管内容物の排出
②腸管の蠕動運動の促進
③腸重積の整復
④治療薬の投与
　＊主に，排便障害の場合の排便や排ガスを促すことを指す。

1．グリセリン浣腸実施の要点

ディスポーザブルのグリセリン浣腸製剤（グリセリン50％液60〜150m*l*）を用いる場合と浣腸器にグリセリン液を吸い上げ，ネラトンカテーテルを接続して用いる場合がある。

①カテーテルの太さ：10〜15号，18〜21Fr
②チューブ，カテーテル挿入の長さ：6〜7㎝
③浣腸液の温度：40〜41℃
④体　位：左側臥位
⑤浣腸液の保留時間：3〜5分

グリセリン浣腸

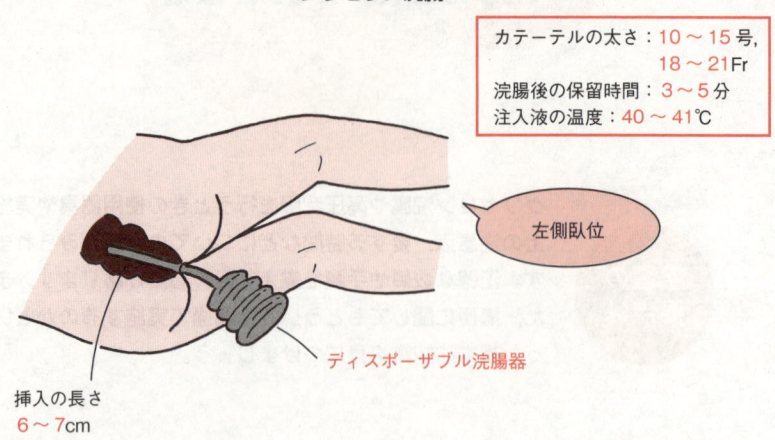

カテーテルの太さ：10～15号，18～21Fr
浣腸後の保留時間：3～5分
注入液の温度：40～41℃

左側臥位

ディスポーザブル浣腸器

挿入の長さ
6～7cm

2．高圧浣腸実施の要点

注腸用カテーテル（ネラトンカテーテル）と注腸用イリゲータを用いる。
①～⑤：グリセリン浣腸実施の要点と同じ
⑥開始時の浣腸液液面と肛門が50cm以内になるようにイリゲータの長さを調節する。

高圧浣腸

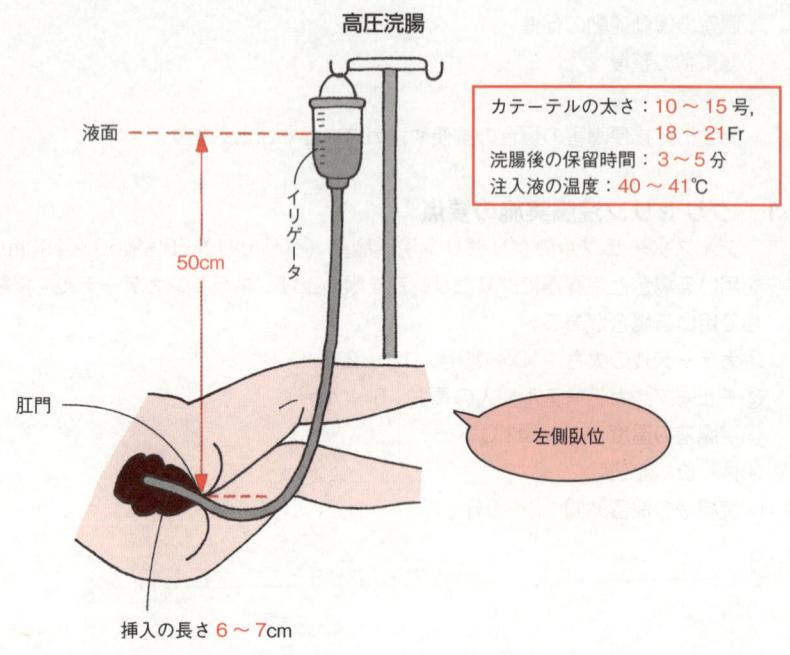

液面

イリゲータ

50cm

肛門

カテーテルの太さ：10～15号，18～21Fr
浣腸後の保留時間：3～5分
注入液の温度：40～41℃

左側臥位

挿入の長さ 6～7cm

＜グリセリン浣腸，高圧浣腸の留意点＞
- 浣腸など薬液を注入する場合は与薬の5R（p.312参照）の確認をする。
- 腸粘膜の損傷に留意する（長さや温度など）。
- プライバシーの保護や身体の保清に留意する。
- カテーテル挿入時には口呼吸を促す。

摘　便

摘便とは，直腸内に便が長時間停留して硬便となり，自力で排出できない場合に直腸内に指を入れてかき出す方法である。

＜目　的＞
①浣腸や下剤の内服によっても排便がない場合の便排出
②造影検査後のバリウムが十分に排泄されない場合の排出

＜実施時の要点＞
- 体　位：左側臥位
- 禁　忌：・肛門，直腸，生殖器の術後
　　　　　・直腸内腫瘍のある患者
　　　　　・心筋梗塞，肺塞栓がある患者　など

＜留意点＞
- プライバシー保護や身体の保清に留意する。
- 指先を挿入する際は口呼吸を促す。
- 示指に潤滑剤をつけ，静かに肛門から挿入し，直腸壁に沿って便をはがすように指を回転させて便をかき出す。
- 硬便が排出されると自然排便できることもあるので患者に便意や腹痛の有無を確認し，便器をあてるなどの援助を行う。

既出問題チェック 浣腸・摘便

☑ 成人のディスポーザブル 120 mlグリセリン浣腸で適切なのはどれか。

必 93-A23, 98-A39

1 液の温度を 50℃に温める。
2 カテーテルを 6 cm 挿入する。
3 液を10秒かけて注入する。
4 注入後 1 分待ち排便を促す。

● 解答・解説

1 ×浣腸液の温度は，低温（39℃以下）では，毛細血管が収縮して血圧の上昇，悪寒，腹痛などがみられることがある。高温43℃以上では粘膜に火傷を起こす可能性がある。そのため，40〜41℃くらいに温めるとよい。
2 ○カテーテル挿入の長さが 5 cm 以下と短い場合，肛門管内（肛門から約 3〜4 cm）に浣腸液を注入してしまい，肛門括約筋を刺激して便意が早く起きてしまう。一方，挿入が長すぎるとS状結腸への移行部の損傷，直腸穿孔の危険性があるので，肛門管の長さにカテーテルの先端の約 2 cmを加えた 6 cm程度（6〜7 cm）挿入する。
3 ×注入速度が速すぎると排便反射を誘発し，すぐに便意を催してしまうため，50ml/15秒以上かけてゆっくり注入する。
4 ×グリセリンによる腸蠕動運動や便の軟化には約 3 分かかるといわれているため，1 分では，浣腸の効果が得られないことがある。

☑ 成人患者に浣腸を行うとき，患者の体位で適切なのはどれか。 必 95-A22, 必 100-P20
1 坐　位
2 仰臥位
3 右側臥位
4 左側臥位

基本的日常生活援助技術

● 解答・解説
1 ×挿入の長さがわかりにくく，腸の穿孔を起こすおそれがある。
2 ×左側臥位がどうしてもとれない場合は仰臥位をとることもあるが，左側臥位よりも左下腹部にある下行結腸下部まで薬液が到達しづらい。
3 ×左下腹部にある下行結腸下部に薬液が到達しづらい。
4 ○左下腹部にある下行結腸下部に薬液が到達しやすい。腸管の蠕動運動を促進し，固形化した便を潤滑化させ，排出しやすくする効果を最大限に出せる。

☑ グリセリン浣腸時の体位で腸管穿孔の危険性が最も高いのはどれか。96-A53
1 立 位
2 側臥位
3 仰臥位
4 シムス位

● 解答・解説
1 ○
2 ×
3 ×
4 ×

立位で浣腸をする場合の問題点として，①直腸横ひだにカテーテルがぶつかり粘膜が損傷されやすい，②腹筋の緊張がとれず，直腸が収縮してカテーテルがS状結腸の屈曲部を損傷しやすい，③実施者が視野を確保しにくいためカテーテルの安定が保ちにくく，過長挿入やカテーテルの脱出を招きやすい，などがある。腸管穿孔の危険性が最も高くなる体位は立位である。側臥位，仰臥位，シムス位の場合，立位時の問題点は起きにくい。

☐ 高圧浣腸で適切なのはどれか。87-A41
1 直腸管は18号を準備する。
2 注入時の液の温度は約42℃とする。
3 イリゲータの高さは肛門から液面までを50cm以内にする。
4 液注入中は肛門に力を入れるよう説明する。

● 解答・解説

1 ×直腸管は10〜15号，18〜21Frを準備する。
2 ×グリセリン浣腸と同様の理由から，40〜41℃くらいに温めるとよい。
3 ○50cm以上の高さになると注入する速度が早くなり，腸粘膜に対して高圧になるため早い段階から便意や強度の腹痛が起こりやすい。
4 ×肛門に力を入れることで薬液が直腸，S状結腸まで到達せず，そのまま漏れてしまう可能性があるため力を抜いてリラックスできるようにする。

☐ 95歳の女性。長女夫婦と同居中。自力で寝返りができず，認知症も進み便意を訴えることができない。7日前におむつに少量排便したのみで，腸音は微弱で腹部膨満がみられ，直腸内に硬い便塊を触れた。
主治医に報告後，訪問看護師が行う対応で優先されるのはどれか。98-A48
1 摘便を行う。
2 自然排便を待つ。
3 下剤の服用を家族に促す。
4 四肢の他動運動を勧める。

● 解答・解説

1 ○95歳で自力で寝返りができないことから効果的な努責が困難となることがある。便が直腸まで降りてきており摘便が自然な排便を促すための援助である。
2 ×事例の直腸に達した便は硬く，努責が困難なことが考えられるため，自然排便を待ってもできない。7日間便がなかったことからも自然排便は困難であると考える。
3 ×下剤などによる薬剤の調整は医師と相談しながら行う。下剤による排便を待つ援助より，すぐに便を体外に排出できる援助を優先する。
4 ×排泄援助として腸管の蠕動運動を促進するための腹部マッサージは有効であるが，四肢の他動運動が腸管の蠕動運動を促進することの有効性は少ないため，優先する対応ではない。

6. 導尿・膀胱留置カテーテル

学習の要点は

導尿や膀胱留置カテーテルに必要とされるものや実施の手順・方法について出題されています。男性・女性で実施の要点が異なる部分もあるので，それぞれ正確な知識や数値を学習する必要があります。

導尿・膀胱留置カテーテルとは

排尿困難に陥ったとき，カテーテルを通じて尿を体外に排出させる方法。一般的にはカテーテルを尿道から挿入し，膀胱内の尿を体外に誘導する尿道カテーテル法のことをいう。

導尿には，自然排尿が困難な場合や検査などのために行う一時的導尿と，手術後などの水分出納管理が必要な場合の持続的導尿（留置カテーテル法）がある。（以下は，導尿を「一時的導尿」，膀胱留置カテーテルを「持続的導尿」とし解説する。）

＜適　応＞

一時的導尿
①尿道の閉塞を解除する必要がある場合（尿閉または排尿困難など）
②神経疾患による膀胱機能不全によって残尿がみられる場合
③重症患者において正確な尿量が知りたい場合
　※患者が自然排尿可能な場合や，失禁患者を看護する目的でカテーテルを留置することは避けなければならない。

持続的導尿
④手術後の感染予防と手術創の安静が必要な場合
⑤時間尿量の測定が必要な場合

<目 的>
①膀胱内に貯留した尿を排泄させる。
②尿失禁などの排尿による陰部や殿部の創の汚染を防止する。
③手術のための前準備として膀胱を空にする。
④分娩の前処置として行う。
⑤検査に必要な無菌尿を採取する。
⑥膀胱の治療上，または泌尿器の手術後，常に膀胱を空の状態にしておく。

実施の要点

1．一時的導尿

十分な尿流出が得られる，可能な限り細いカテーテルを用いて尿道の損傷を減らす（成人の場合，ネラトンカテーテル6〜8号，12〜16Fr）

女　性	男　性
・体位：仰臥位，両膝を屈曲し足を開く ・陰唇を開き，尿道口から肛門に向かって消毒する ・口呼吸を促しながら挿入する ・陰唇を開いたまま挿入する ・カテーテル挿入　4〜6cm （尿道の長さ3〜4cmプラス2cm程度を目安とする） 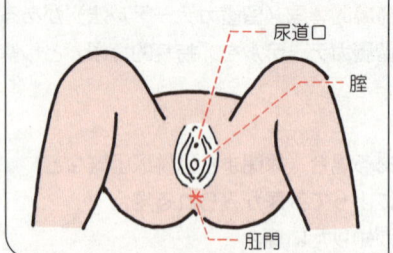	・体位：仰臥位，下肢を伸展する ・陰茎の包皮を開いて尿道口を消毒する ・口呼吸を促しながら挿入する ・陰嚢を圧迫しないよう，陰茎を腹部に持ち上げて固定する ・カテーテル挿入　15〜20cm （尿道の長さ15〜18cmプラス2cm程度を目安とする） 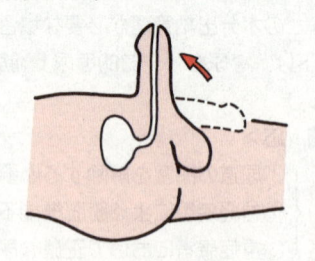

尿道口
腟
肛門

<一時的導尿実施時の留意点>
①尿路感染の危険があるため，徹底した無菌操作で行う。
②羞恥心を伴う援助のため，不必要な露出をしないことや十分な声かけをする。

2．持続的導尿

- 体位，消毒，挿入：一時的導尿と同様。
- カテーテル挿入後に副管に滅菌蒸留水を注入しバルーンを膨らませ固定する。

カテーテルの固定方法

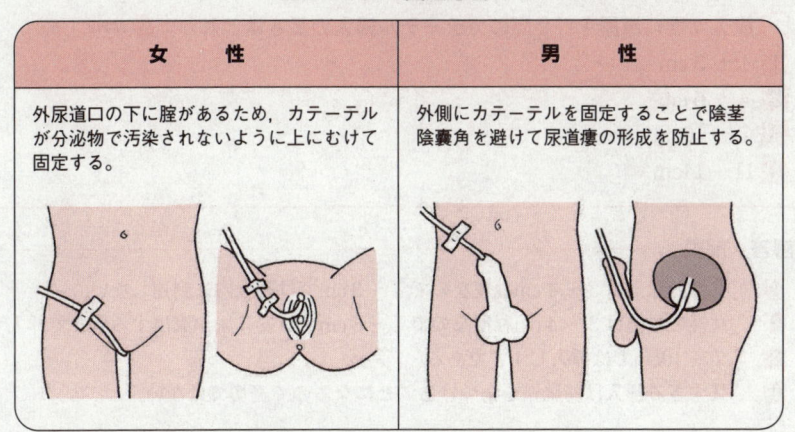

女　性	男　性
外尿道口の下に腟があるため，カテーテルが分泌物で汚染されないように上にむけて固定する。	外側にカテーテルを固定することで陰茎陰嚢角を避けて尿道瘻の形成を防止する。

＜持続的導尿実施時の留意点＞
① 一時的導尿実施時の留意点①②と同様
② バルーンへの注入液には滅菌蒸留水（滅菌精製水）を使用する（生理食塩水は塩分が析出し，内腔を閉塞させる可能性がある）。
③ 適切なバルーン充填容量を確認し，十分に注入する。
④ 採尿バッグは膀胱より低い位置に配置し，排出口からの感染を予防するために床につかないようにする。
⑤ 固定方法は上記の図のように行い，自然に尿が流れ，動きの制限がないようにする。
⑥ カテーテルと採尿バッグの接続部は清潔に保ち，接続部をはずすときは無菌的に行う。

導尿・膀胱留置カテーテル

既出問題チェック

☐ 成人女性に導尿を行う際のカテーテル挿入の長さはどれか。 必 98-P12
1. 1～3cm
2. 4～6cm
3. 7～10cm
4. 11～14cm

● 解答・解説

1. ×女性の尿道は3～4cm程度なので1～3cmでは膀胱内に到達しない。
2. ○女性の尿道は3～4cm程度なので4～6cmを目安に尿が流出する所まで挿入する。
3. ×7～10cmでは挿入しすぎである。
4. ×長すぎる挿入は膀胱壁を傷つけることになるので適切ではない。

☐ 膀胱留置カテーテルの固定用バルーンに入れるのはどれか。 必 96-A29
1. 水道水
2. エタノール
3. 滅菌蒸留水
4. 滅菌グリセリン

● 解答・解説

1. ×固定用バルーンが破損した場合、膀胱内に水道水が漏れ感染の危険性が高くなる。
2. ×エタノールは注射や静脈採血などを行うとき、アルコール綿として皮膚消毒に用いられる。
3. ○カテーテルに表示されている量の滅菌蒸留水を注射器に準備し、カテーテルの滅菌蒸留水口から注入して固定する。
4. ×滅菌グリセリンは膀胱カテーテル挿入時に、潤滑剤として使用される。

☐ 在宅で長期に膀胱内留置カテーテルを挿入している男性患者。
　カテーテル管理の指導で適切なのはどれか。94-A70
1 カテーテル交換は週に3回行う。
2 蓄尿バッグは膀胱の位置より低く保つ。
3 留置中は入浴をしない。
4 カテーテルを下腿内側に固定する。

● 解答・解説
1 ×異常がなければ，カテーテル交換は1～2週間ごとにする。
2 ○蓄尿バッグは膀胱より低い位置に保つ。高い位置に固定すると尿が逆流し，尿路感染の原因となる。
3 ×蓄尿バッグを外して，カテーテル接続口に滅菌のキャップをはめた状態で入浴できる。終了後はカテーテルの蓄尿バッグへの接続口を厳重に消毒して，バッグに接続する。
4 ×カテーテルが屈曲しないように固定する。男性はペニスを腹部側に倒し固定し，女性は腹壁または大腿内側に固定する。

☐ 膀胱内留置カテーテルを挿入している在宅患者を訪問した。
　直ちに医師へ報告する必要があるのはどれか。94-A68
1 体温が37.5℃である。
2 尿もれがある。
3 昨日から血尿が出ている。
4 尿に浮遊物がある。

● 解答・解説
1 ×尿の性状など，その他自覚症状がない場合は水分摂取量を多くして様子をみる。
2 ×カテーテルがきちんと膀胱内に留置されているか確認する。またカテーテルを1段階太いものに交換してみる。
3 ○昨日から血尿がある場合は，合併症を疑い，直ちに医師に報告する。
4 ×自覚症状がないときは膀胱洗浄を行い，水分摂取量を多くして様子をみる。長く続くようなら医師に報告する。

7. 活動の援助技術

学習の要点は

対象者の活動（運動）においてどこができないか，活動を妨げる要因はあるかをアセスメントすることが大切です。それをもとに，対象者の自立も考慮に入れながら活動に対する援助方法（体位変換や車椅子・ストレッチャーへの移乗・移送）を学習しましょう。「安楽確保の技術」p.138も参照して下さい。

活動・運動に影響する要因のアセスメント

(1) 活動することの意義
- **生理的**意義：運動機能，呼吸器系，消化器系，循環器系，泌尿器系，神経系の機能の維持・増進
- **精神的**意義：気分転換や充実感を得る

精神的意義の例

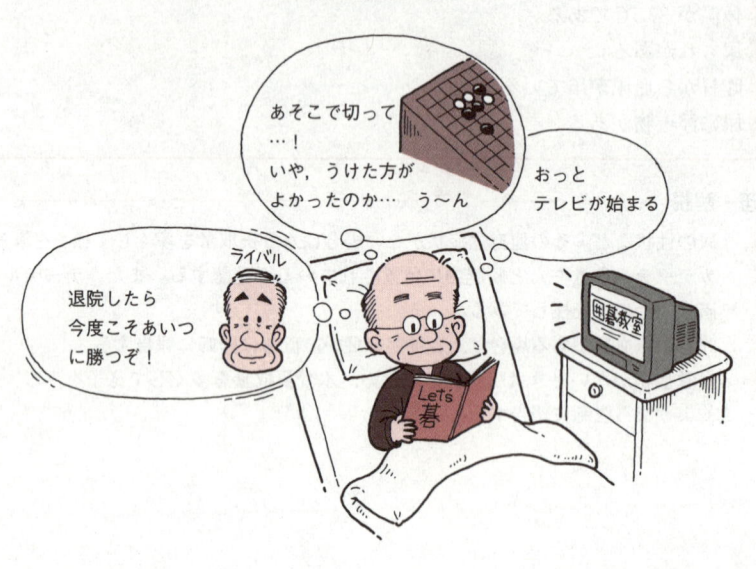

あそこで切って…！
いや，うけた方がよかったのか…　う〜ん

おっと　テレビが始まる

ライバル
退院したら今度こそあいつに勝つぞ！

囲碁教室

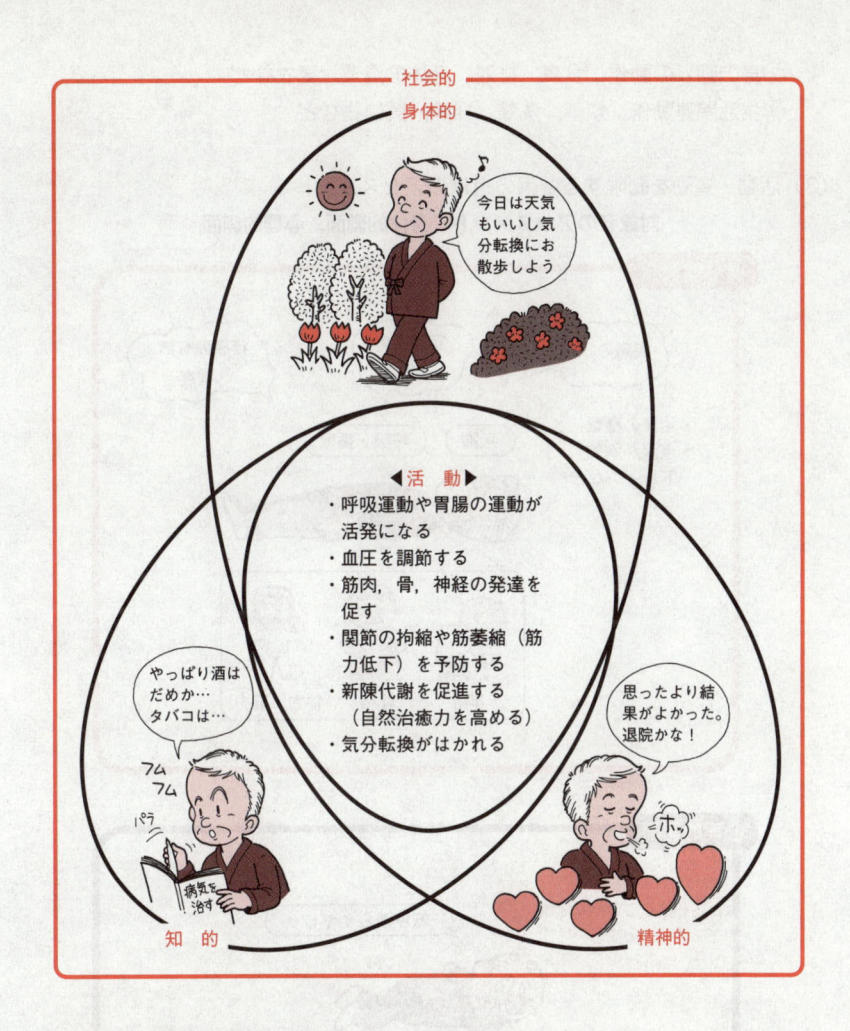

社会的
身体的

今日は天気もいいし気分転換にお散歩しよう

◀ 活　動 ▶
・呼吸運動や胃腸の運動が活発になる
・血圧を調節する
・筋肉，骨，神経の発達を促す
・関節の拘縮や筋萎縮（筋力低下）を予防する
・新陳代謝を促進する（自然治癒力を高める）
・気分転換がはかれる

やっぱり酒はだめか…タバコは…

思ったより結果がよかった。退院かな！

知　的

精神的

基本的日常生活援助技術

(2) ADL：日常生活活動（動作）の自立度のアセスメント
　①姿勢の保持，移乗動作，歩行

ゴロン

ドスン
クルン

トコトコ

姿勢の保持：自分で寝がえりをうてる

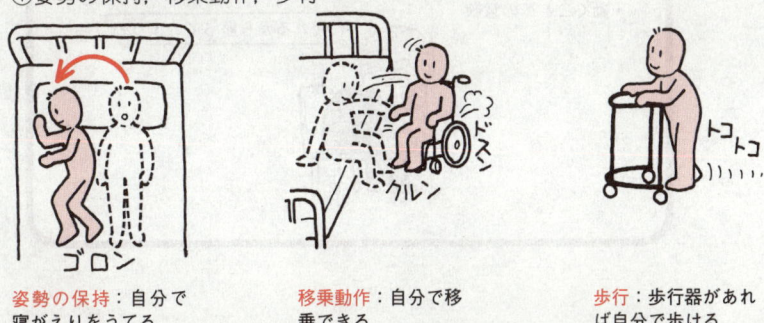

移乗動作：自分で移乗できる

歩行：歩行器があれば自分で歩ける

活動の援助技術　209

②身の回りの動作：食事，排泄，身体の清潔，更衣など
③生活関連動作：炊事，洗濯，掃除，買い物など

(3) 活動・運動を制限する要因の有無のアセスメント

対象者のアセスメント：身体的側面，心理的側面

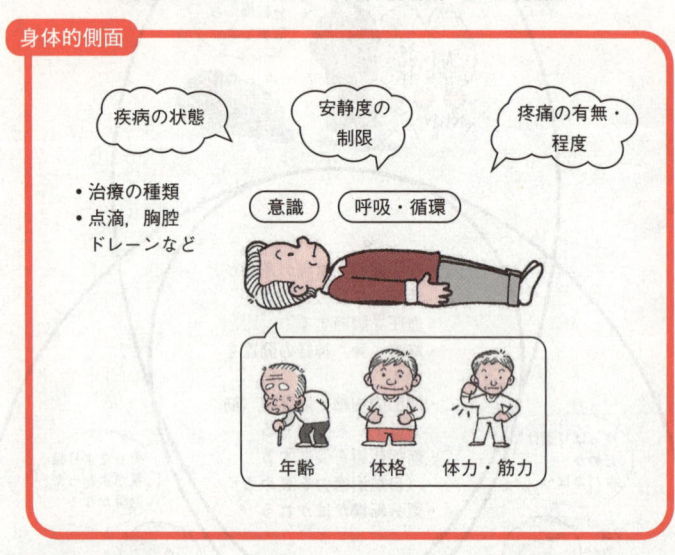

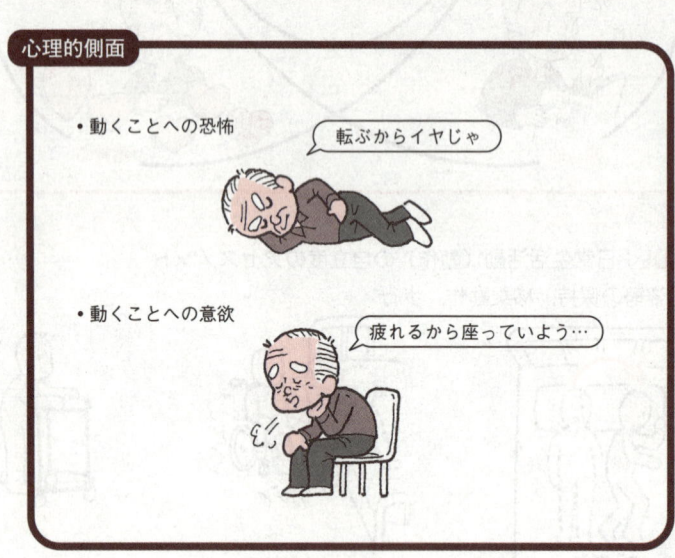

身体的側面

- 疾病の状態
- 安静度の制限
- 疼痛の有無・程度
- 治療の種類
- 点滴，胸腔ドレーンなど

意識　呼吸・循環

年齢　体格　体力・筋力

心理的側面

- 動くことへの恐怖

転ぶからイヤじゃ

- 動くことへの意欲

疲れるから座っていよう…

体位変換，床上移動

1. 関節の可動域
- 各関節の運動の方向性と角度で表現する。

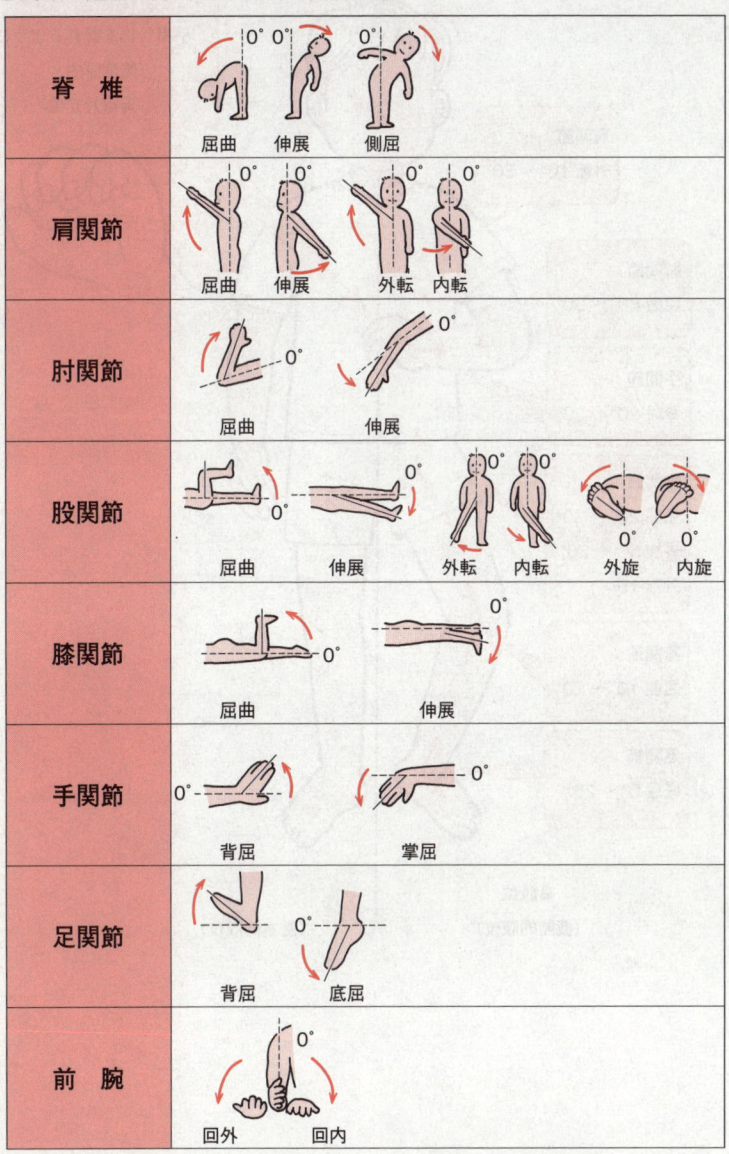

脊椎	屈曲　伸展　側屈
肩関節	屈曲　伸展　外転　内転
肘関節	屈曲　伸展
股関節	屈曲　伸展　外転　内転　外旋　内旋
膝関節	屈曲　伸展
手関節	背屈　掌屈
足関節	背屈　底屈
前腕	回外　回内

2．良肢位

良肢位とは，万一，関節の可動域が狭くなったとしても，機能障害が最小限になる肢位をいう。

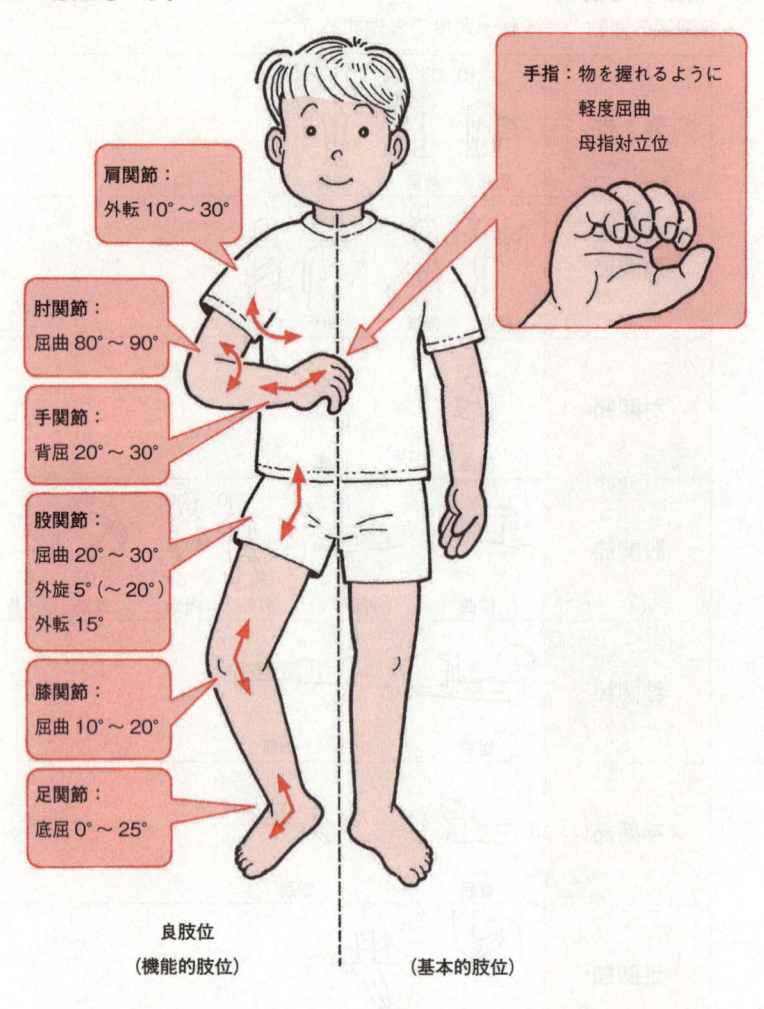

手指：物を握れるように
　　　軽度屈曲
　　　母指対立位

肩関節：
外転 10°〜30°

肘関節：
屈曲 80°〜90°

手関節：
背屈 20°〜30°

股関節：
屈曲 20°〜30°
外旋 5°（〜20°）
外転 15°

膝関節：
屈曲 10°〜20°

足関節：
底屈 0°〜25°

良肢位
（機能的肢位）　　　（基本的肢位）

3．体位変換時のポイント（体位の種類はp.140参照）

①看護師は，ボディメカニクスを活用する（p.138参照）。
②患者の希望や疾病の状態を考慮し体位を決める。
③急激に体位を換えることにより，循環動態が変化することを考慮する（p.141参照）。
④長時間の圧迫による褥瘡を予防するため，原則として最低2時間を目安に体位変換する。
⑤安楽物品（枕，タオル，ビーズクッション）は，ベッドと身体の隙間を埋めるように使用し，体圧を分散させる。
⑥体圧分散寝具（エアーマットなど）も活用する。（体圧分散寝具を使用していても体位変換は必要である。）

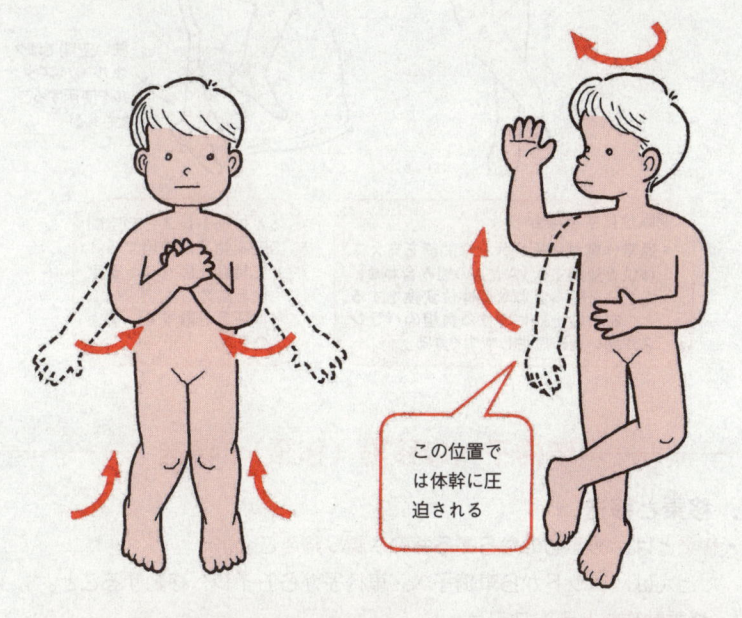

この位置では体幹に圧迫される

マットレスの上を水平移動する場合
- できるだけ患者の体は持ち上げない。
- マットレスと体との摩擦を最小限にする。
  - 上肢は体幹にのせる。
  - 下肢は膝を立てる。

右側臥位にする場合
- 右上肢を体幹から離す。
- （できるだけ）足を組む。

基本的日常生活援助技術

活動の援助技術

安楽枕
枕の代わりにスポンジやビーズ入りのクッションを使う場合もある

肩と腰の傾斜を調節し安定させる

肩

腰

看護師の位置

狭い空間ではタオル・バスタオルを使用することもある

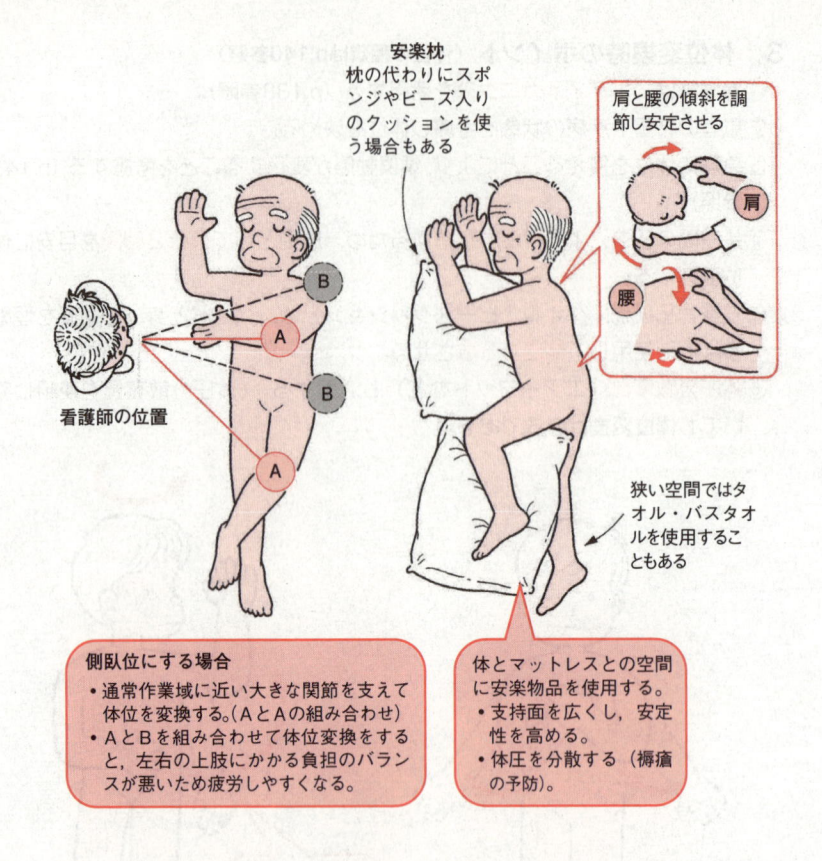

側臥位にする場合
- 通常作業域に近い大きな関節を支えて体位を変換する。（AとAの組み合わせ）
- AとBを組み合わせて体位変換をすると，左右の上肢にかかる負担のバランスが悪いため疲労しやすくなる。

体とマットレスとの空間に安楽物品を使用する。
- 支持面を広くし，安定性を高める。
- 体圧を分散する（褥瘡の予防）。

車椅子への移動（移乗）・移送

1．移乗と移送

- **移乗**とは，あるものからあるものへ**乗り移る**こと。
  たとえば，ベッドから車椅子へ，車椅子からトイレへ移動すること。
  （移乗動作：トランスファー）
- **移送**とは，ある地点からある地点へ移し送ること。

2．車椅子移乗時の援助のポイント

①**車椅子の点検**：使用前にタイヤの空気量や**ブレーキ**，座面の破損の有無など。
②移乗時は**フットサポート（フットレスト）を上げ**ておく。患者が腰掛けたらフットサポート（フットレスト）を下げ，足を乗せる。
③移乗動作の前，**停車時はブレーキを必ずかけ**安全を確保する。
④患者が**深く腰掛ける**ように援助する（浅いと転落の危険があるため）。

⑤保温に注意し（膝掛けやカーディガンをかける），整容（髪をとかすなど）も確認する。

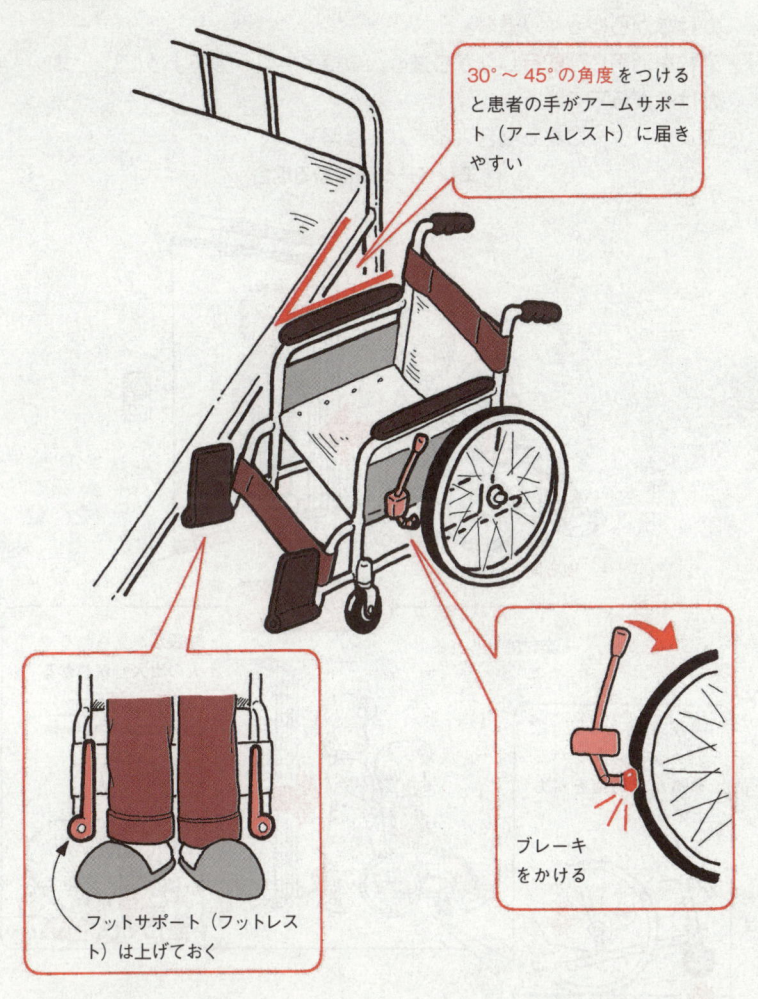

30°〜45°の角度をつけると患者の手がアームサポート（アームレスト）に届きやすい

フットサポート（フットレスト）は上げておく

ブレーキをかける

3．車椅子移送時の援助のポイント

①車椅子に乗っている患者に対し，不快な振動が最小限になるように注意する。また，転落事故を起こさないように援助する。

②段差を越える場合：

ティッピングレバーを踏み込み前輪を上げて越える。後輪（大車輪）は，ハンドルを持ち上げて段差を越える。

③急な下り坂の場合：
- 患者の背面を進行方向に向ける（後ろ向き）。看護師は，身体でブレーキをかけながらゆっくり進む。
- 道幅を活用し，蛇行しながら進む。車椅子を引っ張るようにし，ブレーキをかけながら下る。

④エレベーターに乗る場合（イラスト参照）

エレベーターに乗る場合

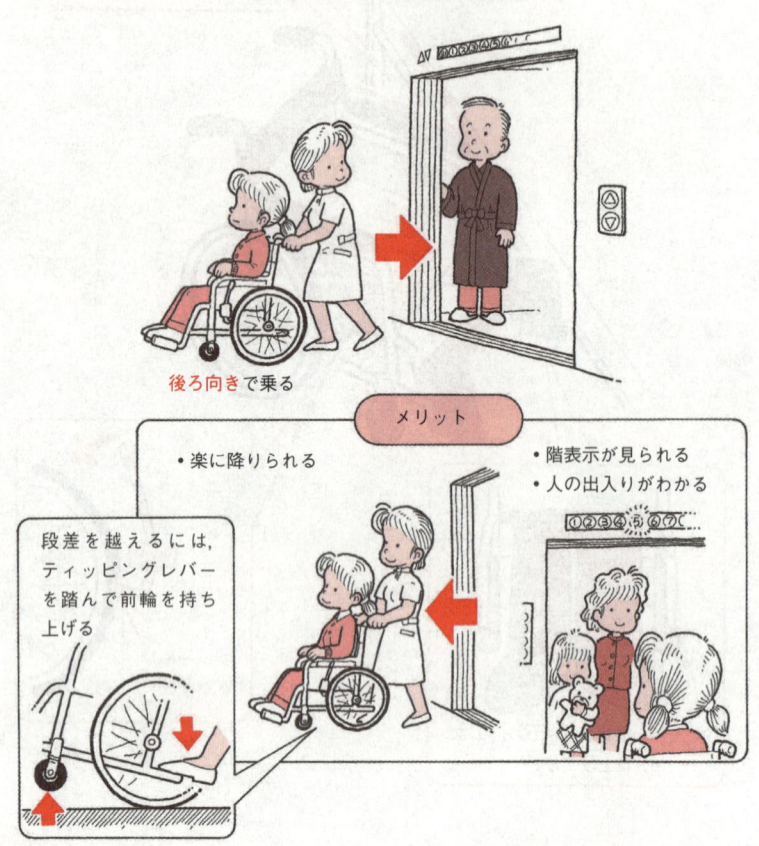

後ろ向きで乗る

段差を越えるには，ティッピングレバーを踏んで前輪を持ち上げる

メリット
- 楽に降りられる
- 階表示が見られる
- 人の出入りがわかる

ストレッチャーへの移動（移乗）・移送

1．ストレッチャー移乗時の援助のポイント

①ストレッチャーの点検：使用前にキャスターの動き，柵やストッパーの破損の有無など。
②移乗前は，必ずストッパーを止め安全を確保する。

③移乗後，掛け物をかけ，柵を上げる（固定ベルトがある場合は装着し転落を防止する）。

２．ストレッチャー移送時の援助のポイント
①方向転換時：患者の頭部を軸にして足部を回転させる。
②段差を越える時：段差を越える側の看護師がストレッチャーを持ち上げて静かに段差を越える。
③平坦な廊下では，患者の足部から移送し，坂道の場合は，坂を上るときは，患者の頭部が進行方向となる（頭部が下肢より高い位置になるようにする）。

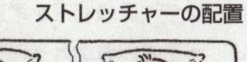

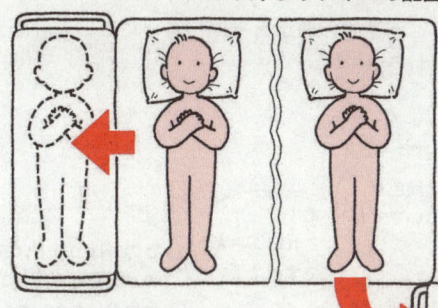

ストレッチャーの配置

- ベッドと直角にストレッチャーを置く。
- 方向転換が容易にできる。
- 短い動線で移動できる。

- ベッドと平行にストレッチャーを置く。
- 短い動線で移動できる。
 （看護師４人の場合）

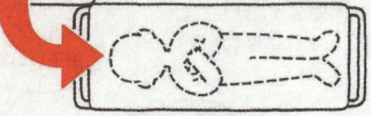

（看護師３人の場合）

ストレッチャーに患者をのせるとき

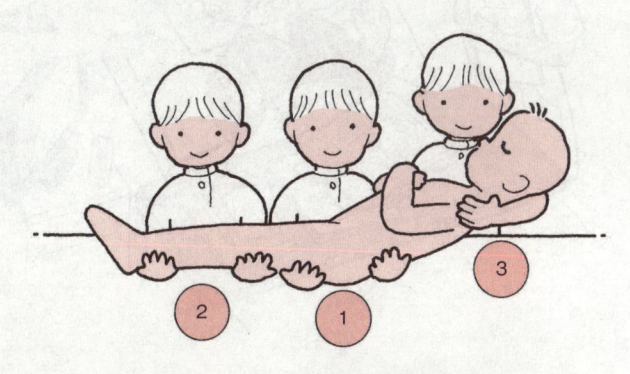

①腰（重心）→②下肢→③上半身　の順に下ろす

基本的日常生活援助技術

活動の援助技術　217

療養生活におけるレクリエーション

1．レクリエーションの意義・目的
- レクリエーションは，心身をリフレッシュ（気分転換）し，対象者の意欲を高める意味をもつ活動である。
- 精神的・肉体的に回復するために行う娯楽，対象者が楽しめること，満足できることが大切である。
- 急性期よりも回復期や慢性期に必要となる活動である。

2．レクリエーション援助時のポイント
- 治療上の活動制限，ADLの自立度，環境制限を考慮し計画する必要がある。
- 年齢や性別，趣味，職業など対象者の背景を考慮し適したものを計画する。
- 季節に応じた行事を取り入れる。

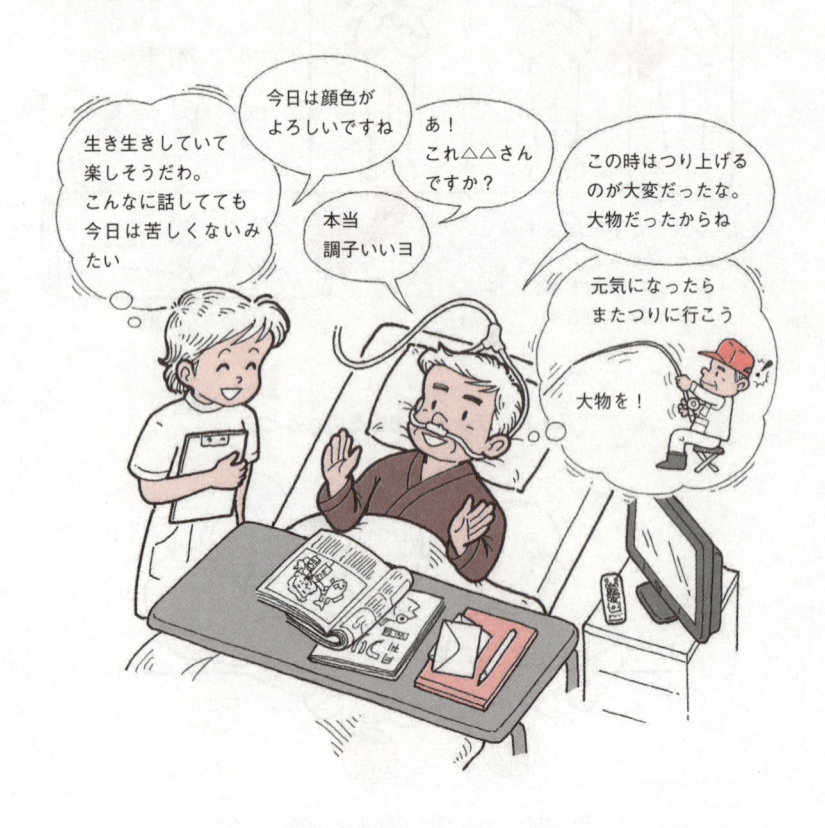

既出問題チェック 活動の援助技術

☑ 肩関節の外転の可動域測定で正しいのはどれか。 必 99-A19

1 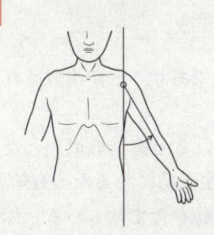
2 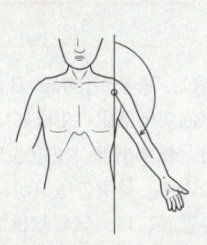
3 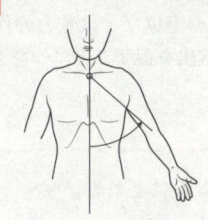
4

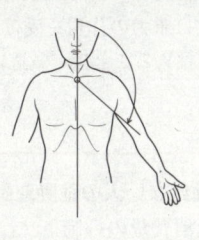

● 解答・解説

1 ◯ 可動域を測定する場合，基本的肢位（解剖学的肢位）は０°である。基本的肢位は，立位で「気をつけ」をした姿勢と同じで，肩関節は肩峰よりやや下が０°となり，支点となる。外転は身体の正中線から離れる運動になるため，正しい測定方法である。
2 × これは，基本的肢位である０°からではなく，180°の位置からの測定になっている点と，身体の正中線に向かっているため運動の方向が内転であるため誤りである。
3 × 運動の方向は外転であるが，支点が肩関節ではなく身体の正中線上になっているため誤りである。
4 × 支点が身体の正中線上であり，運動の方向も内転であるため誤りである。

☐ 体位変換が**有効でない**のはどれか。97-A72
1 無尿の改善
2 局所血流の改善
3 精神的苦痛の緩和
4 気道分泌物の喀出促進

● 解答・解説

1 ×無尿とは，尿量が100ml/日以下になることであり，尿が生成されていない状態である。体位変換は尿の生成には関係しない。
2 ○長時間，骨突出部が圧迫され血流が阻害されると褥瘡の原因となる。定期的な体位変換により，局所の圧迫が減り，褥瘡の発生予防になるため有効。
3 ○活動の意義には，気分転換など精神的な活動も含まれている。体位変換を行うことで気分転換ができ精神的苦痛を緩和することにつながると考えられる。
4 ○仰臥位は重力の作用を受けないが，側臥位や座位などは重力の作用を受けるため，体位を換えることは，気道にある分泌物の喀出を促すことにつながる。

☐ 自力で動けない人の他動運動の目的で適切なのはどれか。99-P45
1 心筋酸素消費量の抑制
2 消化管運動の抑制
3 関節の拘縮予防
4 肥満の予防

● 解答・解説

1 ×安静にすることは，心筋酸素消費量を抑制することにつながるが，他動運動の目的ではない。
2 ×安静にすることにより消化管運動は低下することは考えられる。活動は，食欲を増進させ消化管運動を活性化することにつながる。他動運動は，運動量は自動運動よりも少ないが，消化管運動を多少なりとも刺激することは考えられるが，消化管運動を抑制はしない。
3 ○自力運動ができない，あるいは禁止されている患者の場合，二次障害を予防することが大切である。特に高齢者は短期間の安静でも関節拘縮を起こしやすい。他動運動を行うことで関節拘縮を予防することが大切である。
4 ×他動運動は，他者の力をかりて身体を動かすため，多くのエネルギーを消耗するわけではない。自動運動をしないと肥満を予防することにはつながらない。

☑ 車椅子による移送で適切なのはどれか。必 100-P21
1 エレベーターを利用するときは，エレベーターの中で方向転換する。
2 移乗する前にフットレスト＜足のせ台＞を上げる。
3 急な下り坂では前向きに車椅子を進める。
4 段差は勢いをつけて乗り越える。

● 解答・解説

1 ×エレベーターに乗るときは，方向転換をエレベーター内で行うと，向きを換えるための空間が必要になり，同乗者に迷惑をかけることになる。また，エレベーターの作動時に回転の動作をすると，車椅子に乗っている患者にも刺激となり，気分不快につながる可能性もあるため避けた方がよい。乗る前に車椅子の向きを換え，後ろ向きでそのまま乗るとよい。

2 ○ベッドから車椅子，車椅子からベッドへ移乗動作をする前に，フットレスト（フットサポート）は必ず上げる。そのままにしておくと，移乗の際，足に引っかかり転倒の危険性が高いためである。

3 ×急な下り坂で前向きに車椅子を進めると，患者の重心が前方にかかり，車椅子から転落する危険性がある。そのため，後ろ向きで下るか，もしくは坂の幅を活用し，前向きでも大きく蛇行しながら下るかどちらかの方法がよい。

4 ×段差を越える際，勢いをつけて越えようとすると患者に強い振動や刺激が加わることになる。転落の危険性から患者が不安になり，気分不快などにもつながるので，ティッピングレバーを活用し，振動を少なくするように援助する。

☑ 車椅子での移送で適切なのはどれか。96-A54
1 コーナー―――――大車輪を浮かせて曲がる。
2 段　差―――――前輪を浮かせて上がる。
3 急な下り坂―――――前向きにまっすぐ下る。
4 電車内―――――車内の座席に移乗する。

● 解答・解説

1 ×大車輪を浮かせて曲がると患者の重心が前方に移動し転落する可能性があり危険である。コーナーは，スピードを落としゆっくり曲がるとよい。

基本的日常生活援助技術

2	○	段差を超えるときは，患者への刺激を最小限にする必要がある。段に上がるときは，ティッピングレバーを踏み込み，前輪を浮かせて上がり，そのあとに後輪（大車輪）はハンドルを持ち上げて上がるとよい。
3	×	急な下り坂は，前向きで下りると患者の重心が前方にかかり，転落事故の危険性が高くなる。車椅子を後ろ向きにして下るか，道幅を活用して蛇行しながら下るかのどちらかの方法がよい。
4	×	車椅子から車内の座席への移乗動作をしている間に電車が動くと危険である。車椅子のまま乗車し，スペースを確保して車椅子を固定して乗る方が安全である。

◪ ストレッチャーによる患者の移動の写真を下に示す。
適切なのはどれか。 必 98-A13

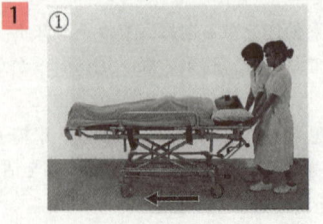

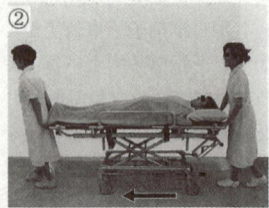

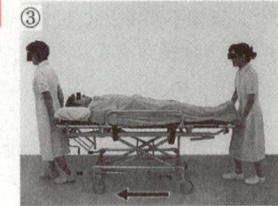

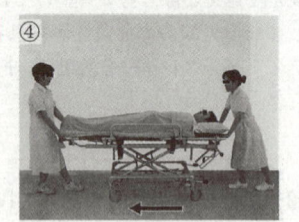

1 ①　　2 ②　　3 ③　　4 ④

● 解答・解説

1	×	ストレッチャーでの移送は，安全に移送するためにも看護師2人で行うのが望ましい。平坦な廊下は患者の足側から移送し，足側の看護師は，進行方向を向いて安全確認しながら移送を行う。患者の頭部側は，患者の状態に変化がないか観察しながら移送する。段差がある場合は，車輪が浮くように持ち上げて越える。曲がり角は，患者の頭部を軸として足側を回転させるとよい。
2	○	
3	×	
4	×	

8. 休息の援助技術

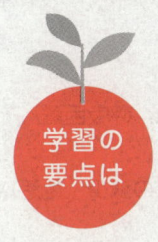

学習の要点は

活動－休息（睡眠）のリズムを整えることも看護師の役割です。睡眠の基礎知識や睡眠を促す援助方法の出題がみられます。睡眠を妨げる要因をアセスメントし，良質な睡眠をとるための援助方法を学習する必要があります。

休息・睡眠の意義・目的

休息・睡眠の意義・目的は，活動によって生じた身体的・精神的疲労からの回復や，体力，気力を高めることである。

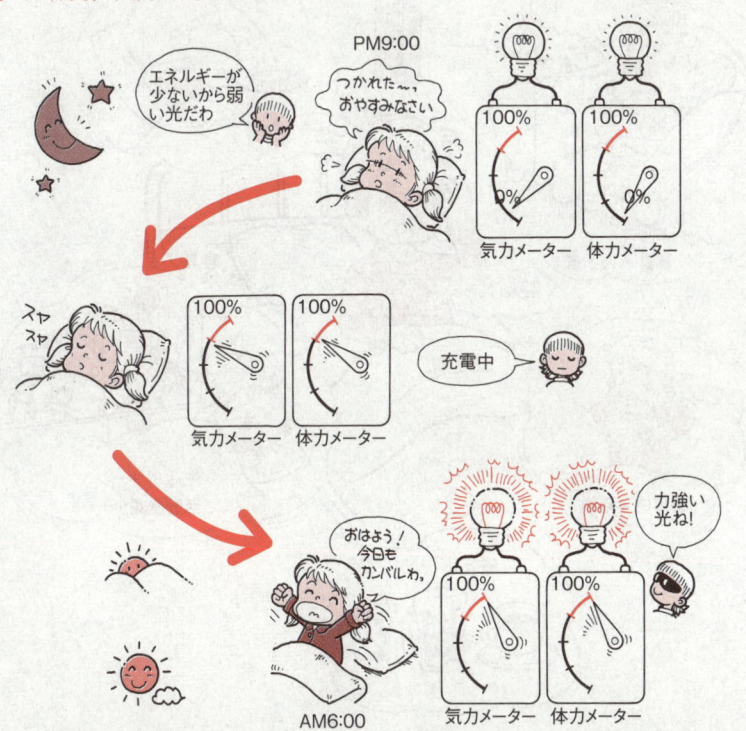

PM9:00
エネルギーが少ないから弱い光だわ
つかれた～
おやすみなさい
100%　100%
気力メーター　体力メーター

スヤスヤ
100%　100%
気力メーター　体力メーター
充電中

おはよう！
今日もガンバルわ
力強い光ね！
100%　100%
AM6:00
気力メーター　体力メーター

休息・睡眠のアセスメント

患者の睡眠に対する気持ち（眠れているか，すっきりした感じはあるかなど）や睡眠習慣を問診や調査票も活用し観察する。また，夜間の睡眠状況（睡眠時間など）や睡眠環境など観察し良質な睡眠をとれているかアセスメントする。

<睡眠に影響を及ぼす要因>

① 生理的要因：年齢
② 身体的要因：疼痛，瘙痒感，頻尿（特に夜間），咳嗽，呼吸困難，その他睡眠に影響を及ぼす疾患
　　　　　　　（安静度や点滴装着などによる）活動量の減少・生活パターンの変化
③ 心理・社会的要因：悩みやストレス，人間関係
④ 生活習慣：嗜好品（カフェイン，アルコール，タバコ）
⑤ 睡眠環境：寝具，光，騒音，温度，臭気
⑥ その他：薬の副作用，精神疾患など

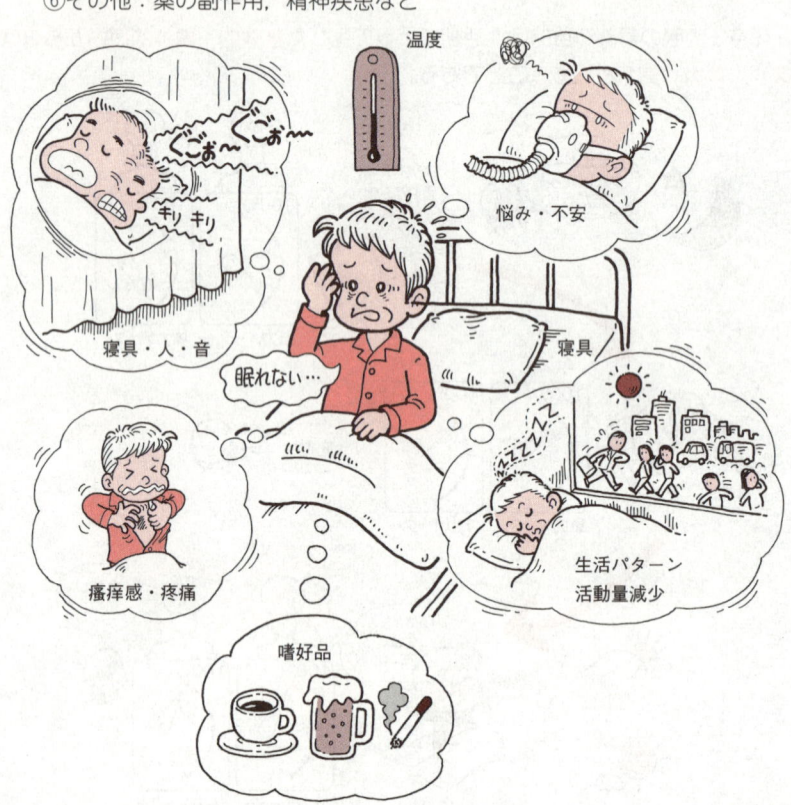

睡眠の段階と睡眠中の生理

（約90分程度の周期でくり返す）

ステージ1　ステージ2　ステージ3　ステージ4
入眠期 → 軽眠期 → 中等度睡眠期 → 深睡眠期 → （レム睡眠）*
　　　　　　　　　　　　　　　　　　徐波睡眠
　　　　　　　ノンレム睡眠

＊**レム睡眠**は，**ノンレム睡眠**の深睡眠期までの段階に移行し，最初の入眠期から70〜100分経過した後に出現する。ノンレム睡眠期の後に必ずレム睡眠がおとずれるわけではない。

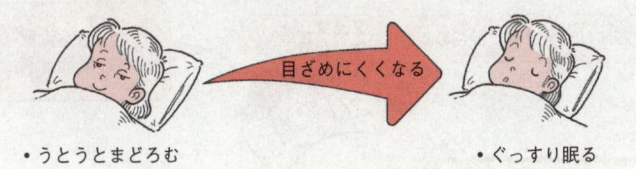

目ざめにくくなる

- うとうとまどろむ
- ぐっすり眠る
- 夢をみる

睡眠中の生理

- 随意運動の消失
- 眼瞼の閉鎖
- 筋の緊張や反射の低下
- 体温の降下
- 脈拍数と呼吸数の減少
- 血圧の低下

レム睡眠中の特徴

- 夢をみる
- 筋の急激な弛緩
- 眼の速い動き（閉じている瞼の上からわかる）
- 呼吸や心拍が不規則
- 手や足のけいれん性の動き
- 末梢血管の拡張（勃起）
- 脳波は覚醒時とほぼ同じ（区別がつかない）

睡眠障害の種類

睡眠障害は，一人の患者に**複数**現れることがある。

(1) 不眠の型：①**入眠障害**→30分〜1時間以上寝つけない
　　　　　　　②**中途覚醒**→夜間目が覚めるとその後なかなか眠れない
　　　　　　　③**早朝覚醒**→本人が思っている起床時刻より2時間以上早い
　　　　　　　　　　　　　時間に覚醒し，その後眠れない）
　　　　　　　④**熟眠障害**→深く眠った感じがない
(2) 睡眠の量的過剰：**ナルコレプシー**
(3) **概日リズム睡眠障害**

基本的日常生活援助技術

休息の援助技術

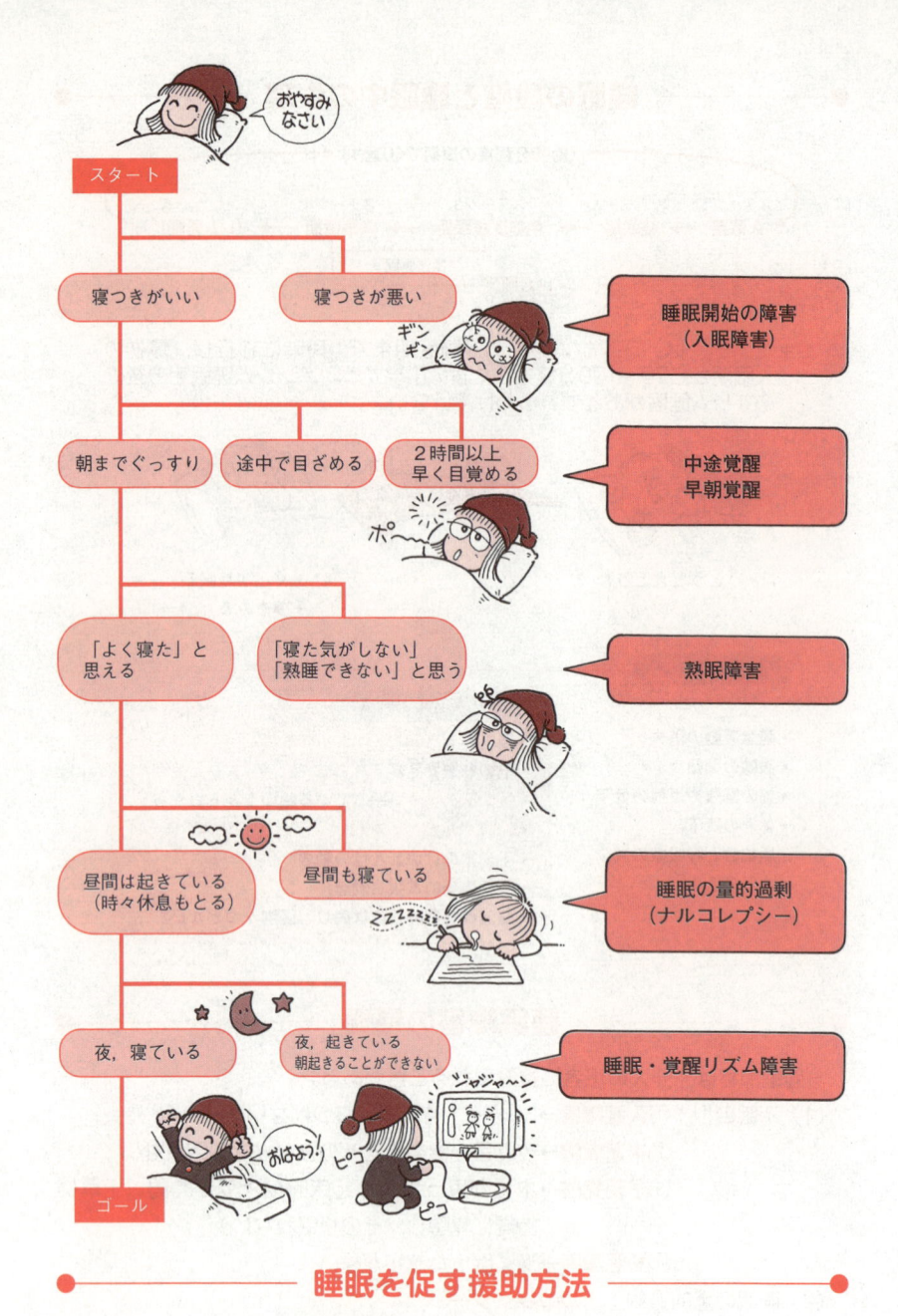

```
スタート
 │
 ├─ 寝つきがいい
 └─ 寝つきが悪い ──► 睡眠開始の障害（入眠障害）
     │
     ├─ 朝までぐっすり
     ├─ 途中で目ざめる ──┐
     └─ 2時間以上早く目覚める ──► 中途覚醒・早朝覚醒
         │
         ├─「よく寝た」と思える
         └─「寝た気がしない」「熟睡できない」と思う ──► 熟眠障害
             │
             ├─ 昼間は起きている（時々休息もとる）
             └─ 昼間も寝ている ──► 睡眠の量的過剰（ナルコレプシー）
                 │
                 ├─ 夜，寝ている
                 └─ 夜，起きている 朝起きることができない ──► 睡眠・覚醒リズム障害
                     │
                    ゴール
```

睡眠を促す援助方法

① 活動−休息のリズムを整える。
- 日中はできるだけ活動（運動）する。

- 朝，起床時に太陽の光を浴びる。
- 長時間の昼寝は避ける（30分程度）。

②睡眠環境（寝室の環境）を整える。(p.155参照)
- 寝具，温湿度，音，臭気，光，など

③入眠前にカフェイン，タバコ，過剰なアルコール摂取は控える。
④身体を清潔にする。
⑤空腹，食べ過ぎは避ける。
⑥身体を圧迫するような衣服，寝具は避ける。
⑦リラクゼーションできるものを勧める。
- ぬるめの湯での入浴や足浴（熱めの湯は避ける）
- 罨法，マッサージやアロマセラピーなど

⑧睡眠を妨げている要因（例えば疼痛や瘙痒感，呼吸困難など）を軽減する。

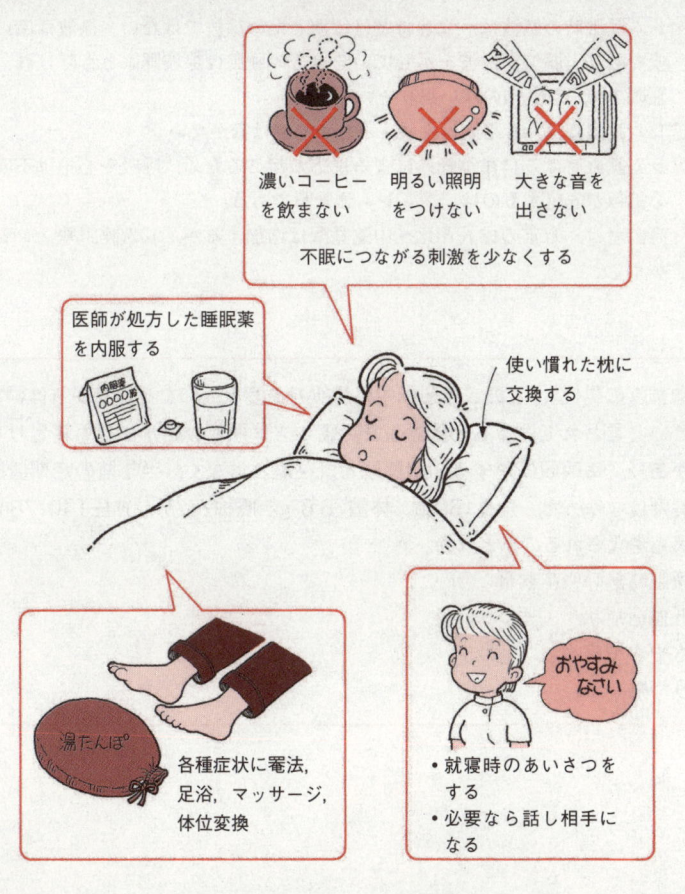

濃いコーヒーを飲まない
明るい照明をつけない
大きな音を出さない

不眠につながる刺激を少なくする

医師が処方した睡眠薬を内服する

使い慣れた枕に交換する

各種症状に罨法，足浴，マッサージ，体位変換

おやすみなさい

- 就寝時のあいさつをする
- 必要なら話し相手になる

休息の援助技術

既出問題チェック

☐ レム睡眠で正しいのはどれか。96-P1
1 脳波上徐波を示す。
2 骨格筋は弛緩する。
3 心拍数は安定する。
4 高齢になると増加する。

● 解答・解説

1 ×レム睡眠時の脳波は，覚醒時とほぼ同じため徐波ではない。徐波は深い睡眠時の脳波であり，脳波が徐波を示しているときの睡眠は徐波睡眠とも呼ばれ，ノンレム睡眠のステージ3・4の深い眠りをいう。
2 ○レム睡眠時は，骨格筋は弛緩するため筋肉は動かない。
3 ×レム睡眠時は，自律神経系による反応が起こるため，呼吸や心拍は不安定になる。心拍数が安定するのは，ノンレム睡眠時である。
4 ×高齢者は，若年の成人と比べ中途覚醒は増加するが，レム睡眠やノンレム睡眠は減少する。

☐ 営業職の男性。「このごろ運転中に居眠りをしそうになる。妻からはいびきがひどいと言われている」と受診した。寝つきは悪くないがいつも寝足りない感じがあり，毎朝頭痛がする。服薬歴と既往歴とはなく，半年前の定期健康診断で異常はなかった。身長160cm，体重76.8kg。脈拍78/分。血圧140/78mmHg。最も考えられるのはどれか。99-A49
1 睡眠時無呼吸症候群
2 低血糖症状
3 もやもや病
4 うつ病

● 解答・解説

1 ○睡眠時無呼吸症候群とは，睡眠中に無呼吸または無呼吸に近い状態が10秒以上起こり，重症度によって回数の頻度は異なる。症状として日中に眠気がでることやいびきをかく特徴があり，目が覚めやすく不眠になりやすい。この男性は，運転中に居眠りしそうになると言っていること，いびきがひどいと妻から言われ，熟眠感もないことから，睡眠時無呼吸症候群が考えられる。
2 ×低血糖症状にも眠気はあるが，既往歴，服薬歴はなくインスリン使用もないため，低血糖症状ではない。
3 ×もやもや病は脳の動脈に閉塞などが起こることによって，脳が血液不足になり頭痛や失神，脱力感などの症状が起こる。
4 ×うつ病の身体症状の一つに睡眠障害がある。夜間の不眠傾向だけではなく，活動もできなくなる。この男性は，仕事は通常通り行っているためうつ病ではない。

☑ 入眠中の患者が「最近，消灯後に寝つくまで30分ぐらいかかり，朝の検温で目が覚める。ずっと夢を見ていたような感じで，ぐっすり眠れたと思えない日が続いている」と言う。
睡眠状態のアセスメントで適切なのはどれか。97-A70
1 入眠障害
2 中途覚醒
3 早朝覚醒
4 熟眠障害

● 解答・解説

1 ×入眠障害は，30分から1時間以上なかなか寝つけない状態で本人が苦痛に思っている状態である。この場合，寝つくまでに約30分かかっているが，それに対し苦痛を訴えていないため入眠障害ではない。
2 ×中途覚醒は，睡眠の途中で目が覚め，その後なかなか眠れなくなることである。この場合，入眠してから覚醒していないため中途覚醒ではない。
3 ×早朝覚醒は，通常起きる時間よりも早く目が覚め（2時間以上），その後眠れなくなる状態である。この場合，朝の検温時に目覚めているため早朝覚醒ではない。
4 ○ぐっすり眠れたと思えない状態が続いているという言動があることから熟眠障害であると考えられる。

☑ 睡眠を促すための指導で適切なのはどれか。94-A57
1 起床後は日光を浴びる。
2 昼寝は2時間程度とる。
3 1日の水分摂取量を減らす。
4 就寝前に熱めの風呂に入る。

● 解答・解説

1 ○サーカディアンリズムとは，生体にもともと備わっているリズムのことで，約1日の周期（約24時間）である。サーカディアンリズムは，太陽の光や人との接触などの外部環境によって調整される。起床時に太陽の光に当たり日中は太陽の光が部屋に入るようにすることで，身体に日中であることを覚えさせることにより，睡眠－覚醒のリズムが調整されるためよい。

2 ×午後1〜3時くらいまでの30分程度の昼寝は夜間の睡眠に影響ないが，あまり長い時間眠ってしまうと夜間なかなか寝つけなくなり，睡眠－覚醒のリズムが崩れる可能性がある。したがって，睡眠を促す指導としては適さない。

3 ×就寝前に水分をとると夜間排泄のために覚醒し，なかなか寝つけなくなる可能性がある。日中水分摂取し，就寝前には控えるとよい。

4 ×高温の湯は交感神経を刺激し，覚醒を促すため逆効果である。ぬるめの湯（40℃以下）につかる，あるいは足浴（40〜42℃）をすることで副交感神経が刺激され，入眠が促される。

9. 清潔の援助技術

学習の要点は

入浴や身体を清潔にする援助，汚染された皮膚と創部に対する援助の留意点とその根拠が出題されています。皮膚の機能をイメージしながら，清潔行動と身体への負担も含めて学習する必要があります。

清潔行動に影響する要因のアセスメント

清潔行動にはさまざまな意義・目的がある。

援助の意義・目的

身体的意義	心理的意義	社会的意義
・皮膚・粘膜の生理的機能を良好にする（感染予防を含む） ・循環を促進する ・新陳代謝を促進する ・褥瘡を予防する	・爽快感が得られる ・気持ちが安らぐ（くつろげる） ・自信がもてる	・人間関係をスムーズにする

皮膚の構造と機能

分布	分泌物	構造と機能
全身	・皮脂腺 ↓ 皮脂 ・汗腺 （エクリン腺・アポクリン腺） ↓ 汗	①保護作用　②体温調節作用　③分泌作用 ④知覚作用　⑤吸収作用 弱酸性では育てない／化学物質／中和／メラニン／損傷：自然治癒／皮脂／角質層・顆粒層・有棘層・基底層／表皮／真皮／皮下組織／筋／エクリン腺／皮脂腺／アポクリン腺

基本的日常生活援助技術

粘膜の構造と機能

分布	分泌物	構造と機能
外界と交通している部位の内側を覆う膜 ・目（結膜） ・中耳 ・呼吸器 ・消化器 ・泌尿器 ・生殖器	・粘液	①保護作用　②分泌作用 ③吸収作用　④輸送作用

・皮膚より損傷を受けやすい

- 粘液（湿潤環境）
- 粘膜上皮
- 粘膜固有層
- 粘膜下組織
- 筋

入浴の影響

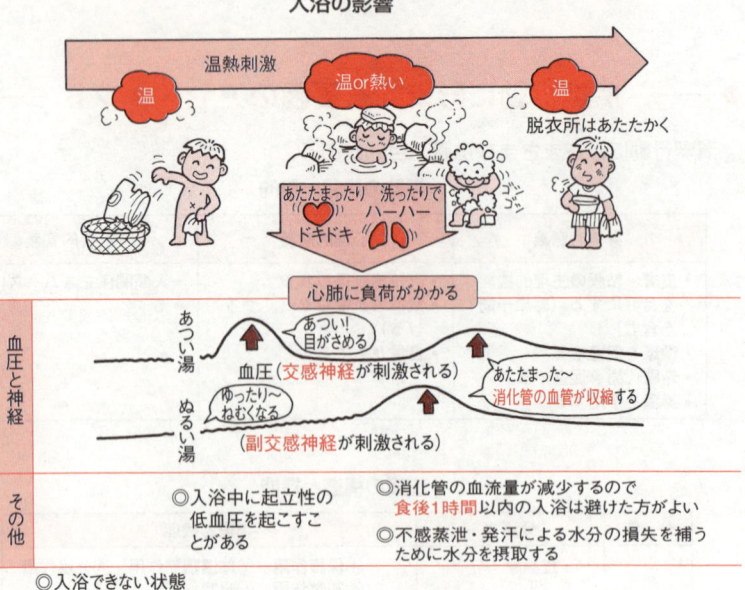

温熱刺激

温 / 温or熱い / 温　脱衣所はあたたかく

あたたまったり 洗ったりで ハーハー ドキドキ

心肺に負荷がかかる

血圧と神経	あつい湯／ぬるい湯 あつい！目がさめる 血圧（交感神経が刺激される） ゆったり～ねむくなる （副交感神経が刺激される）	あたたまった～ 消化管の血管が収縮する
その他	◎入浴中に起立性の低血圧を起こすことがある	◎消化管の血流量が減少するので食後1時間以内の入浴は避けた方がよい ◎不感蒸泄・発汗による水分の損失を補うために水分を摂取する

◎入浴できない状態
　バイタルサインが不安定もしくは異常，貧血，出血傾向など

身体各部の清潔の援助方法

次の要点を正しく実施し，状況に合った湯の温度などをおさえておく。

- 健康状態（経過や症状の程度）に応じた方法で清潔にする。
- 患者がもつ身体機能を十分活用して清潔にする（自立）。
- プライバシーを保護する（露出を最小限にする）。
- 清潔の援助を実施する部屋の温湿度を適切にする。

1．清拭

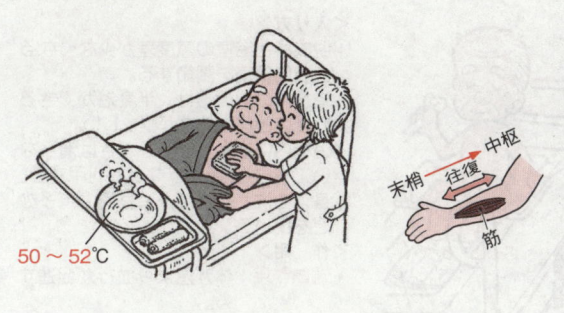

50～52℃

末梢 ←往復→ 中枢
筋

① 拭くときは末梢から中枢に向かって，筋肉の走行に沿って拭く。
② タオルは皮膚に密着させて往復させる。
③ 石けん分はすすいだタオルで3回拭き取る。
④ 湯の汚れや温度の低下，患者の好みに合わせて湯を交換する。

2．足浴

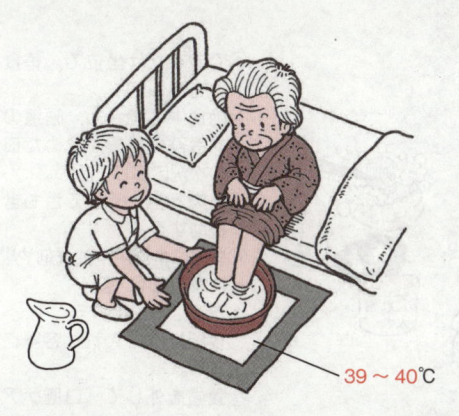

39～40℃

① 片足ずつ湯に入れて，しばらく温める。
② 足底部，足趾，踵などは洗い残しがないように注意する。
③ 最後に準備しておいた清潔な湯をかける（掛け湯）。

3．洗髪

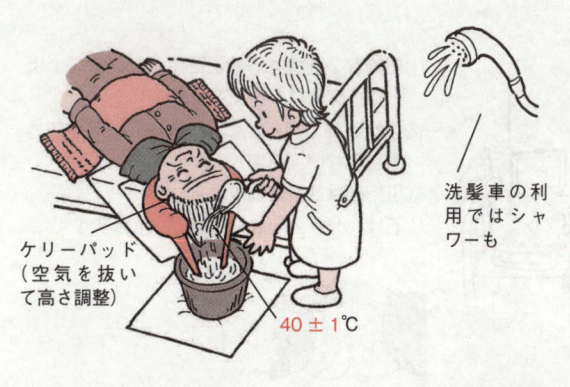

ケリーパッド（空気を抜いて高さ調整）

40±1℃

洗髪車の利用ではシャワーも

① 身体を安定させて，腹部の緊張を最小限にする（安楽）。
② ケリーパッドの高さを調節して，頸部の緊張を最小限にする（安楽）。
③ 生え際を洗った後，生え際から頭頂部に向かって洗う。
④ 毛の流れ（毛根の向き）や筋肉の走行に沿って洗う。

基本的日常生活援助技術

清潔の援助技術

4．入 浴

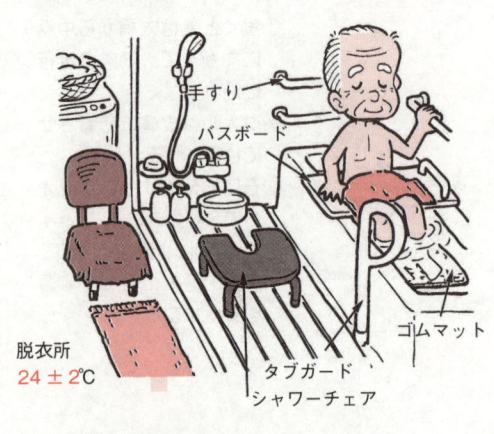

＜入り方＞
① 脱衣所と浴室の感度差が少なくなるように環境を調節する。
② 浴槽内の湯の量は，半身浴ができる程度にとどめる方が望ましい。
③ 浴槽内に出入りをするときは滑らない工夫をし，手すりなども利用する。
④ 身体を洗うときは，浴室用の椅子などを用いる。

＜作　用＞
- 温熱作用：体が温まり血行が促進する。
- 浮力作用：体が浮きリラックスしやすくなる。
- 静水圧作用：体表面に圧力がかかり，呼吸数が増加する。

（図中ラベル：手すり／バスボード／脱衣所 24±2℃／タブガード／シャワーチェア／ゴムマット）

5．口腔ケア

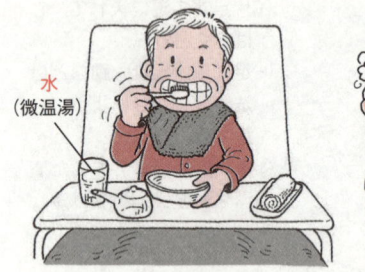

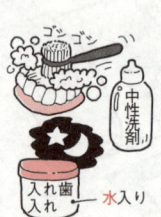

① できるだけ坐位で，毎食後に実施する。
② 絶食中の場合も，唾液の分泌や舌苔の状態を含めた口腔内の状況に応じて行う。
③ 歯肉と歯，そして舌も含めて援助する。
④ 義歯は食器用中性洗剤や専用の洗浄剤を用いる。
⑤ 洗浄は水を用いる。
⑥ 夜間は水を入れた容器に保管する。
⑦ 義歯を外して，口腔ケアを行う。

（図中ラベル：水（微温湯）／ゴシゴシ／中性洗剤／入れ歯／水入り）

6．陰部洗浄

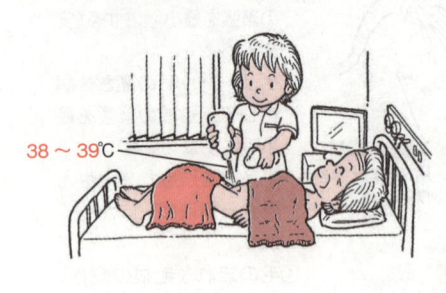

① 皮膚が2面接する部位に汚れが残らないように，広げながら洗浄する。
② 汚れは湯で柔らかくし，洗浄では無理な力を加えない。
③ 肛門部は最後に洗浄する。
④ 石けん分が残らないように，十分すすぐ。

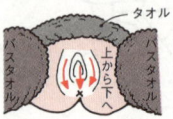

（図中ラベル：38〜39℃／タオル／バスタオル／上から下へ）

その他の援助

・便・尿失禁時の援助

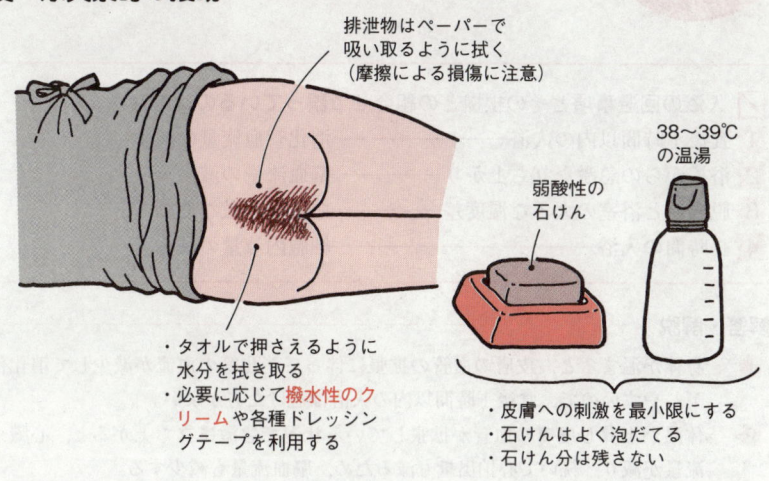

- 排泄物はペーパーで吸い取るように拭く（摩擦による損傷に注意）
- タオルで押さえるように水分を拭き取る
- 必要に応じて**撥水性のクリーム**や各種ドレッシングテープを利用する

- 弱酸性の石けん
- 38～39℃の温湯

- 皮膚への刺激を最小限にする
- 石けんはよく泡だてる
- 石けん分は残さない

・膀胱留置カテーテル挿入時の陰部洗浄

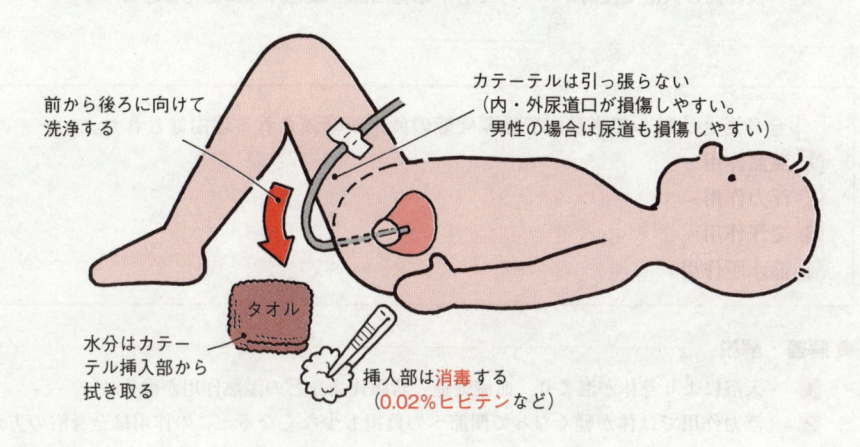

- 前から後ろに向けて洗浄する
- カテーテルは引っ張らない（内・外尿道口が損傷しやすい。男性の場合は尿道も損傷しやすい）
- 水分はカテーテル挿入部から拭き取る
- 挿入部は**消毒**する（0.02％ヒビテンなど）

基本的日常生活援助技術

清潔の援助技術

既出問題チェック 清潔の援助技術

☑ 入浴の回避事項とその根拠との組合せで誤っているのはどれか。93-A53
1 食後1時間以内の入浴 ──────── 消化管血流量の減少
2 浴槽からの急激な立ち上がり ──── 脳血流量の減少
3 脱衣所と浴室の大きな温度差 ──── 血圧の急激な変動
4 長時間の入浴 ──────────── 細胞内液量の減少

● 解答・解説

1 ○ 身体が温まると,皮膚の血管の拡張に伴って消化管の血流が減少して消化作用も低下しやすいので,食後1時間以内の入浴は避けた方がよい。
2 ○ 体温が上昇し皮膚の血管が拡張している状況で急激に立ち上がると,心臓へ戻る血流量が減り,続いて心拍出量も減るため,脳血流量も減少する。
3 ○ 温度刺激によって交感神経が刺激されると,末梢の血管が収縮し,血圧が上昇しやすくなる。
4 × 長時間の入浴で皮膚がふやけても,細胞内液や細胞外液に変化は起こらない。

☑ 全身浴と比較して半身浴で循環機能の負担が軽減される理由はどれか。96-A59
1 温熱作用
2 浮力作用
3 発汗作用
4 静水圧作用

● 解答・解説

1 × 入浴により身体が温まり,血流促進,新陳代謝などの温熱作用が働く。
2 × 浮力作用では体が軽くなって関節への負担も少なくなる。この作用は全身浴の方が大きい。
3 × 入浴後の発汗作用が疲労回復や肥満の改善,ストレスの改善につながる。
4 ○ 半身浴では,下半身に静水圧がかかり,心臓への還流量が増加,心臓からの拍出量も増加する。これによって,全身の血液循環も促進される。しかし,全身浴では胸部へも静水圧がかかることとなり,心臓や肺への負担が大きくなる。

☐ 左不全片麻痺患者の入浴にバスボードを用いる位置で最も適切なのはどれか。
97-A73

1 浴槽／バスボード／浴室
2 バスボード／浴槽／浴室
3 バスボード／浴槽／浴室
4 浴槽／バスボード／浴室

● 解答・解説

1 ◯ ┐ バスボードの端に腰掛けて向きを変えるとき，**1**は健側に重心を移動させて安定
2 × ┘ した動作で動けるが，**2**は患側に重心を移動させるため不安定になる。
3 × ┐
4 × ┘ 浴槽の縦半分をバスボードが覆っており，浴槽の出入りがしづらく危険である。

☐ 皮膚の抗菌作用を保持するために効果的なのはどれか。97-A66
1 アルカリ性石けん
2 弱酸性石けん
3 中性合成洗剤
4 オリーブ油

● 解答・解説

1 ×アルカリ性石けんで洗うと，皮膚は一時的にアルカリ性に傾く。健康な皮膚は中和機能が働き，再び弱酸性に戻るが，新生児や乳児，皮膚の弱い人は負担になる。
2 ○弱酸性石けんで洗うと皮膚本来のpHを維持でき，菌に対する抵抗力を維持できる。
3 ×中性合成洗剤は人工的に合成された洗浄剤でその大部分は中性である。洗浄力に優れるが，脱脂力が強いため手荒れの原因になり，皮膚の抗菌作用に支障をきたすことがある。
4 ×オリーブ油はビタミンEを多く含む植物油で，保湿作用に効果があるが，皮膚の抗菌作用については不十分である。

☑ 清潔援助の洗浄剤や薬剤の用い方で適切なのはどれか。 95-A54
1 義歯の歯垢は生理食塩水に浸けて除去する。
2 皮膚の汚れは速乾性アルコールで取り除く。
3 ドライシャンプーには50％メタノールを用いる。
4 口臭予防には重曹水で含嗽する。

● 解答・解説

1 ×歯垢は，歯ブラシなどで機械的に除去した後，流水で洗い，乾燥予防のために水または洗浄剤に浸ける。生理食塩水に浸すと金属部分のある義歯は酸化して黒ずみ，腐食のおそれがある。
2 ×全身の皮膚の汚れに速乾性のアルコールを用いると清拭時に気化熱による寒気を感じやすくなる。また，脂肪が少なく乾燥しやすい皮膚の皮脂を脱脂力のあるアルコールで除き過ぎることになる。弱酸性の皮膚の汚れは，弱アルカリ性の石けんなどの専用清拭剤で拭き取ると洗浄としての効果がある。
3 ×ドライシャンプーに用いられるアルコールは一般的に50％エタノールである。メタノールはアルコールの一種だが，毒性が強くドライシャンプーには使われない。
4 ○口臭が発生しているときは，口腔内のpHは酸性に傾いている。このとき，アルカリ性の重曹で含嗽すると口腔内のpHは中和されて口臭予防になる。

☑ 口腔内の状態で正しいのはどれか。97-A67
1 咀嚼運動の減少は口腔内の自浄作用を促進する。
2 食事をしていない口腔内は清潔に保たれる。
3 唾液分泌量が増加すると舌苔が厚くなる。
4 歯垢は口腔内の細菌数を増加させる。

● 解答・解説

1 ×咀嚼運動が減少すると唾液の分泌が悪くなり，自浄作用が減退する。
2 ×食事をしていなくても口腔内は唾液で湿潤し，常在菌は存在しているため，口腔内は細菌が繁殖しやすい場所である。
3 ×口の中が不衛生だったり，唾液の分泌量が減少（ドライマウス）して殺菌作用が低下したり，風邪などで免疫力や抵抗力が低下したりすると，舌苔が厚くなる。
4 ○歯垢の組織は水分と有機物（大半が細菌とその代謝物）で，その存在は口腔内の細菌を増加させる。

☑ 口腔ケアで適切なのはどれか。必 100-A17
1 歯肉出血があっても実施する。
2 含嗽のできない患者には禁忌である。
3 総義歯の場合，義歯の洗浄のみでよい。
4 経口摂取をしていない患者には不要である。

● 解答・解説

1 ○柔らかい歯ブラシを使用し，毛先が歯肉に当たらないように注意しながら口腔ケアを行う。また，出血部位の確認や必要に応じて止血の処置も行う。
2 ×意識障害などで含嗽ができない患者にも口腔ケアを行う。口腔ケアの一例としてスポンジブラシで汚れを絡め取る方法がある。
3 ×義歯を外した後，ブラッシングや含嗽を行うと歯肉・舌・頬粘膜が清潔となり，口腔内の衛生が保たれる。
4 ×食物を摂取していないと，口腔内の自浄作用をもつ唾液の分泌が減少し，衛生状態が不良になる。そのため，経口摂取をしなくても口腔ケアは実施する。

基本的日常生活援助技術

清潔の援助技術

☐ 陰部洗浄の実施で正しいのはどれか。94-A54
1 腰部の安静が必要な患者には行わない。
2 湯は鼠径部にかけてから陰部にかける。
3 陰唇の付着物をこすって取り除く。
4 洗浄後はドライヤーで乾燥させる。

● 解答・解説

1 ×腰部の安静が必要な患者であっても，おむつなどで洗浄液を吸い取る方法を用いれば，体位変換の負担を最小限に留めながらの実施が可能である。
2 ○陰部の皮膚は薄く，温熱刺激にも敏感である。本人にとって快適な温度か確認してから実施するには，大腿内側や鼠径部に湯をかけて確認してから洗浄を始める方法がある。
3 ×陰唇は皮膚が薄く，摩擦などの刺激で傷つきやすい。洗浄液で付着物を柔らかくし，洗浄剤を十分泡立てて，不必要な力を加えずに洗浄する。
4 ×ドライヤーの熱風は熱傷の原因になり得る。乾燥させるには，タオルで水分を拭き取るだけで十分である（こすらず，押さえるようにして拭き取る）。

☐ 長期昏睡状態にある患者に水様便が続いている。殿部の皮膚ケアで正しいのはどれか。92-A55
1 弱酸性洗剤で洗う。
2 3％過酸化水素水で消毒する。
3 親水性クリームを塗布する。
4 ガーゼを貼布する。

● 解答・解説

1 ○水様便により，皮膚は弱酸性からアルカリ性に傾き，皮膚の防御機能が低下しているので，刺激が少ない弱酸性の洗剤を用いるほうがよい。
2 ×過酸化水素水（商品名はオキシドール）は発泡による皮膚の洗浄効果が大きく刺激があるので不適切。
3 ×親水性クリームは保湿性はあるが，水様便が続く場合，皮膚がふやけて防御機能の低下を助長する。皮膚を保護するには撥水性のあるクリームを使用する。
4 ×ガーゼは水分の吸収作用はあるが，摩擦もあり皮膚の保護機能は少ないため不適切。

☑ 膀胱内留置カテーテルを挿入している女性患者の陰部洗浄で適切なのはどれか。92-A54

1 カテーテル交換時のみ洗浄する。
2 5％ヒビテン液を用いる。
3 カテーテルを引っ張りながら微温湯をかける。
4 カテーテル挿入部から周辺へ向けて水分を拭きとる。

● 解答・解説

1 ×陰部は腟からの分泌物や便・尿，そして皮脂（汗）等で汚れる。そのため，毎日洗浄し，清潔にすることが大切である。
2 ×外陰部の皮膚の消毒には0.02％のヒビテン液が用いられる。また，ヒビテン液は体腔内や粘膜には使用しない。
3 ×カテーテルを引っ張ると，膀胱や尿道を損傷する危険性がある。
4 ○尿道口周囲の皮膚に常在している細菌を付着させないようにする効果がある。

10. 衣生活の援助技術

学習の要点は

寝衣の条件または援助の注意点について，患者の状態に適したものを答える問題が出題されています。そのため，設定された場面を正確にイメージして，安全で容易な衣生活への援助方法か判断する学習が必要になります。

病衣の選択

状況に合わせて病衣や衣服を適応・変化させることは，患者の安楽や体調良好などにつながる。病衣の選択には身体的・心理的・社会的意義がある。

援助の意義・目的

身体的意義	心理的意義	社会的意義
①体温調節を助ける ②皮膚を保護する ③皮膚の汚れを吸着・除去する	①自分に自信がもてる ②個性が表現できる ③気分転換（楽しみ）になる ④気力が充実する（やる気になる）	①生活動作を円滑にする（トレーニングウエア，日常着，寝衣など） ②社会生活を円滑にする（時・場所・状況に応じた服装：礼儀）

1．病衣のデザインと機能
- 診察や看護がスムーズに受けられる。
- 着崩れしにくい。
- 着心地がよい。

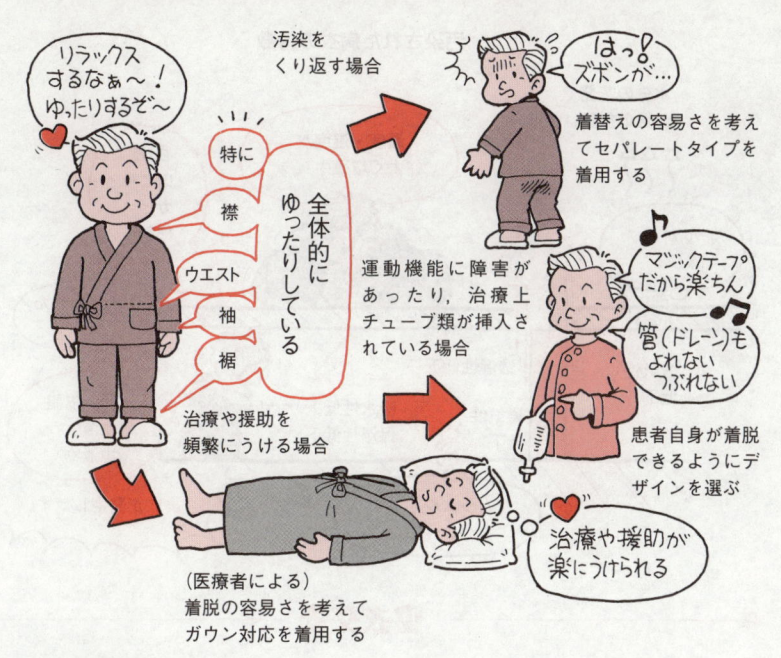

2. 病衣の選択

- 汚れが目立ち頻繁な洗濯に耐えられるもの。
- 体温調節がしやすい（よい衣服気候を維持できる）もの。
  *衣服気候：皮膚と衣類の間にできる空間の温湿度条件

  含気性，通気性，保湿性，透湿性，吸水性は体温の放散にかかわり，衣服気候を左右する。

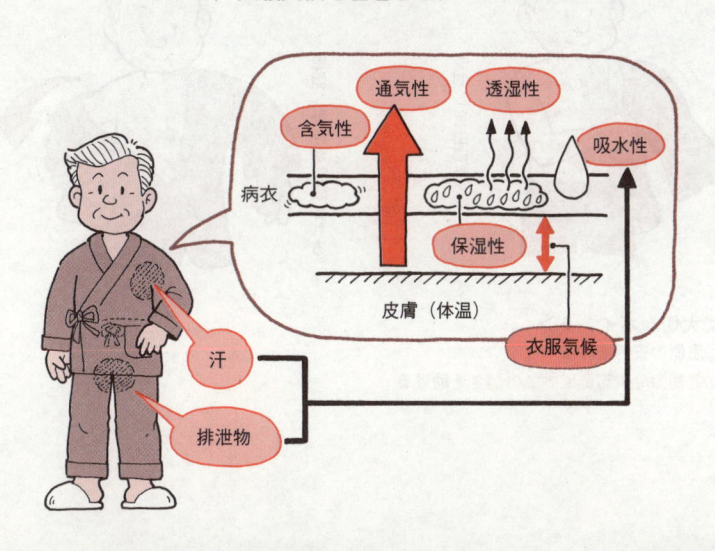

衣生活の援助技術

汚染された病衣の特徴

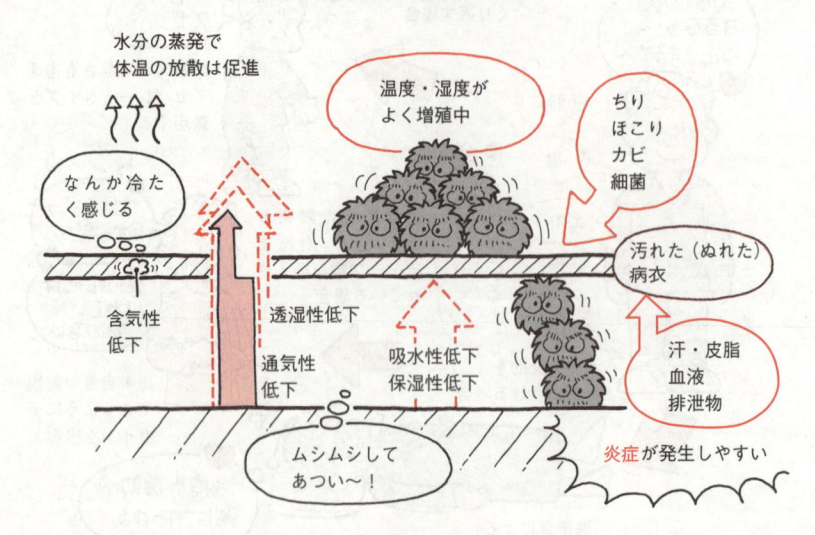

- 水分の蒸発で体温の放散は促進
- なんか冷たく感じる
- 温度・湿度がよく増殖中
- ちり ほこり カビ 細菌
- 汚れた（ぬれた）病衣
- 含気性低下
- 透湿性低下
- 通気性低下
- 吸水性低下 保湿性低下
- 汗・皮脂 血液 排泄物
- ムシムシしてあつい〜！
- 炎症が発生しやすい

寝衣交換

1．片麻痺のある患者に行う寝衣交換 ＜右片麻痺患者の場合＞

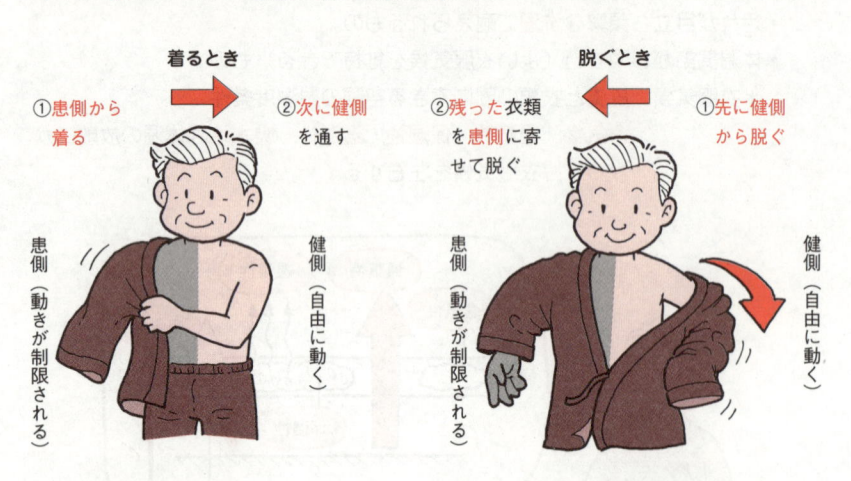

着るとき
- ①患側から着る
- ②次に健側を通す

脱ぐとき
- ②残った衣類を患側に寄せて脱ぐ
- ①先に健側から脱ぐ

患側（動きが制限される） ／ 健側（自由に動く）

＜大切なポイント＞
① 患側の安静を守る
② 健側の最大可動域内での動きを助ける

基本的日常生活援助技術

衣生活の援助技術

2. 和式寝巻の交換

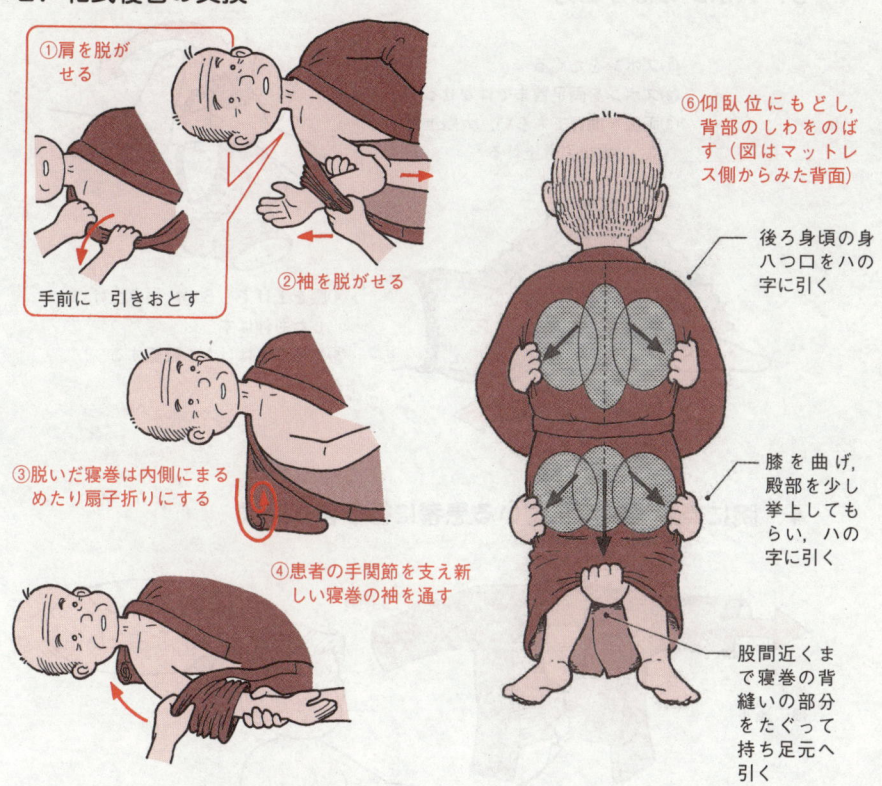

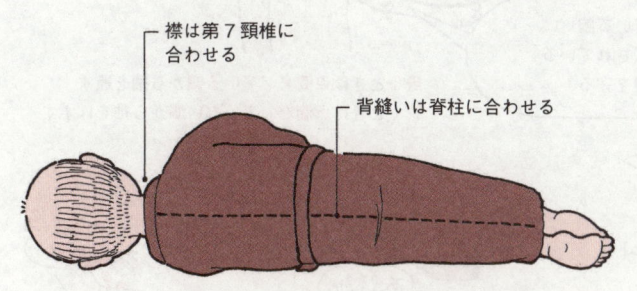

① 肩を脱がせる

手前に　引きおとす

② 袖を脱がせる

③ 脱いだ寝巻は内側にまるめたり扇子折りにする

④ 患者の手関節を支え新しい寝巻の袖を通す

⑥ 仰臥位にもどし，背部のしわをのばす（図はマットレス側からみた背面）

後ろ身頃の身八つ口をハの字に引く

膝を曲げ，殿部を少し挙上してもらい，ハの字に引く

股間近くまで寝巻の背縫いの部分をたぐって持ち足元へ引く

襟は第7頸椎に合わせる

背縫いは脊柱に合わせる

⑤ 反対側の袖も脱がせて古い寝巻をとり，体に合わせて新しい寝巻を着せる

基本的日常生活援助技術

衣生活の援助技術

3．ズボンのはかせ方

①ズボンをたぐる
②ズボンを両足首まではかせる
③両膝を曲げてもらい，大腿上部
　(ⓒ) まで引き上げる

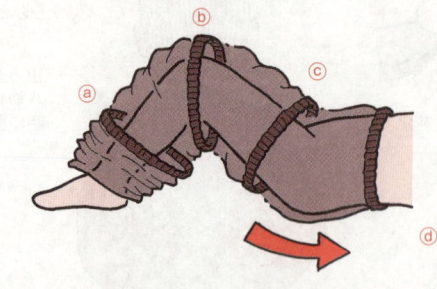

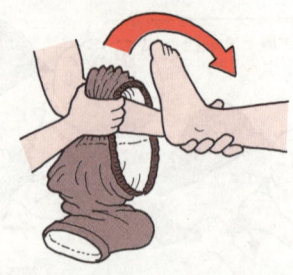

④腰を上げてもらい，引き上げ，しわも伸ばす
⑤きちんとはけたか確認する

4．腕に点滴を実施している患者に行う寝衣交換

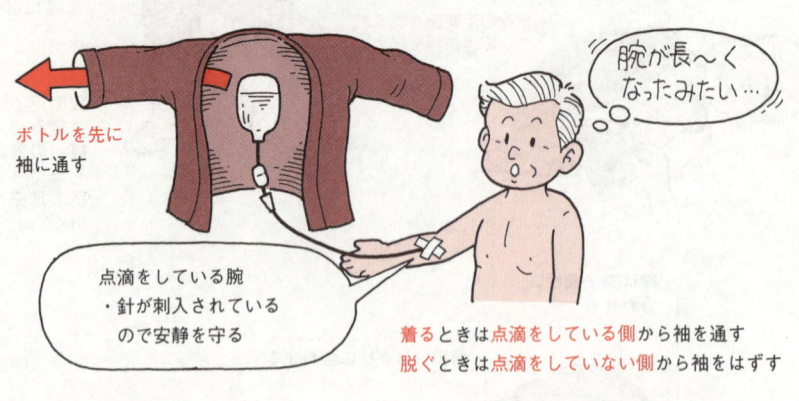

ボトルを先に
袖に通す

腕が長〜くなったみたい…

点滴をしている腕
・針が刺入されているので安静を守る

着るときは点滴をしている側から袖を通す
脱ぐときは点滴をしていない側から袖をはずす

＜大切なポイント＞

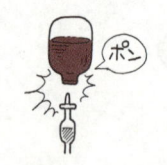

ポン

①輸液ラインの接続部をはずさない

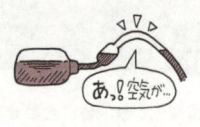

あっ！空気が…

②輸液ラインに空気を入れない

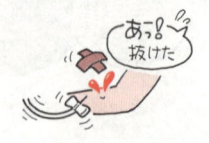

あっ！抜けた

③輸液ラインに不要な力を加えない

既出問題チェック 衣生活の援助技術

☑ 患者の状態と寝衣の要件との組合せで適切なのはどれか。94-A55
1 同一体位で臥床中の患者――前開きのもの
2 発熱がある患者――――――気密性のあるもの
3 尿失禁がある患者――――撥水性に富んだもの
4 手に運動障害がある患者――紐で留めるもの

● 解答・解説

1 ○前身頃が大きく開く寝衣は，少ない体位変換で着替えられ，着心地も簡単に調節できる。
2 ×気密性のある寝衣は発汗の蒸発（対流）などの放散を抑制するため，患者の解熱を妨げるので，木綿など通気性のあるものが好ましい。
3 ×水分を弾く（撥水性の）寝衣は適さない。失禁した尿を吸収し，尿による皮膚汚染を最小限にとどめるには吸水・吸湿性のものがよい。
4 ×手の機能障害の程度が不明であるが，紐を結ぶ操作は指先の緻密な運動を必要とするので，一人で着替えるには難易度の高い寝衣といえ，第一選択になりにくいタイプの寝衣である。

☑ 右片麻痺患者の着衣交換で正しいのはどれか。必 95-A23，必 99-P20
1 右から脱がせ，右から着せる。
2 右から脱がせ，左から着せる。
3 左から脱がせ，右から着せる。
4 左から脱がせ，左から着せる。

● 解答・解説

1 ×設問は患側（右側）から脱がせ，患側（右側）から着せているので不適切。
2 ×設問は患側（右側）から脱がせ，健側（左側）から着せているので不適切。
3 ○衣服を脱ぐときには健側（左側）の関節可動を十分に活用して，先に左側を脱ぎ，残った衣服を患側（右側）に寄せて取る。着る際には患側（右側）を先に通してから，健側（左側）を着る。
4 ×設問は健側（左側）から脱がせ，健側（左側）から着せているので不適切。

☐ 臥床している右片麻痺患者へのパジャマの着せ方で正しいのはどれか。92-A56
1 上着は左袖を先に着せる。
2 上着の右袖は迎え袖で着せる。
3 ズボンは片足ずつ大腿部まではかせる。
4 ズボンの胴部分は両膝を伸展してはかせる。

● 解答・解説

1 ×片麻痺のある場合，可動域に制限がある麻痺側から先に着せると簡単に行える。
2 ○袖をたぐって迎え袖にすることで，麻痺側の右上肢の安静を保ちながら着せることができる。
3 ×ズボンは足首まで両足を通してから，大腿部まではかせた方が簡単にできる。
4 ×患者の健側の力を利用して，殿部を挙上してもらうには，膝関節は屈曲させておく方がよい。

☐ 前腕から点滴静脈内注射中の患者の寝衣交換をする際，輸液ボトル・セットの袖の通し方で適切なのはどれか。93-A55, 97-A69
1 脱衣時はボトルを袖の肩側から入れる。
2 着衣時はボトルを腕よりも先に袖に入れる。
3 滴下筒は横向きにして袖に通す。
4 ボトルを袖から出すときは心臓部より低くする。

● 解答・解説

1 ×脱衣時は，腕・ボトルを袖の肩側から引き出す。
2 ○着衣時はボトルを腕よりも先に袖に入れる。
3 ×滴下筒は横にしない。横にすると，滴下筒内の空気がルート内に混入してしまう。
4 ×ボトルを心臓部（点滴刺入部）より低くするとルート内に血液が逆流してしまう。

第5章 診療に伴う技術

1. 呼吸を楽にする姿勢・呼吸法‥250
2. 酸素吸入の適応と方法‥‥‥‥254
3. 循環管理‥‥‥‥‥‥‥‥‥‥262
4. 口腔内・鼻腔内・気管内吸引‥269
5. 胸腔ドレナージの管理‥‥‥‥274
6. 排痰法‥‥‥‥‥‥‥‥‥‥‥278
7. 温罨法・冷罨法‥‥‥‥‥‥‥281
8. 保温・体温管理‥‥‥‥‥‥‥286
9. 創傷の種類・治癒過程と観察‥290
10. 褥瘡の予防，処置‥‥‥‥‥‥294
11. ドレッシング・包帯法‥‥‥‥302
12. 与薬の技術‥‥‥‥‥‥‥‥‥308
13. 救急救命処置技術‥‥‥‥‥‥337
14. 診察・検査時の看護師の役割‥350
15. 検体検査と尿，便，喀痰，血液の採取方法‥‥‥‥‥‥‥‥‥353
16. 生体検査‥‥‥‥‥‥‥‥‥‥358
17. 胸腔穿刺，腹腔穿刺，骨髄穿刺‥377
18. 胃洗浄，膀胱洗浄‥‥‥‥‥‥385
19. ME機器の取り扱いとモニタリング‥‥‥‥‥‥‥‥389

1. 呼吸を楽にする姿勢・呼吸法

学習の要点は　呼吸についての理解を深めましょう。呼吸器の解剖学的特徴をつかみ，姿勢を整えることが安楽な呼吸を助けることを理解しましょう。

呼吸を楽にする姿勢

①呼吸筋の作用
- 安楽な呼吸では，横隔膜が下がり，呼吸面積が広い。
- 横隔膜は姿勢や体位によって重力の影響を受ける（肺気量も変化）。

②よい呼吸法：深くてゆっくりした呼吸，腹式呼吸＞胸式呼吸
③安楽な姿勢：ファウラー位，起坐位

側臥位の場合の肺の影響

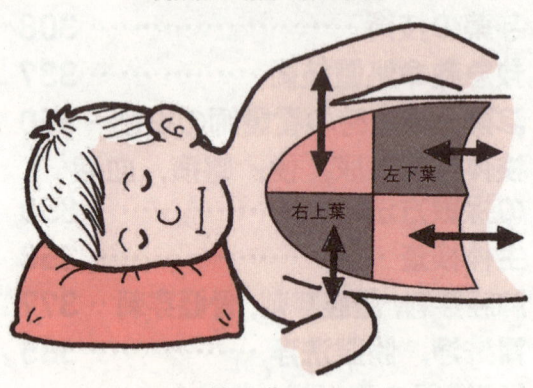

左下葉
右上葉

下になる側の上葉
上になる側の下葉 ｝の動きが小さくなる。
すなわち，右上葉，左下葉に病変があり，安静を保ちたい場合は右側臥位（上図）がよいことになる。

安楽な姿勢

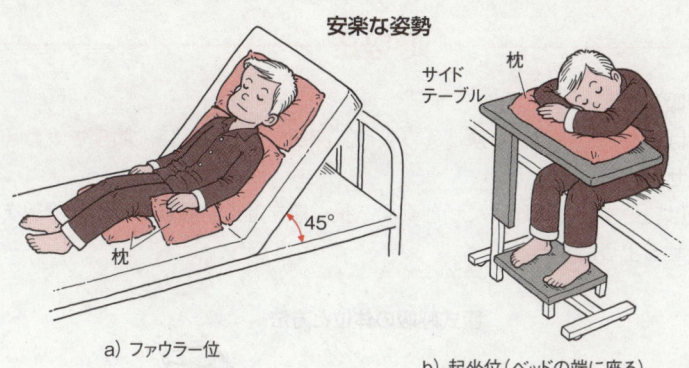

a) ファウラー位（枕、45°）

b) 起坐位（ベッドの端に座る）
上腕をサイドテーブルや枕で保持すると、呼吸筋が動きやすく呼吸が楽になる。

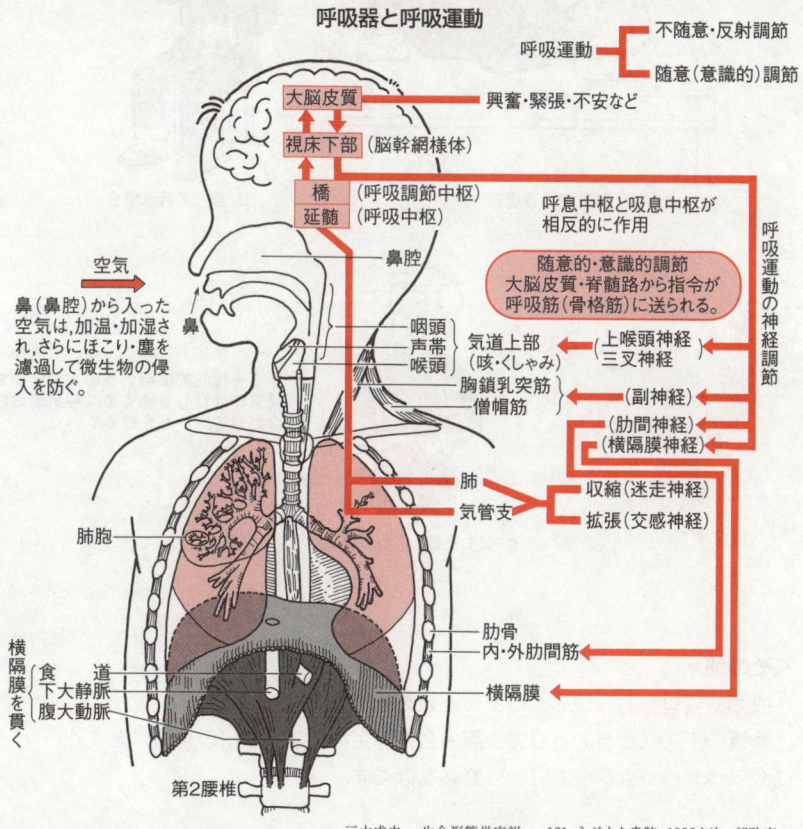

呼吸器と呼吸運動

呼吸運動 ─ 不随意・反射調節
　　　　 └ 随意（意識的）調節

- 大脳皮質 ← 興奮・緊張・不安など
- 視床下部（脳幹網様体）
- 橋（呼吸調節中枢）
- 延髄（呼吸中枢）

呼息中枢と吸息中枢が相反的に作用

随意的・意識的調節
大脳皮質・脊髄路から指令が呼吸筋（骨格筋）に送られる。

空気

鼻（鼻腔）から入った空気は、加温・加湿され、さらにほこり・塵を濾過して微生物の侵入を防ぐ。

- 鼻
- 鼻腔
- 咽頭
- 声帯
- 喉頭
- 気道上部（咳・くしゃみ）── 上喉頭神経／三叉神経
- 胸鎖乳突筋 ── （副神経）
- 僧帽筋
- 肺　気管支 ── 収縮（迷走神経）／拡張（交感神経）── （肋間神経）／（横隔膜神経）
- 肺胞
- 肋骨
- 内・外肋間筋
- 横隔膜
- 横隔膜を貫く：食道／下大静脈／腹大動脈
- 第2腰椎

呼吸運動の神経調節

診療に伴う技術

三木成夫，生命形態学序説．p. 121, うぶすな書院，1992より一部改変

呼吸を楽にする姿勢・呼吸法

呼吸法

<腹式呼吸>

- 吸気は口を閉じて鼻からゆっくり吸う。胸部を動かさずに，腹部を大きく膨らませる。
- 呼気は口をすぼめ，ゆっくりと細く，長く息を吐く。腹筋を使って腹部をへこませるようにする。

腹式呼吸の体位と方法

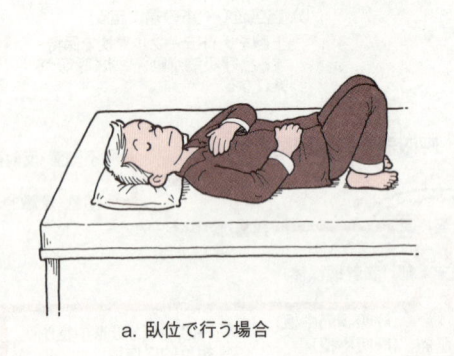

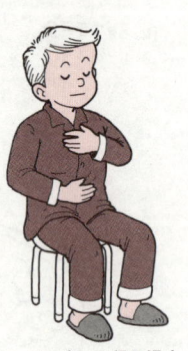

a. 臥位で行う場合

b. 座って行う場合

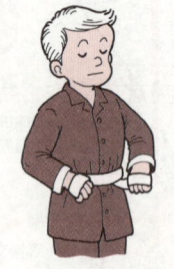

c. ひもを使って行う場合*

*ひもを補助的に用いるのも効果がある。吸気時はひもをゆるめ，呼気時は呼気に合わせて，ひもを締めていく。

<その他>
①衣類や寝具，おむつなどによる圧迫を避ける。
②食事の工夫（食事のとり方，腸内ガス発生の予防，便秘の予防）をする。
③リラクゼーションなどにより緊張をほぐす。

呼吸を楽にする姿勢・呼吸法

既出問題チェック

☑ 呼吸困難がある患者の安楽な体位はどれか。 必 93-A14
1 シムス位
2 仰臥位
3 ファウラー位
4 骨盤高位

● 解答・解説

1 ✕ シムス位（半腹臥位）は休息には楽な体位である。腟や直腸の診察や処置時の体位でもある。
2 ✕ 身体の重力のかかる面積が最も広く安定しており、安静が必要な患者に適しているが、呼吸困難は改善しない。
3 ◯ ベッドの上部を挙上した体位であるため、横隔膜が下がり呼吸を楽にする。
4 ✕ 腹部や下肢より頭部を低くした体位のため、腹部内臓が重力で胸部を圧迫する。呼吸困難時には適さない。

2. 酸素吸入の適応と方法

学習の要点は

出題傾向としては，体位や酸素濃度など基本的な知識，援助方法に関する問題が多く出題されています。酸素そのものの特徴，呼吸のメカニズム，吸入時に用いる器具などを十分理解しましょう。

援助の意義・目的

呼吸とは「生命維持に必要な酸素を取り入れ，さらに物質代謝の結果生じた二酸化炭素を排出する」こと。酸素吸入の意義・目的は，効果的な吸入を維持（管理）し，酸素吸入中に必要な生活の援助を行うことである。

呼吸障害の種類

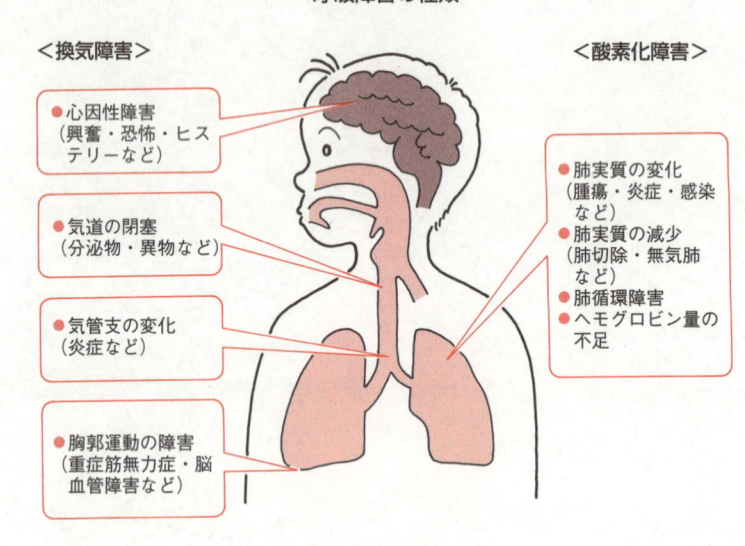

〈換気障害〉
- 心因性障害（興奮・恐怖・ヒステリーなど）
- 気道の閉塞（分泌物・異物など）
- 気管支の変化（炎症など）
- 胸郭運動の障害（重症筋無力症・脳血管障害など）

〈酸素化障害〉
- 肺実質の変化（腫瘍・炎症・感染など）
- 肺実質の減少（肺切除・無気肺など）
- 肺循環障害
- ヘモグロビン量の不足

動脈血ガス分析（肺におけるガス交換の状態を総括的に反映する指標）

動脈血ガス	基準値	異常値	
pH	7.40±0.05	7.45 以上 ➡	アルカローシス
		7.35 以下 ➡	アシドーシス
PaO_2	80〜100mmHg	80mmHg 以下 ➡	低酸素症を示す
$PaCO_2$	40±5mmHg	45mmHg 以上 ➡	高炭酸ガス血症の可能性
		35mmHg 以下 ➡	呼吸性アルカローシスと過換気
HCO_3^-	24±2mEq/l	26mEq/l 以上 ➡	代謝性アルカローシス
		22mEq/l 以下 ➡	代謝性アシドーシス
SaO_2	95〜100%	95%以下 ➡	PaO_2 の低値

酸素吸入の適応

①低酸素症（hypoxia）：動脈血酸素分圧（PaO_2）60mmHg未満
②全身麻酔中・手術後
③機械的人工換気中
④ショック
⑤重症な心肺疾患（急性心筋梗塞，肺水腫など）
⑥その他

酸素の特徴

- 無色，無臭，助燃性
- 大気中21％

※酸素ボンベ：酸素を圧縮して充填されている。
　　　　　　　内圧＝15MPa（150kg/cm^2）
　　　　　　　減圧計を使用する。

空気の組織

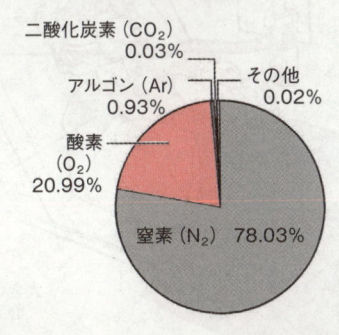

二酸化炭素（CO_2） 0.03％
アルゴン（Ar） 0.93％
その他 0.02％
酸素（O_2） 20.99％
窒素（N_2） 78.03％

酸素吸入の方法と濃度

投与方法	特　徴	量（l/分）	濃度（%）
鼻腔カニューレ	・安価，快適，装着しやすい ・身体の移動自由，会話，食事にも障害とならない ・6l/分以上では頭痛，粘膜の乾燥が起こる	1 2 3 4 5	24 28 32 36 40
マスク法 （フェイスマスク）	・高濃度酸素投与に便利 ・密閉による皮膚の刺激あり ・食事，会話を障害する ・40%以下の酸素投与は不可	5 6 8	40 45〜50 55〜60
（ベンチュリーマスク）	・望みの酸素濃度を与える ・吸入濃度を一定に保つ ・密閉による皮膚の刺激がある ・食事，会話を障害する	（流量調節コネクターの色） 青　－4 黄　－4 白　－6 ピンク－8 オレンジ－12	24 28 31 40 50
リザーバー付き酸素マスク	・一定流量の高濃度の酸素を与えられる ・酸素マスクでは効果が得られないとき	6 7 8 9 10	60 70 80 90 90〜
テント法 （酸素テント）	・高濃度を与えられる ・患者に隔離感がある	10 12 15	30〜40 40〜50 50

援助方法の要点

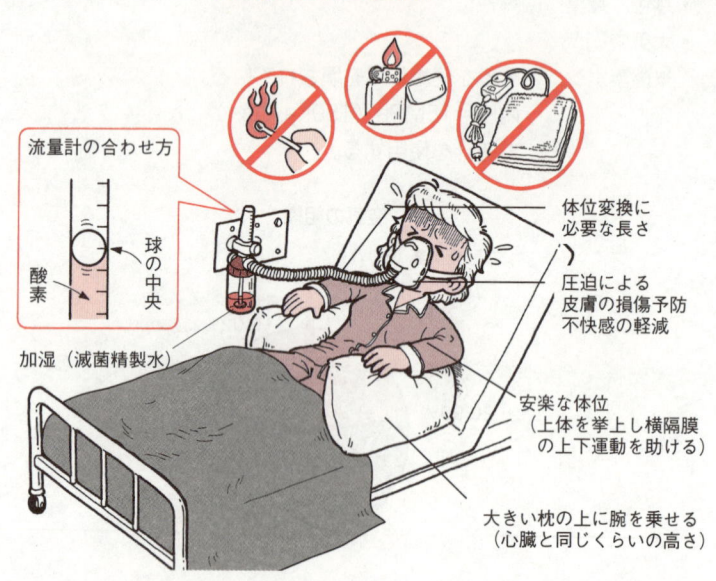

流量計の合わせ方
球の中央
酸素

加湿（滅菌精製水）

体位変換に必要な長さ

圧迫による皮膚の損傷予防　不快感の軽減

安楽な体位（上体を挙上し横隔膜の上下運動を助ける）

大きい枕の上に腕を乗せる（心臓と同じくらいの高さ）

- 呼吸状態の観察：異常呼吸の有無・咳嗽および喀痰の有無
  　　　　　　　　低酸素状態を示す徴候の有無
- 酸素の適切な供給（指示量の維持，供給経路の確認，気道分泌物の除去）
- 安全：火気厳禁（喫煙の禁止），ボンベ使用時の転倒予防
- 安楽：コミュニケーションの方法の工夫，体位の調整，服装（身体を締めつけない），皮膚の清潔と保護

〈呼吸困難により生じる症状と徴候〉
- バイタルサインの変化
- 発汗
- 不安・緊張感，疲労感，不眠
- 喘鳴
- 胸部圧迫感，胸内苦悶，頸部表在性静脈の怒張
- ばち状指
- チアノーゼ，冷感
- 咳嗽，喀痰，胸痛，浮腫　など

酸素中毒

　高濃度（60％／分以上）の酸素を長時間（1～2日以上）吸入すると肺胞に硝子膜に似た膜が形成され，肺うっ血，無気肺を起こし，ついには死亡する。

＜初期症状＞
- 咳嗽
- 胸骨下の不快感
- 四肢のしびれ
- 悪心，嘔吐，食欲不振
- 全身倦怠感

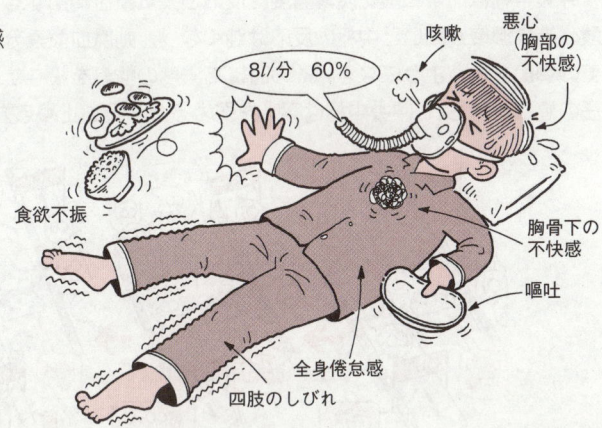

無気肺

　吸気には酸素よりも窒素が多く含まれており，酸素が肺胞でガス交換されても窒素は吸収されにくく，肺胞は膨張（拡張）した状態を維持できる。
　しかし，高濃度の酸素を吸入すると吸気中は酸素で占められるがすぐに吸収され，窒素が存在しないので肺胞はつぶれて無気肺となる。気道に分泌物が貯溜している場合にはこの傾向が強まる。

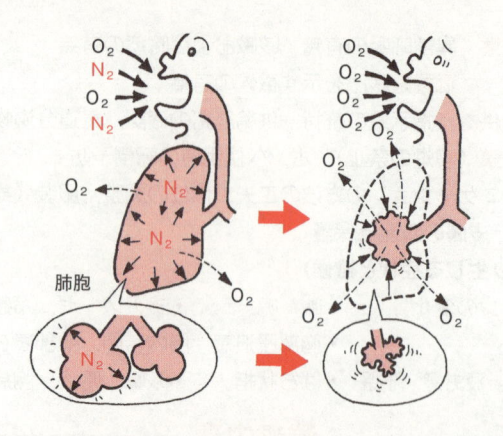

CO_2 ナルコーシス

慢性呼吸不全（閉塞性肺疾患）の患者に高濃度の酸素を投与した場合，意識障害，昏睡状態などに陥り，死に至ることもある。

呼吸中枢は血中二酸化炭素濃度に反応し換気量を調節するが，慢性的に血中二酸化炭素濃度が高いと中枢の反応は鈍くなり，動脈血酸素分圧のみを察知して換気の調節を行うようになる。その時に高濃度の酸素を投与すると，動脈血酸素分圧の値が改善され，呼吸中枢は呼吸を弱めるか呼吸を止める方向に働いてしまう。

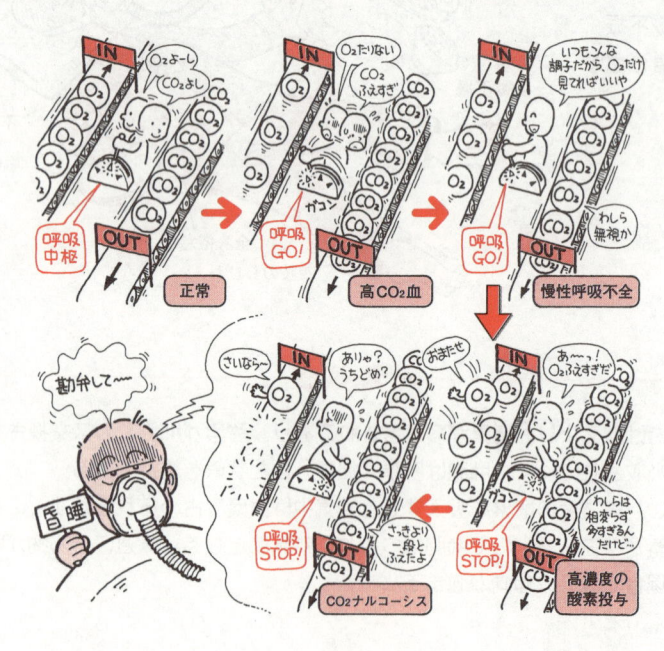

酸素吸入の適応と方法

既出問題チェック

☑ 酸素吸入濃度 50〜98％に最も適した器具はどれか。98-P40
1 鼻カニューレ
2 単純酸素マスク
3 ベンチュリーマスク
4 リザーバー付酸素マスク

● 解答・解説

1 ×鼻カニューレ法は酸素流量が5 l/分以上になると風量が強く，鼻腔が乾燥し，不快であるためマスク法が適している。鼻カニューレ法では1 l/分上げると吸入酸素濃度は4％上昇する。

2 ×単純酸素マスクは5〜10 l/分の酸素流量がすすめられている。これよりも少ない酸素流量ではマスク内に呼気がたまってしまう。吸入酸素濃度40％以下はできない。

3 ×比較的一定濃度の酸素投与をすることができる。COPD（慢性閉塞性肺疾患）患者のように，不用意に高濃度の酸素を投与すると CO_2 ナルコーシスを起こす危険が高い患者などにはベンチュリーマスクで酸素濃度を決めて投与する。

4 ○リザーバーの中に一定流量の酸素が入るので60％以上の酸素投与が可能となる。酸素マスクでは十分な効果が得られないときなどに用いられる。酸素流量の約10倍の酸素濃度が期待できる。

☑ 150kgf/cm^2 500l酸素ボンベの内圧計が90kgf/cm^{2}を示している。この酸素ボンベを用いて2l/分で酸素吸入を行うことになった。
使用可能な時間はどれか。94-A59, 100-P43
1 30分
2 45分
3 100分
4 150分

● 解答・解説

1 ×
2 ×
3 × $\dfrac{500l}{150\text{kgf/cm}^2} = \dfrac{X}{90\text{kgf/cm}^2} = 300l$（ボンベ内残気量）
4 ○

使用可能時間 $= \dfrac{300l}{2\,l/分} = 150$分

📝 酸素ボンベ内の残量を確認する方法はどれか。 必 95-A29
1 バルブを開けた時の噴出音
2 圧力計の示す値
3 加湿ビン内の気泡の量
4 酸素流量計の目盛

● 解答・解説

1 ×酸素はボンベ内に圧縮されて充填されているので，バルブを開ければ空でないかぎり噴出音がする。酸素が入っていることは確認できるが残量は確認できない。
2 ○圧力計の示す値を確認し残量を計算することで何l残っているかを知ることができる。例えば，1,500lのボンベで残量が 10 MPa（メガパスカル）であったとする。酸素ボンベは充填により最高15 MPa なので，1,500l×10 MPa÷15 MPa＝1,000lとなり，1,000l残っていることになる。
3 ×加湿ビン内の気泡は酸素流出があるかどうかは確認できるが残量は確認できない。
4 ×酸素流量計の目盛りは医師の指示量に合わせる。酸素が実際に患者に毎分何l流量しているかが確認できる。ボンベの残量は確認できない。

📝 酸素投与時の加湿に用いるのはどれか。 必 99-P24
1 滅菌精製水
2 生理食塩液
3 ポビドンヨード
4 5％ブドウ糖液

● 解答・解説

1 ○酸素吸入時は鼻腔の痛みや圧風などによる刺激，粘膜の乾燥などが生じることがあるので加湿器に滅菌精製水を入れて加湿する。
2 ×生理食塩液は体液とほぼ等張の 0.9％塩化ナトリウム液である。細胞外液欠乏時やナトリウム欠乏時の輸液用電解質溶液のベースや麻酔液・注射剤の希釈，皮膚・創傷面の洗浄などに使用される。
3 ×ポビドンヨードは殺菌消毒薬である。手術部位（手術野）の皮膚の消毒，手術野の粘膜の消毒，皮膚・粘膜の創傷部位の消毒，熱傷皮膚面の消毒などに使用する。
4 ×体内の水分の補給や他剤の希釈目的で使用する。

□ 酸素吸入中に禁止するのはどれか。 必 93-A28, 必 97-A28
1 食堂での食事
2 ライターの使用
3 携帯電話の使用
4 エレベーターでの移動

● 解答・解説

1 ×酸素ボンベとキャリーを使用すれば食堂へ移動できる。またカニューレを用いれば酸素吸入時でも食事は可能である。
2 ○酸素自体は燃えないが，引火性があるため酸素吸入時は周囲での火気は厳禁である。
3 ×携帯電話は酸素への危険性はないため禁止する必要はない。携帯電話の電波により誤作動を起こす可能性があるのはペースメーカー，輸液ポンプなどの医療電気機器である。
4 ×酸素ボンベとキャリーを使用すれば移動が可能である。酸素ボンベの残量，チューブの長さ，屈曲などに留意し移動する。

3. 循環管理

学習の要点は

バイタルサイン（脈拍，血圧）の理解を深め，解剖学的知識，生理学的知識を整理することで，循環器疾患の基礎知識の確認にもなります。また，パルスオキシメーターを使用した経皮的動脈血酸素飽和度〈SpO_2〉の測定についても学習しておきましょう。

おさえておきたい基礎知識

血液循環の経路と身体各部の血液量

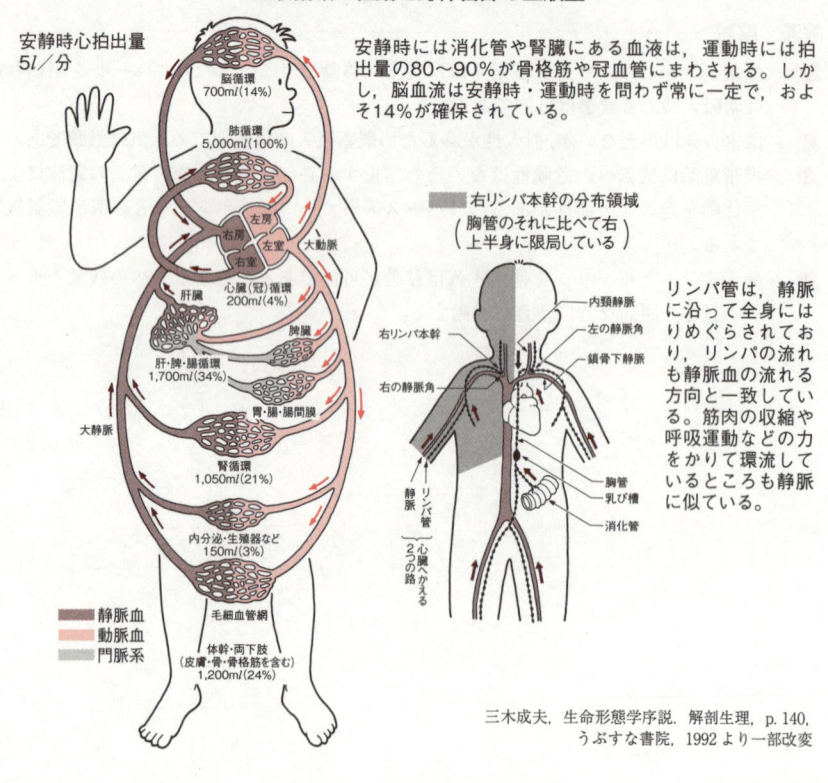

安静時心拍出量 5l／分

脳循環 700ml（14％）
肺循環 5,000ml（100％）
左房／左室／右房／右室
大動脈
心臓（冠）循環 200ml（4％）
肝臓
肝・脾・腸循環 1,700ml（34％）
胃・腸・腸間膜
大静脈
腎循環 1,050ml（21％）
内分泌・生殖器など 150ml（3％）
毛細血管網
体幹・両下肢（皮膚・骨・骨格筋を含む）1,200ml（24％）

静脈血／動脈血／門脈系

安静時には消化管や腎臓にある血液は，運動時には拍出量の80〜90％が骨格筋や冠動脈にまわされる。しかし，脳血流は安静時・運動時を問わず常に一定で，およそ14％が確保されている。

右リンパ本幹の分布領域 胸管のそれに比べて右上半身に限局している

内頸静脈／左の静脈角／鎖骨下静脈／右リンパ本幹／右の静脈角／静脈／リンパ管／心臓へかえる2つの路／胸管／乳び槽／消化管

リンパ管は，静脈に沿って全身にはりめぐらされており，リンパの流れも静脈血の流れる方向と一致している。筋肉の収縮や呼吸運動などの力をかりて環流しているところも静脈に似ている。

三木成夫，生命形態学序説．解剖生理，p.140，うぶすな書院，1992より一部改変

血液の組成と働き

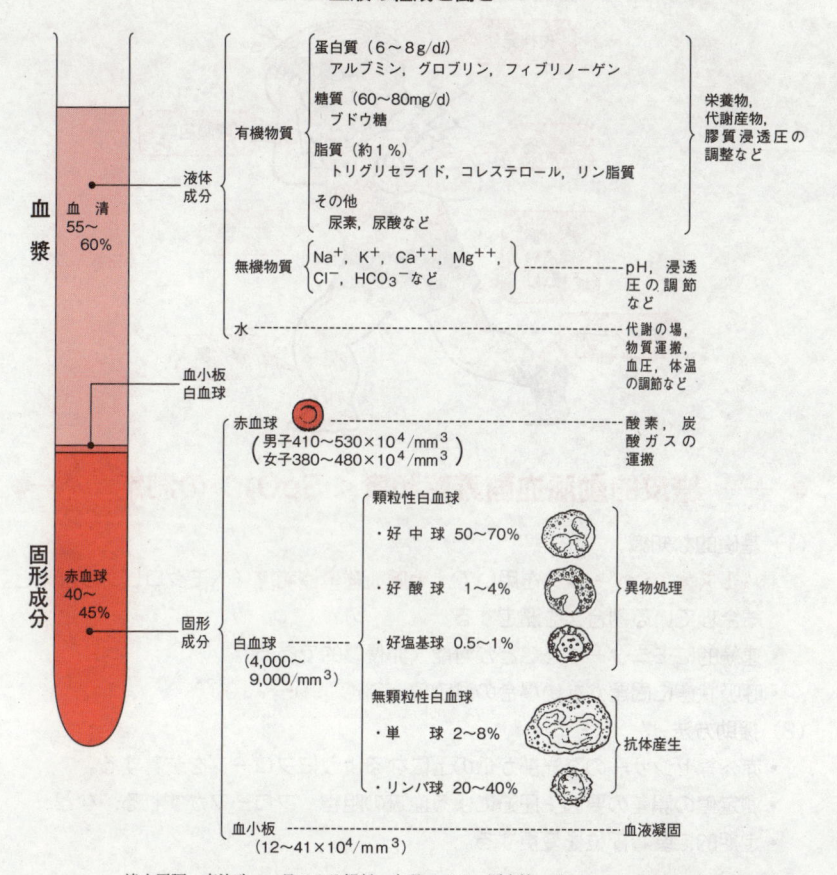

血漿（55～60％）
- 血清 55～60％
- 液体成分
  - 有機物質
    - 蛋白質（6～8g/dl）
      アルブミン，グロブリン，フィブリノーゲン
    - 糖質（60～80mg/d）
      ブドウ糖
    - 脂質（約1％）
      トリグリセライド，コレステロール，リン脂質
    - その他
      尿素，尿酸など
  - 無機物質 $\{Na^+, K^+, Ca^{++}, Mg^{++}, Cl^-, HCO_3^-$ など$\}$ ……… pH，浸透圧の調節など
  - 水 ……… 代謝の場，物質運搬，血圧，体温の調節など

→ 栄養物，代謝産物，膠質浸透圧の調整など

固形成分
- 赤血球 40～45％
- 血小板
- 白血球
- 固形成分
  - 赤血球 ……… 酸素，炭酸ガスの運搬
    （男子410～530×10^4/mm^3
    　女子380～480×10^4/mm^3）
  - 白血球（4,000～9,000/mm^3）
    - 顆粒性白血球
      - 好中球　50～70％
      - 好酸球　1～4％
      - 好塩基球　0.5～1％ 　異物処理
    - 無顆粒性白血球
      - 単球　2～8％　　　　　抗体産生
      - リンパ球　20～40％
  - 血小板 ……… 血液凝固
    （12～41×10^4/mm^3）

遠山正彌，高辻功一，目でみる解剖・生理，p.107，厚生社，インフォメーションサービス，1988．

全身性・局所性の循環障害

全身性の循環障害	循環器疾患に関連して高血圧や呼吸困難など全身に影響を及ぼすものをいう。
局所性の循環障害	主に毛細血管における血行障害によって起こる。血管の疾患だけでなく温度・物理・機械的刺激によって生じるものをいう。褥瘡は局所性循環障害の一例である。

循環障害時にみられやすい随伴症状

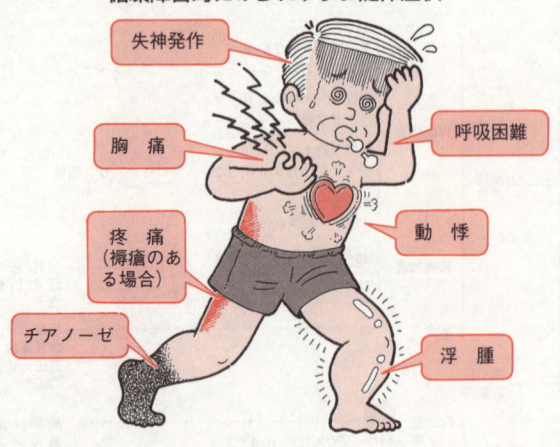

- 失神発作
- 胸痛
- 疼痛（褥瘡のある場合）
- チアノーゼ
- 呼吸困難
- 動悸
- 浮腫

●── 経皮的動脈血酸素飽和度＜ SpO_2 ＞の測定 ──●

(1) 基礎的な知識
- パルスオキシメーターを用いて，動脈血酸素飽和度（ヘモグロビンが酸素と結合している割合）を測定する。
- 連続的にモニターすることが可能（非侵襲的である）。
- 呼吸状態に問題がない場合の測定値→ SpO_2：95～100％

(2) 援助方法
- 赤外線センサーの発光部が爪の上になるようにプローブを装着する。
- 測定値の誤差の要因：圧迫による血流の阻害，プローブがずれる，など
- 定期的に装着部位を変更する。

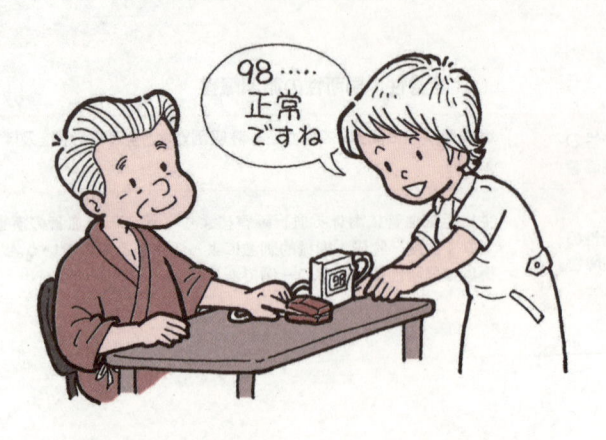

98……正常ですね

看護の援助方法

①循環動態のアセスメント
- 脈拍・血圧・心電図
- 体位変動・動作時の脈拍・血圧

②意図的・意識的に身体（骨格筋）を動かす
- 運動負荷量を考え適切な運動量を保つ

③安楽な呼吸を保つ

④栄養のバランスを取り，循環系機能を維持する
- 血管の老化を防ぐ
- 血色素量を保つ（酸素運搬能）

⑤循環の変調による危険を避ける
- 循環障害を防ぐ体位・動作（の工夫）
- 末梢循環促進のための看護用具の活用

⑥生活時間・生活スタイルの立て直しの必要性
- 適切な生活動作の取り方
- 生活用具・設備・構造を整える
- 生活時間配分を調整する

⑦生活関係のもち方とストレスコーピング
- 役割葛藤を減少させる
- 個人にあったリラクゼーション法を取り入れる

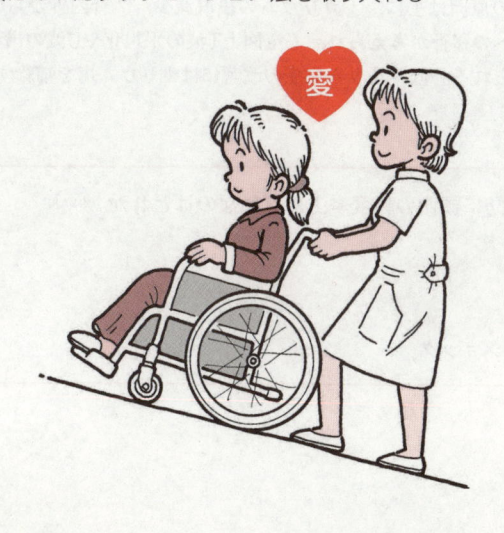

循環管理

既出問題チェック

☑ 状態と輸液との組合せで正しいのはどれか。93-A58
1 乏尿————————維持液
2 肝不全———————総合アミノ酸製剤
3 脳圧亢進——————マンニトール製剤
4 低カリウム血症———ブドウ糖液

● 解答・解説

1 ×乏尿は腎臓の尿生成機能の障害によって起こる。原因は循環不全，尿細管の壊死，尿路の閉塞などである。浮腫などが出現するため，薬物療法としては原因に合わせて利尿剤などが使用される。

2 ×肝不全は肝機能が著しく低下した状態であるため，代謝異常の是正や腸内細菌の増殖を抑制する。アミノ酸代謝の是正は分岐鎖アミノ酸を多く含んでいる特殊アミノ酸製剤（アミノレバンなど）が使用される。

3 ○脳圧亢進（頭蓋内圧亢進）は脳腫瘍などの内腔占拠性病変によって生じ，頭痛や嘔気，嘔吐，うっ血乳頭などが現れる。マンニトールやグリセリンのような高張利尿剤を用い，脳ヘルニアにならないように管理する。

4 ×低カリウム血症の原因は主に，①カリウムの摂取減少，②腎内外からの喪失，③カリウムの細胞内への移行が考えられ，心電図上T波の平坦化やU波の出現，四肢麻痺や脱力などがみられる。低カリウム血症の改善にはカリウム塩を補給する。

☑ ショックの進行予防に頭側の軽度挙上が有効なのはどれか。94-A81
1 出血性ショック
2 心原性ショック
3 敗血症ショック
4 アナフィラキシーショック

● 解答・解説
1 ×循環血液量の減少が原因で血圧が低下する。心臓への静脈環流，脳血流量を確保するために，水平仰臥位で下肢のみ挙上した体位をとる。
2 ○心筋梗塞などの心機能低下によるショックである。心拍出量の低下に伴い，末梢血流量が減少し血圧が低下する。心拍出量の減少によって前方負荷が大きくなり肺うっ血を起こすため，静脈環流量を減らすために頭部を挙上した体位にする。
3 ×多臓器不全を続発させ，生命予後は不良であることが多い。敗血症は病原微生物の存在に対する全身の炎症反応である。酸素需要や心拍出量は増加し，末梢血管抵抗が減少する。体位によって影響は受けない。
4 ×抗原物質アレルゲンが体内に入ることで抗原抗体反応が起こり，末梢血管拡張，血管透過性の亢進，気管支れん縮などによる気道閉塞などの重篤な全身症状がみられる。初期治療が重要となる。ショックの進行予防に体位の影響は受けない。

☐ 経皮的動脈血酸素飽和度〈SpO_2〉で正しいのはどれか。99-A44
1 末梢の循環状態に影響されない。
2 動脈血酸素分圧と等しい値になる。
3 皮膚組織の色が測定値に反映される。
4 動脈血中の酸素不足を早期発見できる。

● 解答・解説
1 ×体温の低下やショックで末梢循環不全がある場合には測定不能となる。SpO_2 は循環状態に影響される。
2 ×動脈血酸素分圧（PaO_2）が 60 mmHg 程度であれば，動脈血酸素飽和度としては 90％を超える。また，動脈血酸素分圧（PaO_2）が 100 mmHg で動脈血酸素飽和度としては 95％となり，それ以上PaO_2が上昇しても動脈血酸素飽和度はわずかしか上昇しない。よって，動脈血酸素分圧と等しい値にはならない。
3 ×パルスオキシメーターの動作は，2 つの原理（①酸化ヘモグロビンと還元ヘモグロビンは赤色光と赤外光の吸収量が異なるという原理，②体組織内の動脈血の量が 1 心拍内で変化するという原理）による。よって，パルスオキシメーターは，赤色光と赤外光を細動脈に当て，拍動周期内で光の吸収の変化を測定して SpO_2 値を判定するので，皮膚組織の色は測定値に反映されない。
4 ○動脈血酸素飽和度（SaO_2）は動脈血中ヘモグロビンのうち酸化ヘモグロビンの割合であり，血液ガス検査で求める。経皮的動脈血酸素飽和度（SpO_2）は経皮的パルスオキシメーターで求める酸素飽和度である。$SaO_2＝SpO_2$ ではないが，近似した値となるため，動脈血中の酸素不足を早期発見できる。

□ パルスオキシメーターの測定が有用なのはどれか。94-A49
1 鉄欠乏性貧血
2 一酸化炭素中毒
3 気管支喘息発作
4 CO_2ナルコーシス

● 解答・解説

1 ×パルスオキシメーターは経皮的に酸素飽和度（ヘモグロビンの何％が酸化ヘモグロビンになっているかを示す数値）を測定する器具である。鉄欠乏性貧血は赤血球の減少，血色素量が減少する。ヘモグロビンが低値であっても酸素飽和が十分であれば，SpO_2値は正常にみえるため有用とはいえない。

2 ×一酸化炭素は酸素よりもヘモグロビンと結合しやすく，身体の組織は低酸素状態となる。一酸化炭素ヘモグロビンは，酸素ヘモグロビンとほぼ同じように赤外線を吸収するので，一般的にパルスオキシメーターは両者を混同してしまう。

3 ○気管支喘息は発作性の呼吸困難，喘鳴などを伴う慢性疾患である。発作時には気道が収縮し，肺胞でのガス交換が十分に行われないため，酸素化の状態を把握する必要がある。

4 ×CO_2ナルコーシスは炭酸ガスの蓄積により呼吸性アシドーシスとなり，意識障害が出現する状態である。$PaCO_2$の上昇は肺胞の低換気が原因で，PaO_2の低下も合併している。低酸素状態の改善には酸素療法が有効だが，低濃度または低流量から慎重に開始する必要がある。状態改善の指標は炭酸ガス分圧が重要となる。

4. 口腔内・鼻腔内・気管内吸引

学習の要点は 出題傾向としては，吸引の原理やカテーテル操作などの吸引方法に関する問題が出されています。次の「胸腔ドレナージの管理」(p.274参照) ともあわせて学習しましょう。

吸引の種類・適応と呼吸器系の構造

- **一時的吸引**：口腔，鼻腔，気管に貯留した分泌物を除去して気道を確保し，窒息や嚥下性肺炎を防止する。

  <適　応>
  ①自力での喀痰喀出が困難な場合
  ・反回神経の圧迫や麻痺
  ・延髄障害
  ・筋・神経系疾患（ギラン・バレー症候群，重症筋無力症など）
  ②意識障害がある場合（麻酔未覚醒時を含む）
  ③気管カニューレ挿管中

- **持続的吸引**：医師が治療方法として行う。吸引管を挿入し，一定期間継続的に吸引する方法。
  体腔内・管腔内・臓器あるいは結合組織内に何らかの原因で異常に貯留した滲出液・血液・空気などを体外に排出する方法。

呼吸器系の構造と吸引範囲

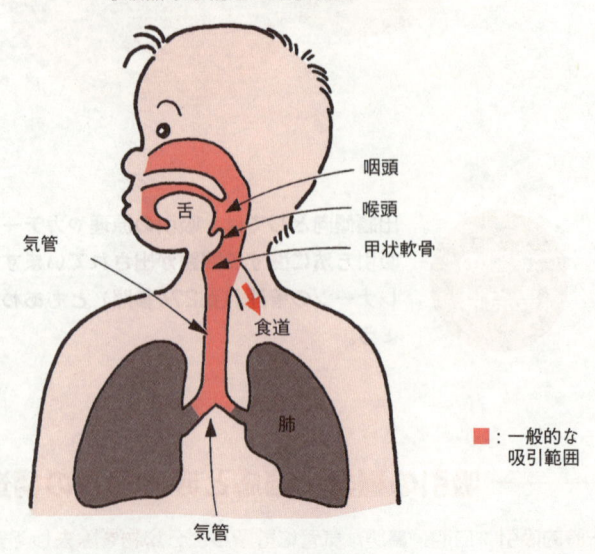

- 咽頭
- 舌
- 喉頭
- 気管
- 甲状軟骨
- 食道
- 肺
- 気管

■：一般的な吸引範囲

● **吸引方法の要点** ●

1. 安全・安楽な体位で，顔を横に向ける（嘔吐による誤飲，誤嚥の防止）
- 操作は無菌操作（気管内吸引では，特に厳重に）。
- レスピレーター装着中の場合には，吸引前後で十分な酸素を投与する必要がある。

2. カテーテルの操作方法
① 陰圧をかけずに挿入する。
② カテーテル（12〜14Frディスポーザブルチューブ）を回転させながら吸引する。
③ 1回の吸引時間：10〜15秒以内
　（続けるときには呼吸状態の回復を待ってから行う）
④ 吸引圧：200mmHg以下
⑤ 排液（吸引びん）は排液量80％以下で交換する。
⑥ 使用する物品はすべて，口腔，鼻腔用と気管内吸引用に区別する（感染予防のため）。

3. 観察の視点
①呼吸状態の変化：喘鳴，呼吸音，チアノーゼ，呼吸パターンなど
②吸引物の量，色，粘稠度

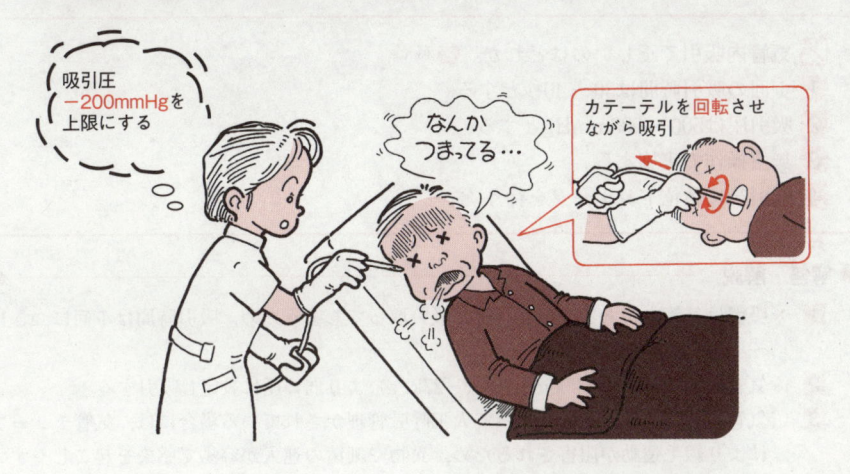

口腔内・鼻腔内・気管内吸引

既出問題チェック

☐ 気管内吸引で正しいのはどれか。 必 93-A29
1 1回の吸引時間は30〜40秒とする。
2 吸引圧は500〜600mmHgとする。
3 無菌操作で実施する。
4 吸引後に体位ドレナージを行う。

● 解答・解説
1 ×吸引は気管内にある空気も同時に吸い取ってしまうため,吸引時間は1回につき10〜15秒以内にする。
2 ×気管内の吸引圧は−200mmHg(−27kPa)より弱い圧に設定し吸引する。
3 ○気管内挿管,気管切開によって人工呼吸管理がされている場合には,気管チューブにより線毛運動が阻害されるため,異物や細菌の進入が容易で感染を起こしやすい状態となる。感染経路を遮断するために無菌操作で行う。
4 ×体位ドレナージの目的は重力を利用して貯留している分泌物を気管支の方へ移動させて排出しやすくする方法であるため,吸引前に行うと効果的である。

☐ 気管吸引の時間が長いと生じやすいのはどれか。 必 99-A24
1 低酸素
2 低体温
3 乏尿
4 浮腫

● 解答・解説
1 ○気管内の酸素も吸引するため,気管内吸引の時間が長いと低酸素状態が生じやすい。
2 ×
3 × 気管内吸引に伴う合併症には低酸素血症のほかに,迷走神経刺激による循環動態の不安定,気管粘膜損傷による感染・出血および気管れん縮などがある。気管吸引の時間が長いと生じやすい症状でまず考えられるのは,低酸素であり,低体温,乏尿,浮腫の可能性は低い。
4 ×

☑ 気管内吸引時に起こしやすい合併症はどれか。必 97-A29
1 気　胸
2 皮下気腫
3 肺塞栓症
4 低酸素血症

● 解答・解説
1 ×　細いビニール製のチューブを使って気管内を清掃するため，喉頭や気管を損傷す
2 ×　るおそれはあるが，気胸，皮下気腫，肺塞栓症などの重篤な合併症は起こしにく
3 ×　い。しかし，気管内の酸素も吸引するために，低酸素血症を起こしやすいことが
4 ○　知られている。

☑ 成人の鼻腔からの一時的気道吸引で適切なのはどれか。97-A75
1 カテーテルの内径は 12〜14 Fr にする。
2 カテーテルは陰圧をかけながら挿入する。
3 カテーテルの挿入の長さは 2 cm 以内にする。
4 吸引圧は 300 mmHg を上限にする。

● 解答・解説
1 ○成人には，吸引用カテーテル 12〜14 Fr（ネラトンカテーテル 6〜7 号）が用いら
　　れる。
2 ×咽頭・気管支の奥に痰などが貯留している場合は，陰圧をかけながら挿入すると，
　　吸引目的部位より手前の粘膜にカテーテルが吸い付き，目的部位の吸引が迅速にで
　　きず，粘膜を損傷するおそれがある。また，気道内の酸素を必要以上に吸引してし
　　まう。よって，カテーテル内に吸引圧がかからないように，カテーテルを折り曲げ
　　るか，空気調節孔付カテーテルの場合は，空気調節孔を開いたまま挿入し，痰など
　　の貯留したところで孔を閉じるとよい。
3 ×成人では，鼻腔の長さは約 7〜8 cm，咽頭の長さは約 12〜15 cm であるため，2
　　cm では奥にある痰の吸引はできない。
4 ×一般に気道の吸引圧は成人の場合，圧が高いと気道粘膜を損傷し，線毛上皮が剥離
　　する危険性があるということで，100〜200 mmHg がよいとされている。口腔・鼻
　　腔の吸引は一般に 200〜400 mmHg としている文献が多い。

5. 胸腔ドレナージの管理

学習の要点は

胸腔ドレナージは持続的吸引法の一つで，原理を理解しておくことが重要です（p.269も参照）。日常生活行動をイメージしながら管理のポイントを整理しましょう。

―――― 胸腔ドレナージとは ――――

- 胸腔内の貯留物（空気，血液，滲出液）の除去などを目的とする
- 滅菌した閉鎖式持続吸引装置を使用する
- 水封式吸引装置（ウォーターシール），低圧持続吸引装置，三連びん装置

吸引装置（三連びん式胸腔吸引器）

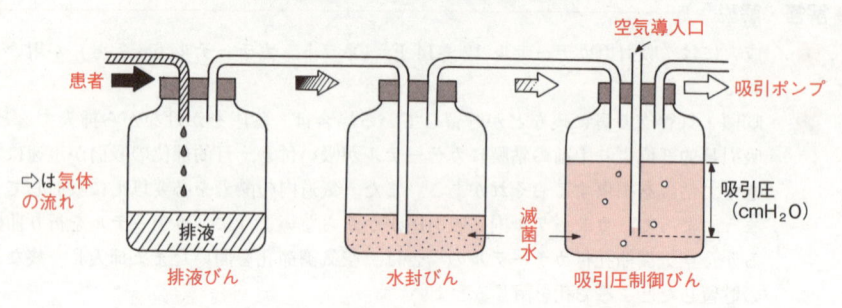

患者 → 排液びん → 水封びん → 吸引圧制御びん → 吸引ポンプ

⇨は気体の流れ

排液 / 滅菌水 / 空気導入口 / 吸引圧（cmH_2O）

ドレナージ管理の実際

①吸引装置が正しく機能しているかのチェック
②吸引液の性状と量のチェック
③チューブのはずれなどの事故防止
④疼痛の軽減
⑤感染予防
⑥体位変換・肺理学療法の励行

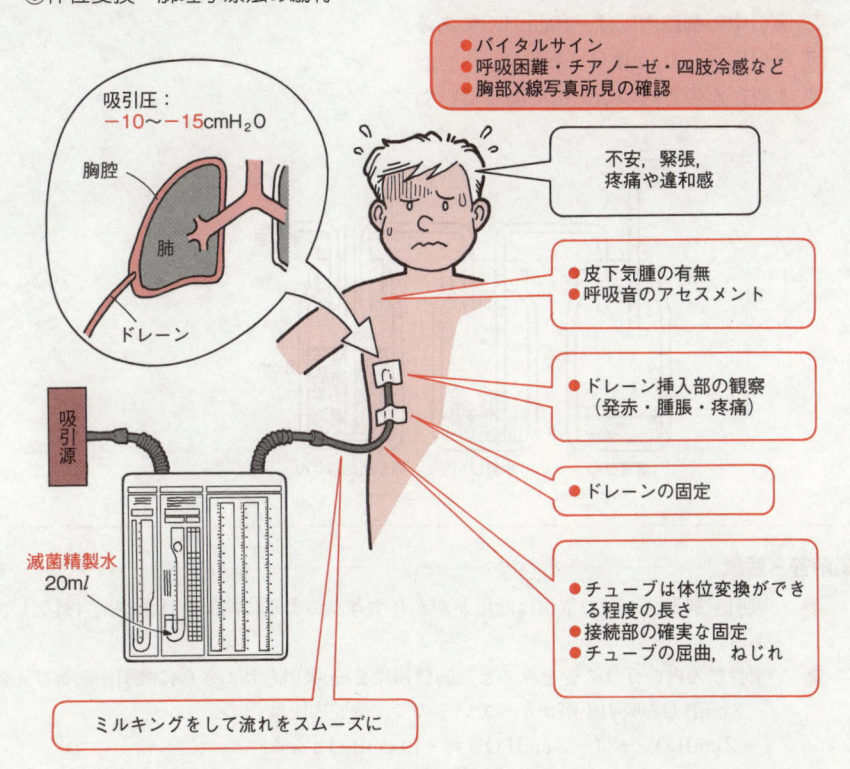

吸引圧：
$-10 \sim -15 \mathrm{cmH_2O}$

胸腔
肺
ドレーン

吸引源

滅菌精製水
20m*l*

ミルキングをして流れをスムーズに

※ミルキング：塊を取り除くため患者側からドレーンをしごくこと

- バイタルサイン
- 呼吸困難・チアノーゼ・四肢冷感など
- 胸部X線写真所見の確認

不安，緊張，疼痛や違和感

- 皮下気腫の有無
- 呼吸音のアセスメント

- ドレーン挿入部の観察（発赤・腫脹・疼痛）

- ドレーンの固定

- チューブは体位変換ができる程度の長さ
- 接続部の確実な固定
- チューブの屈曲，ねじれ

診療に伴う技術

胸腔ドレナージの管理

既出問題チェック 胸腔ドレナージの管理

◪ 図のような水封びんで胸腔内持続吸引が行われている。
正しいのはどれか。91-A57

1. 気泡は胸腔から吸引された空気である。
2. 吸引中の胸腔内圧は－10cmH₂Oである。
3. 吸引圧は－6cmH₂Oである。
4. 水封びんの管内の水位は増加していく。

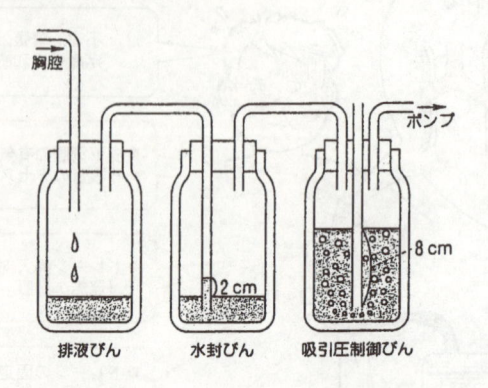

（図：胸腔→排液びん→水封びん(2cm)→吸引圧制御びん(8cm)→ポンプ）

● 解答・解説

1. ×　吸引圧制御びん内の気泡は陰圧がかかりすぎないように調節された空気（外気）である。
2. ○　水封びん内のガラス管をみると，胸腔側に2cm吸引され，さらに吸引圧制御びんに－8cmH₂Oの吸引圧がかかっているので，胸腔内圧は
（－2cmH₂O）＋（－8cmH₂O）＝－10cmH₂Oとなる。
3. ×　吸引圧は吸引圧制御びん内の水面下何cmに吸気孔末端部があるかによって決まるので，－8cmH₂Oとなる。
4. ×　管内の水位は呼吸性に移動するが，増加していくことはない。

☑ 開胸手術後の胸腔ドレナージの管理で正しいのはどれか。99-P41
1 水封室には滅菌精製水を入れる。
2 吸引圧は 20 cmH₂O 以上とする。
3 水封室水面が動かないことを確認する。
4 排液ボトル内の水面はチューブ挿入部と同じ高さに保つ。

● 解答・解説

1 ○水封室には滅菌精製水を入れる。
2 ×胸腔内は通常生理的に −8〜−10 cmH₂O の陰圧に保たれている。そのため吸引圧は −10〜−15 cmH₂O に設定する。
3 ×水封室の呼吸性移動は必ず確認する。呼吸性移動がない場合は、ドレーンの屈曲や閉塞が考えられ、有効なドレナージができていないことを示す。
4 ×逆行性感染を防止するため、ドレーンは身体よりも低い位置に固定し、排液の逆流を避け、排液バッグを倒さないように管理する。

☑ 胸水貯留時の胸腔ドレナージ法で正しいのはどれか。95-A82
1 ドレナージ中は輸液を行わない。
2 呼吸困難が消失するまでドレナージをする。
3 胸腔ドレーンは水封にして管理する。
4 歩行時は胸腔ドレーンをクランプしない。

● 解答・解説

1 ×胸水貯留の程度にもよるが、ドレナージに伴う体液や蛋白の喪失を補うために、電解質補正用製剤や蛋白製剤の輸液を行う場合がある。
2 ×胸腔ドレーンの抜去を自覚症状のみで判断するのは誤りである。抜去の目安として、排液量が100ml/日以下、排液の性状が淡血性〜漿液性、気胸のサインとなるエアリーク（水封室の気泡）がないことが重要である。
3 ○胸腔内は常に陰圧であるため、大気圧に解放すると大気が胸腔に流入してしまう。水封（ウォーターシール）にすると水が一方弁の役割をするため、胸腔内への大気の流れを予防できる。
4 ×胸腔と吸引器の水面までの高低差は、吸引圧を変化させる。エアリークがない限り歩行時はドレーンをクランプ（閉鎖）する。

6. 排痰法

学習の要点は

呼吸を整えるためには，気道分泌の排出がスムーズに行われる必要があります。姿勢と肺野の関係をしっかり理解しましょう。また，呼吸器疾患の学習も深めましょう。

排痰の方法と実際

気管支や肺胞内にとどまっている分泌物の移動を促すことにより気道の閉塞を予防するため，体位ドレナージやスクイージングなどの排痰を行う。

①体位ドレナージ：末梢気道に貯留した分泌物を，重力を利用して主気管支へ誘導する

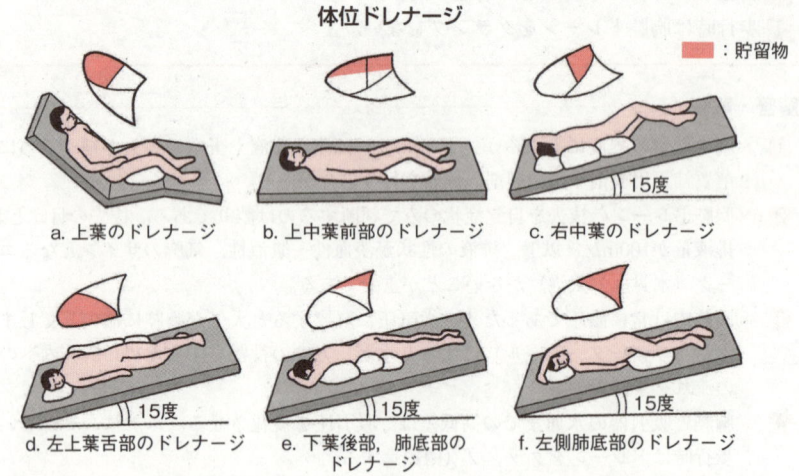

体位ドレナージ

■：貯留物

a. 上葉のドレナージ
b. 上中葉前部のドレナージ
c. 右中葉のドレナージ
d. 左上葉舌部のドレナージ
e. 下葉後部，肺底部のドレナージ
f. 左側肺底部のドレナージ

喀痰が貯留している部位を上部にもっていく体位を5～15分保持し，喀痰を中枢に移動させる。バイブレータなどを使い振動を与えると，さらに喀出しやすくなる。

浅野浩一郎他著，系統看護学講座専門分野Ⅱ成人看護学［2］呼吸器（第13版），医学書院，2011.

②**スクイージング**：分泌物が貯留している部位に近い胸郭に実施者の手を置き，呼気時に胸郭の動きに合わせて気管支分岐部に向かって圧迫する

スクイージング

➡矢印はスクイージングの方向を示す

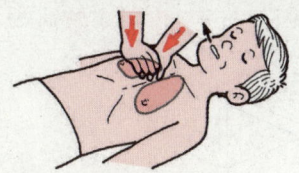

①上葉：第4肋骨より上部を押し出す
②下葉：中腋窩線と第8肋骨の交差する点を押し出す 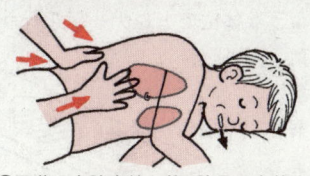
③中葉：胸部と背部より挟み，胸部は第4肋骨と第6肋骨に挟まれた部位，背部は肩甲骨の下角部を押し出す 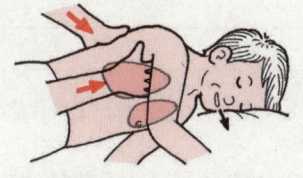
④下葉後面：第10肋骨より上部，中腋窩線，第8肋骨の交差する点を押し出す 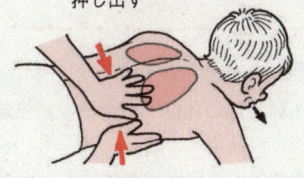

浅野美知恵，慢性疾患ナーシング，No.13，学研メディカル秀潤社，2002．
浅野浩一郎他著，系統看護学講座専門分野Ⅱ成人看護学［2］呼吸器（第11版），医学書院，2003．

③**その他**：軽打法，振動法など

<体位ドレナージ，スクイージングのポイント>
- 吸入療法や水分補給によって，痰の粘稠を下げ，線毛運動を正常に保つとより効果的である。
- 患者の状態によっては合併症を起こすことがある。
- 禁忌：肋骨骨折，膿胸，肺水腫など

既出問題チェック 排痰法

☑ 図のような体位でドレナージを行う肺葉はどれか。 必94-A30, 必100-A20
1 右上葉
2 右下葉
3 左肺葉
4 左下葉

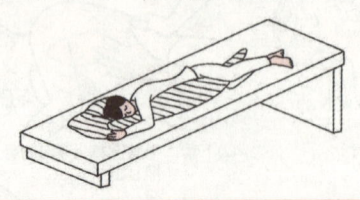

● 解答・解説
1 ✕ 上葉肺尖部の体位ドレナージは坐位もしくはファウラー位，上葉背部の体位ドレナージは腹臥位とする。
2 ✕ 右下葉外側肺底区域の体位ドレナージは，頭部を下にした左側臥位とする。
3 ✕ 1と同様，上葉肺尖部の体位ドレナージは坐位もしくはファウラー位，上葉背部の体位ドレナージは腹臥位とする。
4 ◯ 頭部を下げたうえに右側臥位であるので，左下葉肺底区域の体位ドレナージである。

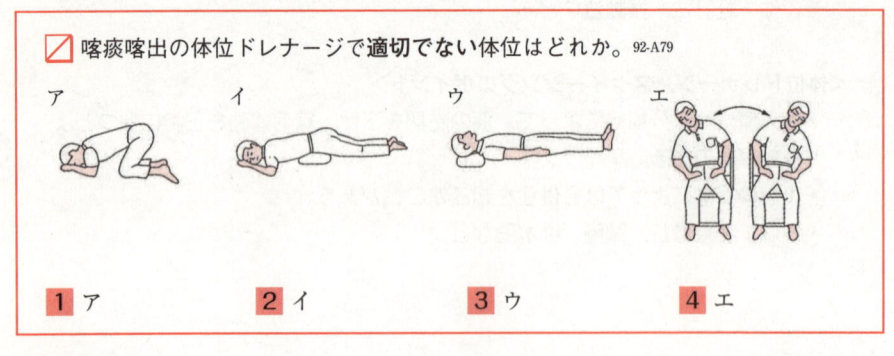

☑ 喀痰喀出の体位ドレナージで**適切でない**体位はどれか。 92-A79

1 ア
2 イ
3 ウ
4 エ

● 解答・解説
1 ◯
2 ◯
3 ✕
4 ◯

アとイは上下葉区や後肺底区，エは肺尖区や前上葉区の排痰に有効である。ウは，姿勢としては肺尖区や前上葉区の排痰に有効であるが，仰臥位はア，イ，エに比べて意図的な体位ではないという点から適切ではない。

7. 温罨法・冷罨法

学習の要点は
罨法の目的，効果，施行時の注意点に関する問題が出題されています。罨法の種類と温度刺激による効果については症状や「保温・体温管理」（p.286参照）とも関連させ，整理しておきましょう。

罨法の基礎知識

罨法とは，身体の一部に温熱刺激や寒冷刺激を与えることで，血管・筋・神経系に作用させ鎮痛・鎮静をはかる治療法であり，安楽をはかるための看護の技法である。

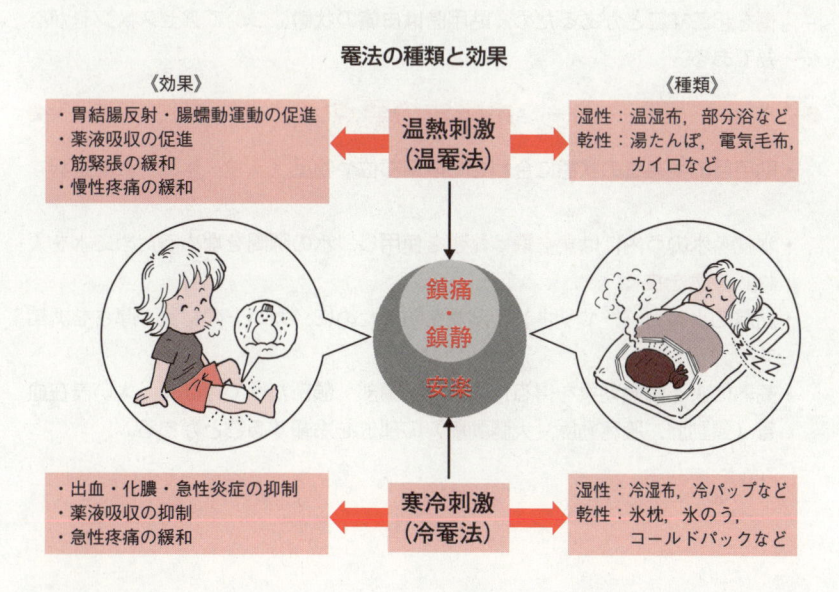

罨法の種類と効果

〈効果〉
- 胃結腸反射・腸蠕動運動の促進
- 薬液吸収の促進
- 筋緊張の緩和
- 慢性疼痛の緩和

⇔ 温熱刺激（温罨法） ⇔

〈種類〉
- 湿性：温湿布，部分浴など
- 乾性：湯たんぽ，電気毛布，カイロなど

中央：鎮痛・鎮静・安楽

〈効果〉
- 出血・化膿・急性炎症の抑制
- 薬液吸収の抑制
- 急性疼痛の緩和

⇔ 寒冷刺激（冷罨法） ⇔

- 湿性：冷湿布，冷パップなど
- 乾性：氷枕，氷のう，コールドパックなど

診療に伴う技術

- 温度感覚は年齢，生活習慣，病態，身体の部位によって異なる。
- 温度刺激は温点＜冷点。16〜40℃の範囲で順応し，温度感覚は消失する。
- 温熱刺激によって血管は拡張し，寒冷刺激によって収縮する。
- 熱伝導は乾性より湿性のほうが大きく，皮膚表面の伝導面積も大きくなる。
- 空気は熱伝導率が低い（＝熱の効率が悪い）。

温罨法の要点

- 湯たんぽの湯の温度はゴム製湯たんぽは60℃，金属製湯たんぽは80℃程度を準備する。
- 湯たんぽの使用時は身体に直接触れないように置き，皮膚に当たる表面温度が43℃以上にならないように調節する。
- 温湿布を貼用するときは，皮膚を保護するために貼用部位に潤滑油を塗布する。

＜見逃してはならないポイント＞
- 電気毛布を使用するときは，寝床温度を34℃前後に保ち，上昇に伴う口渇感・脱水に注意する。
- 意識障害，末梢神経障害，麻痺のある患者や高齢者は長時間の貼用に伴い熱傷を起こすことがあるため，貼用時は皮膚の状態についてアセスメントが必要である。

冷罨法の要点

- 貼用目的や患者の状態に合わせて貼用部位や物品（氷枕・氷のう）を選択する。
- 氷枕・氷のう内には角を取った氷を使用し，氷の隙間を埋めるために水を入れ，空気を抜く。
- 結露によるカバーやリネンの湿潤を防ぐために，カバーの材質・厚さを調節する。
- 高熱による解熱効果を得るためには，頭部・額部だけではなく，太い表在血管（頸動脈，腋窩動脈，大腿動脈）の部位を冷却することがある。

＜見逃してはならないポイント＞
- 広範囲の冷却面積によって，急激な体温低下によるショックを起こすことがあるため，循環障害や血栓を生じやすい場合には注意する。
- 長時間の寒冷刺激によって凍傷を引き起こす可能性があるため，貼用部位の皮膚の色，知覚鈍麻の有無を観察する。

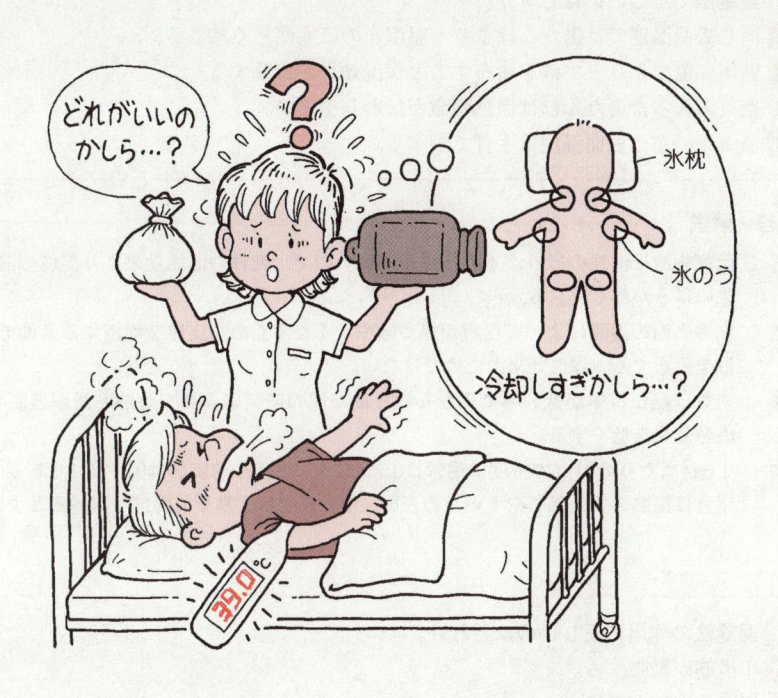

既出問題チェック 温罨法・冷罨法

☐ 温罨法で正しいのはどれか。91-A60
1 同じ表面温度では湯たんぽよりも温湿布のほうが熱く感じる。
2 貼用部位にオリーブ油を塗布すると保温効果が持続する。
3 空気の入った湯たんぽは温熱刺激が伝わりやすい。
4 温湿布の布の表面温度は手背で調べる。

● 解答・解説
1 ○温度刺激は湿性のほうが水の伝導率が高いので、乾性の温熱効果より湿性の温熱効果のほうが熱く感じる。
2 ×皮膚表面の湿潤によって皮膚が傷つきやすくなるため、皮膚を保護する目的で潤滑油を塗布する。保温効果のためではない。
3 ×空気は熱伝導率が低いので湯たんぽと湯の間の空気によって温熱刺激が遮断され、温熱効果を低くする。
4 ×1 cm^2 当たりの温点の密度は手背は0.5であり、手掌や前腕部は0.3〜0.4であるので、手背は温熱を強く感じやすいため表面温度の確認は手掌や前腕部で調べるとよい。

☐ 温罨法の作用で正しいのはどれか。97-A77
1 平滑筋が緊張する。
2 局所の血管が収縮する。
3 知覚神経の興奮を鎮静する。
4 細胞の新陳代謝を抑制する。

● 解答・解説
1 ×温罨法により平滑筋は緊張するのではなく、弛緩する。
2 ×温罨法により組織の温度が上昇し、局所の血管は拡張する。
3 ○温罨法によって知覚神経の興奮は鎮静するため疼痛緩和に利用される場合がある。
4 ×温罨法により血流やリンパの流れがよくなるため細胞の新陳代謝は盛んになる。抑制するのではない。

☐ 湯たんぽによる温罨法で適切なのはどれか。 必 99-P23
1 湯の温度は 90℃ 以上とする。
2 湯を湯たんぽの口まで入れる。
3 ビニール製のカバーを用いる。
4 皮膚面から 10 cm 程度離して使用する。

● 解答・解説

1 ×湯の温度は湯たんぽの種類により異なるが，いずれも 90 ℃ 以上を使用することはない。ゴム製の場合は 60 ℃程度，プラスチック製では 60〜80 ℃，金属製 80 ℃を用いる。
2 ×湯たんぽの種類により湯の量は異なる。ゴム製の場合，湯の量は 1/2〜2/3 程度。
3 ×ビニール製のカバーは，熱伝導性が高いため高温の刺激を与え，熱傷を引き起こす危険性が高い。
4 ○高温の湯が直接皮膚に接すると皮膚障害を起こす。また 60 ℃以下の温度の場合も同一部位に長時間接触させると低温熱傷を起こすおそれがあるので，皮膚面から 10 cm 程度離して使用する。

☐ ゴム製湯たんぽの使用で**適切でない**のはどれか。 88-A38
1 湯の温度は80〜90℃とする。
2 湯は湯たんぽに3分の2程度入れる。
3 湯たんぽの中の空気を出し栓をする。
4 乾燥させてから保管する。

● 解答・解説

1 ×ゴム製品は熱に弱いため使用する湯の温度は60℃程度にする。
2 ○湯が少ないと冷めやすい。また，多すぎると湯が漏れる危険がある。
3 ○空気は熱伝導が不良である。さらに，熱によって空気が膨張し，栓から湯が漏れる危険がある。
4 ○ゴム製品は変質しやすい。濡れたまま密着させると癒着し破損することがある。

8. 保温・体温管理

学習の要点は

疾病に伴う発熱や低体温は日常生活行動の範囲を縮小し、闘病意欲にも影響を与えます。「体温のアセスメント」（p.98）、「温罨法・冷罨法」（p.281）も参照し体温調節についておさえましょう。

おさえておきたい基礎知識

私たちの身体は、体温の恒常性によって、ほぼ36～37℃に保たれている。
① 保温のバランスが平衡を失ったとき、高体温・低体温となる。
② 熱の産生は、摂取食物の燃焼（物質代謝）によるものである。
　熱の放散は、主に輻射・伝導・対流・蒸発がある。
③ 小児や高齢者・病人などは、寒暖適応能力が低く（体温調節機能の未熟・衰え）、バランスを崩しやすい。
④ きめ細かな室温調整、寝具、衣服、水分、食べ物による調整を行う必要がある。

体熱の産生と放散のバランス

① 体熱の平衡を統括しているのは、視床下部にある「体温中枢」である。
② 視床下部の役割は、体温上昇と下降に対する神経効果、体温調節のためのセットポイント、行動による体温調節がある。
③ 体温調節は神経系のフィードバック機構による。
- 皮膚の受容器は気温を受容し、視床下部・脊髄・延髄・腹部内臓・大動脈周辺は体温そのものを受容する
- 効果器は全身の細胞・汗腺・行動である

④ 体温が低下しそうになると代謝が盛んになり、上昇すると発汗する。
- 衣服を着たり、脱いだり、室温を変えたりして快適に過ごすこと

体熱の産生と放散を増加させる諸因子間のつり合い

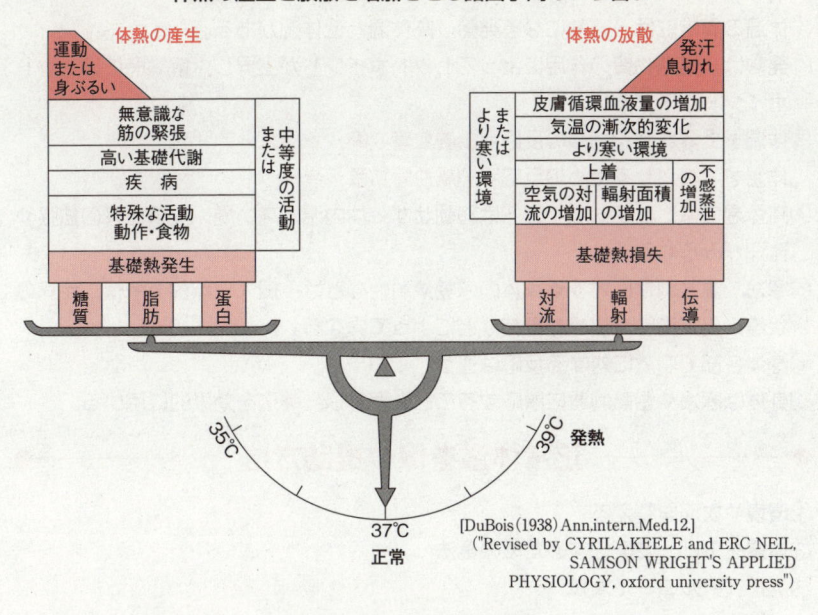

体熱の産生

- 運動または身ぶるい
- 無意識な筋の緊張
- 高い基礎代謝
- 疾病
- 特殊な活動動作・食物
- 中等度の活動または
- 基礎熱発生
- 糖質／脂肪／蛋白

体熱の放散

- 発汗
- 息切れ
- 皮膚循環血液量の増加
- 気温の漸次的変化
- より寒い環境
- 上着
- 空気の対流の増加
- 輻射面積の増加
- 不感蒸泄の増加
- 基礎熱損失
- 対流／輻射／伝導

35℃ ／ 37℃ 正常 ／ 39℃ 発熱

[DuBois (1938) Ann.intern.Med.12.]
("Revised by CYRIL A. KEELE and ERC NEIL, SAMSON WRIGHT'S APPLIED PHYSIOLOGY, oxford university press")

環境気温の変化と体温調節

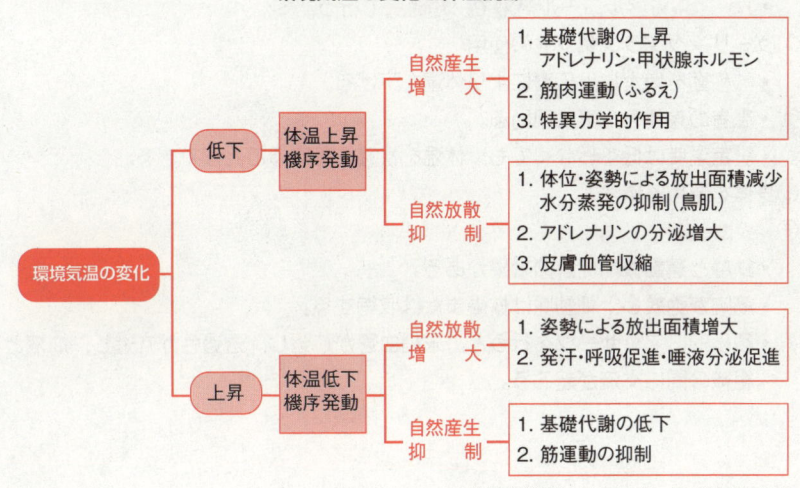

環境気温の変化
- 低下 → 体温上昇機序発動
  - 自然産生増大
    1. 基礎代謝の上昇 アドレナリン・甲状腺ホルモン
    2. 筋肉運動（ふるえ）
    3. 特異力学的作用
  - 自然放散抑制
    1. 体位・姿勢による放出面積減少 水分蒸発の抑制（鳥肌）
    2. アドレナリンの分泌増大
    3. 皮膚血管収縮
- 上昇 → 体温低下機序発動
  - 自然放散増大
    1. 姿勢による放出面積増大
    2. 発汗・呼吸促進・唾液分泌促進
  - 自然産生抑制
    1. 基礎代謝の低下
    2. 筋運動の抑制

日野原重明他著, バイタルサイン, p.80, 医学書院, 1980.

体温の異常

①体温の異常には，高熱になる発熱・高体温と低体温がある。
②発熱は，発熱物質の作用によってセットポイントが上昇し，解熱時にはセットポイントが下がる。
③体温を上昇させるための反応＝皮膚血管収縮，ふるえ
　体温を下降させるための反応＝皮膚血管拡張，発汗
④高体温では，セットポイントは移動せず，体内温が高い間，皮膚血管の拡張や発汗がみられる。
⑤寒冷・温熱刺激に対する身体の感覚や耐性などは，個人・年齢・習慣，疾病の状態，皮下脂肪，皮膚の萎縮などによって異なる。
⑥身体各部で刺激に対する反応は違う。
⑦身体は寒冷や温熱刺激に順応することを理解し，罨法を効果的に用いる。

正常体温を保つ援助方法

①環境や衣服を整える
②体温を下げ，安楽にするための罨法
③清拭（アルコール清拭）
- アルコールは水よりも低温で蒸発し，そのとき皮膚から熱を奪うので，発熱時の不快感を軽減したり，解熱の目的で行われる。
- 25～50％アルコール溶液で，短時間で行う。

④クーリングブランケットの使用
- 熱移動を増大し，伝導により体温を下げる。
- 患者の身体の上下に用いる。
- 設定温度は低くしなくても，体温を快適に下げることができる。

⑤身体を温める罨法
⑥マッサージ
- 鎮静と運動機能促進の効果がある。
- 筋肉が弛緩し，細動脈は拡張または収縮する。
- 積極的にマッサージを行うと，末梢血管が拡張し，透過性が亢進し，血液と組織の間に交流が起こる。

既出問題チェック 保温・体温管理

☑ 悪寒戦慄の際に生じる現象と作用の組合せで**誤っている**のはどれか。91-A49
1. 骨格筋のれん縮―――――――熱産生の促進
2. 皮膚血管の収縮―――――――熱放散の抑制
3. 立毛筋の収縮――――――――熱放散の抑制
4. アドレナリンの分泌亢進―――熱放散の抑制

● 解答・解説
1. ○悪寒戦慄時，骨格筋は連続的な収縮（ふるえ）を起こして熱産生を促進させる。
2. ○皮膚血管が収縮することによって熱の放散が抑制される。
3. ○悪寒は，体温調節中枢が異常に興奮し，正常時の皮膚温に対して冷感を覚え皮膚血管を収縮し，立毛筋を収縮させるときに生ずる感覚である。
4. ×アドレナリンの分泌亢進は体細胞の代謝に影響を与え，交感神経系の興奮性を高め，熱産生を促進する。

9. 創傷の種類・治癒過程と観察

学習の要点は

創傷の種類と治療過程における処置方法についての問題が出題されています。治癒過程のそれぞれの時期における特徴，処置時の手順・薬剤などを学習し，実践的な知識を身につける必要があります。

損傷の種類

損傷とは身体の内部，外部構造（皮膚など）の連続性が絶たれた状態をいう。

機械的損傷		非機械的損傷
開放性損傷（創傷）	非開放性損傷	
①切　創 ➡創面・創縁は平滑である ②割創・裂創・咬創・擦創 ➡創面・創縁は不規則である	①挫　傷 ②擦過傷	①熱　傷 ②凍　傷 ③電撃傷 ④科学物質・放射線による損傷

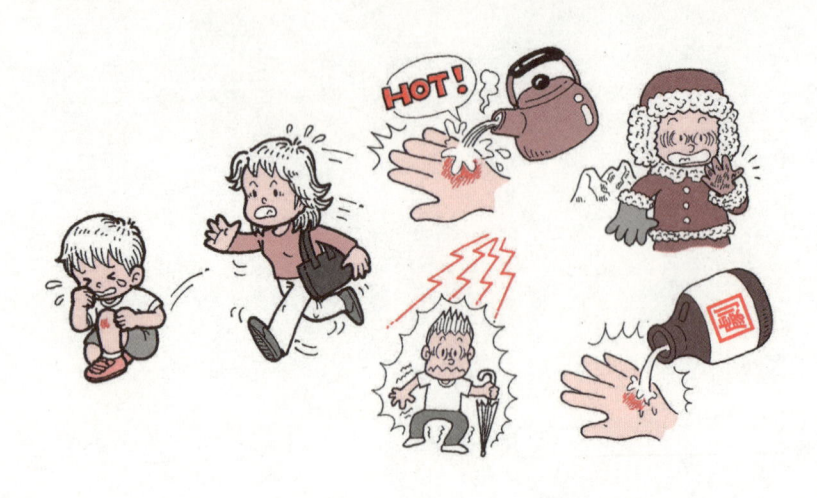

創傷の治癒過程と影響を与える因子

(1) 治癒過程：炎症期 → 増殖期 → 瘢痕化 の過程をたどる。
(2) 治癒形式：①一次治癒 ── 縫合で創面・創縁が密着した創
　　　　　　　②二次治癒 ── 組織が欠損し，創面・創縁が密着しない開放創

　創傷の治癒には閉鎖湿潤環境が望ましい。この環境では，肉芽の形成や表皮の再生が促進される。また，細菌の増殖も抑えられ，疼痛も緩和されやすい。しかし，創傷が深い場合などでは適応されないこともある。

局所的因子	全身的因子
・感　染 ・壊死組織 ・血行障害 ・乾　燥	・低栄養・低蛋白血症 ・ビタミンやミネラル不足 ・全身性疾患（糖尿病など） ・抗がん薬治療 ・貧　血 ・放射線療法 ・ステロイド剤投与

創傷の観察

(1) 創傷の観察内容
　　①創傷の部位と種類，大きさ
　　②創傷の治癒過程と治癒形式
　　③出血・疼痛の有無と程度
　　④感染の徴候（腫脹・発赤・疼痛・発熱）
　　　の有無（右イラスト参照）
　　⑤創傷部位に関連した機能制限の有無と
　　　程度
　　⑥創傷部からの排液の有無と性状
(2) その他
　　創傷によるボディイメージの変化やこれ
　　らによる精神的苦痛を抱えているか同時
　　に観察する。

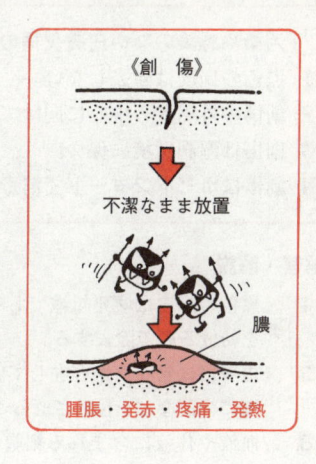

〈創傷〉
↓
不潔なまま放置
↓
膿
腫脹・発赤・疼痛・発熱

既出問題チェック 創傷の種類・治癒過程と観察

□ 創傷の治癒過程で正しいのはどれか。100-A43
1. 炎症期, 増殖期, 退行期に分けられる。
2. 創の局所を圧迫すると, 治癒が促進される。
3. 一次治癒とは, 創を開放したままにすることである。
4. 良好な肉芽の形成には, 清潔な湿潤環境が必要である。

● 解答・解説

1. ×創傷は炎症期→増殖期→瘢痕期の経過をたどる。
2. ×圧迫は血行を遮断するため, 治癒は促進されない。
3. ×一次治癒は手術創のように縫合で創面や創縁が密着した創をいう。
4. ○肉芽は創傷治癒過程でみられる増殖性の結合組織である。創傷表皮の治癒には上皮の再生が必要であり, そのための肉芽の形成には湿潤環境は重要な条件となる。

□ 汚染や感染のない皮膚欠損のある創傷処置で正しいのはどれか。91-A58
1. 黒色の痂皮は除去しない。
2. 創傷の外周から中心に向けて消毒する。
3. 創傷は湿潤環境に保つ。
4. 創傷はポビドンヨードで消毒する。

● 解答・解説

1. ×黒色の痂皮は壊死組織である。壊死組織は細菌の温床となり, 肉芽形成や上皮再生を妨げるので除去する。
2. ×皮膚には常在菌が存在している。消毒綿（球）が外周から中心へ向かうことで, 創傷に細菌などを付着させることになるので不適切。
3. ○血液や体液に含まれる細胞や蛋白, サイトカインなどが創傷の治癒過程に重要で, これらの喪失は治癒を遅らせ, さらに乾燥は, 上皮細胞の動きを遅らせる。創面が湿潤に保たれることで治癒過程が順調に進行する。
4. ×ポビドンヨードには, 褥瘡など皮膚の潰瘍の菌を殺し, 感染を防ぎ, 傷口を治癒しやすくさせるはたらきがある。「汚染や感染のない創傷処置」には必要がない。

☑ 回腸導管術を受けた患者のストーマの管理で適切なのはどれか。94-A99
1 手術創に触れる装具は滅菌しなければならない。
2 運動時は腹帯で装具をしっかり固定する。
3 パウチに半分以上尿がたまらないうちに尿を捨てる。
4 入浴時は装具をはずす。

● 解答・解説
1 ×手術創は術後48時間以降，消毒，ドレッシング剤による被覆保護の必要はないことから，創に触れる器具も滅菌しなくてもよい。また，ストーマケアを行う際にも滅菌した器具を用いる必要はない。
2 ×腹帯で締めつけると尿が排出されにくくなるため，運動時は腹帯で装具をゆるく固定したり，補助ベルトを使用して尿もれを起こしにくくする。
3 ○パウチの集尿量が多いとパウチと皮膚の接着面に重みがかかり，はずれやすくなる。
4 ×尿が常に出ている状態のため，装具は付けたまま入浴する。

☑ ストーマのパウチ交換で適切なのはどれか。100-A42
1 ストーマと同じサイズに面板を切る。
2 パウチ周囲の皮膚はアルコールで拭く。
3 パウチを装着する際は，患者は腹部を膨らませる。
4 内容物がパウチ容量の8割を超えたらパウチを交換する。

● 解答・解説
1 ×ストーマ径より大きめにカットする。ストーマと同じサイズに切って貼り合わせると，時にはストーマの一部が面板の下へもぐり，排泄物が面板の横から漏れることがある。
2 ×ストーマやその周辺の皮膚に消毒の必要はない。パウチ周囲の皮膚は低刺激の洗浄剤を用いて洗浄や清拭をする。
3 ○腹部を膨らませて，しわやくぼみが伸びた状態で面板の皮膚接着面を密着させると，排泄物の漏れを防止できる。
4 ×たまった便は採便袋の開口部から取り除く。パウチは皮膚保護剤の溶解を交換の目安とし，切り口から5～8mm程度溶解するころに交換する。

10. 褥瘡の予防, 処置

学習の要点は
褥瘡の発生を予測するスケールや進行度を判断する問題が出題されており，見極める知識をつける必要があります。処置・治療法の基礎知識もあわせて学習しましょう。

褥瘡の予防と基礎知識

1. 褥瘡の発生要因
褥瘡の発生を予防するには，次に挙げる発生要因を1つでも少なくするように援助する。

(1) 局所の圧迫・摩擦・ずれ（p.296参照）
　　① (長時間の) 同一の姿勢
　　② 坐位で発生しやすいずれ
　　③ 姿勢を変えるときに発生する摩擦
(2) 運動機能の低下
(3) 皮膚を含めた組織の耐久性の低下
　　① 湿潤した皮膚（不潔な皮膚）
　　② るい痩（栄養状態が不良）
　　③ 肥満
　　④ 加齢に伴い弾力が少なくなった皮膚
(4) 知覚機能の低下
　　同一体位による苦痛（疼痛）を感じにくい

2. 褥瘡の評価と分類

●ブレーデンスケール ―危険性の判定―

褥瘡が発生する危険性をアセスメントするスケールである。
6つの危険因子を4段階で評価し，該当する段階の数値を合計して得点を出す。合計得点が低いほど褥瘡発生の危険性が高いと考えられる。

段階 危険因子	1	2	3	4
知覚の認識	まったく知覚なし	重度の障害あり	軽度の障害あり	障害なし
湿　潤	非常に湿っている	たいてい湿っている	時々湿っている	めったに湿っていない
活動性	臥　床	坐位可能	時々歩行可能	歩行可能
可動性	まったく体動なし	非常に限られる	やや限られる	自由に体動する
栄養状態	不　良	やや不良	良　好	非常に良好
摩擦とずれ	問題あり	潜在的に問題あり	問題なし	──

●DESIGN（日本褥瘡学会）―状態の評価―

日本褥瘡学会では，褥瘡の状態の評価として，「DESIGN」という評価分類を用いている。

　①D（depth）：深さ
　②E（exudate）：滲出液
　③S（size）：大きさ
　④I（inflammation/infection）：炎症／感染
　⑤G（granulation tissue）：肉芽組織
　⑥N（necrotic tissue）：壊死組織
　⑦P（pocket）：ポケット（存在するときのみ記述する）

●NPUAPによる褥瘡の分類 ―深達度の分類―

米国褥瘡諮問委員会（NPUAP）では，褥瘡の深達度を次のように分類している。

皮膚の損傷による褥瘡の分類

ステージⅠ	ステージⅡ	ステージⅢ	ステージⅣ
・表皮の欠損がない。 ・発赤が認められる（圧迫を除いてから30分経過しても発赤は継続）。	・表皮の損傷が進む。 　水疱・びらん。真皮内にとどまる潰瘍	・脂肪層に至る全層に損傷（潰瘍）が進む（壊死組織に覆われているときは除去する）。	・筋肉や骨に至る全層に損傷（潰瘍）が進む（感染を起こしやすい）。

褥瘡の好発部位

- 皮下組織が少ない部位
- 骨が突出している部位

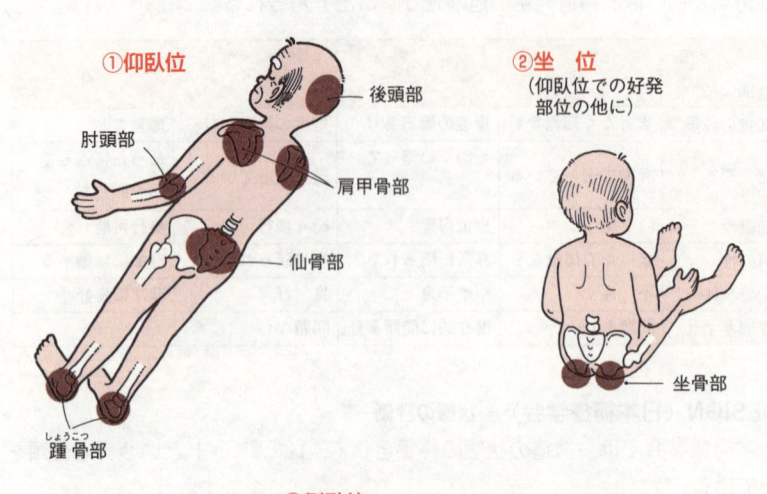

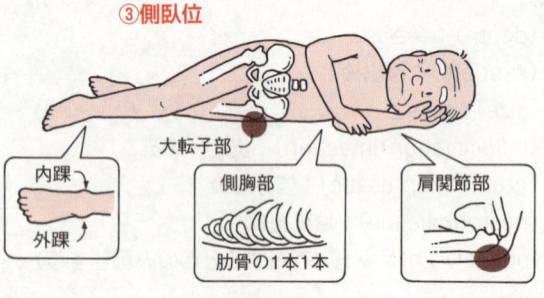

①仰臥位
- 後頭部
- 肘頭部
- 肩甲骨部
- 仙骨部
- 踵骨部

②坐位
（仰臥位での好発部位の他に）
- 坐骨部

③側臥位
- 大転子部
- 内踝／外踝
- 側胸部（肋骨の1本1本）
- 肩関節部

褥瘡の処置

褥瘡のステージに応じて、次のポイントをふまえて援助を行う。

（1）局所の圧迫・摩擦・ずれを予防しながらの体位変換（p.213参照）
（2）局所の圧迫を最小限にする体圧分散用の寝具（エアーマットレス等）の選択
（3）皮膚を含めた組織の耐久性を高める援助
　①入浴や清拭で血行をよくする。
　②失禁や発汗のつど、局所を清潔にする。

- 開放創も含めて，原則として生理食塩水による洗浄を行う。
- 開放創の状態によっては消毒も行う。

③皮膚を保護する。
- 皮膚を清潔にした後，撥水性のクリームを塗る。
- ステージⅠの場合はポリウレタンフィルムドレッシングテープを，ステージⅡ以上の場合はハイドロコロイドドレッシングテープを用いる。

④壊死組織は肉芽形成が起こらず，感染を引き起こす要因となり得るので，除去する（デブリドマン）。

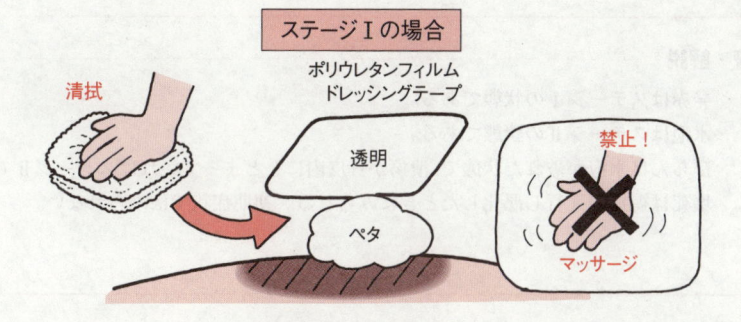

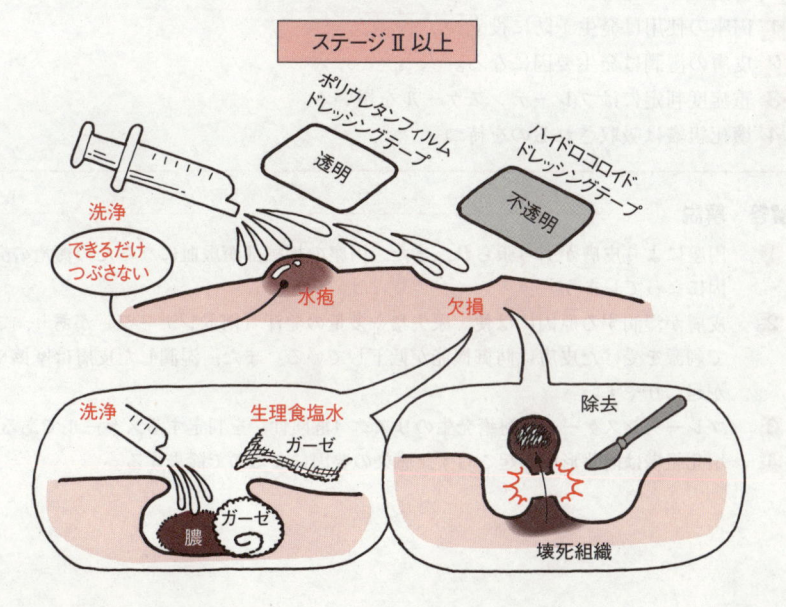

ステージⅠの場合

清拭 → ポリウレタンフィルムドレッシングテープ（透明）ペタ

禁止！ マッサージ

ステージⅡ以上

洗浄（できるだけつぶさない） ポリウレタンフィルムドレッシングテープ（透明） ハイドロコロイドドレッシングテープ（不透明）

水疱　欠損

洗浄　生理食塩水　ガーゼ　膿　ガーゼ

除去　壊死組織

診療に伴う技術

褥瘡の予防，処置

褥瘡の予防，処置

既出問題チェック

☑ 褥瘡の初期症状はどれか。 94-A24
1. 発赤
2. 水疱
3. びらん
4. 壊死

● 解答・解説
1. ○ 発赤はステージⅠの状態である。
2. × 水疱はステージⅡの状態である。
3. × びらんは水疱が破れた状態で，潰瘍が真皮内にとどまっていればステージⅡである。
4. × 壊死は褥瘡が進行し悪化したときにみられる。初期症状ではみられない。

☑ 褥瘡について正しいのはどれか。 93-A57
1. 円座の使用は発生予防に役立つ。
2. 皮膚の湿潤は発生要因になる。
3. 重症度判定にはブレーデンスケールを用いる。
4. 壊死組織は吸収されるのを待つ。

● 解答・解説
1. × 円座により皮膚が引っ張られ，また，円座の接触部が虚血になるため褥瘡の発生要因になってしまう。
2. ○ 皮膚が湿潤する原因には便・尿失禁や多量の発汗（創ドレナージ）があり，これらで刺激を受けた皮膚は防御機能が低下している。また，湿潤した皮膚は摩擦やずれが起こりやすい。
3. × ブレーデンスケールは褥瘡発生のリスク（危険性）を判定するスケールである。
4. × 壊死組織は肉芽形成が起こらず，感染の要因になるので除去する。

☑ 仰臥位安静時の患者の褥瘡好発部位はどれか。 必 93-A24
1 仙骨部
2 内踝部
3 腸骨部
4 大転子部

● 解答・解説
1 ○仰臥位でできる褥瘡の約50％は，仙骨部である。他に踵骨部，肩甲骨部などがある。
2 ×
3 ×　内踝部や腸骨部，大転子部は側臥位時の褥瘡好発部位である。
4 ×

☑ 仙骨部にある褥瘡のケアで適切なのはどれか。 必 95-A24
1 仙骨部への円座使用
2 褥瘡部のマッサージ
3 45度半坐位の保持
4 体圧分散寝具の使用

● 解答・解説
1 ×円座を使用すると，円座に接触している皮膚が引っ張られ，圧迫も加わり血流が阻害されるので禁忌である。
2 ×褥瘡部のマッサージは皮膚をこすることになるので適切ではない。
3 ×45度の半坐位は身体が下方にずり落ち，摩擦・ずれが起こる。原則としてギャッジアップするのならば30度までにするか，坐位にして仙骨部に体圧分散寝具を使用する。
4 ○体圧分散寝具は，仙骨部に接する面積をできるだけ広くし圧を分散させるので効果的である。

☐ ブレーデンスケールで評価するのはどれか。97-A68
1 褥瘡の深さ
2 褥瘡の広がり
3 褥瘡の好発部位
4 褥瘡発生の危険性

● 解答・解説

1 ×褥瘡の深さは，NPUAPの深達度の分類で判断でき，ステージⅠ（Ⅰ度）からⅣ（Ⅳ度）まであり，ステージⅣが最も深い。ブレーデンスケールで評価する項目ではない。
2 ×褥瘡の広がりは，センチメートルで測定する。また創面の色調によって黒色期，黄色期，赤色期，白色期に分類される。ブレーデンスケールで評価する項目ではない。
3 ×褥瘡は骨が突起している部分に圧がかかると起こりやすく，特に後頭部，肩甲骨，仙骨部，腸骨部，大転子部，踵部などは褥瘡の好発部位である。ブレーデンスケールでは評価しない。
4 ○ブレーデンスケールは褥瘡が発生する危険性を採点により評価する方法で，点数が低いほど発生の危険性が高い。

☐ 米国褥瘡諮問委員会〈NPUAP〉の分類で深達度がⅡ度の褥瘡に対するケアで適切なのはどれか。99-A45
1 水疱はつぶす。
2 流水で洗浄する。
3 創面の乾燥を保つ。
4 局所のマッサージをする。

● 解答・解説

1 ×ステージⅡは皮膚組織が欠損していないため，比較的早期に軽快・治癒する。そのためには創部の保護と細菌感染の防御が大切であり，水疱はつぶしてはならない。
2 ○褥瘡の治療とスキンケアは，創部の状態に合わせて行う。ステージⅡの場合，流水で洗浄して排液を除去し，清潔を保持することが必要である。
3 ×ステージⅡの場合，毛胞や汗管からの上皮形成があるので，これを保護することが大切である。湿潤環境が非常に重要であるため，創面は乾燥させてはならない。
4 ×褥瘡は体圧による皮膚組織循環障害により発生・悪化するため，患部の除圧，摩擦の回避を図る必要がある。局面のマッサージはしてはならない。

◪ 仙骨部の褥瘡の写真を別に示す。
深達度（米国褥瘡諮問委員会 NPUAP の分類）はどれか。98-A40
1 Ⅰ度
2 Ⅱ度
3 Ⅲ度
4 Ⅳ度

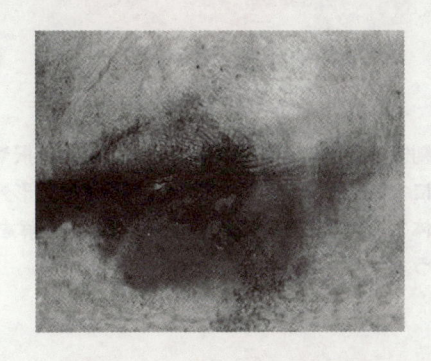

● 解答・解説

1 ×Ⅰ度は，体位変換などを行って発赤部位の圧迫を除去しても消失しない発赤や紅斑で，指で圧迫しても蒼白にならない状態である。
2 ○Ⅱ度は，皮下脂肪組織に及ばない表皮のびらんや，真皮にとどまる浅い潰瘍を認める状態で，水疱を形成していることもある。写真は NPUAP の分類Ⅱ度にあたる。
3 ×Ⅲ度は，皮下全層に潰瘍が及び，皮下脂肪組織に達する深さとなった状態である。
4 ×Ⅳ度は，筋肉・腱・関節包・骨にまで達する損傷である。骨髄炎や敗血症を併発することもある。

11. ドレッシング・包帯法

学習の要点は　創傷の状況に適したドレッシング材の選択やケアの原則について出題されています。包帯法は整形外科治療や身体の運動機能の基礎知識とあわせて理解を進めましょう。

創傷ドレッシング（法）の目的と種類

<目　的>

ドレッシングとは，創傷を被覆材などで覆う医療行為のことで，その目的と種類は次のとおりである。

- 創傷治癒に必要な環境（湿潤環境）をつくる（p.291参照）。
- 創部を保護し，感染を防止する。
- 壊死組織を除去する。
- 滲出液を吸収する。
- その他：創部を覆い隠すことで精神的安定をはかる。

<種　類>

創傷の大きさや状況に応じて，治療に必要な湿潤環境をつくるのに最適なドレッシング材を選ぶ。

ドレッシング材の種類

名　称	特　徴
ハイドロコロイド・ドレッシング材	創面を閉鎖し，湿潤環境をつくる。
ハイドロジェル・ドレッシング材	乾燥した創傷の湿潤を促進する。
ポリウレタンフォーム・ドレッシング材	滲出液を吸収し，保持する。
ポリウレタンフィルム・ドレッシング材	透明なフィルムで，皮膚の保護に利用する。

包帯（法）の目的と種類

包帯とは，創傷や疾病の治療目的で患者の身体に比較的長時間装着する衛生材料の総称である。狭義では，巻軸包帯のことを指す。

<目　的>
① 被　覆：創傷など表在性の病変を適切な包帯材料で覆い，感染から保護する。
② 支　持（保持）：罨法材料などを適切な位置に保持する。
③ 圧　迫：止血の目的で圧迫を加える。
④ 固　定：骨や関節の損傷部の運動を制限し安静を保つ。
⑤ 牽　引：組織の位置異常を正常な位置に戻すために引っぱって固定する。
⑥ 矯　正：骨や筋疾患の変形を矯正する。

包帯の種類

名　称	材　質	適　用
巻軸包帯（帯尾　帯頭）	・綿（非伸縮性）	・多目的に使用される。
	・綿，ゴム（伸縮包帯）	・関節などに用いられる。
	・綿，ゴム（弾性包帯）	・高伸縮性で運動性の高い部位に用いられる。
布帕包帯		
①三角巾	・綿	・上肢の固定や救急包帯として用いる。
②腹帯	・さらし木綿	・腹部や胸部の術後などに用いる。
③投石帯	・綿	・顎などに用いる。
④T字帯	・さらし木綿に紐をつけたもの	・手術後などに下着として使用する。
複製包帯	・使用に便利な形につくられたもの（耳帯，眼帯など）	
絆創膏包帯	・紙，布，エラスコットなどの基布に粘着剤を塗布したもの	・患部の当てガーゼ，カテーテルやチューブ類などの固定に用いる。
	・伸縮性，弾力性，低刺激性で粘着力の強いもの	・骨折，脱臼，捻挫の固定などに用いる。
硬化包帯	・ギプスなど硬化物質の材料による包帯	
薬物包帯	・プラスチック系の皮膚被覆剤などの薬物として用いられるもの	
チューブ（筒型）包帯	・横方向のみ伸縮性がある（厚手の弾力ゴム） ・軽量ゴム ・ソフトゴム	・伸縮性で，頭部や肩部，股関節をはじめとする関節などの巻軸帯で固定しにくい部位にかぶせて用いる。
その他	・人工肛門，尿瘻などの周囲に貼って排泄物を入れるラパックなど ・副子を用いて固定した包帯 ・フットボードなど間接的に患部を適当な位置に保って安静にするもの	

巻軸包帯の大きさ

①長さ：通常約10m（市販のもの）
②幅：

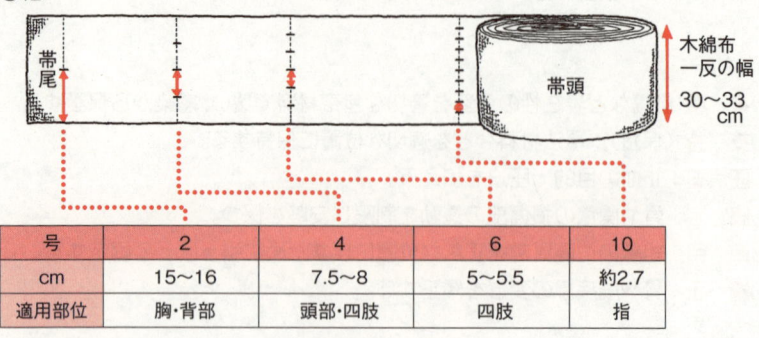

号	2	4	6	10
cm	15～16	7.5～8	5～5.5	約2.7
適用部位	胸・背部	頭部・四肢	四肢	指

木綿布一反の幅 30～33cm

包帯法の原則

- 包帯の目的を把握し，部位に適した包帯材料を選択する。
- 創傷に接する包帯材料（ガーゼなど）は滅菌したものを用いる。その上に使用する包帯材料は清潔で乾燥したものを使用する（＝感染予防）。
- 隣接する皮膚の2面が接しないようにする。
- 屈伸が可能な関節は二次的な運動障害を予防する。
- 循環障害や神経麻痺を予防する。

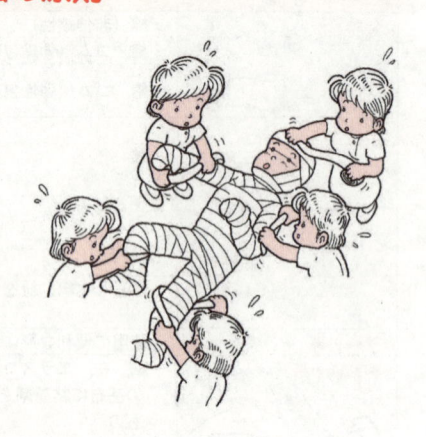

巻軸包帯の巻き方

①環行帯で始めて環行帯で終わるように巻く（＝包帯がずれにくい）。
②巻軸帯は体表面を転がすように，平均した圧で巻く。
③末梢から中枢に向かって巻く。
④末梢部は可能な限り露出させておく（血液循環障害や知覚異常の早期発見）。
⑤良肢位になるように巻く。
⑥包帯を巻く局所や患側は，常に支え，動揺させないようにして迅速に巻く。
⑦外観を美しく巻く。

環行帯：重ねて巻く

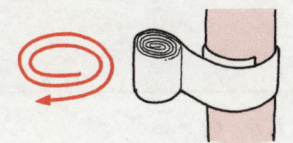

らせん帯：幅の 1/2 ～ 1/3 重ねながら巻く

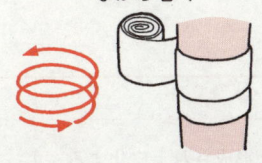

蛇行帯：ガーゼや副子，罨法材料を固定するために用いる

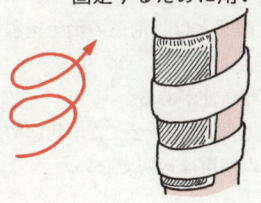

折転帯：大腿など上下で太さが異なる部位などに用いる

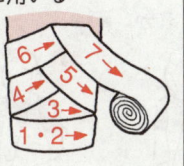

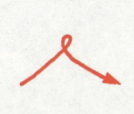

亀甲帯（集合・離開）：交差部は屈側になる

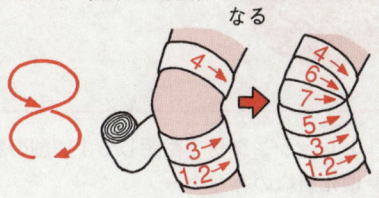

麦穂帯（ばくすい）：交差部は伸側になる

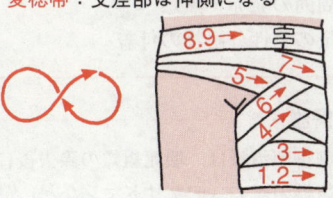

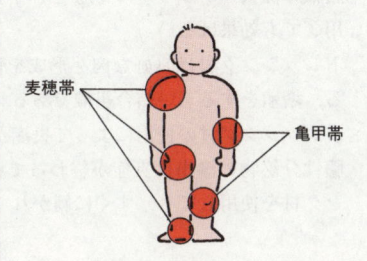

麦穂帯　亀甲帯

反復帯：幅の 2/3 ずつ重ねて巻いていく

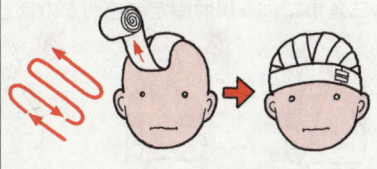

ドレッシング・包帯法　305

ドレッシング・包帯法

既出問題チェック

☑ ドレッシング材で密閉してよい創の状態はどれか。必 99-A25
1. 壊死組織の存在
2. 鮮紅色の肉芽の形成
3. 創周囲の発赤・熱感
4. 大量の膿性分泌物の付着

● 解答・解説

1. × 創傷の治癒は，壊死組織の除去後に肉芽組織が形成され上皮化する。よって，壊死組織の除去（デブリドマンなど）が必要であり，この段階ではドレッシング材を使用しても効果はない。
2. ○ ドレッシング材は良好な肉芽形成を促進する。肉芽とは，創傷の治癒過程にみられる，増殖をする若い結合組織である。
3. × ドレッシング材の使用によって炎症が悪化する可能性がある。
4. × 膿性分泌物の滲出は炎症が終わっていないことを指す。また，この状態でドレッシング材を使用しても，すぐに剝がれてしまうため使用は適切でない。

☑ 三角巾による提肘固定で適切なのはどれか。 96-A58

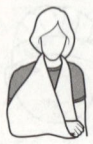

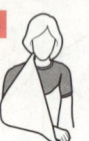

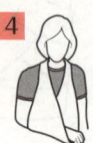

1　2　3　4

● 解答・解説

1. ○
2. ×
3. ×
4. ×

肘関節の三角巾固定時の条件は次の①〜③である。
① 手関節が三角巾で支持されるように固定する。
　 1 〜 4 の図すべてがその条件を満たしている。
② 肘関節の角度を約90度に固定する。
　 1 と 2 が条件を満たしている。 3 と 4 は条件を満たしていない。
③ 患者上肢をしっかり覆って固定する。
　 1 と 2 を比較した場合， 1 の方がしっかり被覆固定されている。

☑ 下腿骨骨折時のギプス固定中に起こりやすいのはどれか。 必 94-A18
1 腓骨神経麻痺
2 橈骨神経麻痺
3 尺骨神経麻痺
4 坐骨神経麻痺

● 解答・解説
1 ○腓骨神経は下肢の神経で，浅層を走行し腓骨頭を回る部分で圧迫を受けやすく神経麻痺を起こしやすい。
2 ×橈骨神経は上肢の神経で，上腕骨の背側をらせん状に回り，前腕を橈骨に沿って走行する。
3 ×尺骨神経は上肢の神経で，上腕骨の尺骨神経溝を通り，前腕を尺骨に沿って走行する。
4 ×坐骨神経は下肢の神経で，筋肉と脂肪の下，深層（梨状筋下孔）を走行する。

☑ 19歳の男性がスノーボードで転倒し，右下肢の激しい痛みを訴えている。スキー場の診療所で撮影した右下肢のエックス線写真（A，B）を下に示す。病院へ搬送する際の副子による固定範囲として適切なのはどれか。100-A84

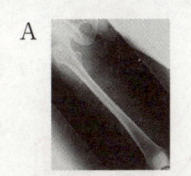

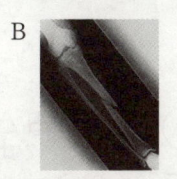

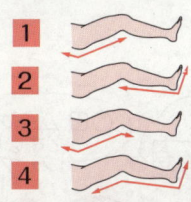

● 解答・解説
1 ×骨折は下腿脛骨の骨折で，図は骨折部と異なる大腿に副子が当たっており不適切。
2 ×図は副子が膝窩下部から足の指までを固定しているが，膝関節に届いていないため固定が不確実である。
3 ×股関節と膝関節をはさむ形で副子が当てられている。骨折部位は下腿の脛骨であり部位が異なっているので不適切。
4 ○適切な副子の当て方である。骨折部位（脛骨骨折）をはさんだ二関節の膝関節と足関節に十分に副子が当てられている。
5 ×図では股関節から足関節まで副子が当てられており，3つの関節を固定していて，患者の生活動作を妨げ逆に苦痛を与えることになる。

12. 与薬の技術

学習の要点は

看護師の役割は，医師が処方した薬剤を適切な方法で少しでも安楽に投与することです。そのためには，薬物療法の目的，薬物動態（吸収・分布・代謝・排泄）の理解，与薬方法と血中濃度の関係について理解しておく必要があります。また，投与した薬剤の効果と副作用の有無についても理解しておきましょう。

●──薬剤の作用・投与量・投与法による生体への影響──●

薬物療法とは，疾病に応じた薬物を医師が処方し，投与された薬剤が効果を現し，患者の自然治癒力を高め回復することを目指す治療法である。原因に対して処方される薬剤と，症状を軽減するために処方される薬剤がある。看護師には，患者が納得した上で適切・安全に薬物療法を受けられるようサポートする役割がある。

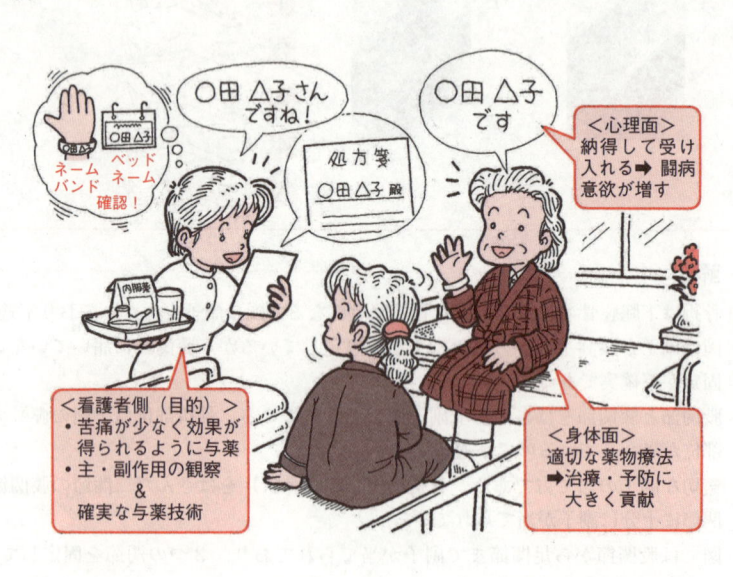

〈看護者側（目的）〉
・苦痛が少なく効果が得られるように与薬
・主・副作用の観察 ＆ 確実な与薬技術

〈心理面〉
納得して受け入れる ➡ 闘病意欲が増す

〈身体面〉
適切な薬物療法 ➡ 治療・予防に大きく貢献

ネームバンド／ベッドネーム確認！

○田 △子さんですね！
○田 △子です
処方箋 ○田 △子 殿

薬の効果を得るためには，薬剤の用法，用量，投与経路を正しく実施する必要がある。

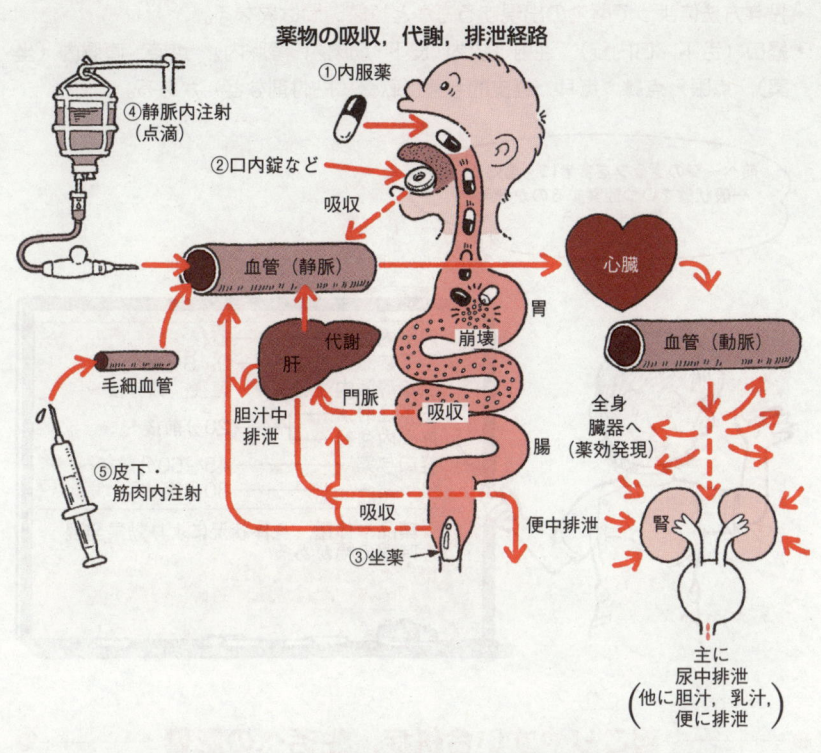

薬物の吸収，代謝，排泄経路

① 内服薬
② 口内錠など
③ 坐薬
④ 静脈内注射（点滴）
⑤ 皮下・筋肉内注射

吸収／血管（静脈）／毛細血管／肝 代謝／門脈／胆汁中排泄／胃／崩壊／腸／吸収／心臓／血管（動脈）／全身臓器へ（薬効発現）／腎／便中排泄／主に尿中排泄（他に胆汁，乳汁，便に排泄）

与薬ルートと薬剤の血中濃度・排泄時間の関係

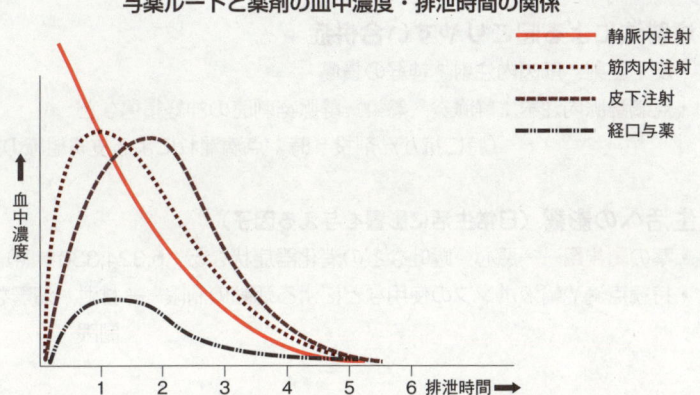

― 静脈内注射
･･･ 筋肉内注射
-- 皮下注射
━ 経口与薬

縦軸：血中濃度
横軸：排泄時間

診療に伴う技術

与薬の技術

与薬法と薬剤の効果出現時間

- 投与方法によって薬効の出現する速さと持続時間は異なる。
- 経口（舌下，口内錠），注射（皮内・皮下・筋肉内・静脈内），点滴，直腸内（坐薬），点眼，点鼻，点耳，経皮的与薬（軟膏・貼付剤など）がある。

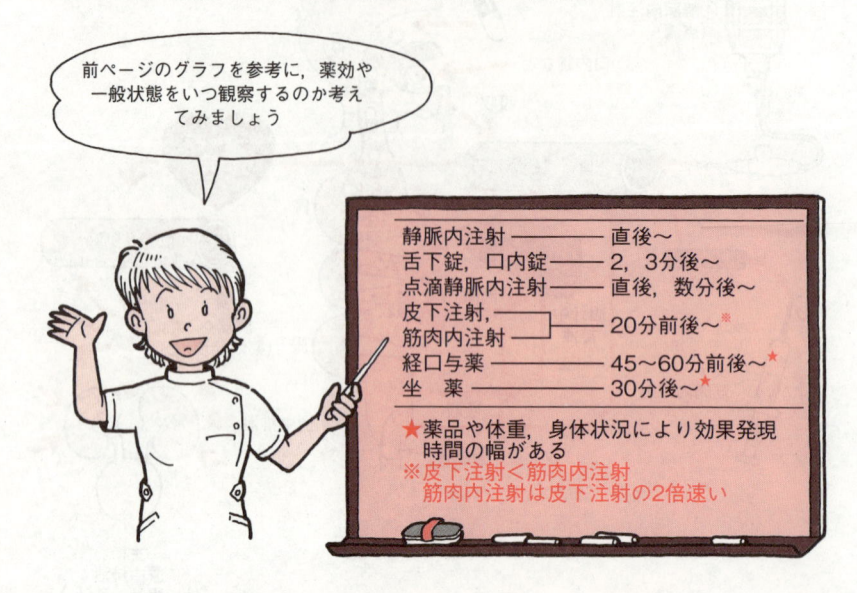

> 前ページのグラフを参考に，薬効や一般状態をいつ観察するのか考えてみましょう

静脈内注射	直後〜
舌下錠，口内錠	2, 3分後〜
点滴静脈内注射	直後，数分後〜
皮下注射，筋肉内注射	20分前後〜※
経口与薬	45〜60分前後〜★
坐薬	30分後〜★

★薬品や体重，身体状況により効果発現時間の幅がある
※皮下注射＜筋肉内注射
　筋肉内注射は皮下注射の2倍速い

起こりやすい合併症，生活への影響

1. 注射法による起こりやすい合併症
- 皮下注射，筋肉内注射：神経の損傷
- 点滴静脈内注射：静脈炎，感染，静脈穿刺時の神経損傷など
  　　　　　　　（特に抗がん剤投与時：点滴漏れによる皮膚組織の損傷）

2. 生活への影響（日常生活に影響を与える因子）
- 薬の副作用——悪心，嘔吐などの消化器症状など（p.324, 330参照）
- 持続点滴や輸液ポンプの使用などによる活動の制限——排泄，清潔などの制限

薬剤の管理と法律

- <u>薬事法</u>：医薬品などの基準・検定・取り扱いについて規定した法律
- <u>日本薬局方</u>：薬事法に基づき，薬剤の処方，品質などの標準・管理を定めた厚生労働省告示
- <u>麻薬及び向精神薬取締法</u>：<u>麻薬・向精神薬の管理</u>について，特に定められた法律。<u>麻薬管理者</u>が管理を確認する

＜薬剤の管理＞

- 医薬品は，<u>直射日光を避け</u>，清潔な場所に他のものと区別して保管する。光によって変質が考えられる薬剤の場合は，遮光する。日本薬局方による保存温度の基準は，標準温度20℃，常温15～25℃，室温1～30℃，冷所15℃以下となっている。薬剤の種類によって保存温度は異なるため注意する。

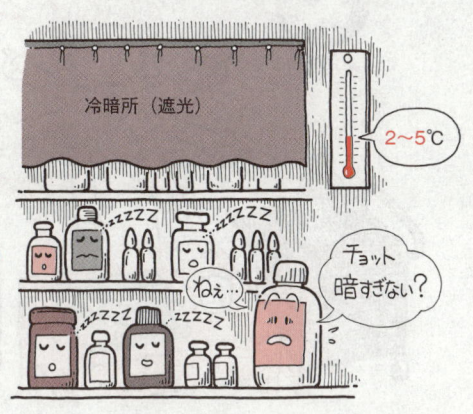

＜毒薬，劇薬，麻薬＞

- <u>毒薬</u>：<u>黒地に白枠，白字</u>で「毒」の文字を表示する。他の薬品類とは区別した場所に保管し，<u>施錠</u>する。
- <u>劇薬</u>：<u>白地に赤枠，赤字</u>で「劇」の文字を表示する。他の薬品類とは区別した場所に保管する。<u>施錠は義務づけられていない</u>。
- <u>麻薬</u>：他の医薬品類とは区別した場所で，<u>施錠</u>することが義務づけられている。また，空アンプル，残薬は破棄せず，すべて<u>麻薬管理者へ返却</u>する。

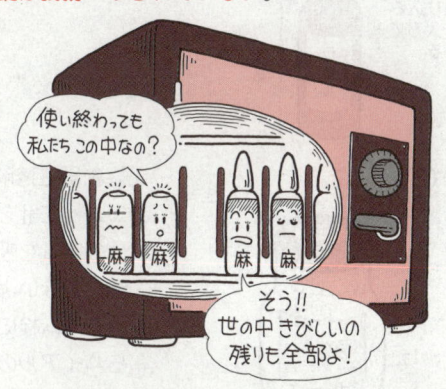

処方箋と指示表の確認内容，方法

5Rの原則！
① Right Time（日時）———— いつ？
② Right Patient（患者）———— 誰に？
③ Right Drug（薬剤）———— なにを？
④ Right Dose（分量）———— どれくらい？
⑤ Right Route（方法，経路）———— どんな方法で？

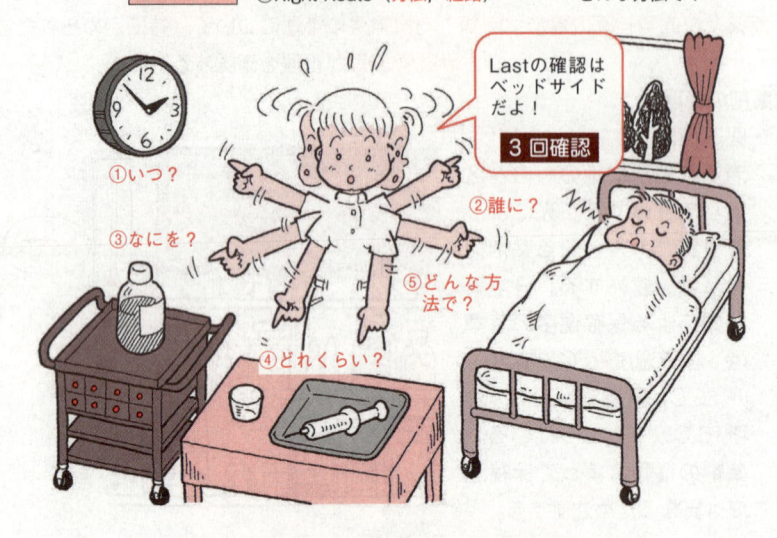

Lastの確認はベッドサイドだよ！
3回確認

① いつ？
② 誰に？
③ なにを？
④ どれくらい？
⑤ どんな方法で？

アンプルとバイアルの取り扱い

(1) アンプル

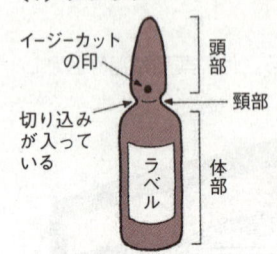

- イージーカットの印
- 頭部
- 頸部
- 切り込みが入っている
- ラベル
- 体部

① 頭部にある薬液を体部へ集める（遠心力の活用など）。
② アンプル頸部をアルコール綿で消毒する。
③ イージーカットの面を手前に向けカットする。

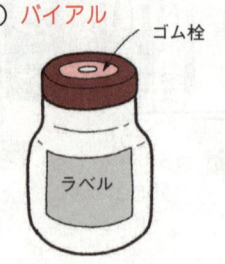

(2) バイアル

- ゴム栓
- ラベル

① 注射器に溶解液を吸う。
② ゴム栓に針を刺し溶解液を入れる。入れた液の分の空気を吸い上げてから針を抜く。
③ 泡立てないように静かに溶解。
④ 針をゴム栓に刺し，注射器内の空気を入れてからバイアルのゴム栓が下になるように持ち，薬液を吸い上げる。

※注意：ゴム栓に針を刺す前に，必ずアルコール綿で消毒する。ゴム栓に針を刺すときは，コアリング（ゴム栓のゴムが削り取られて薬液内に入ってしまうこと）に注意する。

コアリング防止のポイント

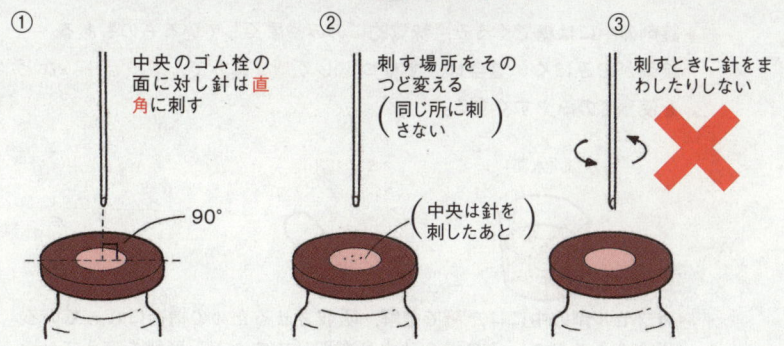

① 中央のゴム栓の面に対し針は**直角**に刺す　90°

② 刺す場所をそのつど変える（同じ所に刺さない）　中央は針を刺したあと

③ 刺すときに針をまわしたりしない

経口与薬

薬剤を**口**から服用し，**消化管**を通じて吸収させる方法である。
- 消化液によって崩壊，分解しさらに**門脈**を通って**肝臓**で**代謝**されるので**薬効は低下**する。
- 注射法に比べて効果発現には**時間がかかる**が，緩やかに**長時間の効果**を期待できる。

<吸収, 排泄経路>

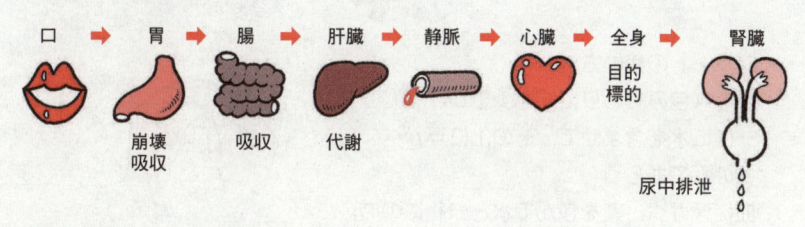

口 → 胃 → 腸 → 肝臓 → 静脈 → 心臓 → 全身 → 腎臓
崩壊吸収　吸収　代謝　　　　　　目的標的　尿中排泄

<用法, 服用時間の種類>

① **食前30分**　：食事の約30分前に服用
② **食直後**　　：食事の後すぐに服用
③ **食後30分**　：食事の約30分後に服用
④ **食　間**　　：食事と次の食事の中間，食後**2〜3**時間後に服用
⑤ **就寝前**　　：就寝の約30分前に服用
⑥ **時間毎**　　：食事に関係なく一定の時間間隔を空けて服用

<経口薬の形態>

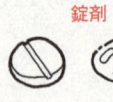

散剤　　　　　顆粒剤　　　　錠剤

＊錠剤の中には糖でくるみ，味覚的にのみやすくしているものもある。
＊錠剤がのみにくい場合は，すりつぶして散剤にして，オブラートなどを使ってのみやすくする。

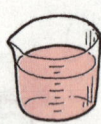

水剤（水薬）　　　カプセル剤

＊カプセル剤の中には，腸で溶解，吸収させるための構造になっている場合もあるので，その場合は中身を取り出すなど，形態を変えてはいけない。

● 援助方法の要点

散　剤

- 袋の切り方

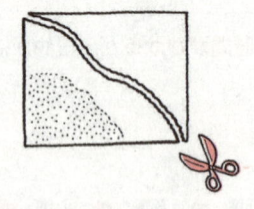

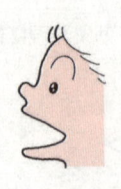

- オブラートの使い方
    ①包む（包み終わりに水を少量つける）。
    　→口に水を含ませて，その上に浮かべのんでもらう
    ②皿に浮かべ，薬を包んで水と一緒にのむ。

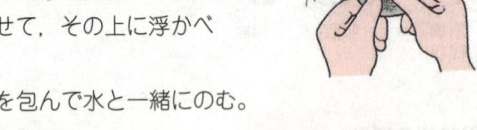

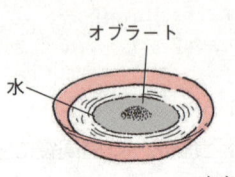

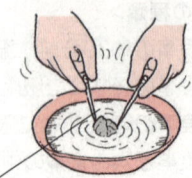

オブラート
水
つまようじ

錠剤，カプセル剤
- 味蕾のない舌の中央部にのせる。

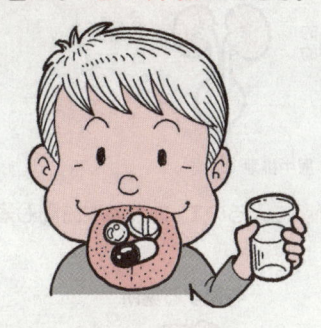

コップ1杯の水かぬるま湯で

水剤，シロップ，油剤
- 計量は目の高さで。
- ラベルは上向き。
- びんの口は薬杯につけない。
- 多く入れても，びんに戻さない。
- 油剤はのみにくいので冷やし，冷水とともにのむ。

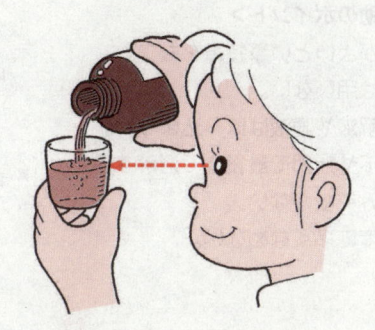

＜援助のポイント＞
- 経口薬は意識障害，嚥下障害，嘔気，嘔吐のある患者には，誤飲や嘔吐の誘発により，患者に苦痛を与え，薬効も期待できないので不適当である。
- 乳幼児の場合には果汁や牛乳を用いて服用させる場合もあるが，通常はコップ1杯の水かぬるま湯で服用する。
- 薬剤によっては，果汁や牛乳，緑茶，紅茶，コーヒーなどの，カフェイン，タンニン酸，アイロタイシンなどによって化学反応を起こし吸収を妨げるものもある。
- ワーファリン内服中に納豆を摂取すると抗凝固作用が低下するなど，薬剤と相互作用のある食品もあるため注意する。

口腔内（口内錠，舌下錠，バッカル錠）

- 口腔・舌下粘膜から吸収させ目的の場所に作用させる（例：ニトログリセリン）
- 口腔内の局所に作用させる（例：トローチ）

<吸収, 排泄経路>

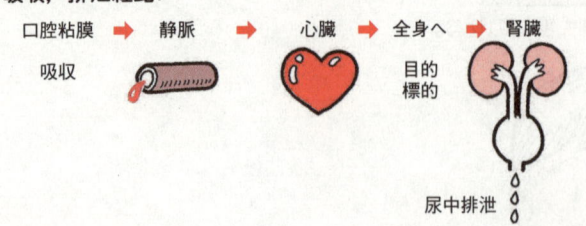

口腔粘膜 → 静脈 → 心臓 → 全身へ → 腎臓
吸収　　　　　　　　　　　目的　　　尿中排泄
　　　　　　　　　　　　　標的

- 肝臓を通らずに（代謝を受けずに）直接静脈に入るので，効果発現時間も短く，作用も減らない。

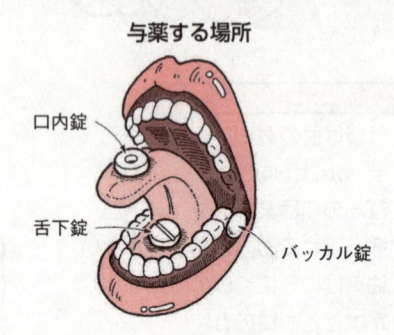

<援助のポイント>

与薬する場所
口内錠
舌下錠
バッカル錠

- 味がよいという特徴をもつ。
- 水は用いない。
- 溶解液や唾液は飲み込まない。
- 舌下や頬部で最後まで溶解する。
- かみくだかない。
- 一度に多くなめない。

― 注　射 ―

皮内注射

- ツベルクリン反応などの抗原抗体反応を調べる（検査）
- 吸収を遅くして長時間の薬効を期待する

｝目的がある

● 皮内注射の実施方法

① 皮膚を張るように支える

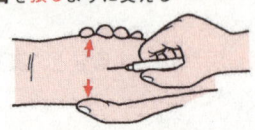

② 水平に近い角度で刺入する

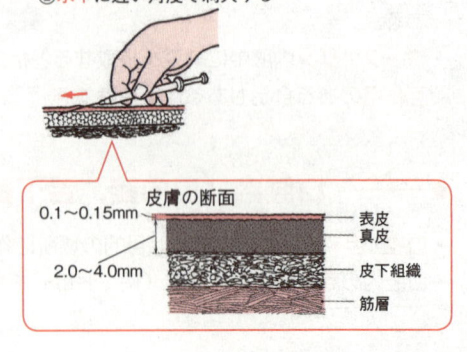

③ 針の切り口が見えなくなったところで針基を固定する

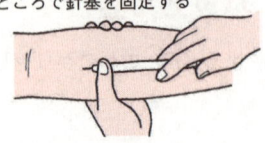

皮膚の断面
0.1〜0.15mm ― 表皮
　　　　　　 ― 真皮
2.0〜4.0mm ― 皮下組織
　　　　　　 ― 筋層

- 針：26～27G，SB；short bevel
- 部位：前腕内側，上腕外側腋窩より上部
- 浅く，平行に刺入する（皮膚に対し0°程度）
- マッサージしない

皮下注射

- 皮下に注射し，薬効を得る目的がある。

＜吸収，排泄経路＞

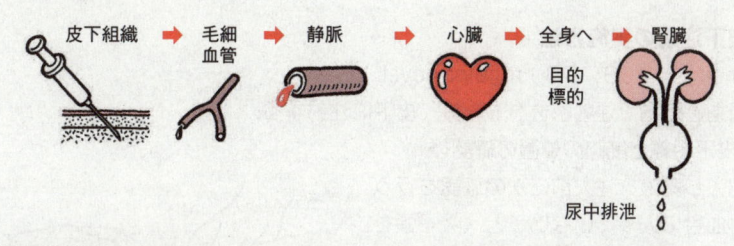

皮下組織 → 毛細血管 → 静脈 → 心臓 → 全身へ（目的標的） → 腎臓 → 尿中排泄

● 注射部位（a～c）

a. 上腕後側正中線下1/3の部位
- 肩峰
- 橈骨神経
- 背中
- 注射部位
- 肘頭

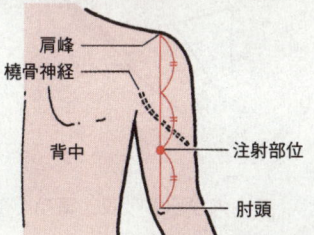

b. 三角筋前半部：肩峰より3横指下
- 肩峰
- 3横指
- 注射部位
- 胸部

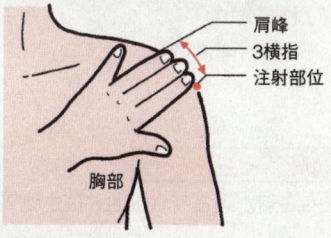

c. 大腿部：大腿四頭筋外側広筋の筋腹 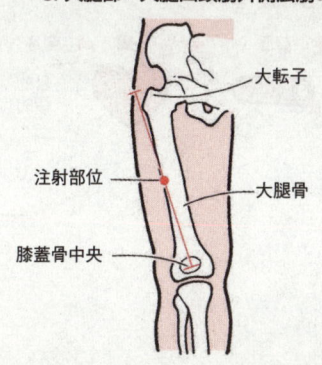
- 大転子
- 注射部位
- 大腿骨
- 膝蓋骨中央

与薬の技術

● 注射針の刺入位置（深さ）と角度実際

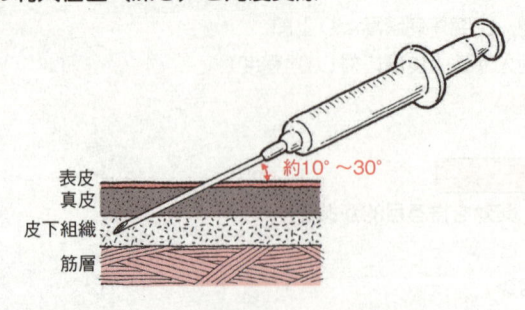

表皮
真皮
皮下組織
筋層

約10°〜30°

● 皮下注射の実施方法
- 針：22〜25G，RB；regular bevel
- 母指と示指で注射部位を**つまみ**，皮下に注射する
  （皮下組織と筋肉の位置の確認後）
- 刺入し薬液を注入前に次の確認を行う
  ①血管に入っていないこと（吸子頭を引いて血液が逆流しない）
  ②神経損傷のないこと（手先のしびれがない）
- マッサージ（手掌で）

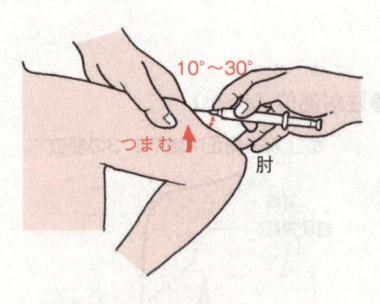

10°〜30°
つまむ
肘

筋肉内注射

- 静脈内注射が適さず（油性，抗生物質など），筋肉内からの吸収と薬効を得る。

〈吸収，排泄経路〉

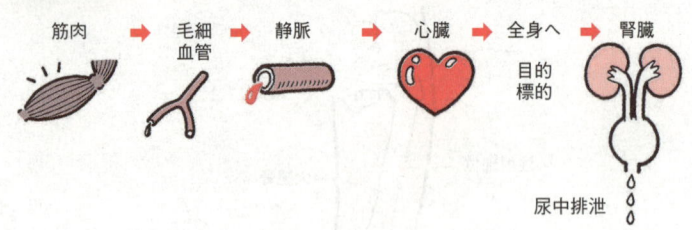

筋肉 → 毛細血管 → 静脈 → 心臓 → 全身へ → 腎臓

目的標的

尿中排泄

診療に伴う技術

●注射部位 (a, b)

a. 殿部上方外側中殿筋部:
片側殿部上外1/4における腸骨稜から1/3の部位

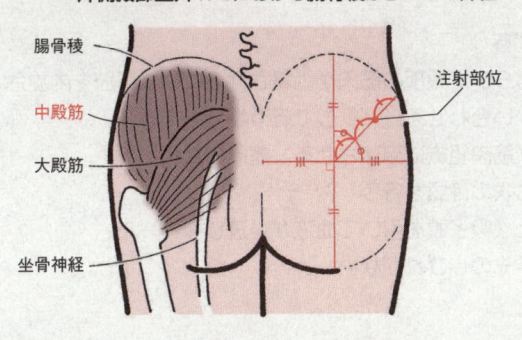

- 腸骨稜
- 中殿筋
- 大殿筋
- 坐骨神経
- 注射部位

b. 三角筋部:肩峰3横指下のやや前面

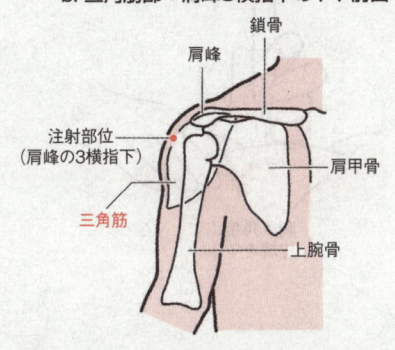

- 肩峰
- 鎖骨
- 注射部位（肩峰の3横指下）
- 三角筋
- 肩甲骨
- 上腕骨

●注射針の刺入位置（深さ）と角度

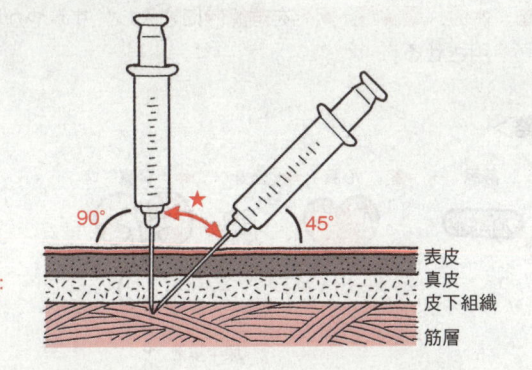

90° / 45°

★刺入角度：45°〜90°

- 表皮
- 真皮
- 皮下組織
- 筋層

与薬の技術

●筋肉内注射の実施方法
- 針：21〜23G，RB
- 筋肉を弛緩させる
  ①上腕：肘関節を軽く曲げる
  ②殿部：腹臥位になってもらい，殿部の筋肉を弛緩させるために下肢を内旋させ母指同士を向かい合わせる（側臥位で行う場合もある）
- 注射部位をつまむ，張る（筋肉組織に到達させる，痛みの緩和）
- 刺入し薬液を注入する前に次の確認を行う
  ①血管に入っていないこと（吸子頭を引いて血液が逆流しない）
  ②神経損傷のないこと（手先のしびれがない）
- マッサージ（手掌で）

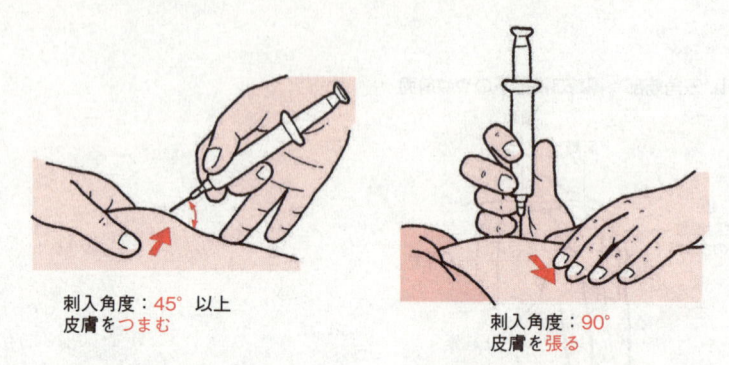

刺入角度：45°以上
皮膚をつまむ

刺入角度：90°
皮膚を張る

静脈内注射，点滴静脈内注射
- 静脈内注射：薬剤を静脈内に注射し，すみやかに全身に作用させる。
- 点滴静脈内注射：水分，電解質，薬剤を静脈内に注入し，すみやかに全身に作用させる。

＜吸収，排泄経路＞

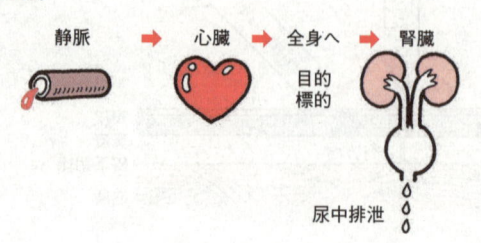

静脈 ➡ 心臓 ➡ 全身へ ➡ 腎臓
　　　　　　　目的
　　　　　　　標的
　　　　　　　　　　　　　尿中排泄

● 注射部位

血管の走行には個人差がかなりある。

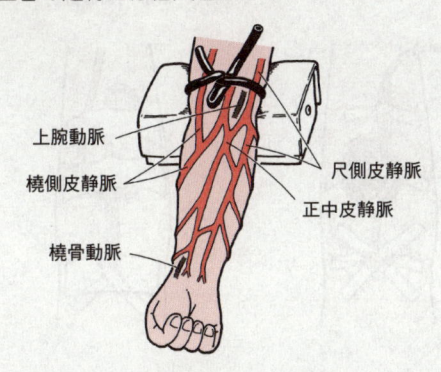

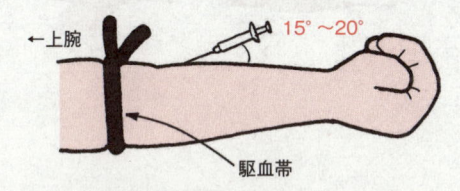

上腕動脈
橈側皮静脈
橈骨動脈
尺側皮静脈
正中皮静脈

←上腕
15°〜20°
駆血帯

※個人差があるが刺入角度の目安は15°〜20°

● 点滴静脈内注射の実施方法
- 針：20〜23G
- 輸液の注入速度：一般（成人）用輸液セット　約20滴/ml
　　　　　　　　　微量（小児）用輸液セット　約60滴/ml
- 滴数の計算方法

$$1分間の滴数 = \frac{点滴量 \times 輸液セットの滴数}{点滴時間（分）}$$

- 滴数を合わせても時間ごとに残量チェック
- 輸液もれの確認，針の固定
- ラインの屈曲・閉塞の予防
- 刺入部の感染予防
- 排尿への援助

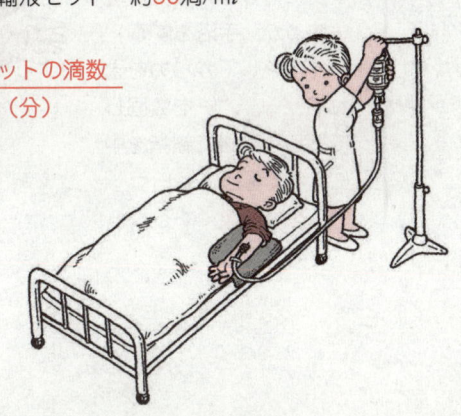

●針の固定例

静脈注射針　　　　　翼状針　　　　　静脈内留置針

タコ管

- タコ管は上向き
- 翼状針は翼を止める
- 必ずループをつくる
（引っかけた場合のクッションの役割）

●観察視点
- 全身状態：動悸，不整脈，胸部不快，熱感，悪寒など。
- 刺入部位周囲の皮膚，血管：発赤，腫脹，疼痛（血管に沿った疼痛）。

＊血管が出ない場合
- 事前に蒸しタオルで温罨法するか，手浴をする
- 駆血帯をしてから力を入れてグー，パーを数回してもらった後に親指を中に入れて握ってもらう
- 刺入部位を低くする

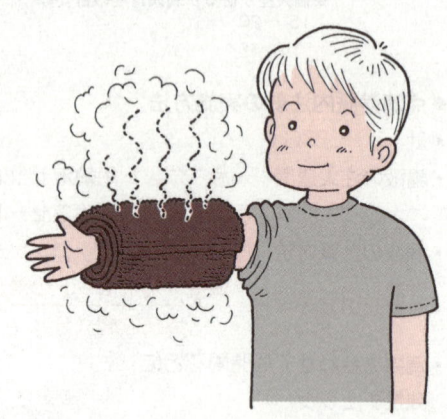

輸 血

血液型などを厳重に確認したうえで，**末梢静脈内**に注入し，心臓に至り全身に運ばれるようにする方法。

- 循環血液量の回復
- 組織への酸素運搬
- 血液成分の補充
- 凝固因子の補充
- 血漿蛋白の補充
- 交換輸血

｝の目的がある。

●血液の保存と使用

＜全　血＞
- **冷蔵保存**（4～6℃）

＜新鮮凍結血漿＞
- **−20℃**で保存
- 血液は50℃で溶血を起こす→解凍する湯の温度は，**40℃**を目安にする
- 3時間以上室温に放置すると，細菌の繁殖が考えられる（敗血症のおそれ）→**解凍後すみやかに使用**する（遅くとも2時間以内。その間4～6℃で保存）

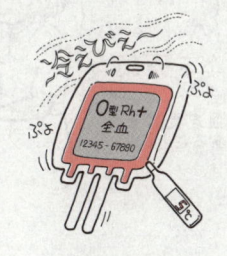

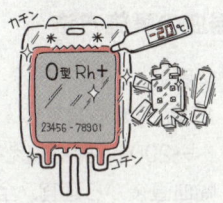

＜血小板＞
- **水平振盪**保存
- 20～24℃で保存

●確認の方法
- 患者氏名
- 血液型（ABO, Rh）
- 血液番号
- 血液本体の異常（混濁，気泡，色調）
- 確認者のサイン
- **医師，看護師2名**で確認

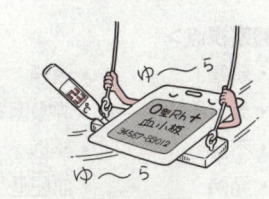

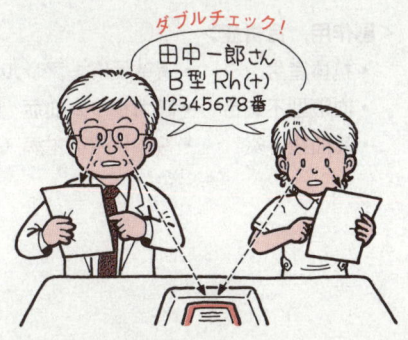

最終確認（ベッドサイド）

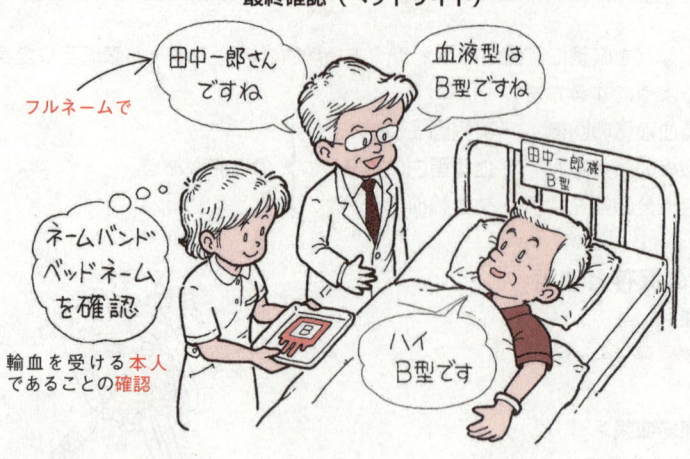

- フルネームで → 田中一郎さんですね
- 血液型はB型ですね
- ネームバンド ベッドネーム を確認
- 輸血を受ける**本人**であることの確認
- ハイ B型です
- 田中一郎様 B型

● 輸血の実施方法

- 静脈針　16〜18G
- 15滴/分から滴下し，60〜80滴/分（1ml/kg/時）を目安とする。
    → 200ml/時を越えると，**心不全**を起こす危険性が高い
- 輸血直後から適宜，全身，局所状態の観察を行う。

＜観察視点＞

- 悪寒
- 戦慄
- 熱感
- 気分不快
- 呼吸困難
- 頻脈
- 不安
- 発疹
- 瘙痒感
- 発熱
- 血圧低下などショック症状の有無

＜副作用，合併症＞

- 抗体産生
- 過敏反応・アレルギー
- 血液型不適合
- 高カリウム血症
- 輸血後肝炎
- **移植片対宿主病**（GVHD）

塗布・塗擦

局所（皮膚）に治療薬としての軟膏を塗り作用させる。

●塗布・塗擦の実施方法

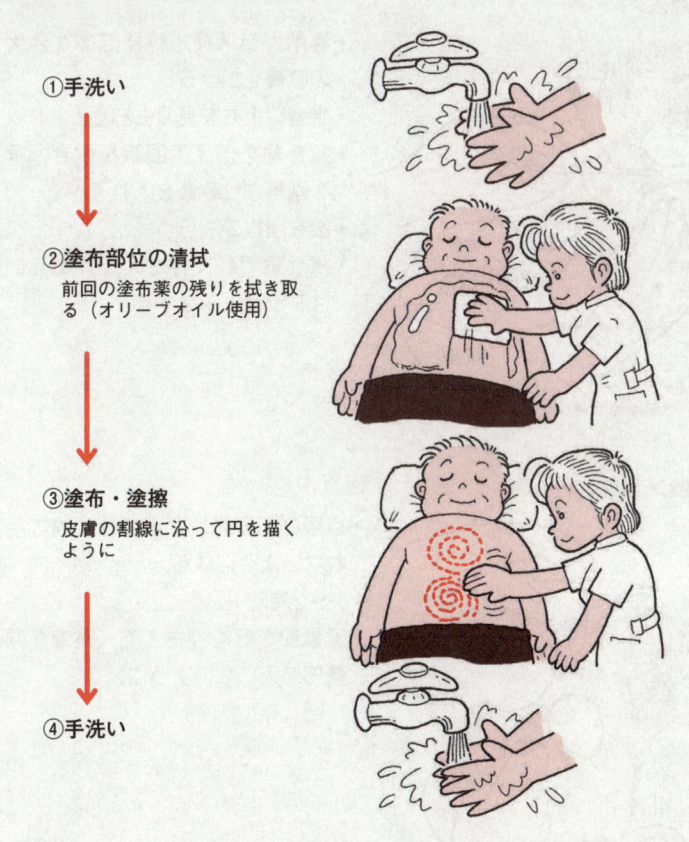

①手洗い

②塗布部位の清拭
前回の塗布薬の残りを拭き取る（オリーブオイル使用）

③塗布・塗擦
皮膚の割線に沿って円を描くように

④手洗い

＊感染のおそれがある場合にはディスポーザブルのグローブを使用する。
＊滲出液が予想される場合にはガーゼ，油紙を重ねる。

点　眼

局所（眼部）に軟膏や薬液を作用させる。

●点眼の実施方法

＜眼軟膏点入＞

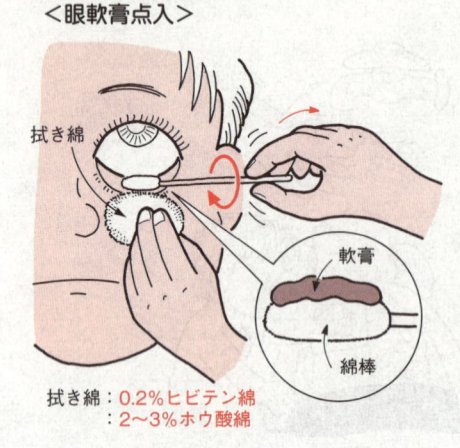

拭き綿
軟膏
綿棒

拭き綿：0.2％ヒビテン綿
　　　：2〜3％ホウ酸綿

- 専用ガラス棒，綿棒にあずき大の軟膏をつける。
- 患者に上方を見てもらう。
- 拭き綿を添え下眼瞼を引き，棒を回転させ軟膏を入れる。
- 眼を閉じてもらう。
- 拭き綿で軽く押さえる，あるいはマッサージをする。

＜液体点眼＞

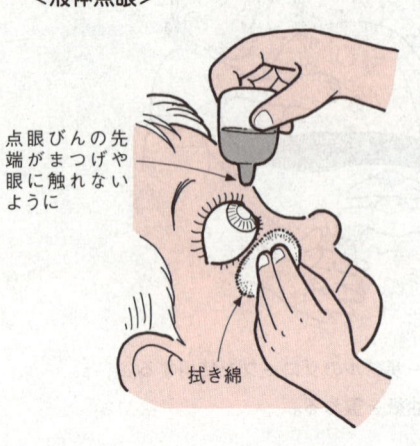

点眼びんの先端がまつげや眼に触れないように

拭き綿

- 点眼びんの先端がまつげや眼に触れないようにする。
- 1〜2滴滴下。
- 涙嚢部を軽く押さえる（薬液が涙嚢部に入らないように）。

点鼻

局所（鼻粘膜）に作用させる。

●点鼻の実施方法（患者への指示）

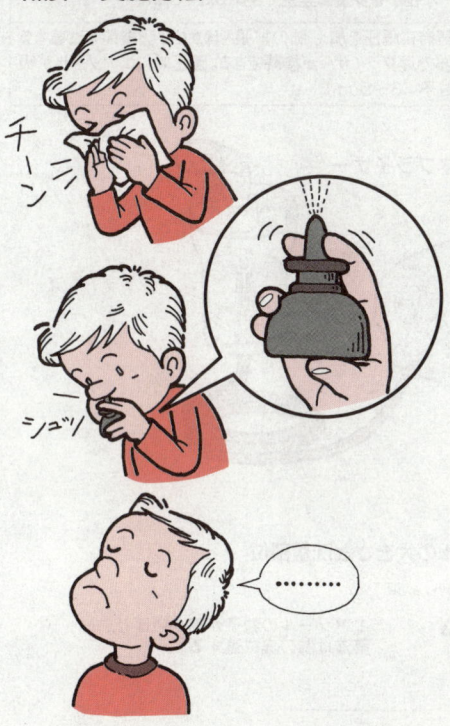

- 鼻をかむ（鼻腔内をきれいに）。
- うつむいて指示どおり噴霧する。
- 鼻をつまむ，あるいは頭を後ろにそらせ数秒間鼻で呼吸する（粘膜に行きわたらせる）。
- 流れる液を拭う。

吸入（ネブライゼーション）

咽頭痛の緩和，気道内分泌物の喀出，気道の拡張，気道粘膜の正常化をはかるために，ネブライザー（噴霧器）を用い，薬液を霧状（エアゾール）にし，上気道に作用させる。

ネブライザーの種類と特徴

ネブライザーの種類	特徴（原理）
コンプレッサー型ネブライザー	ベルヌーイの原理を応用し，エアコンプレッサーとガラス製，プラスティック製の嘴管をつなぎ，ジェット気流を起こしエアゾールを発生させる（粒子：3〜5μm）
超音波ネブライザー	細かい均一な粒子を多量に発生できる（0.5〜3μm）
IPPB（間欠的陽圧呼吸装置）	呼吸の吸気時に陽圧を加え，肺の拡張をはかり呼吸機能を改善する人工呼吸器で，ネブライザーが接続できる。陽圧時にエアゾールが吸入できる（粒子：3〜5μm）

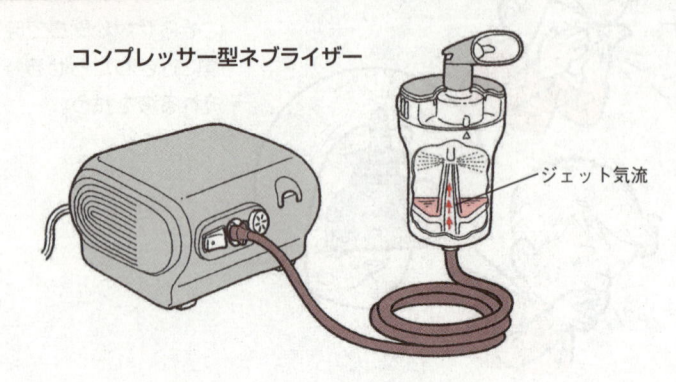

コンプレッサー型ネブライザー

ジェット気流

エアゾールの大きさと沈着部位

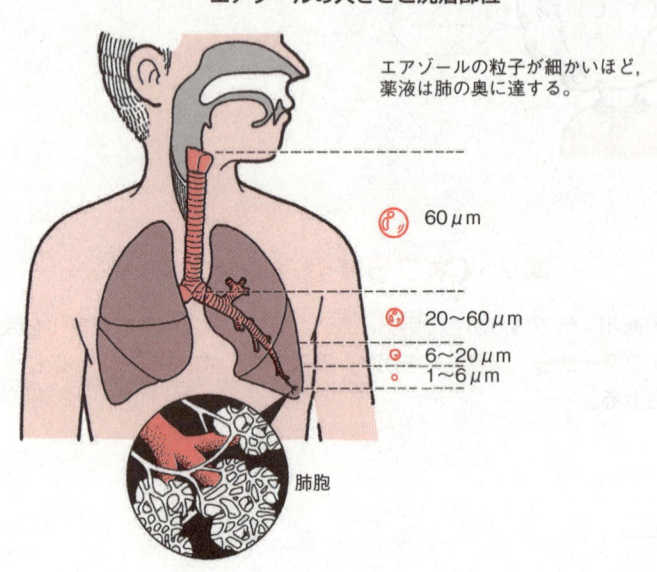

エアゾールの粒子が細かいほど，薬液は肺の奥に達する。

60μm
20〜60μm
6〜20μm
1〜6μm

肺胞

● 実施方法の要点（患者への指示）
- 吸気時に深く吸う。
- 分泌物や唾液は飲み込まない。
- 口を開けているのに疲れたら、休む。
- 終了後は含嗽する（不快であり、味覚にも悪影響がある）。

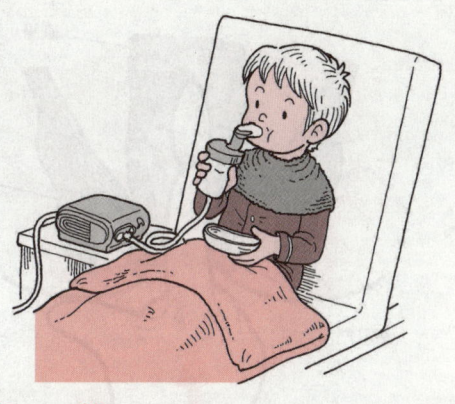

坐　薬

直腸粘膜から吸収させ作用させる。局所用、全身用がある。薬物と油脂やゼラチン等の基剤を固形に製剤したもので、体温で溶解するため冷蔵庫保管とする。

＜吸収，排泄経路：全身用の場合＞

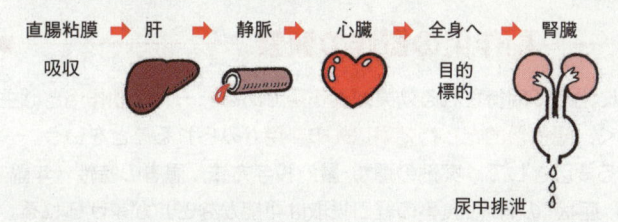

直腸粘膜 ➡ 肝 ➡ 静脈 ➡ 心臓 ➡ 全身へ ➡ 腎臓
吸収　　　　　　　　　　　　　目的標的　　尿中排泄

直腸で溶解した後、粘膜から吸収され、肝臓を経由し静脈に達するまでに時間がかかる。よって、舌下錠や注射よりも効果発現は遅い。経口薬が使えない場合に用いられることが多い。一部は直腸粘膜から静脈に入るので、薬効はそれほど減らない。

● **実施方法**

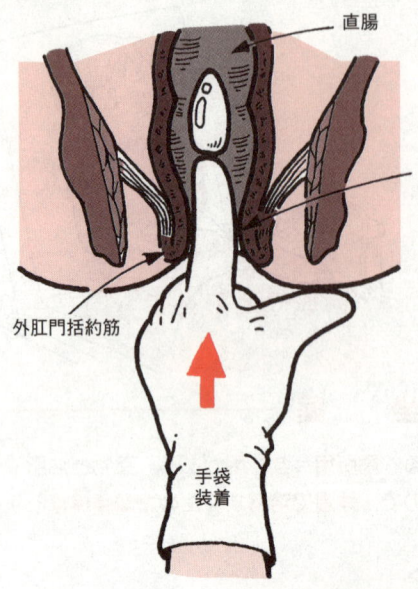

図中ラベル：
- 直腸
- 内肛門括約筋
- 外肛門括約筋
- 手袋装着

① 口でゆっくり呼吸してもらい，外肛門括約筋を弛緩させる

② 内肛門括約筋の奥まで入れる

③ 挿入後2～3分肛門部をペーパーで押さえる

副作用の徴候の観察

- 薬剤の治療目的に沿って期待される効果が主作用である。一方，副作用とは主作用だけではなく，治療目的とした効果以外の作用がみられることをいう。
- 副作用に影響する要因として，薬剤の種類・量，投与方法，患者の特性（年齢，体格，体質，病態，症状 の有無，食事の経口摂取は可能かなど）が挙げられる。
- どんな薬剤にも副作用はある。薬剤の効果を観察すると同時に副作用の有無を観察することが大切である。

＜注意すべき副作用の例＞

- 中毒症状を起こしていないか（ジギタリス中毒など），アレルギー反応（アナフィラキシーショック）を起こしていないか（抗生物質など）などが挙げられる。
- 薬疹は，投与された薬剤もしくはその代謝されたものが生体に反応し，発疹を生じた状態である。薬物の中毒症状もしくはアレルギー反応が考えられるため薬疹がみられた場合は，対象となる薬剤は中止するのが原則である。

既出問題チェック 与薬の技術

☐ 服薬の指示で食間はどれか。 必 98-A14
1 食事中
2 食後30分
3 食前30分
4 食後120分

● 解答・解説

1 ×
2 ×
3 ×
4 ○

食間とは，食事と食事の間に薬を服用することで食事中ではない。食後2〜3時間程度が食事と食事の中間くらいの時間となるため，この選択肢中では，食後120分が適切である。

☐ 麻薬の取り扱いで正しいのはどれか。 100-A44
1 看護師は麻薬施用者免許の申請ができる。
2 病棟での麻薬の保管は劇薬と同一の扱いにする。
3 使用後，アンプルに残った薬液は病棟で破棄する。
4 麻薬を紛失したら，麻薬管理者は都道府県知事に届け出る。

● 解答・解説

1 ×麻薬施用者の免許が申請できるのは医師，歯科医師，獣医師である。看護師には申請資格はない。
2 ×麻薬の保管は，麻薬以外の薬剤とは別の場所でなおかつ施錠し管理する。劇薬は，他の薬剤とは区別して保管するが，施錠は義務づけられていない。
3 ×麻薬は，不要になったからといって勝手に廃棄してはいけない。アンプルに残った薬液も破棄せず，空アンプルとともにすべて麻薬管理者に返却する。
4 ○麻薬管理者は，管理している麻薬を紛失した場合，すみやかに都道府県知事に届け出をする義務がある。

薬事法による毒薬の表示はどれか。 必 96-A22

1 黒地，白枠，白字

2 白地，黒枠，黒字

3 黒地，枠なし，白字

4 白地，枠なし，黒字

● 解答・解説

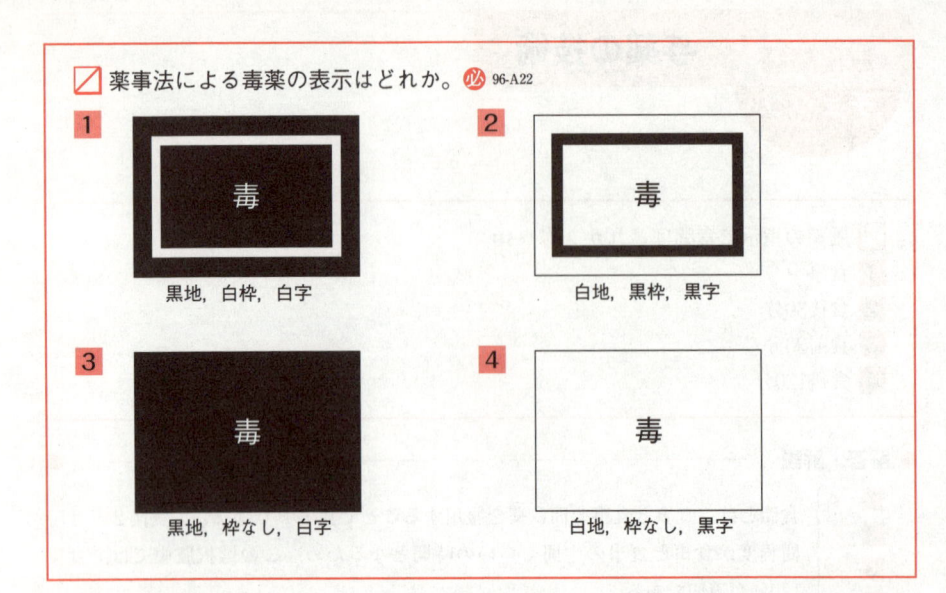

1 ○
2 ×
3 ×
4 ×

毒薬は，薬事法により管理方法が規定されている。表示は，黒字に白枠，白字で「毒」を表示する。また，他の医薬品と区別した場所に施錠して保管する。
劇薬は，白地に赤枠，赤字で「劇」を表示する。他の医薬品と区別した場所に保管するが，施錠は義務づけられていない。

病棟での医薬品の管理で正しいのはどれか。 95-A58, 98-A43

1 生ワクチンは常温で保存する。
2 麻薬注射液の残薬は直ちに廃棄する。
3 用時溶解の薬剤は溶解後冷凍保存する。
4 向精神薬は施錠できる場所に保管する。

● 解答・解説

1 ×生ワクチンは，高温には弱いため5℃以下で冷蔵保存する。
2 ×麻薬は，空になったアンプルも残薬も廃棄せずに麻薬管理者へ返却する。
3 ×いったん溶解した薬剤は，時間が経過すると変性や安全性に問題が生じるおそれがある。また，溶解したものを冷凍保存することも同様の危険性があるため，用時溶解の薬剤は使用するときに溶解し，すみやかに実施する。
4 ○向精神薬の保管は施錠が義務づけられている。

☑ 注射の準備で適切なのはどれか。95-A59
1 注射針の刃面は注射器の目盛り面と反対側にする。
2 ガラスのアンプルはカット後にカット面を消毒する。
3 バイアルはゴム栓を下にして薬液を吸う。
4 針についた薬液はアルコール綿で拭き取る。

● 解答・解説

1 ×注射針の刃面は注射器の目盛り面に合わせる。反対側では，皮膚や血管への刺入が難しい。目盛り面中央に合わせると安全に使用できる。
2 ×ガラスのアンプルはカット前にアンプル頸部を消毒する。カット後にカット面を消毒するのは，指を切る可能性やカット面に綿花の繊維が残る可能性があるため危険である。
3 ○バイアル内の圧を調節するために空気を出し入れするときは，ゴム栓を上にした方が薬液が泡立つことなくできるのでよいが，薬液を吸い上げるときは，ゴム栓を下にすると薬液がゴム栓の所に集まるため吸い上げしやすくなる。
4 ×注射針は，体内に直接刺入するものであるため滅菌されている。消毒綿で拭いてしまうと清潔度が下がる。針についた注射器を軽くたたいて落とすか針に触れないように針基にアルコール綿を当てて吸い取るかどちらかがよい。

☑ 薬物血中濃度の上昇が最も速いのはどれか。必 97-A27，必 99-A23
1 皮内注射
2 皮下注射
3 筋肉内注射
4 静脈内注射

● 解答・解説

1 ×皮内注射は，表皮と真皮の間に薬液を注入する。アレルギー反応やツベルクリン反応をみるときに行われる。毛細血管からも距離があり，注射法の中では最も吸収が遅いため薬物血中濃度の上昇は遅い。
2 ×皮下は，筋肉に比べ毛細血管が少ないため筋肉内注射より吸収は遅く，薬物血中濃度の上昇は静脈内・筋肉内注射に比べ遅い。
3 ×筋肉内は，毛細血管が多いため，15分前後で皮下注射よりも2倍の速度で吸収される。しかし，薬物血中濃度の上昇は，静脈内注射よりは遅い。
4 ○薬物血中濃度の上昇が最も速いのは，直接静脈内に薬液を注入する静脈内注射である。

☑ 注射部位の皮膚をつまみ上げて実施するのはどれか。 必 100-A19
1 皮内注射
2 皮下注射
3 筋肉内注射
4 静脈内注射

● 解答・解説

1 ×皮内注射は，角度をつけず皮膚とほぼ平行に針を刺さないと皮下組織に誤って刺してしまうことになる。そのため，皮膚は伸展させて実施した方が正確に針を刺入できる。
2 ○皮下注射の場合，皮膚をつまみ上げると皮下組織の位置がわかりやすい。10°〜30°の範囲で角度を決め刺入する。また，疼痛緩和にもつながる。
3 ×筋肉内注射を行う場合は，つまみ上げるよりも皮膚を張る方がよい。解剖学的に筋肉層が皮下組織の下にあるため，個人差にもよるが皮膚を張った方が筋肉層に針が届きやすくなる。
4 ×静脈内注射では，静脈に針を刺入しやすくするため駆血し静脈を怒張させ，皮膚を伸展させて針を刺入する。つまみ上げることはしない。

☑ インスリン製剤に使用される単位はどれか。 必 95-A25, 必 99-P21
1 モル（mol）
2 単位（U）
3 キロカロリー（kcal）
4 マイクログラム（μg）

● 解答・解説

1 ×モル（mol）は物質量の単位である。
2 ○インスリンの力価（一定の作用を示す量）が製造する会社ごとに異なってしまうと，低血糖を起こしたり，血糖降下作用が適切に現れなかったりすることが起こる。力価を表す単位を決めることで，標準化された製品を作れるようになった。そのため，インスリン製剤は，単位（U）を使う。
3 ×キロカロリー（kcal）は熱量の単位である。
4 ×質量を表す単位であるマイクログラム（μg）は，ミリグラム（mg）の1000分の1である。

◻ 輸液ポンプ使用の主目的はどれか。 必 98-A15
1 異物の除去
2 感染の防止
3 輸液速度の調整
4 薬物の効果判定

● 解答・解説

1 ×異物の除去が目的で使用されるものは，輸液ラインのフィルターである。
2 ×感染の防止も輸液ポンプの目的ではない。輸液ラインのフィルターは，ある程度感染防止の役割はある。しかし，除去できる細菌もあるが，ウイルスなどは通過してしまう。
3 ○輸液ポンプは，手動で滴下数を合わせるよりも正確に輸液速度の調整ができるため，長時間正確に滴下したい場合に使用される。輸液ラインに気泡が混入している場合やラインが閉塞している場合はアラームで知らせる機能が備わっている。
4 ×薬物の効果判定は，検査データや患者の症状など客観的なデータをもとに判断する。

◻ 点滴静脈内注射360mlを3時間で行う。
一般用輸液セット（20滴/ml）を使用した場合の滴下数はどれか。
96-A56, 98-P41, 100-P45

1 18滴/分
2 36滴/分
3 40滴/分
4 60滴/分

● 解答・解説

1 ×
2 ×
3 ○
4 ×

1mlが20滴の輸液セットのため，この場合の計算式の，

$$滴下数 = \frac{輸液セットの規格（20滴/m l）×輸液量（m l）}{時間（分）}$$

にあてはめ，

$$滴下数 = \frac{20滴/m l × 360 m l}{3時間 × 60}$$

を計算すると，滴下数は，40滴/分となる。

☑ 発生する粒子が最も小さいのはどれか。97-A76
1 ジェットネブライザー
2 超音波ネブライザー
3 定量式携帯吸入器
4 蒸気吸入器

● 解答・解説

1 × ジェットネブライザーは，上気道に粒子を到達させることを目的としている。産生される粒子の大きさは，機種により差はあるが3〜5μm以上である。
2 ○ 超音波ネブライザーは，肺胞や細気管支まで粒子を到達させることを目的としている。1〜5μm程度の微粒子を産生できるため，選択肢中では最も小さい。
3 × 定量式携帯吸入器は，2〜7μm程度の粒子を産生する。
4 × 蒸気吸入器は，産生する粒子は，10μm以上である。

☑ 15％塩化カリウム注射液原液の静脈内投与で起こり得るのはどれか。必 99-A17
1 無　尿
2 発　熱
3 心停止
4 骨髄抑制

● 解答・解説

1 ×
2 ×
3 ○
4 ×

心臓伝導は，ナトリウム，カルシウム，カリウムのイオンチャネルが適切に働くことによって成り立っている。塩化カリウムが過剰に投与された場合，心臓伝導障害を引き起こし心停止を生じる可能性がある。投与の際は，十分注意する必要がある。

13. 救急救命処置技術

学習の要点は

生命の危機状態にある対象に必要な看護技術や処置を学びます。「観察技術」（p.98）も参照して下さい。また，一次救命処置の内容と実施上のポイントを明確に覚えましょう。特に，救命処置の具体的方法の出題がみられます。止血法では，創傷と出血を関連させながら，応急処置の方法を学習しましょう。

バイタルサインのアセスメント

　生体を構成する細胞の一つひとつに，必要な酸素・栄養などが運搬・供給され，代謝によって生じた水や炭酸ガスなどの老廃物が排泄されることで生命は維持されている。生命に危機がせまっているときには，経過の予測性をもちながら綿密に観察した結果に基づいてアセスメントする必要がある。
①身体的特徴（疾患や治療による影響，生理的代償作用）
- 意　識：意識レベルの低下，失見当識，幻覚・幻聴，昏睡状態
- 呼　吸：浅表性，努力様（下顎・肩呼吸）
- 循　環：血圧低下，脈拍頻数・微弱・不整脈，皮膚色蒼白・冷感・チアノーゼ
- 排　泄：尿量減少，便尿の失禁
- 運　動：筋緊張低下，筋弛緩
- 体　温：高体温，低体温
- その他：コミュニケーション困難，反射機能の低下（瞳孔散大，嚥下障害など）

②心理的・社会的特徴
　不安や恐怖，無力感・孤独感，感覚の過負荷や遮断など

アセスメントの実際

(1) 循環系の変化，呼吸系の変化，脳・神経系の変化などの緻密な観察
　①五感を使った観察：呼吸音，心音，滲出液の臭い，皮膚の色，表情など
　②器械・器具の使用による観察（各種モニタリング）：正しい測定方法，機器の管理方法

③意識の確認方法（p.106参照）
　　　・ジャパン・コーマ・スケール：呼びかけに対して反応がない場合，痛みや刺
　　　　　　　　　　　　　　　　　　激に対する反応を見るための尺度基準。
　　　・グラスゴー・コーマ・スケール：意識障害の重症度を見るための尺度基準。
（2）予測される経過をふまえたアセスメント
　　①急変の可能性
　　②二次障害の危険性：治療に伴う副作用・合併症，皮膚損傷，筋萎縮，関節拘
　　　　　　　　　　　　縮，感染
　　③身体的・心理的苦痛：疼痛，コミュニケーション障害，睡眠障害，自己概念
　　　　　　　　　　　　　とボディイメージの変化
　　④せん妄などの精神症状
　　⑤家族への配慮：患者・家族ともに危機状態にあるため，援助者には受容的態
　　　　　　　　　　度が求められる
（3）指示された治療・処置の実施
　　　医師の指示を正確（時刻・量）に実施する，気管内吸引，体位変換など
（4）呼吸管理
　　　・人工呼吸器使用中・離脱中や抜管直後の管理
　　　・呼吸方法の指導，励まし
（5）循環管理
　　　・心身の安静（循環機能の負荷を軽減）
　　　・輸液の管理＝体重測定，水分出納の計算→体液バランスのチェック
　　　・末梢循環障害（褥瘡，下肢深部静脈血栓など）の予防
（6）コミュニケーション
　　　唇の動きや筆談など
（7）感染予防とスキンケア
　　　・低栄養や多くの侵襲的ルート類など
　　　・感染・褥瘡の予防
　　　・発汗などによる不快感の除去
　　　・皮膚損傷の予防

●── 一次救命処置（basic life support；BLS）──●

　心肺蘇生法（cardio-pulmonary resuscitation；CPR）は呼吸・循環が著しく低下または停止し，生命を失いつつあるものに対して，心臓と肺の活動を再確立させる救急処置法である。心肺蘇生法の目的は，呼吸の循環の停止により起こる臓器障害を最小限にするために行われる。

心肺蘇生法には，一次救命処置と二次救命処置がある。一次救命処置は医療器具を用いないもので，医師以外の者でも行える。二次救命処置は医療器具を用いて行うものである。2004（平成16）年より医療機関以外の場所にもAED（自動体外式除細動器）が設置されるようになった。

一次救命処置の実施要点

　従来の手順（「ガイドライン2005」）では，Airway→Breathing→Circulationであったが，「ガイドライン2010」では，Circulation→Airway→Breathingと変更された。

一次救命処置（BLS）の手順（ガイドライン2010）

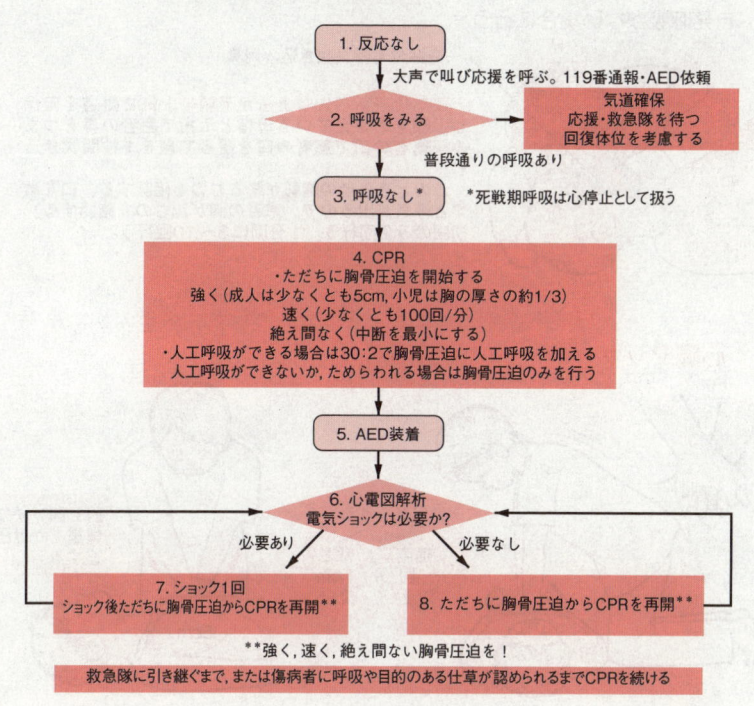

1. 反応なし
　　↓ 大声で叫び応援を呼ぶ。119番通報・AED依頼
2. 呼吸をみる
　　→ 普段通りの呼吸あり：気道確保／応援・救急隊を待つ／回復体位を考慮する
　　↓
3. 呼吸なし*　　*死戦期呼吸は心停止として扱う
　　↓
4. CPR
　・ただちに胸骨圧迫を開始する
　　強く（成人は少なくとも5cm，小児は胸の厚さの約1/3）
　　速く（少なくとも100回/分）
　　絶え間なく（中断を最小にする）
　・人工呼吸ができる場合は30：2で胸骨圧迫に人工呼吸を加える
　　人工呼吸ができないか，ためらわれる場合は胸骨圧迫のみを行う
　　↓
5. AED装着
　　↓
6. 心電図解析　電気ショックは必要か？
　　必要あり → 7. ショック1回　ショック後ただちに胸骨圧迫からCPRを再開**
　　必要なし → 8. ただちに胸骨圧迫からCPRを再開**

　**強く，速く，絶え間ない胸骨圧迫を！
　救急隊に引き継ぐまで，または傷病者に呼吸や目的のある仕草が認められるまでCPRを続ける

診療に伴う技術

救急救命処置技術

A：気道の確保（airway）

用手的に気道の確保をする。異物・分泌物を除去する。

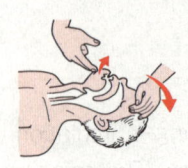

①頭部後屈あご先挙上法
（一般市民に推奨）

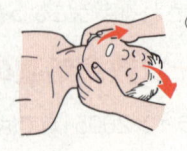

②下顎挙上法（救助活動の熟練者で頸椎損傷を疑うとき）

B：人工呼吸（breathing）

自発呼吸がない場合に行う。

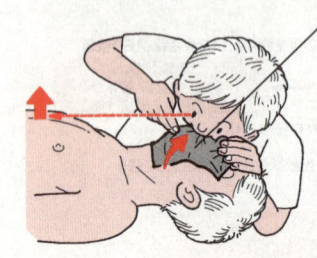

一方弁付き呼気吹き込み用具

頭部後屈あご先挙上法か下顎挙上法で気道を確保し，額をおさえている母指と示指で患者の鼻をつまみ，術者の口で患者の口を覆って息を1秒間吹き込む。
このとき患者の胸郭が膨らむのを確認する。口を離すと呼気が出るので，患者の胸が沈むのを確認する。初回のみ2回行う。1分間に8～10回行う。

C：心臓マッサージ（circulation）

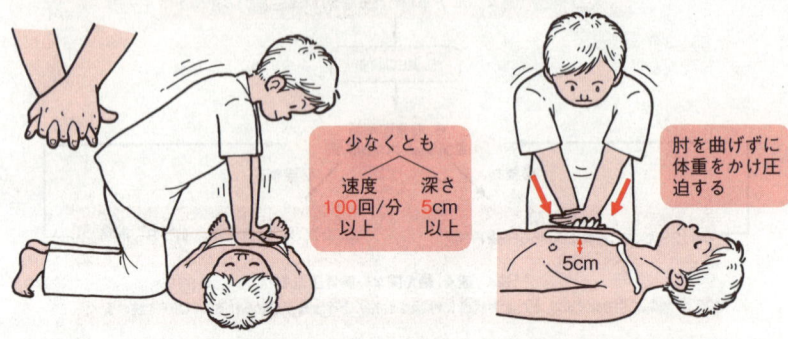

少なくとも
速度 100回/分以上
深さ 5cm以上

肘を曲げずに体重をかけ圧迫する

5cm

マッサージする胸骨圧迫部位は胸骨下1/2の部分とする。剣状突起部には肝臓が位置しているため，圧迫により肝破裂をきたす可能性がある。

毎分100回以上行う。人工呼吸2回につき心臓マッサージ30回を行う方法が推奨される。

AED（自動体外式除細動器）の当て方

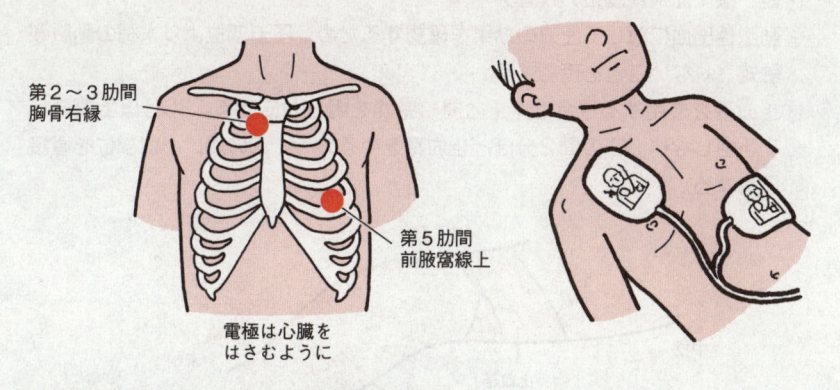

第2～3肋間 胸骨右縁
第5肋間 前腋窩線上
電極は心臓をはさむように

- 蘇生後の集中管理：呼吸管理，循環管理

止血法

- 出血がみられる場合に血液の損失を最小限にするために行う方法である。
- 広範囲の傷，大きな血管の損傷による出血を伴う場合には止血を必要とする。
- 直接圧迫止血法と間接圧迫止血法がある。
- 全血液量の1/3以上を失うと生命に危険が及ぶ。

止血の実施

1. 直接圧迫止血法
   - 手で直接圧迫
   - 砂嚢などによる圧迫
   - ガーゼを厚くして包帯で固定

2. 間接圧迫止血法
   - 直接圧迫止血法の効果がないとき
   - 動脈性出血
   - 頭部，顔面，四肢に限定される
   - 手指を用いて止血点を圧迫する
   - 止血帯は手指による圧迫の効果がないとき，四肢に限って使用する

＜見逃してはならないポイント＞
①観　察：血液凝固系の検査データ
②動脈性出血に対して圧迫の効果を確認するため，圧迫部位より末梢の動脈が触知されないことを確認する。
③止血帯を使用する場合は，止血開始時間を明らかにする。30分以上連続して止血しない。この間2分ほど止血帯をゆるめる。この間，出血部位を直接圧迫する。

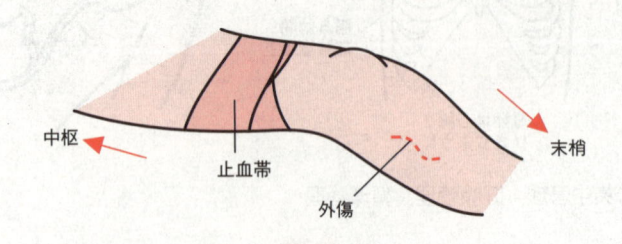

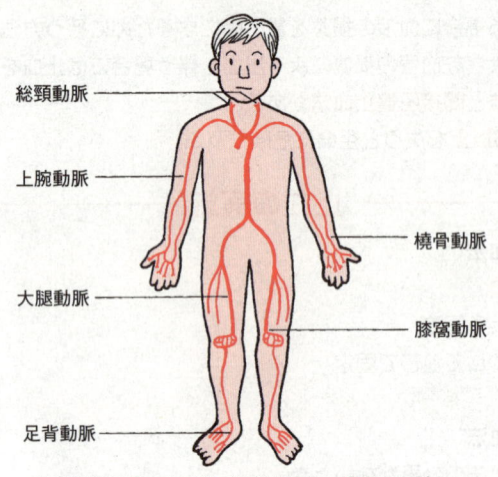

中枢　止血帯　外傷　末梢

総頸動脈
上腕動脈
大腿動脈
足背動脈
橈骨動脈
膝窩動脈

出血部位に近い中枢側（心臓寄り）の動脈を圧迫して出血量を減少させる。

間接圧迫止血法時の圧迫部位

既出問題チェック 救急救命処置技術

☑ スポーツ大会に参加していた成人男性のAさんが突然倒れ，心肺停止になった。大会の保健管理担当の看護師が人工呼吸と心マッサージ（胸骨圧迫）を行っている。
この時点で看護師が周囲の人に出す指示で，優先されるのはどれか。100-A45
1 「Aさんに大声で呼びかけてください」
2 「AさんにAEDを装着してください」
3 「Aさんの家族に連絡してください」
4 「Aさんの血圧を測定してください」

● 解答・解説

1 ×呼びかけは意識レベルを確認する方法である。心肺停止のためにCPR中の場合，呼吸および循環が回復しなければ意識レベルの回復も期待できないので優先順位は低い。
2 ○心室細動などの不整脈が生じている可能性がある。AEDを装着し，除細動の有無を判断し早急に対処する必要がある。
3 ×倒れた本人に必要な処置（一次救命処置）の実施，医療機関へ搬送ができるように連絡する必要がある。家族に知らせることは必要であるが優先順位は下がる。
4 ×心マッサージを実施中は血圧の測定は不能であることが多いため優先順位は低い。

☑ 入院患者が病棟の廊下で倒れていた。
最初に行うのはどれか。必 97-A24, 99-A75
1 安全な場所へ患者を移動する。
2 身体を揺らして反応を見る。
3 心臓マッサージを行う。
4 大きな声で呼びかける。
5 気道を確保する。

● 解答・解説

1 ×危険な場所に倒れていた場合は，まず安全な場所の確保が考えられるが，設問は病棟の廊下であるため問題はない。
2 ×脳器質障害や神経障害などがあった場合，身体の絶対安静が必要である。むやみに動かしてはならない。
3 ×心停止の情報はない。意識状態と呼吸・循環の確認を行い，必要と判断した場合に心臓マッサージを実施する。最初に行うことはない。
4 ○まず大きな声で呼びかけ，意識状態の確認をすることが必要である。
5 ×呼吸停止の情報はない。意識状態と呼吸・循環の確認を行い，必要と判断した場合に気道の確保をする。最初に行うことはない。

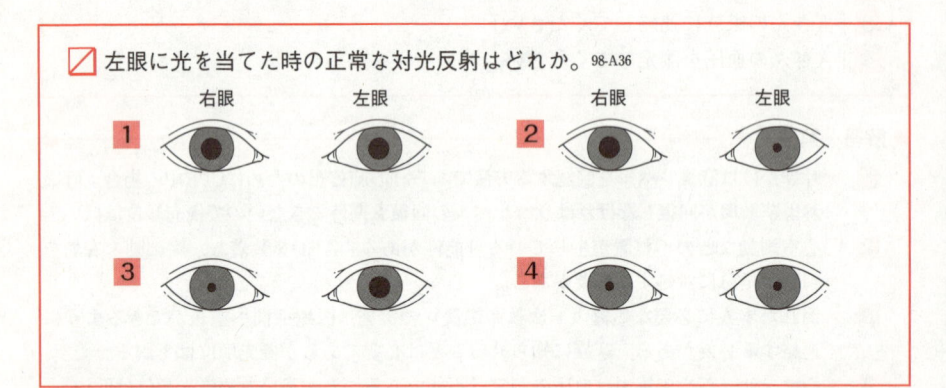

☑ 左眼に光を当てた時の正常な対光反射はどれか。 98-A36

1 右眼 左眼
2 右眼 左眼
3 右眼 左眼
4 右眼 左眼

● 解答・解説

1 ×直接対光反射，間接対光反射の両対光反射が消失したケースでは左眼（光刺激を加えた側）の視神経障害,両眼の動眼神経障害，もしくは瞳孔括約筋障害を表している。死亡時は，瞳孔は散大する。
2 ×直接対光反射は維持されているが，間接対光反射が消失したケースでは左眼（光刺激を加えた側）の動眼神経障害もしくは瞳孔括約筋障害を表している。
3 ×直接対光反射がなく，間接対光反射が維持されているケースでは右眼（光刺激を加えていない側）の動眼神経障害もしくは瞳孔括約筋障害を表している。
4 ○光が照射されると縮瞳し，遮光されると散大する。眼に入る光の強さが急に増すと，瞳孔は縮瞳する。左右の眼の片方だけ刺激しても両方の眼が縮瞳する。これが正常の対光反射である。

☐ 心停止の危険性が最も高い心電図はどれか。 必 94-A14, 必 98-A9

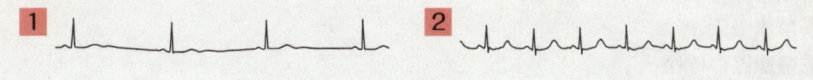

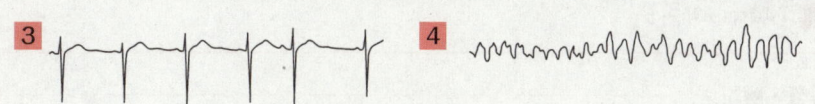

1 2
3 4

● 解答・解説
1 ×P波に続いてQRS波，T波が確認できるが，P-P間隔の時間延長が認められるので洞性徐脈と考えられる。P波に続くQRSの欠落もないので，心停止の危険性は低い。
2 ×規則的なP波，P波に続いてQRS波，T波が確認できる。正常心電図波形である。
3 ×4拍目と5拍目のR-R間隔が狭くなっている。これは，上室性（心房性）期外収縮である。いきなり心停止となる可能性は低い。
4 ○正常波形とは全く異なり，P波，QRS波，T波が不明である。心筋の電気刺激は発生しているが，心臓の収縮にはつながらず，ポンプ作用が起こらない心室細動である。早急に救命処置を行わなければ心停止に至る。

☐ 意識障害者の救命救急処置で最優先するのはどれか。（改変） 必 93-A30
1 保　温
2 輸　液
3 導　尿
4 心臓マッサージ

● 解答・解説
1 ×循環動態を安定させるために必要であるが，最優先される処置ではない。
2 ×血圧を維持するために必要な処置であるが，気道の確保の次に，あるいは同時に行われるため最優先とはいえない。
3 ×循環動態の指標としてのin-outバランスを把握するために必要な処置であるが，最優先される処置ではない。
4 ○意識がなく呼吸をしていない場合は心臓マッサージが優先される。

☑ 一次救命処置はどれか。 必 96-A30
1 気管挿管
2 酸素吸入
3 静脈路の確保
4 心臓マッサージ

● 解答・解説

1 × これらは二次救命処置である。二次救命処置には，気道の確保（エアウェイ挿入，
2 × 気管内挿管，気管切開），アンビューバッグ，バッグマスクを用いる人工呼吸，
3 × 薬物投与と静脈路の確保，心電図，除細動，計測（動脈，中心静脈圧，尿量など），
    集中治療などが含まれる。
4 ○ 一次救命処置に入る。器具を用いず，非医療者でも実施可能である。

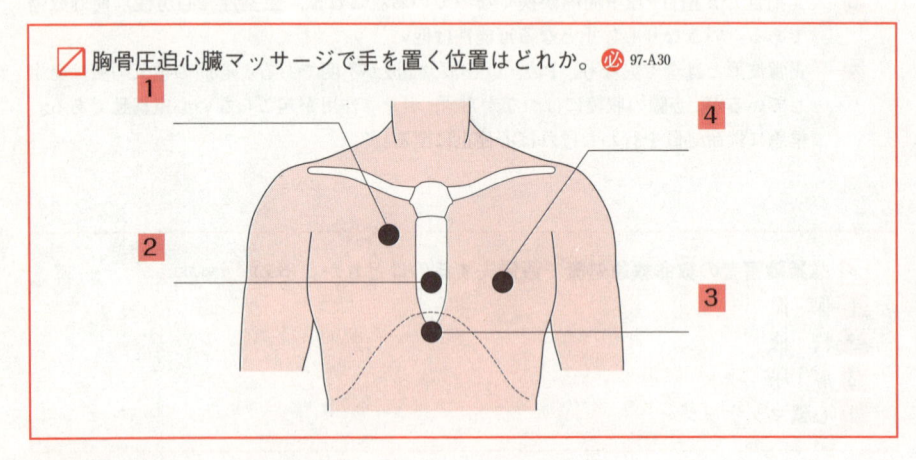

☑ 胸骨圧迫心臓マッサージで手を置く位置はどれか。 必 97-A30

● 解答・解説

1 × 心臓マッサージで圧迫する位置は「両側乳頭を結ぶ線の中央」である。 3 は剣
2 ○ 状突起で骨折しやすいので避けて， 2 の「両側の乳頭を結んだ線上または，胸
3 × 骨の下半分」を圧迫する。手は組んでも組まなくてもよい。
4 ×

◻ 頸髄損傷が疑われる場合の気道確保の方法で最も適切なのはどれか。95-A63

1 頭部後屈と項部挙上 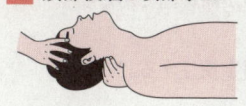
2 手指による下顎挙上 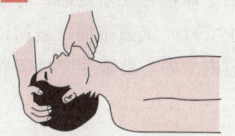
3 頭部後屈とオトガイ部挙上 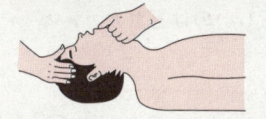
4 両手による下顎挙上

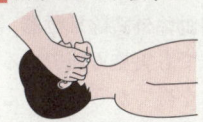

● 解答・解説
1 ×以前よく行われていた方法だが，頭部を強く後屈させるため気道確保が不十分で頸部損傷を引き起こす危険性があるとされ，現在ではほとんど行われない。
2 ×手指だけで下顎を挙上しても気道を十分に確保できない。
3 ×「救急蘇生法の指針 2010（医療従事者用）」では，頸髄損傷がなければ，これが気道確保の方法として勧められている。なお，一般市民が行う場合は，頸髄損傷の有無にかかわらずこの方法を行うこととされている。
4 ○同指針では，頸髄損傷が疑われる場合は下顎挙上法が勧められている。ただし，この方法で換気ができないときは頭部後屈あご先（オトガイ部）挙上法に切り替える。つまり，頸髄損傷悪化の危険性があったとしても気道確保を最優先とするべきという考え方である。

◻ AEDの機能はどれか。必 98-P15
1 止血
2 除細動
3 気道確保
4 静脈確保

● 解答・解説
1 ×出血の程度によるが，止血の基本は圧迫による。
2 ○心室細動を静止させるために心筋を脱分極させるのが除細動である。
3 ×心肺蘇生では，気道確保は最初にされる処置である。
4 ×医療施設内での心肺蘇生では静脈確保し適切な薬剤を投与する。

☑ 緊急時の自動体外式除細動器（AED）の使用で正しいのはどれか。96-A85
1 服の上からでも実施可能である。
2 医師の指示を得てから実施する。
3 動かないよう肩を抑える。
4 施行者に制限はない。

● 解答・解説
1 ×電極パッドは2枚あり，傷病者の心臓を挟み込むように胸部に直接装着する。1枚は患者の右前胸部（鎖骨のすぐ下）に，もう1枚は左側胸部に直接貼り付ける。服の上からは実施不可能である。
2 ×平成16年7月に厚生労働省は「非医療従事者による自動体外式除細動器（AED）の使用のあり方検討会報告書」に基づき，それまでは医師や救命救急士などに限り使用することが認められていたAEDを，救命の現場に居合わせた一般市民が行えるものとした。実施にあたり，医師の指示は不要である。
3 ×AEDが除細動適応の音声指示を行った場合には通電ボタンを押すが，この際には誰も傷病者に触れないように注意を喚起し，安全確認を行う。通電の際に肩をおさえたり傷病者に触れていると，救助者が感電してしまうので注意する。
4 ○2の報告書に基づき，AEDの使用にあたり，施行者に制限はない。

☑ 前腕の動脈性外出血の止血で正しいのはどれか。必 95-A30
1 出血部より末梢側を圧迫する。
2 圧迫部位を心臓より高く保つ。
3 直接圧迫は2〜3分行う。
4 止血帯は90分以上連続して使用する。

● 解答・解説
1 ×四肢の出血には駆血帯などを用いて中枢側を圧迫する。
2 ○直接圧迫のみで止血できないなら，患部を圧迫しながら心臓より高く挙上する。
3 ×圧迫は継続して行う。圧迫止血中のガーゼに血が染みてきても，その都度，傷口を開けたりしないように注意する。
4 ×止血帯による駆血は動脈の血流を止めるため，長時間の連続使用は壊死の原因になるので行わない。

□ 前脛骨動脈の外出血に対する用手間接圧迫法の止血点で適切なのはどれか。99-P43
1 足背動脈
2 外踝動脈
3 後脛骨動脈
4 大腿動脈

● 解答・解説
1 ×足背動脈は前脛骨動脈から，下腿の骨間膜を貫いて下腿の前面を下降する動脈である。前脛骨動脈より末梢にあるため止血点ではない。
2 ×腓骨の下端は肥厚して下方に突出し，特にその外側面を外果と呼ぶ。そこを走る血管を外踝動脈という。1 と同様，前脛骨動脈より末梢にあるため止血点ではない。
3 ×後脛骨動脈は下腿の屈筋の間を下行し，内果の後下を通過して足底に達し，内側・外側足底動脈になる。出血部より心臓に近い部位の圧迫とはならない。
4 ○下肢に血液を送る外腸骨動脈は鼠径靱帯の下を通過し大腿動脈となり，大腿前面に出る。出血点である前脛骨動脈より心臓に近い部位の動脈であり，間接圧迫法の基本となる止血点である。

14. 診察・検査時の看護師の役割

> **学習の要点は**
> 診察・検査時にもインフォームドコンセントや安全管理の確認がスムーズに行われるように，患者をサポートできることが基本です。

診察・検査時の看護師の役割

診察・検査室の温度や採光などの環境を整える。

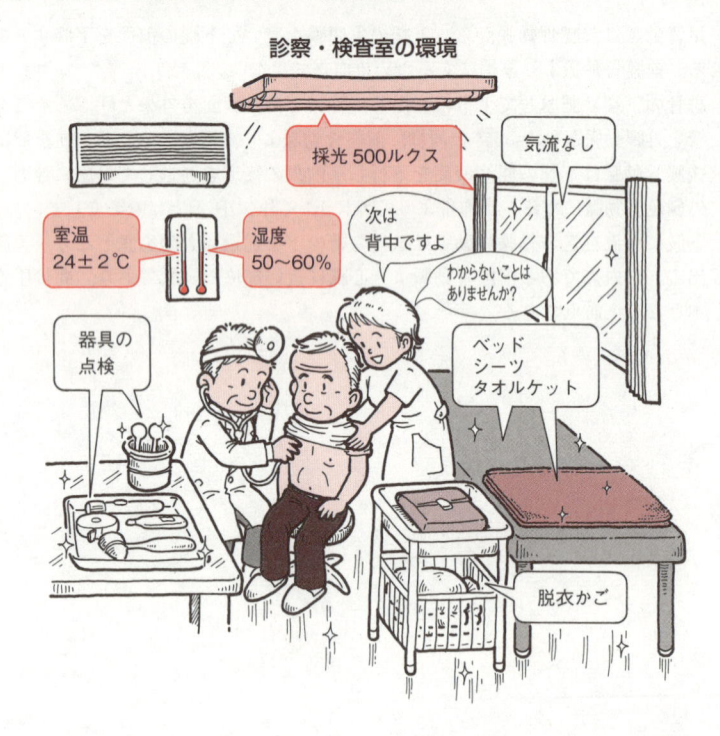

診察・検査室の環境

- 採光 500ルクス
- 気流なし
- 室温 24±2℃
- 湿度 50～60%
- 次は背中ですよ
- わからないことはありませんか？
- 器具の点検
- ベッド シーツ タオルケット
- 脱衣かご

①採光，室温，湿度，気流，リネンを正しく整える。
②使用物品の点検をする。
③身体の準備（更衣，体位など）を介助し，不必要な露出を避ける。
④プライバシーを守る。
⑤対象の不安や疑問の有無を確認し，医師に報告する（または補足説明する）。
⑥対象を観察し，苦痛・不安に対処しながら，医師の介助を行う。

診察・検査を受ける対象者の心理

　診察・検査が，納得のうえで，確実に，短時間で，最小限の苦痛で終了するように援助する。

身体的苦痛と予後の不安への援助

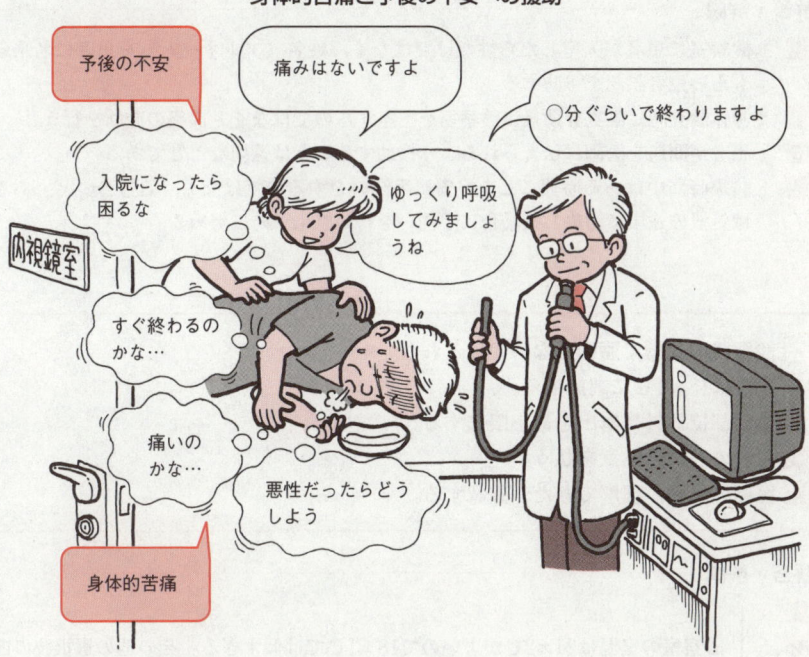

予後の不安
- 入院になったら困るな
- すぐ終わるのかな…
- 痛いのかな…
- 悪性だったらどうしよう

身体的苦痛

内視鏡室

痛みはないですよ
ゆっくり呼吸してみましょうね
○分ぐらいで終わりますよ

診察・検査時の看護師の役割

既出問題チェック 診察・検査時の看護師の役割

☐ 外来診察における看護師の対応で適切なのはどれか。97-A74
1 診察室に患者が入室したら姓で確認する。
2 身体診査時は脱衣介助後に診察室を退室する。
3 患者が問題を医師に伝えられるよう援助する。
4 診療時間中は1時間ごとを目安に手洗いをする。

● 解答・解説

1 ×診察室に患者が入室したら姓だけではなく，姓名（フルネーム）を患者に名乗ってもらい患者誤認を予防する。
2 ×身体診査時は脱衣介助後に診察室を退室するのではなく，診察の介助を行う。
3 ○患者が問題を医師に伝えられるよう援助することは適切なことである。
4 ×診療時間中はある時間ごとを目安に手洗いをするのではなく，処置のつど，あるいは処置の途中で汚染した場合に手洗いを行い感染予防に努める。

☐ 診察時の看護で適切でないのはどれか。88-A48
1 室温は18±1℃に調節する。
2 診察部位以外に露出を最小限にする。
3 患者の表情に注意を払う。
4 医師の説明が理解できたか確認する。

● 解答・解説

1 ×
2 ○
3 ○
4 ○

診察室の室温は24±2℃がよいので18±1℃では低すぎる。その他の選択肢の内容はすべて正しい。

15. 検体検査と尿, 便, 喀痰, 血液の採取方法

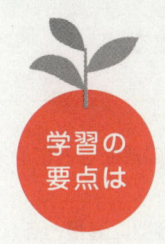

学習の要点は　採血では実施手順, 必要物品などを中心にして出題されています。検尿, 検便, 喀痰検査の基本事項もおさえておきましょう。

尿の採取および検査（検尿）

- **尿検査の目的**：腎・尿路系の異常, 代謝異常, 内分泌異常などのスクリーニング
- **看護の役割**
  ①採尿方法の説明
  ②尿の提出・保存：新鮮な尿を直ちに提出。保存する場合は冷蔵庫
  ③観察・検査
  　{ 一般的観察：色・混濁・混入物・におい
  　　 測　定：1日量, 尿比重, テストテープ
- **採尿方法**

新鮮尿	ほとんどの尿検査	朝起床直後の尿で, 少量放尿したあとコップに1/3～1/2採取する（採取分は中間の尿）。
中間尿	細菌検査	外陰部を消毒後少量放尿し, 滅菌コップに1/3～1/2採取する。
滅菌尿		精密検査や培養する場合には導尿する。
蓄尿	尿量と尿成分の検査	24時間に膀胱に溜まった尿を調べたい：全量採尿（開始時の尿は捨て, 終了時間には尿意がなくても出る分だけの尿を採取）尿量を測定後, よく攪拌して必要量採取
尿比重測定		腎臓の濃縮力を知る。
テストテープでの定性試験		試薬のついたテストテープを尿につけて, 試薬の色調の変化で判定する。pH・蛋白・糖・ケトン体・潜血・ウロビリノーゲンのチェックができる。

便の採取および検査（検便）

- **検便の目的**：胃・腸管の病変や寄生虫病を知る。
- **看護の役割**
  ①採便方法の説明：容器に母指頭大を採る。
  ②便の細菌検査：滅菌の採便管を肛門から挿入し，採取する。

喀痰採取および検査

- **検査の目的**：肺，気管支の疾病を知る（MRSA，結核，癌の診断などに必須）。
- **採取方法と提出**
  ①早朝，水でうがいをし，その後一気に咳払いとともに容器に直接とる（消毒薬でのうがいは生息細菌に影響を及ぼすので，水がよい）。
  ②採取後は，なるべく早く検査室に提出する（保管は冷蔵庫）。

血液採取および検査（採血）

- 動脈血・静脈血・臍帯血があるが，主に静脈血を採血に用いる。

上肢の採血部位
- 尺側皮静脈
- 正中皮静脈
- 橈側皮静脈

＜静脈血採血＞
- **採血部位**：正中皮静脈または，橈側皮静脈
- **必要物品**：注射器・針，アルコール綿，試験管，抗凝固剤（必要時），駆血帯，肘枕，膿盆
- **注射針**：21～22G，SB
- **採血手順**
  ①指示書を見て，患者氏名，検査項目に合う試験管を準備し，患者用のシールを貼る。
  ②患者の氏名を確認後，検査の目的，採血量および試験管を患者本人と一緒に確認する。
  ③フィットする処置用グローブを装着する（スタンダードプリコーション）。
  ④いったん駆血し，静脈を選択する。
  ⑤肘枕をあて，刺入部位の7～10cm上で駆血帯を締め，母指を中に握ってもらう。

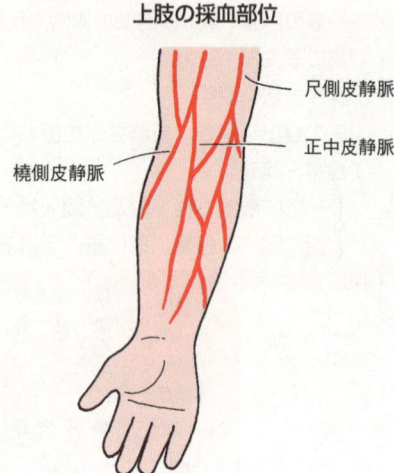

⑥アルコール綿で消毒し乾いて（消毒が完了する）から，針を刺入する。
　※放散痛や激痛，しびれがないことを確認する。しびれがあれば神経に触れた可能性があるのですぐに抜く。
⑦静脈に入ったら，針基を固定し必要量採取する。
　※採取に時間がかかると凝固する。2分以上駆血すると検査データに影響することがある。
⑧手を楽にしてもらい，駆血帯をゆるめ，針をすばやく抜き，アルコール綿でおさえる。
　※通常，止血に要する時間は5分以内，もまないで軽く圧迫することも説明する。
⑨必要時，撹拌する（溶血，凝血させない）。
⑩すみやかに検査室へ提出する。

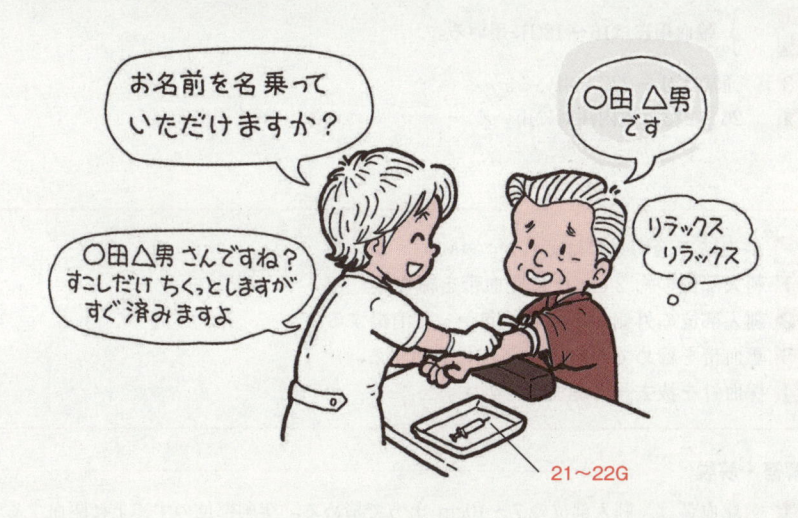

検体検査と尿，便，喀痰，血液の採取方法

既出問題チェック

☐ 成人の静脈血の検査用採血に最も適した注射針はどれか。 94-A29
1 16G
2 18G
3 22G
4 27G

● 解答・解説
1 ×　⎫
2 ×　⎬ 輸血用には16〜18Gに用いる。
3 ○ 通常は21〜22Gを用いる。
4 × 26〜27Gは皮内注射に用いる。

☐ 採血法で適切なのはどれか。 98-A41
1 刺入部位の約 2 cm 上に駆血帯を締める。
2 刺入部位の外側から中心に向かって消毒する。
3 駆血帯を締めてから 2 分以内に採血する。
4 採血針を抜去後に駆血帯を外す。

● 解答・解説
1 × 駆血帯は，刺入部位の 7〜10cm 上方で締める。穿刺部位のすぐ上に駆血すると注射針の固定が困難になり，また必要な採血量が確保できないことがある。
2 × 消毒は，アルコール綿で刺入部位の中心から外側へ円を描くように行う。また，アルコールは揮発する際に消毒効果が得られるため，乾燥を待つ。
3 ○ 日本臨床検査標準協議会（JCCLS）の「標準採血法ガイドライン」では，駆血が 1 分を超えると，血液の濃縮などにより検査値の変動などが起きる危険性があるため，駆血は 1 分を超えないように注意することが必要としている。しかし，駆血帯を締めてから 2〜3 分以内に採血すると記載している文献もあり，1〜4の解答を見ると3を適切とするのが妥当であると考える。
4 × 駆血帯を巻いた状態で抜針すると，穿刺部から流血してしまう。

◪ 腕からの採血時の駆血法で適切なのはどれか。99-A47
1 3分以上駆血する。
2 駆血してから手を握ってもらう。
3 刺入予定部位より末梢側を駆血する。
4 動脈の拍動が止まる強さで駆血する。

● 解答・解説

1 × 1分以上駆血すると，うっ血により血液の性状や検査データが変化する。また，血流遮断が長くなることで，対象はしびれや苦痛を感じるようになる。血管を選ぶのに時間がかかる場合は，いったん駆血帯をゆるめ，2分程度経過してから巻きなおす。よって，3分以上駆血してはならない。
2 ○ 静脈を怒張させ，採血を容易にするために，駆血してから母指を中にして手を握ってもらう。
3 × 駆血帯は，注射針の刺入の長さを考慮して，支障のない刺入部位の7〜10cm上（中枢側）で締める。
4 × 駆血帯を締める強さは，末梢の脈拍を触知できるように40mmHg程度がよい。

16. 生体検査

学習の要点は
検査前後において患者へ正しく説明することが看護師には求められています。正しいデータが得られるように、また、患者の安全・安楽に配慮し、生体メカニズムから使用機器まで広く学習する必要あります。

── X線検査 ──

X線の透過性が組織により異なることを利用し、撮影部位の裏面に生じた透過写真を見て、病変、異物、変形、損傷などをある程度知ることができる。

1．単純撮影

呼吸を停止し、身体を静止させて撮影するので、患者の協力を要す。通常のX線検査（単純撮影）では被曝による障害はほとんどない。

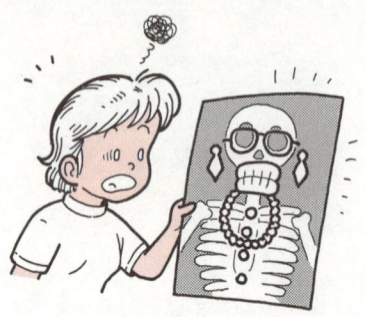

＜対象への説明ポイント＞
- 撮影目的、方法、部位を説明する。
- 痛みはなく短時間で終了。1回の撮影では被曝の心配はない。
- 息を吸って止めたり、身体を静止することがある。
- 撮影部位の衣服は取り、検査着を着る。
- 貴金属、眼鏡、ボタン、義歯、装身具をはずす。

＜援助のポイント＞
- 更衣，装身具の取りはずしの援助をする。
- 体位の援助をする。

2．透　視

　目的の部位にバリウムを流し込みX線で透視し撮影する。病変，異物，変形，損傷などをみる。

（1）胃透視

＜前日まで＞
- 前日の夕食後から検査終了まで禁飲食。

＜当　日＞
- 胃腸の蠕動運動抑制薬を注射する（医師の指示がある場合）。
- 発泡剤を飲んでもらう。
- バリウムを飲み，台の上に乗る（横になる）。
- 噯気（ゲップ）を我慢してもらう。
- 台が動くなかで，側臥位などさまざまな体位をとる。【体位の援助】
　　→さまざまな角度から上腹部を，何枚もX線撮影する。【容態の観察】
- 撮影終了後，下剤を飲む（バリウムを早く排泄するため）。

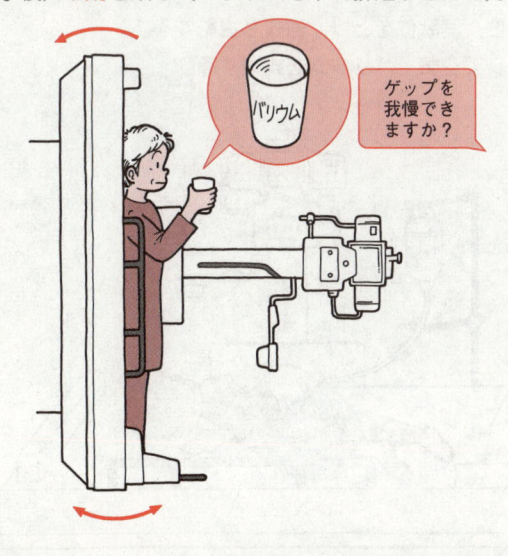

(2) 注腸（バリウム浣腸）

<前日まで>

- 羞恥心に配慮した説明。
- 前々日，前日より繊維・脂肪の少ない食事をとる。
- 前日午後に水をとり，夕食は流動食とする。
- 下剤（液体，錠剤）・水を飲み，就寝する。
  - →夜間，何度も排便し，睡眠不足による疲労と脱水状態で，歩行も困難な状態になる場合がある

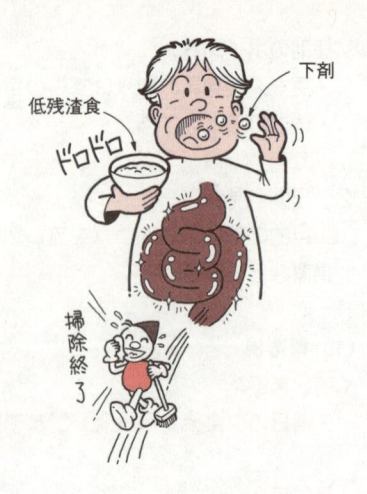

<当　日>

- 朝，水を飲む（食事はなし）。
- 胃腸の蠕動運動抑制薬を注射する。
- 紙おむつを装着する。
- 検査台に左側臥位になり，体温程度に温められたバリウムを500～700m*l*浣腸し，管を抜く。
- 空気を腸内に入れる。
- 仰臥位，腹臥位，側臥位をとり，何枚も撮影する。
- 撮影後，トイレで空気・バリウムを排泄する。

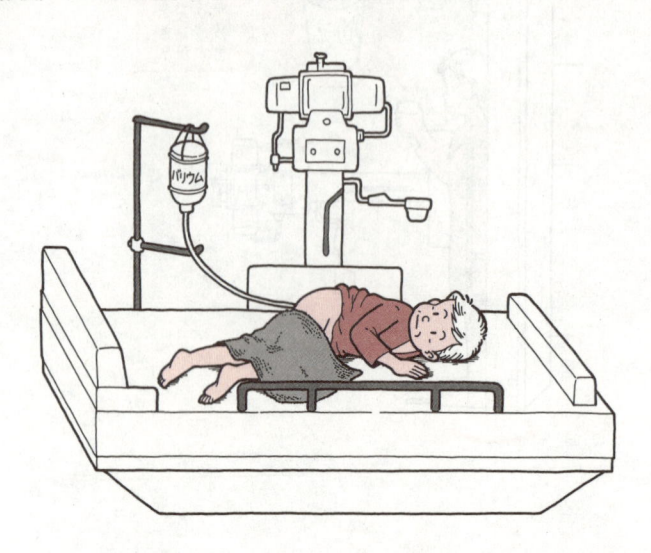

3．血管造影

目的の大動脈を造影する（椎骨動脈，冠状動脈，気管支動脈，腹腔動脈，上下腸間膜動脈，胃動脈，腸骨動脈）。急速な造影剤の注入と適当な時間間隔で連続撮影する。

＜前日まで＞
- 造影剤過敏テスト，感染症の有無を確認
- 床上排泄の練習（検査後は床上安静になるため）
- 穿刺部位（鼠径部の大腿動脈部）の剃毛
- 入浴 or 清拭
- 前日の夕食（または検査前の一食）から禁飲食

＜当日から翌日＞
- 検査台上に仰臥位になる。
- 穿刺部位（鼠径部の大腿動脈部）に局所麻酔をし，カテーテルを大腿動脈から目的の動脈まで挿入する（厳重な無菌操作）。
- 造影剤（体温程度に温めたもの）を急速に注入する。体には灼熱感を感じる。
- １秒程度の時間間隔で，約十数枚Ｘ線連続撮影を行う。
- 撮影後カテーテルを抜き，鼠径部に圧迫ガーゼをして砂嚢を置く。
- 24時間の床上安静となる。
  → 穿刺部位（鼠径部の大腿動脈部）の安静

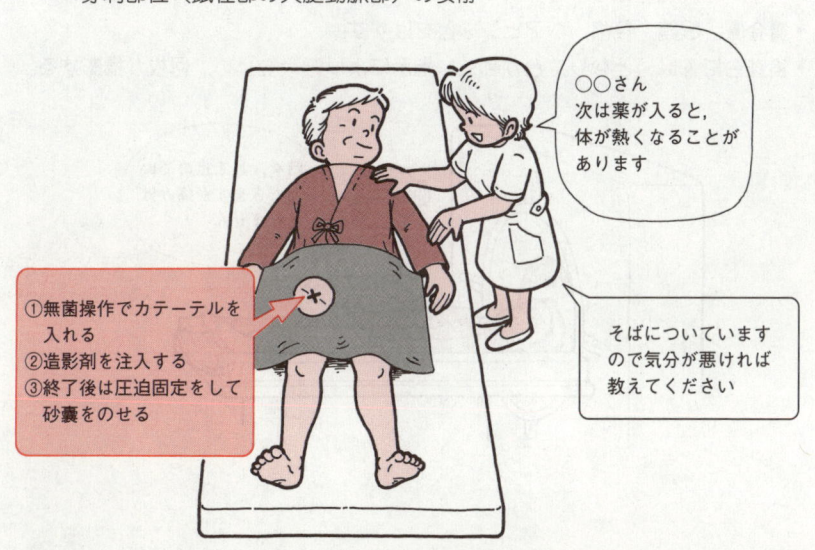

①無菌操作でカテーテルを入れる
②造影剤を注入する
③終了後は圧迫固定して砂嚢をのせる

○○さん
次は薬が入ると，体が熱くなることがあります

そばについていますので気分が悪ければ教えてください

＜援助のポイント＞
- 事前に検査当日から翌日までの，対象の置かれる状況の説明（灼熱感，24時間安静など）
- 検査当日，そのつど説明，声かけをする。
- 検査中の意識レベル，バイタルサイン，顔色，気分，発汗などの観察
- 検査後，穿刺部出血の有無確認，足背動脈の触知（大腿動脈部圧迫による循環不全の有無の確認），バイタルサイン
- 床上安静中の日常生活の援助：穿刺部の安静・腰痛対策
  →体位の工夫，安楽枕，食事，排泄など

●──── CT，MRI検査 ────●

CT：computed tomographyは，X線によって断層撮影されたものをコンピュータが読み取り画像にしたもの。
- 身体のあらゆる部位の断層撮影が可能であり，撮影による苦痛はない。
- 造影剤を点滴しながら撮影する場合もある。

＜前日まで＞
- 消化器系の撮影の場合，前食は禁飲食
- 点滴での造影剤を使う場合には造影剤過敏テスト

＜当日（単純撮影に準ずる）＞
- 貴金属，眼鏡，義歯，ヘアピンなどをはずす。
- 検査台に仰臥位となり，台が動く。指示により呼吸を止め，何枚か撮影する。

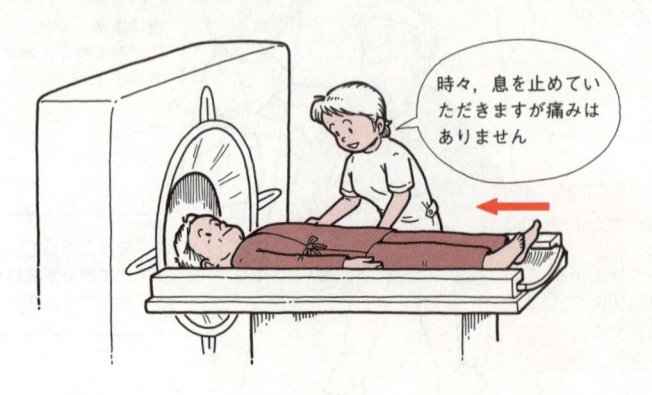

「時々，息を止めていただきますが痛みはありません」

MRI；magnetic resonance imaging＝**核磁気共鳴画像検査**は，磁場と電波により生体の断層像を得られる。全身の腫瘍，梗塞，出血，炎症などさまざまな疾患の質的な診断や病変の進行，治療の効果判定に用いられる。

＜禁　忌＞心臓ペースメーカー，人工内耳・神経刺激装置を装着している人，妊婦

＜注意点＞
- 鉄製のストレッチャー，酸素ボンベを検査室に持ち込まない。 ｝磁気に吸い
- 時計，眼鏡，アクセサリー，磁気カード，はさみ，ペンははずす。｝寄せられる
- 閉所恐怖症や妊娠の有無を確認する。
- 検査中は同一体位であること，騒音があることを説明する。

内視鏡検査

カメラ，**ファイバースコープ**を挿入し，**消化管**や**気管支**の**内腔**を観察し，写真撮影をしたり，病変部の組織を採取したり（生検），分泌物を吸引する。

1．気管支鏡

＜前日まで＞
- 禁　煙
- できる限りの**痰の喀出**（体位ドレナージ（p.278参照））
- **腹式呼吸**や舌を出す練習
- 声を出さずに合図をする説明，練習（手を上げるなど）

＜当　日＞
- **検査前の一食は禁飲食**
- 義歯，眼鏡，装身具をはずし，呼吸を妨げない下着，寝巻に更衣する。
- **仰臥位**になる。
- 声を出さずに合図する方法の確認

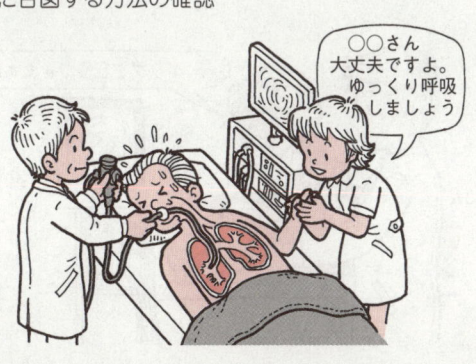

- 咽喉頭麻酔をする。
- ファイバースコープの先端に局所麻酔剤（ゼリー状）を塗り，口または鼻から挿入し，撮影や処置をする。
  → 呼吸が困難で，大変苦痛である（顔色・意識・呼吸状態の観察，進行状況の声かけ，体を支え触れている）
- 咽喉頭の麻酔が切れ，誤嚥の危険がなくなれば飲食可（終了後2〜3時間）

＜観察のポイント＞
- 血痰，分泌物の増加，顔色，呼吸状態，チアノーゼ，バイタルサイン
- 気胸症状の有無（胸痛，咳嗽，呼吸困難）

2．胃内視鏡

＜前日まで＞
- 前日の夕食後から検査終了まで禁飲食
- 声を出さずに合図をする説明，練習（手を上げるなど）

＜当　日＞
- 義歯，眼鏡，装身具をはずし，胸腹部を締めつけない衣服に更衣する。
- 消化管蠕動抑制剤を注射する。
- 左側臥位になる。
- 咽喉頭麻酔をする。
- 直径10mm前後のファイバースコープを口から挿入し（噯気（ゲップ）を我慢してもらう），観察，撮影，処置をする（顔色・表情の観察，進行状況の声かけ，体を支え触れている）。
- 咽頭の麻酔が切れ，誤嚥の危険がなくなれば飲食可（終了後2〜3時間）

＜観察のポイント＞
- 咽頭痛，咽頭部からの出血，腹痛（生検部からの出血）を観察する。

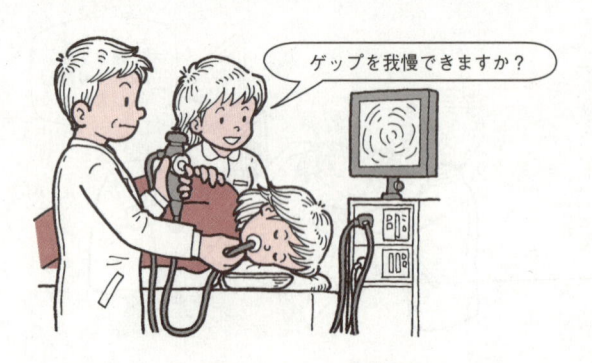

3．大腸ファイバースコープ

<前日まで>
- 羞恥心に配慮した説明
- 入浴，または陰部洗浄をする（肛門部の清潔）。
- 夕食後，下剤を服用する。

<当　日>
- 検査終了まで禁飲食
- 検査前2時間までに，大量浣腸（生理食塩液 or 微温湯500〜1,000mL）を2回行う。
- 義歯，眼鏡，装身具をはずし，胸腹部を締めつけない検査着に更衣する。
- 検査台で左側臥位になり，下履きをとる（スクリーン，綿毛布，バスタオル，足袋などで保温し，室温を高めに，羞恥心へ配慮した雰囲気づくり）。
- 潤滑油を塗ったファイバースコープ（直径10mm前後）を肛門から挿入する。口で大きく呼吸するよう促す（→肛門括約筋の弛緩）。
    → 送気しながら観察，撮影，生検や切除などの処置をする（腸内壁にファイバーがぶつかると，苦痛が大きいので顔色・表情の観察，進行状況の声かけ，体を支えたり，体に触れておく）
- 終了後は温湯で殿部を清拭する。
- 1〜2時間は床上安静

<観察のポイント>
- 腹部膨満感，腹痛，下血，肛門部からの出血

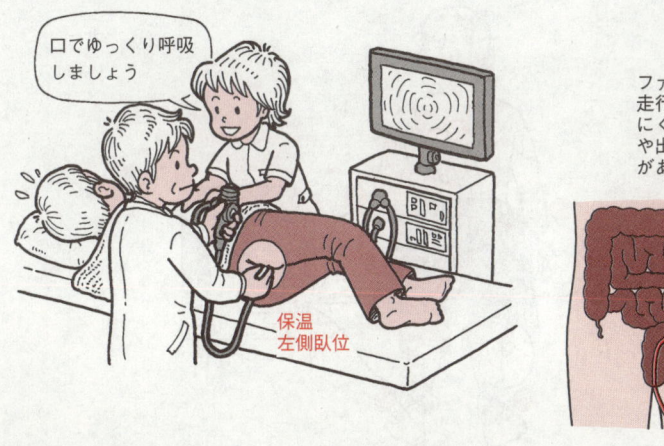

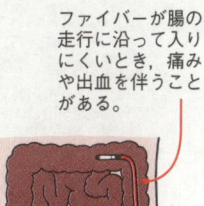

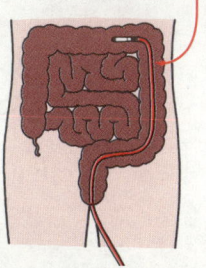

口でゆっくり呼吸しましょう

保温
左側臥位

ファイバーが腸の走行に沿って入りにくいとき，痛みや出血を伴うことがある。

心電図検査（ECG）

　心電図（ECG；electrocardiogram）は生理機能検査の一つで，心臓の活動によって生じる電位変化を身体の表面から図形（波形）で表したものである。
　心筋梗塞など心筋の異常の判定や不整脈などの診断の補助として行う。
　安静時心電図，負荷心電図（運動をして心臓に負荷をかけ変化をみる），ホルター心電図（24時間装着）がある。

- 室温の調整，露出を最小限にし，保温に努める。
- 装身具，ストッキングやコルセットなどは事前にはずす。
- ゼリーをつけ，所定の位置（第4，第5肋間）に電極を付ける。
- 緊張すると「筋電図」様の波形となってしまうのでリラックスを心がけるよう説明する。

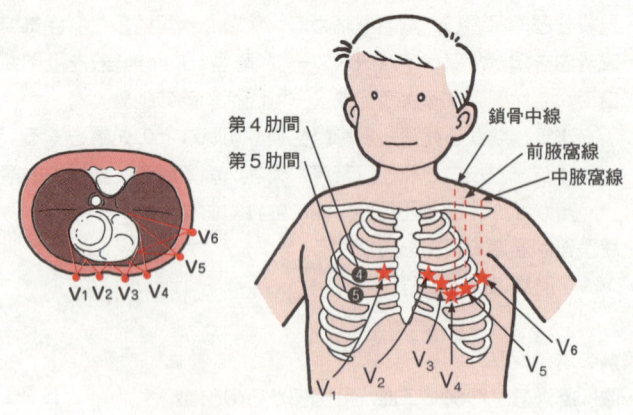

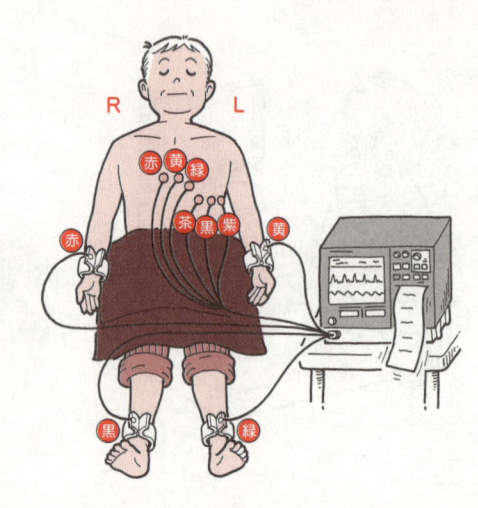

超音波検査(エコー)

　超音波検査は生理的機能検査の一つで，肺と骨以外の内臓と軟部組織の観察に効果的で痛みを伴わない。超音波を発して内臓や軟部組織からの反射を映し出す。臓器や胎児などの動きの反射を，動画で見ることができる。ガスは超音波を通さない。

<準　備>
- 腹部の検査では，検査前の一食を禁飲食（ガスは超音波を通さないので前日に下剤を飲む場合あり）
- 前立腺を検査する場合には，直腸を空にするために浣腸する。
- 産婦人科系，泌尿器科系の検査の場合には水分を摂り，3～4時間排尿せず，膀胱を充満した状態にする。

<検査の実際>
- 身体を露出するので，室温をやや高めにし，掛け物をかける（保温，羞恥心への配慮）。
- 温めた超音波用ゲルを皮膚に塗った後，超音波用プローブを当てて映す。
- 終了後，ゲルを温かいタオルでふき取る。

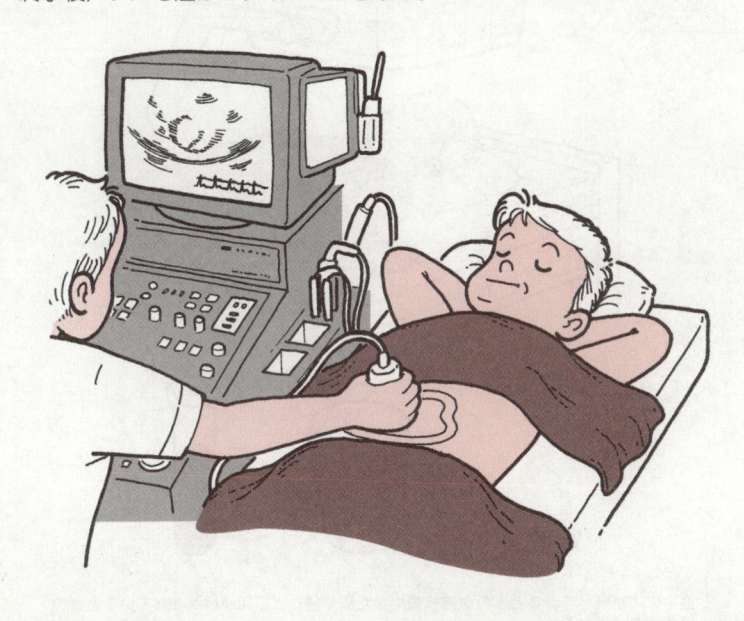

●── 核医学検査（RI；ラジオアイソトープ，シンチグラフィー）──●

　放射性同位元素（RI；ラジオアイソトープ，以下RI）を体内に入れ，RIの分布や動きを検出器で計測したり，放射線量をカウントしたりする検査方法。RIの種類ごとに集積する場所が異なる性質を利用する。結果をグラフィックで示したものがシンチグラフィーである。

<準　備>
- 撮影部位に付けている貴金属，眼鏡，ボタン，義歯，装具をはずす。
- 撮影部位の衣服は取る。または検査着のみを着る。

<検査の実際>
- RIを体内に入れた後，一定時間を経過してから，シンチカメラやシンチスキャナーでRIの分布などを調べ画像化する。
- 時間を追って画像化する場合には長時間の臥床となる。同一体位による苦痛がある。骨の痛みのある患者には特に苦痛であるので，検査台のクッションを調節する。

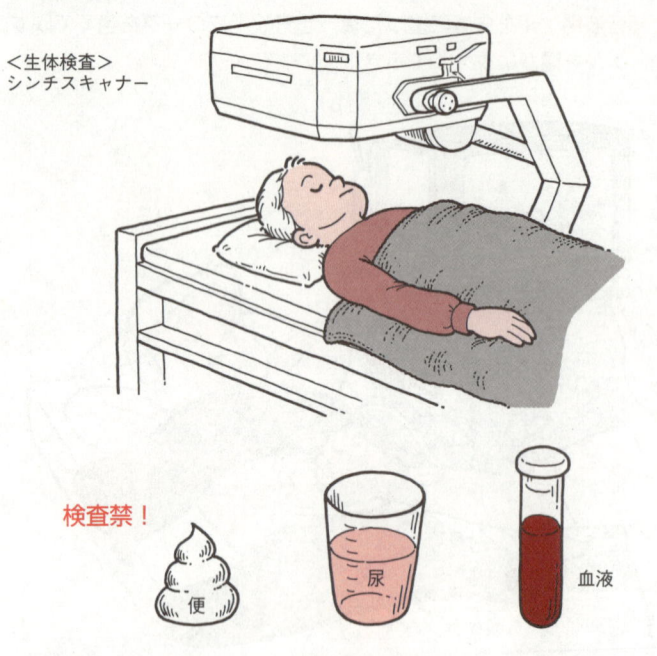

<生体検査>
シンチスキャナー

検査禁！

便　　尿　　血液

血中にRIが残っているときの血液検査，また尿や便などにRIが排泄されているときの検体検査は避ける。

<援助のポイント>
- 検査の目的，部位，方法を説明する．特に，放射能を体内に入れることに恐怖があるので，放射性医薬品を少量使用することなど，安全性の説明，恐怖心の軽減に努める．
- 検査後，RIは尿，便，汗，乳汁に排泄されるので，取り扱いに注意する．
  → 蓄尿，血液検査，尿，便の検査は行わない（1～10日間）．母乳禁
- 甲状腺RI検査前には（1～2週間前より）ヨード制限食とする．

RIが排泄された尿・便・血液を取り扱うときの注意

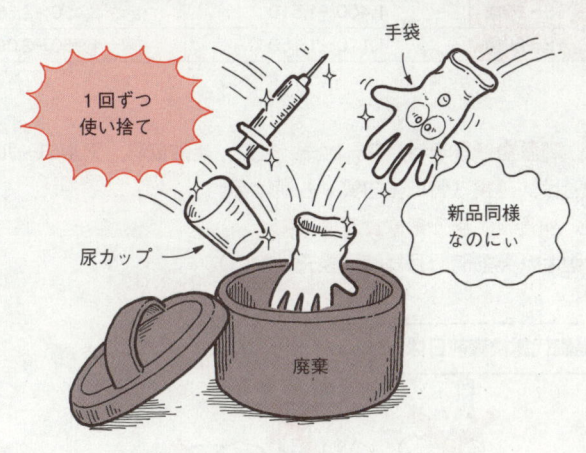

1回ずつ使い捨て

手袋

新品同様なのにぃ

尿カップ

廃棄

ヨードの多い食品などの制限

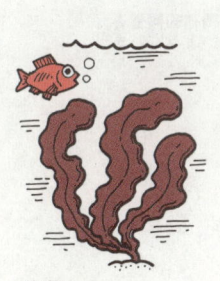

海藻
(こんぶ，のり，わかめ，ひじき)

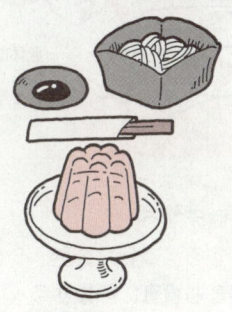

寒天
(ところてん，ゼリー)

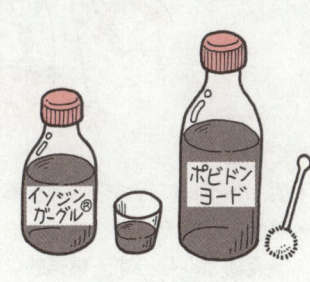

ヨードの入ったうがい薬，消毒薬

基礎代謝検査

　人が安静臥床しているときに必要な1日のエネルギー量で生命維持に必要な最小限のエネルギー消費量を基礎代謝という。

　安静臥床で一定時間内の酸素消費量を測定し，基礎代謝量を算出する。

　風土，人種，性別，年齢，体格などによって異なり，食事や運動などの日常生活の状態によっても異なる。同性・同年齢ならば，その体表面積に比例する。

	基礎代謝量（カロリー）	エネルギー必要量（カロリー）
日本人男性　18～69歳	1,400～1,510	2,450～2,650
日本人女性　18～69歳	1,110～1,150	1,950～2,000

＜前日まで＞
- 夕食は，刺激物（香辛料，コーヒー，紅茶，炭酸飲料，アルコール，タバコ，薬）は避け，過食（特に蛋白質）も避ける。
- 夕食後，検査終了まで禁飲食，禁薬物
- 十分な睡眠（発熱時，月経時は検査しない）

基礎代謝検査前日は…

身体的・精神的興奮を起こさないようにしましょう

＜当　日＞
- 朝，トイレに行くのみで安静に臥床する。
- 静かな部屋で心身ともに安静にする（運動，会話，テレビ，読書も禁止）。
  →運動のみならず，精神的な興奮も検査に影響する
- 検査開始1時間前に検査室まで車椅子で行く。
- 一定の環境（室温20～25℃，湿度60％）の静かな部屋で，約1時間臥床する。
- マウスピースをつけ，検査器からの酸素を呼吸し，酸素消費量を測定する。
  →基礎代謝量が算出される

<援助のポイント>
- いかに安静に過ごすことができるか，疑問を引き出し，解決策を助言する。

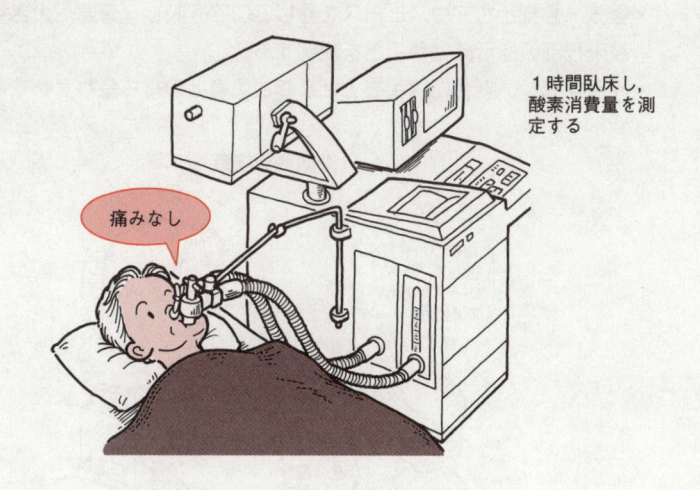

1時間臥床し，酸素消費量を測定する

痛みなし

呼吸機能検査（スパイロメトリー）

肺で空気を出入りさせる力が，どの程度あるかを調べる検査。換気機能検査。大きく息を吸って完全に吐き出す。気胸では禁忌である。

<準　備>
- 身長，体重を測定し，検査用紙に記入する。
- 食事直後の検査は行わない。
- 胸腹部を圧迫しない。呼吸を妨げない服装にする。義歯ははずす。
- 呼吸器系の障害がある場合や薬物を使用している場合には，薬剤の投与をどのようにするか，検査続行，中止の判断について，担当医と打ち合わせをする。

＜援助のポイント＞
- 鼻から空気が漏れないようピンチで鼻をつまむ。
- 吸気・呼気ともマウスピースを通じて口で呼吸し（普通〜大きく呼吸する），検査技師の指示に従うことを説明する。
- 呼吸が苦しい場合には手を上げるなど患者との打ち合わせをする。

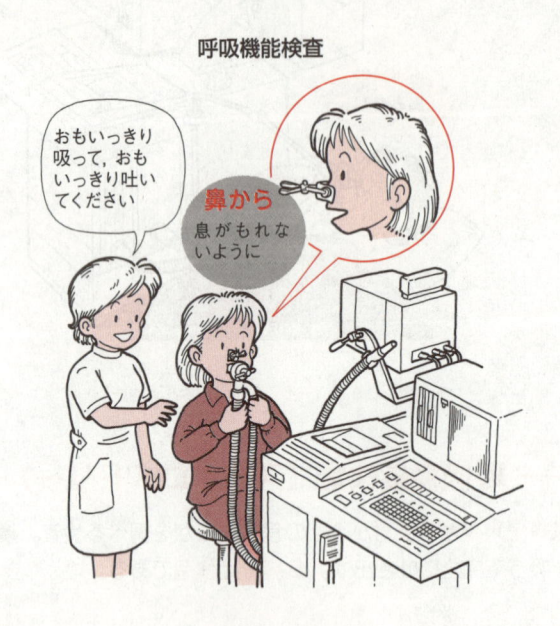

呼吸機能検査

おもいっきり吸って，おもいっきり吐いてください

鼻から息がもれないように

スパイログラム

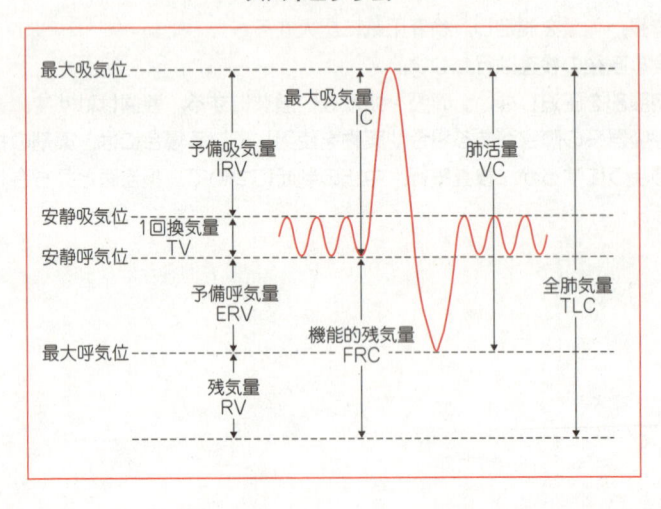

- 最大吸気位
- 予備吸気量 IRV
- 安静吸気位
- 1回換気量 TV
- 安静呼気位
- 予備呼気量 ERV
- 最大呼気位
- 残気量 RV
- 最大吸気量 IC
- 機能的残気量 FRC
- 肺活量 VC
- 全肺気量 TLC

既出問題チェック 生体検査

☑ 上部消化管造影を受ける患者への説明で適切なのはどれか。90-A55, 98-P39
1 検査前24時間は絶飲食である。
2 発泡剤による曖気は我慢しない。
3 検査後は下剤を服用する。
4 検査後の白色の排便は異常である。

● 解答・解説

1 ×消化管に内容物が存在すると診断の妨げになるため，上部消化管造影検査の場合には，検査前12時間は禁飲食とする。

2 ×ガスを産生する発泡剤を投与することで，消化管壁を伸展させ，壁にあらかじめ付着させたバリウムにより，微細な凹凸を描出する方法で，二重造影法と呼ばれる。きれいな二重造影像を得るためには曖気（げっぷ）をしないように説明する。

3 ○消化管造影検査では，造影剤として，バリウムと水との懸濁液（硫酸バリウム製剤）が最もよく用いられる。バリウムは，体内で水分が吸収されると固まり，排出が困難となるため，検査後は水分を十分摂取するように説明し，下剤も服用する必要がある。

4 ×投与されたバリウムは，体内吸収はされないため，そのまま排泄される。2日間くらいは白色便になることを説明する。

☑ 午前9時に経静脈性腎盂造影を受ける予定の患者が，検査直前に以下のように話した。
検査を延期すべきなのはどれか。91-A63, 100-P46
1 今朝8時に朝食を食べた。
2 2日前に造影CTを受けた。
3 最終月経開始から10日目である。
4 昨夜，腹痛のため鎮痛薬を服用した。

● 解答・解説
1 ○造影剤の副作用による嘔気・嘔吐を防ぐため，検査前の一食を絶食とする必要がある。朝食を摂取している場合は検査を延期する。
2 ×2日前に造影CTを受けたことが今回の検査に影響することはないので，検査を延期する必要はない。しかし，腎機能障害のある患者に頻回に造影剤を使用する検査を行うことは避ける必要がある。
3 ×患者の月経周期にもよるが，最終月経開始から10日目であれば，一般的に排卵前の状態であり妊娠の可能性はないので，検査を延期する必要は特にない。
4 ×前日の夜に服用した鎮痛薬が検査に影響することはないので，検査を延期する必要はない。

気管支鏡検査で正しいのはどれか。 95-A56
1 検査前禁食の必要はない。
2 体位は左側臥位にする。
3 挿入時に息を止めるよう指示する。
4 苦痛時の合図を決めておく。

● 解答・解説
1 ×気管支鏡検査は，気管に管を入れるとき咳嗽・嘔吐反射が起きやすい。それを抑えるため事前に咽頭麻酔をするが，咽頭麻酔をした状況で，万一嘔吐してしまうと誤嚥性肺炎を起こしてしまう。したがって，誤嚥性肺炎予防のために検査前から禁飲食にしておく。
2 ×体位は左側臥位にするのではなく，仰臥位で行う。
3 ×挿入時に息を止めるよう指示する必要はなく，全身の力を抜いてできるだけ楽に呼吸をするように説明しておく。
4 ○気道に管が入るため患者は発声困難となる。苦痛を伴う検査であるから，苦痛時は手を上げるなどの合図を決めておくことが大切である。

☑ 胃内視鏡検査を受ける患者への説明で適切なのはどれか。94-A88
1.「前日の昼食から絶飲食になります。」
2.「前処置のために当日の朝は浣腸を行います。」
3.「咽頭麻酔剤はしばらく飲み込まないようにしましょう。」
4.「検査終了後はすぐに食事ができます。」

● 解答・解説
1 ×前日の夕食は摂り，その後からの絶食となる。
2 ×必要ない。
3 ○咽頭部の感覚を低下させるための表面麻酔剤なので，麻酔剤をとどめておくことが必要である。
4 ×表面麻酔剤の薬効が切れないうちに食事を開始すると誤嚥の危険がある。

☑ 65歳の男性のAさんは上部消化管の内視鏡検査を受ける際，抗コリン薬を投与された。
看護師がAさんに行う説明で適切なのはどれか。100-A46
1 検査直後から自動車を運転して帰宅できる。
2 検査終了後の半日は飲食を禁止する。
3 排尿困難を生じる可能性がある。
4 腹痛が強くても下血がなければ様子をみる。

● 解答・解説
1 ×抗コリン薬は，視調節障害や眠気を起こすことがあるため，検査後の自動車の運転には注意するように説明する必要がある。
2 ×検査のみの場合には，検査後1時間は飲食禁止となる。生検や止血などの処置を行った場合は，医師に確認する。
3 ○抗コリン作用に，口渇，視調節障害，排尿障害，便秘，頭痛，めまいなどがある。
4 ×検査による偶発症（消化管穿孔や亀裂，出血など）の出現も起こり得るため，強い腹痛や消化管出血の徴候がある場合には，安静にし，医師に連絡するように説明する必要がある。

◻ 栄養状態と最も関係する血清生化学検査項目はどれか。94-A51
1 AST（GOT）
2 アミラーゼ
3 アルブミン
4 HDLコレステロール

● 解答・解説
1 ×血清トランスアミナーゼは，肝実質の炎症などで肝細胞が崩壊しつつある場合に上昇する。
2 ×膵臓の外分泌機能を反映する。膵炎で上昇する。
3 ○血中の蛋白質についての情報は，他には血清総蛋白，グロブリン，A/G比などがあり，栄養状態を反映する。
4 ×コレステロールは体内の構造脂質といわれる。HDLコレステロールは高比重リポ蛋白で，いわゆる善玉のコレステロールである。

◻ 臓器と超音波検査の前処置との組合せで正しいのはどれか。94-A58
1 心　臓―――運動負荷
2 胆　嚢―――絶　食
3 子　宮―――緩下剤内服
4 膀　胱―――排　尿

● 解答・解説
1 ×心エコーは通常安静な状態で行うが，前処置として心臓に負荷をかけない。
2 ○胆汁の消化機能は脂肪を消化することであり，胆嚢から分泌されるので，胆汁で充満した胆嚢を映すには絶食とする。
3 ×子宮の撮影と便は関係ない。
4 ×充満した膀胱を撮影するためには排尿してはならない。

17. 胸腔穿刺, 腹腔穿刺, 骨髄穿刺

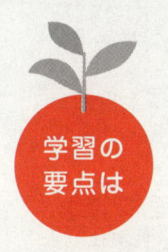

学習の要点は 穿刺の目的, 部位, 体位, 安静度についての問題がよく出題されています。

穿刺とは

診断や貯留物の排液, 薬液注入のために穿刺が行われる。

<穿刺時の看護師の役割>
- わかりやすい言葉で十分説明し, 患者の協力を得る（穿刺中に動かない, 他臓器への影響など）。
- 患者の苦痛を最小限にする（患者を励ます, 状態の観察など）。

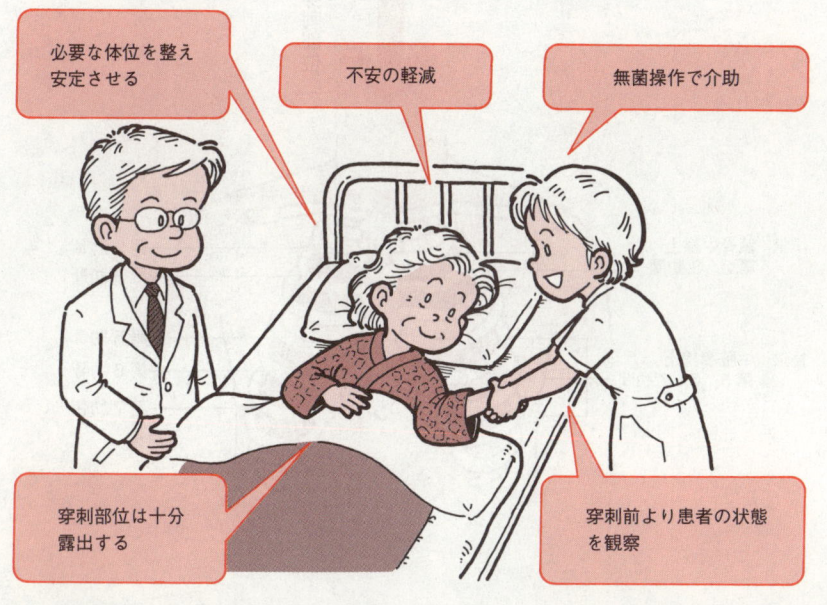

- 必要な体位を整え安定させる
- 不安の軽減
- 無菌操作で介助
- 穿刺部位は十分露出する
- 穿刺前より患者の状態を観察

診療に伴う技術

胸腔穿刺

胸腔内に溜まっている胸水や空気の排出，鑑別診断目的で行われる。薬液を注入する治療にも用いられる。

- 穿刺前に胸痛，咳嗽，呼吸困難の有無を確認する。
- 穿刺中にショック徴候の有無を確認する。
- 穿刺後は，**2～3時間は安静**にする。

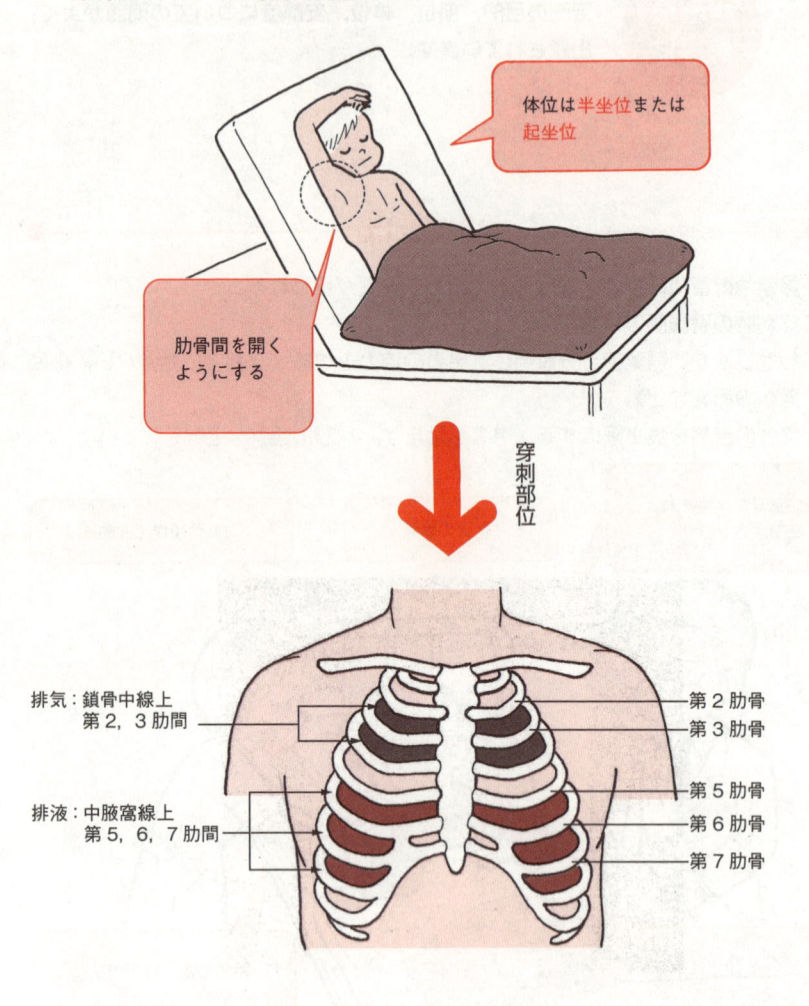

体位は半坐位または起坐位

肋骨間を開くようにする

穿刺部位

排気：鎖骨中線上 第2，3肋間
排液：中腋窩線上 第5，6，7肋間

第2肋骨
第3肋骨
第5肋骨
第6肋骨
第7肋骨

腹腔穿刺

腹膜内に貯留している腹水の排出，鑑別診断のために行われる。

- 穿刺前に排尿誘導をする。
- 穿刺前後に腹囲測定をする。
- 穿刺後はバイタルサインの変化に注意する。
- 穿刺終了後30〜60分は**安静**とし，穿刺部からの滲出液によるガーゼ汚染や一般状態の観察を行う。

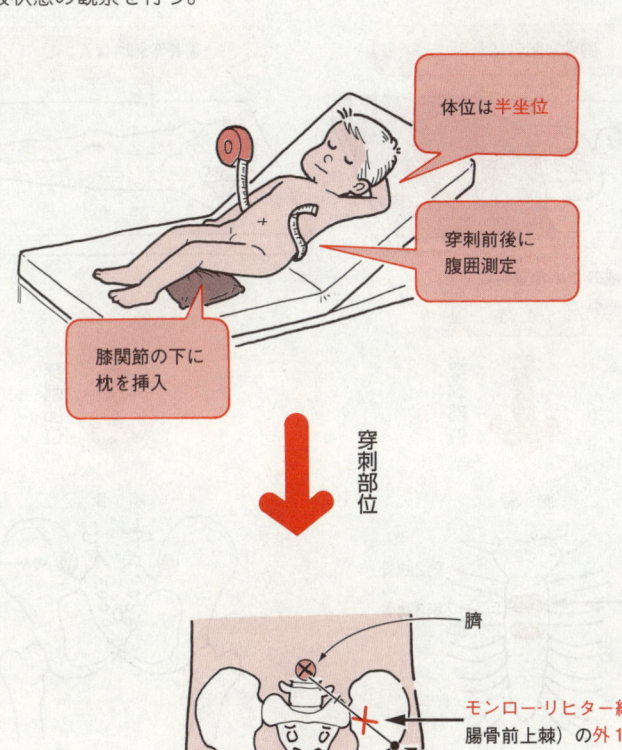

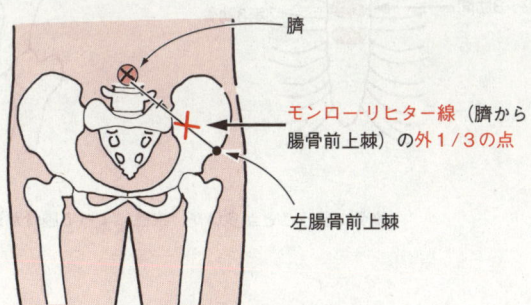

体位は**半坐位**

穿刺前後に腹囲測定

膝関節の下に枕を挿入

穿刺部位

臍

モンロー・リヒター線（臍から腸骨前上棘）の**外1/3の点**

左腸骨前上棘

骨髄穿刺

血液疾患の鑑別診断や治療効果の判定のために骨髄を採取する。

- 穿刺終了後**2〜3時間は安静**にする。
- 出血性素因がある場合は止血まで安静にする。
- **軽度の疼痛**が数日間続く。

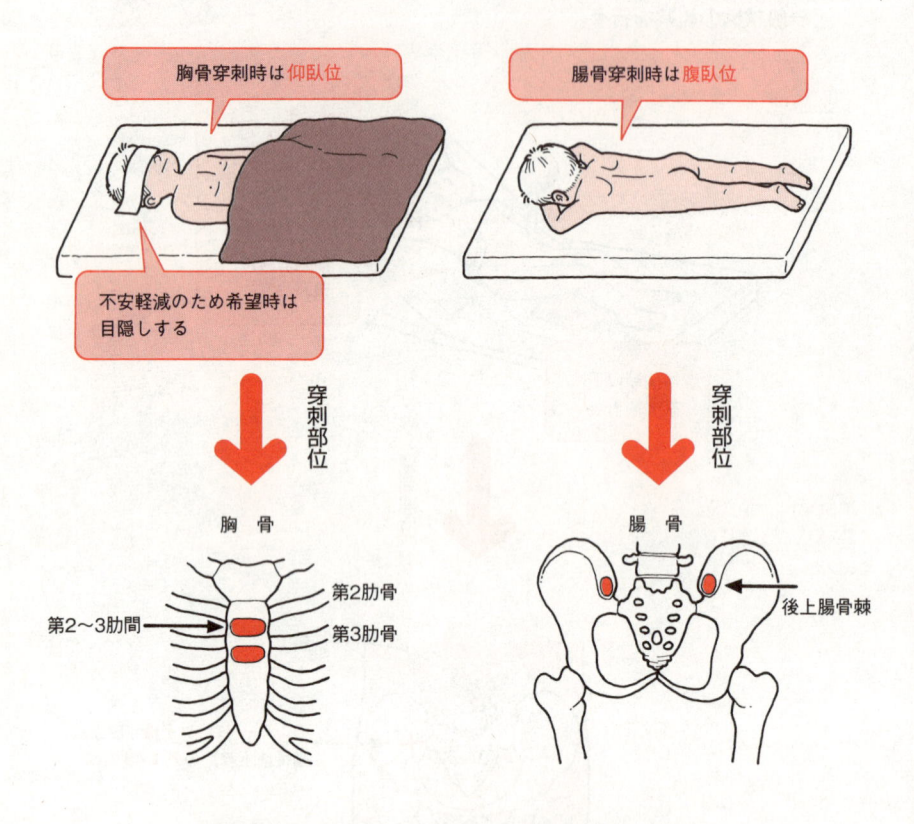

胸骨穿刺時は**仰臥位**

不安軽減のため希望時は目隠しする

腸骨穿刺時は**腹臥位**

穿刺部位

胸骨
第2〜3肋間　第2肋骨
　　　　　　第3肋骨

穿刺部位

腸骨
後上腸骨棘

胸骨で行うことが多いが、疾患によって腸骨が選択される。

腰椎穿刺

　髄液圧の測定，髄液の性状を検査し，診断に役立てる。また，薬剤注入目的でも行われる。

- **クエッケンシュテット試験**：**クモ膜下腔が閉塞**など生じていないかどうかを調べる。両側頸静脈を圧迫したときに圧が上昇し，圧迫を解除すると初圧に戻るのが正常である。圧の上昇は100mmH$_2$O以上が正常である。初圧測定後，髄液を採取する前に行う。
- **安静度**：終了後**1～2時間**は頭を低くして**臥床安静**にする。**24時間**以内はトイレ歩行のみで，それ以外は**ベッド上安静**とする。

<禁　忌>

　頭蓋内圧亢進症状であるうっ血乳頭の所見が明らかな場合は，腰椎穿刺や浣腸は**禁忌**である（腰椎穿刺を行ってしまうと，穿刺部から髄液の漏出も加わり**クモ膜下腔の髄液圧が低下**し，圧の低下した脊髄腔に**脳ヘルニア**が生じるため）。

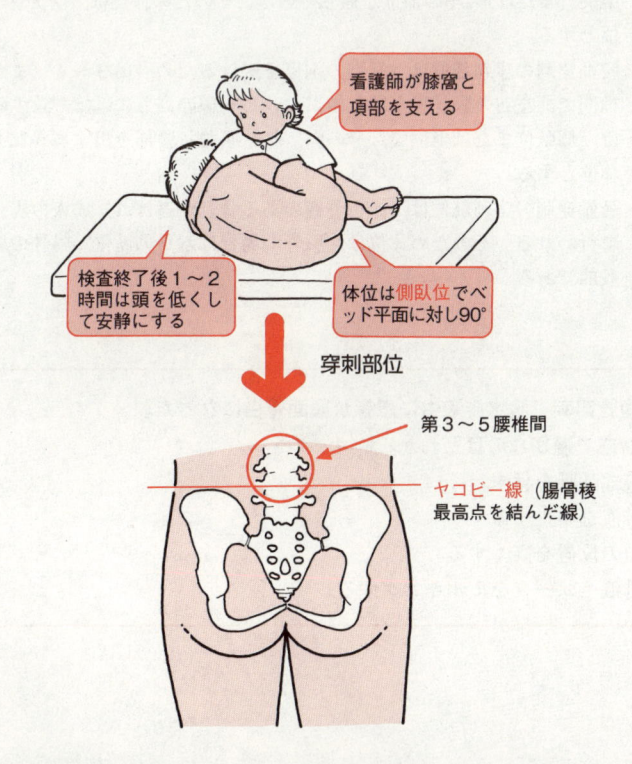

- 看護師が膝窩と項部を支える
- 検査終了後1～2時間は頭を低くして安静にする
- 体位は**側臥位**でベッド平面に対し90°

穿刺部位

- 第3～5腰椎間
- **ヤコビー線**（腸骨稜最高点を結んだ線）

既出問題チェック 胸腔穿刺，腹腔穿刺，骨髄穿刺

☑ 穿刺と体位の組合せで正しいのはどれか。98-A42
1. 胸腔穿刺——腹臥位
2. 腹腔穿刺——半坐位
3. 腰椎穿刺——仰臥位
4. 骨髄穿刺——砕石位

● 解答・解説

1. ×胸腔穿刺の穿刺部位は，一般的に，肋間腔を広げた状態で，後腋窩線または中腋窩線第5～7肋間や後腋窩線第8～9肋間が選ばれる。そのため体位は，ファウラー位（半坐位）または起坐位とし，穿刺する側の上肢を挙上する。
2. ○腹腔穿刺の穿刺部位は，臍窩と左前上腸骨棘を結ぶ直線（モンロー-リヒター線）の中央，または外1/3の部位が適している。そのため体位は，ファウラー位または仰臥位とする。
3. ×腰椎穿刺の穿刺部位は，脊髄の損傷を避けるため，第3～4（または第4～5）腰椎間で，左右の腸骨稜上縁を結ぶヤコビー線の高さにほぼ一致する。そのため体位は，側臥位または坐位で，その際，膝を屈曲し腰部を出すような上肢で膝を抱えた体位とする。
4. ×骨髄穿刺の穿刺部位は，赤色骨髄のある骨髄が選ばれ，成人の場合は，胸骨や腸骨で行われる。そのため体位は，胸骨の場合は水平仰臥位，腸骨の場合は腹臥位が一般的である。

☑ 腹腔穿刺で腹水排液中に患者が顔面蒼白になった。
対応で適切なのはどれか。96-A57
1. 腹式呼吸を促す。
2. 排液を中止する。
3. 頭の位置を高くする。
4. 排液チューブをミルキングする。

● 解答・解説
1 ×腹部を穿刺しているため腹式呼吸では腹部の疼痛により呼吸が効果的に行われないため胸式呼吸を勧める。
2 ○排液を中止する。排液中は全身の水・電解質平衡が乱れるためバイタルサインの異常が起こり，顔面蒼白，冷汗，四肢の冷感などのショック症状を呈することがある。直ちに排液を中止することでショック症状の悪化を予防できる。
3 ×頭の位置は低くする。ショック症状を呈している場合は，脳の血流を増加させるため頭の位置を低くするトレンデレンブルグ体位とする。
4 ×排液チューブはミルキングしない。ミルキングは排液の流出を促す方法である。

□ 成人の腸骨骨髄穿刺で適切なのはどれか。96-A101
1 穿刺は半坐位で腕を挙上する。
2 局所麻酔により骨痛は生じない。
3 骨髄液の吸引中は息を止める。
4 穿刺後は止血するまで安静にする。

● 解答・解説
1 ×成人では胸骨第2肋間で仰臥位，あるいは腸骨稜後部で腹臥位にて行う。小児では脛骨上部，腰椎棘突起で行われることもある。
2 ×皮内に麻酔剤で膨疹をつくり，次いで皮下から骨膜まで注射針をすすめ，骨膜に麻酔を行う。麻酔が効いた状態であれば激痛は生じないが，全くないとはいえない。また，骨液を抜き取られるときの骨を押される圧迫感を感じる人が多い。
3 ×注意点は，吸引量が0.2〜0.3mlを超えない，すばやく吸引する，ただちに塗抹標本を作成するなどであるが，吸引中に呼吸を止める必要はない。
4 ○穿刺針の抜去後は止血の確認ができるまでは安静とし，施設により若干異なるが，約2時間の安静が必要である。また，当日のシャワー浴は原則として禁止となる。

☑ 腰椎穿刺による髄液採取時の看護で適切なのはどれか。90-A56
1 ヤコビー（Jacoby）線がベッド平面に垂直になるよう体位を固定する。
2 クエッケンシュテット試験時，頸動脈を圧迫する。
3 液圧の測定時は浅速呼吸をさせる。
4 検査終了後は頭部を高くして臥床させる。

● 解答・解説

1 ○ヤコビー（Jacoby）線とは左右の腸骨稜を結んだ線である。腰椎穿刺時の姿勢は側臥位となり，背を丸め，膝を胸の方へ引きつけるようにする。ヤコビー線がベッド平面に垂直に交わるようにする。
2 ×クエッケンシュテット試験時，内頸静脈を圧迫し，液圧の上昇を確認する。その後，ガラス圧棒内の髄液を試験管に採取する。
3 ×液圧は呼吸によって変化するので，楽な呼吸をしてもらう。
4 ×検査終了後，腹臥位または側臥位で1～2時間の安静臥床を保つ（頭部を低く保つ）。髄液の採取にとどまらず，薬物を注入した場合には特別な体位が指示されることもある。

☑ 髄液検査のための腰椎穿刺を受ける患者への対応で適切なのはどれか。100-P60
1 穿刺時の患者の体位は背すじを伸ばした側臥位にする。
2 穿刺時は患者に上肢のしびれがないかを尋ねる。
3 検査後は患者の頭痛や吐き気に注意する。
4 検査後30分が過ぎたら自由に動いてよいと話す。

● 解答・解説

1 ×穿刺部位の椎間を十分に広げるために側臥位になり，背中を丸めて膝を抱え込む。
2 ×下肢のしびれに注意する。
3 ○髄液圧が低下しているので頭痛や吐き気を生じやすい。
4 ×通常，検査後2～3時間は安静にする。

18. 胃洗浄, 膀胱洗浄

学習の要点は 洗浄の目的と方法，洗浄液の量や温度などに関する問題が出題されています。

洗浄とは

洗浄とは，体腔内にある不消化物，分泌物，細菌などの不必要なものを洗浄液を用いて洗い流す，あるいは洗い出すことである。

＜目　的＞
①苦痛（内容物の停滞に伴う膨満感など）の軽減
②感染予防
③検査，治療の前処置
④毒物の中和，排除

＜胃洗浄＞
・消化性潰瘍などによる上部消化管出血時の血液・血塊の除去，止血
・胃内に残っている薬物や毒物の排泄
・緊急に行われる胃十二指腸内視鏡の前処置
　　※禁忌：胃穿孔の危険性があるとき
　　　　　　食道静脈瘤のある場合
　　　　　　粘膜腐食物質の服毒の場合

＜膀胱洗浄＞
①一時的膀胱洗浄
　　a）停滞している汚染尿の除去
　　b）尿路感染の予防

c）膀胱内への薬物注入
　　d）膀胱検査の準備
②持続的膀胱洗浄
　　一時的膀胱洗浄のa）〜d）に同じ。追加として，泌尿器系疾患の術後。

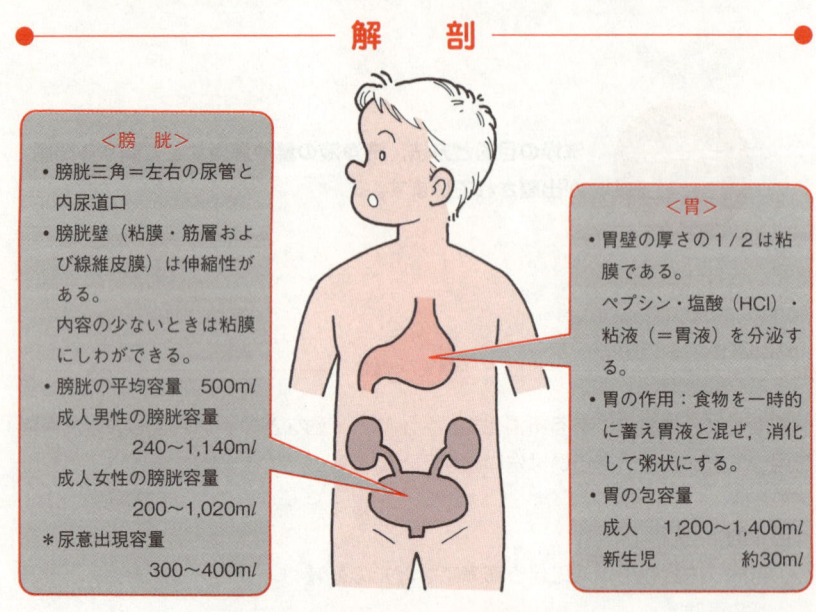

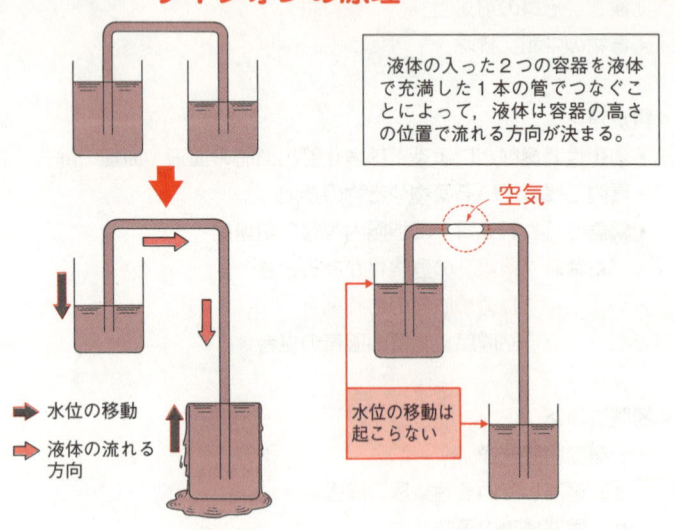

解　剖

＜膀胱＞
- 膀胱三角＝左右の尿管と内尿道口
- 膀胱壁（粘膜・筋層および線維皮膜）は伸縮性がある。
  内容の少ないときは粘膜にしわができる。
- 膀胱の平均容量　500ml
  成人男性の膀胱容量
  　　　　240〜1,140ml
  成人女性の膀胱容量
  　　　　200〜1,020ml
- ＊尿意出現容量
  　　　　300〜400ml

＜胃＞
- 胃壁の厚さの1/2は粘膜である。
  ペプシン・塩酸（HCl）・粘液（＝胃液）を分泌する。
- 胃の作用：食物を一時的に蓄え胃液と混ぜ，消化して粥状にする。
- 胃の包容量
  成人　　1,200〜1,400ml
  新生児　　　　約30ml

サイフォンの原理

液体の入った2つの容器を液体で充満した1本の管でつなぐことによって，液体は容器の高さの位置で流れる方向が決まる。

空気

➡ 水位の移動
➡ 液体の流れる方向

水位の移動は起こらない

洗浄の実施

<胃洗浄>
- 胃管（10〜12号）を胃内に挿入し，洗浄液によって胃粘膜を洗浄する。
- 体　位：左側臥位
- 洗浄液：微温湯または生理食塩液
  　　　　37〜38℃に温める
  　　　　300〜500m*l*／1回量
- ロートの高さ：注入時，胃底部から50cmまで（患者の頭部より15cm上げる）
  　　　　　　　排出時，胃底部から15cm下まで
- 看護のポイント：誤飲防止（必要時，吸引）
  　　　　　　　　胃管の誤挿入
  　　　　　　　　体液バランス・体温の観察

<膀胱洗浄>
- 2ウェイまたは3ウェイカテーテルを使用する。
- 洗浄液：滅菌水・生理食塩液など（医師の指示）
  　　　　37〜38℃に温める（湯煎）
  　　　　一時的注入量は膀胱許容量によって異なるが，30〜50m*l*／1回量
  　　　　であることが多い
- 注入速度：50m*l*を7〜10秒程度の速度で注入
  　　　　　イリゲータは挿入部から30cm以内の高さに調整
- 排　液：自然流出
- 膀胱内に細菌をもち込む危険性があるため，無菌操作で実施する。

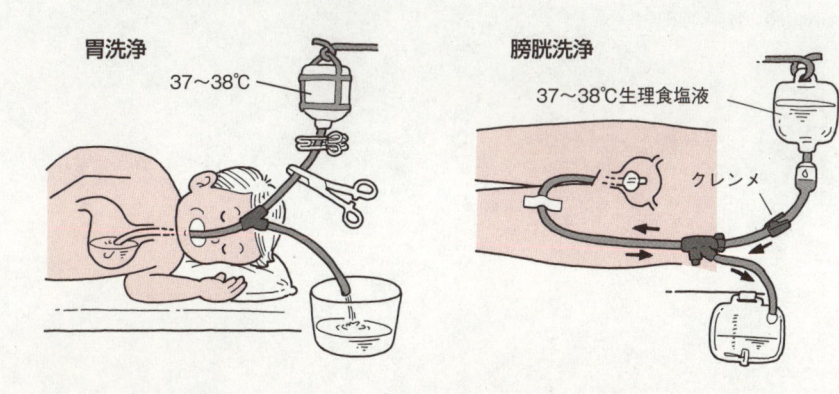

胃洗浄　37〜38℃

膀胱洗浄　37〜38℃生理食塩液　クレンメ

既出問題チェック

胃洗浄，膀胱洗浄

> ☐ 洗浄について**誤っている**のはどれか。80-A50
> 1 胃洗浄では液を注入するとき坐位であればロートの高さを頭上15cm位にする。
> 2 胃洗浄液は37〜38℃とし1回の注入量は500mlを超えないようにする。
> 3 腸洗浄では腸や骨盤内臓器に刺激を与えるためにイリゲータの高さを肛門から1m以上にする。
> 4 腸洗浄液は40〜41℃とし1回の注入量は300〜500mlとする。

● 解答・解説

1 ○サイフォンの原理を用いている。ロートの高さは胃底部まで50cmを目安とするので患者の頭部からでは15cm位上げて設置し，排出時には胃底より15cm下に下げる。
2 ○胃に刺激を与えないようにするために洗浄液を温めて使用する。注入量は洗浄の効果を考えて300〜500ml/回にする。
3 ×腸洗浄では，腸や骨盤内臓器に刺激を与える必要はなく，サイフォンの原理を利用できればよい。肛門よりおよそ50cm上に液面がくるようにロートを設置する。
4 ○腸洗浄液の温度は，冷感を感じず，かつ粘膜の熱傷を避ける温度にする。1回注入量は洗浄の目的や洗浄液を到達させたい部位によっても異なるが，500mlで下行結腸まで，1,000mlで横行結腸まで到達するとされる。

19. ME機器の取り扱いとモニタリング

学習の要点は
ペースメーカー，心電図モニターなどのME機器の作動時における看護師の判断を問う問題が出題されています。検査・モニタリング前のME機器の正しい使い方，誤作動が起きたときのトラブルなどへの対処法を学びます。

ME機器の基礎知識

MEとは，medical engineering＝医療工学のことを意味する。ME機器は，システム理論，情報理論，計測学的な基本的考え方によって生体（検体）の検査や診断・治療に取り入れられている。看護者が取り扱うME機器の種類には，電子体温計，心臓ペースメーカー，パルスオキシメーター，電子血圧計，輸液ポンプ，心電計，心電図モニター，人工呼吸器などさまざまなものがある。

ME機器使用上の注意

(1) 水気に注意する
　水は電気をよく通すので，アースがとられていない場合には強く感電する可能性がある。

(2) 定期的に点検・清掃・消毒
　①機器の操作部分や表面は手を介して汚染されている。噴霧式の消毒ではなく，消毒薬のしみ込んだ拭き取りタイプのものが適する。
　②分解，洗浄ができるものは，汚染や有機物を除去して行う。

(3) アースをとる3つの方法
　①3Pプラグ（アースピン）
　②2Pプラグとアース線とアース端子をつなぐ
　③アースを接地する

＊アースをとらない場合，機器の装着部を伝って患者の体に電流が流れることになる。

アース接続部の種類

＜3Pコンセントと3Pプラグ＞　　＜2Pコンセントと3Pプラグ＞

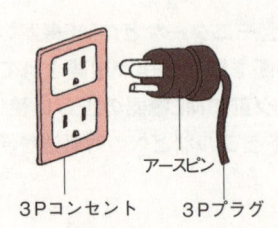

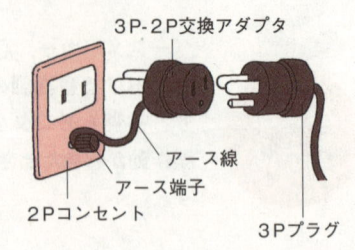

3P-2P交換アダプタ
アースピン
アース線
アース端子
3Pコンセント　3Pプラグ　　2Pコンセント　　3Pプラグ

竹尾惠子監，看護技術プラクティス，p.416，学研メディカル秀潤社，2009.

●―― 心臓ペースメーカー装着時の注意点 ――●

心臓ペースメーカーの作動は，自己検脈，動悸・不快感の有無などで確認する。作動不良を起こさないようにする注意としては，電気機器・携帯電話の使用制限，その他<u>電磁波から遠ざかる</u>ことが重要である。電磁波が強いため，ペースメーカー装着中の<u>MRI検査は禁忌</u>，<u>CT検査は要注意</u>である。緊急時の対処方法には，ペースメーカー手帳の携行，周囲へ伝えておくことなどが挙げられる。

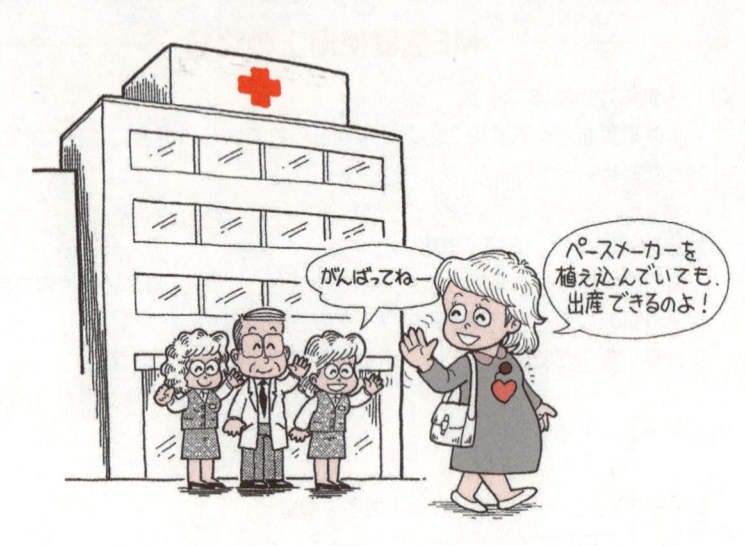

「がんばってねー」

「ペースメーカーを植え込んでいても，出産できるのよ！」

既出問題チェック ME機器の取り扱いとモニタリング

☑ 医療用機器の取り扱い上の注意点で誤っているのはどれか。87-A57
1 高圧酸素療法時，綿100％の衣類を着用する。
2 除細動器使用時，ゴム手袋を着用する。
3 モニター心電計装着時，電気毛布の使用を許可する。
4 輸液ポンプ使用時，携帯電話の使用を禁止する。

● 解答・解説
1 ○合成繊維の静電気から火災が起きる危険があるため，高圧酸素使用時は，患者・医療者は綿100％の衣類を着用する。
2 ○除細動器使用時は，刺激電流が漏れて起こる電気ショック予防のため，ゴム製手袋（絶縁）を着用する。
3 ×心電計使用時に電気毛布を使うとハム（ノイズ）が入るので許可しない。モニター心電計も同様。
4 ○携帯電話はME機器の作動に影響を与える可能性があるため，使用は禁止。輸液ポンプへは，輸液の微量調整に狂いを生じさせる。

☑ ペースメーカー装着中の患者に禁忌なのはどれか。98-A54
1 CT
2 MRI
3 超音波検査
4 骨シンチグラフィ

● 解答・解説
1 ×ペースメーカー装着中の患者に，従来CT検査は問題なく施行できると考えられていたが，最近，「CT検査は要注意」であることが判明した。ただし，禁忌ではない。
2 ○ペースメーカー装着中の患者に対するMRIは，原則禁忌である。磁場の影響を受けてペースメーカーに不具合が発生し，場合によっては患者が死亡する。
3 ×ペースメーカー装着中の患者に対する超音波検査は問題なく，禁忌ではない。
4 ×ペースメーカー装着中の患者に対する骨シンチグラフィは問題なく，禁忌ではない。

◳ 測定中に波形が変わった心電図を示す。

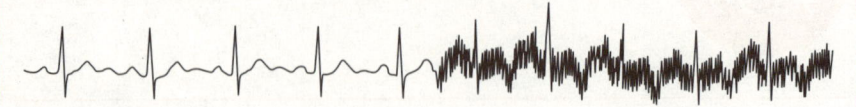

考えられるのはどれか。99-P44
1 心臓ペースメーカーの作動不全
2 交流波の混入
3 体位変換
4 心房細動

● 解答・解説

1 × ペースメーカーの作動不全には，ペーシング不全としてペーシングによる刺激パルスの発生にも関わらず，それに続くはずのQRS波やP波が発生しないものや，センシング不全として心房や心室での自己の興奮の発生にも関わらず，それを正しく検知してない状態などがある。いずれも問題文のような基線の揺れにはならない。

2 ○ 交流波の混入はアーチファクトともいい，「人工産物」という意味で，ノイズともよばれ，心電図に混入する心電図以外の現象を総称したものである。筋電図や皮膚と電極面の接触抵抗の変化によって生まれる基線の動揺がある。

3 × 体位の変化で心臓の位置，特に心尖部という心臓の先の位置が変わる。しかし，心電図の電極の位置は変わらないため電極からみている心臓の場所が変化することで心電図上の変化が認められる。基本的に仰臥位から左側臥位になるとR波やT波高は高くなる傾向がある。一方，右側臥位だと逆にR波やT波の波高は小さくなる。

4 × 心房細動は心房が細かく震えるように動いている状態で洞結節からのはっきりしたリズムはない。心房のあらゆるところから異所性の早い刺激が発生するが，すべての刺激が心室に伝わるわけではない。心房細動ではP波が存在せず，代わって小刻みに揺れるｆ波が出現する。そしてRR間隔は不規則になる。

☑ 心電図モニターの管理で適切なのはどれか。96-A60
1 電極はかぶれ予防シールの上に装着する。
2 双極誘導法では電極は3か所に装着する。
3 モニター中は仰臥位を保持する。
4 交流波形が出た時は力を抜くように促す。

● 解答・解説

1 ×電極はかぶれ予防シールの上に装着するのではない。皮膚の状態に注意し直接皮膚に装着する。ただし，電極の粘着剤により瘙痒感や発赤などが生じることもある。電極を装着する場合は，皮脂や汚れを取り除くためアルコール綿で清拭することで電気抵抗を低くすることができる。

2 ○双極誘導法では電極は3か所に装着する。一般的に3本のリードは，赤色，黄色，緑色に色分けされており，第Ⅱ誘導がとれるように，赤色が右鎖骨下窩，黄色が左鎖骨下窩，緑色が左前腋窩線上で最下肋骨上に装着する。

3 ×モニター中は仰臥位を保持する必要はない。モニター中であっても，体位変換，歩行が可能である。

4 ×交流波形が出た時は力を抜くように促すのではない。交流波形とは心電図の基線をゆがめたりすることである。原因には，テレビ・ラジオ・電気毛布・スタンド蛍光灯などの電化製品があり，患者に説明し電源を抜く必要がある。筋電図の混入予防として，患者の緊張を緩和するために力を抜くことを説明したり，筋肉部位に電極を装着することを避けたりすることはある。

☑ 人工呼吸器装着中の管理で適切なのはどれか。96-A47
1 口腔ケア時にはカフ圧を下げる。
2 加温加湿器には水道水を補給する。
3 アンビューバッグをそばに置いておく。
4 誤作動が続く時はアラームを消音にする。

● 解答・解説

1 ×カフ圧を下げるのではなく上げる。気管内チューブのカフの役割は，気管と気管内チューブの間の空気の漏れを防ぎチューブを気道に固定すること，また唾液や吐物の気管内への流入を防ぐことにあり，カフ圧の管理は重要である。口腔ケア時は，洗浄水や唾液が気管内へ流入する可能性があるためカフ圧を上げて流入を防ぐ。

2 ×加温加湿器には水道水でなく滅菌蒸留水や滅菌精製水を補給する。水道水は，非定型抗酸菌やレジオネラ菌が存在する可能性がある。気管内チューブや気管カニューレを装着している患者は，気管と外気が直接通じているため，上気道感染を併発しやすい状態となる。

3 ○人工呼吸器装着中は，万一の事態に備えてアンビューバッグをそばに置いておく必要がある。例えば，気管内チューブや気管カニューレと人工呼吸器の蛇管との接続部のはずれや挿入部の炎症が起こり十分な換気が損なわれることがある。また，気管内吸引時は酸素も一緒に吸引してしまうため十分な換気が必要になる。

4 ×誤作動が続く時は原因が明らかになるまでアラームを消音にしてはいけない。何のアラームが鳴っているのかを確認し，原因を取り除く必要がある。アラームの内容や原因が分からない場合は，アンビューバッグで換気を行いその間に原因を究明する。

気管挿管による人工呼吸器装着中の状態と対処との組合せで適切なのはどれか。 95-A47

1 気道内圧の上昇――――――喀痰を吸引する。
2 胸郭の左右差のある動き――挿管チューブを奥に挿入する。
3 喘鳴の聴取――――――――蛇管の水滴を除去する。
4 呼吸音の減弱――――――――加湿器に蒸留水を追加する。

● 解答・解説

1 ○ 気管挿管による人工呼吸器装着中の患者で気道内圧が上昇する例として，気道内への痰の貯留，咳嗽などがある．気管内挿管チューブ内は気道の線毛運動・粘液に欠け，患者の呼出力も低下している状況である．定期的な喀痰吸引は呼吸器合併症を予防する．

2 × 人工呼吸器装着中に胸郭の動きに左右差がみられる場合，気管チューブが気管支分岐部を越えて左右いずれかに深く入り過ぎているおそれがあるので，さらに奥深く挿入してはならない．

3 × 気管内挿管による人工呼吸器装着中に喘鳴が聴取されたとき，考えられることに痰の貯留がある．喘鳴が聴取された場合には，ネブライザー，痰の吸引，体位変換，背部叩打法などの実施により痰の喀出を促進させる．人工呼吸器は加湿しながら行うため，蛇管内の水滴を定期的に除去する必要がある．その貯水量が多量になると蛇管を彎曲させ，万一閉塞状態になれば患者の吸気にも問題が出るが，喘鳴聴取と蛇管の水滴除去との関連性は弱い．

4 × 呼吸音が減弱する例としては，痰などによる気管支閉塞，胸膜の炎症などがある．加湿器は，乾燥したガスを加湿し気道粘膜に生理的湿度を与えて気道粘膜を保護し，線毛運動の維持や気道分泌物の効果的排出をはかるための器具である．よって，加湿器に蒸留水を追加しても，呼吸音の減弱という問題解決にはつながらない．

第6章 看護の役割と機能を支える仕組み

1. 看護活動の場と専門分化 ……… 398
2. 継続看護 ……………………… 406
3. 保健医療福祉の連携 ………… 413
4. 看護管理 ……………………… 417
5. 看護制度，看護行政 ………… 429
6. 災害看護 ……………………… 441
7. 看護の展望と国際化 ………… 450

1. 看護活動の場と専門分化

学習の要点は

看護師が活動する場の設置目的と役割について，法的根拠をふまえながら出題されています。法律の解釈はその時代の要求によって変化するため，看護師の役割も変わっていくことが予測されます。そのため，世の中の動きと照らし合わせながら学習する必要があります。

地域・在宅における看護活動

看護師はどの施設で活動しても，保健師助産師看護師法の範囲で役割を果たす。

1. 看護活動の場
(1) 学校保健室
　　（学校保健安全法）
(2) 企業の健康管理室
(3) 在宅看護
　①医療機関から派遣された看護師が自宅訪問
　②訪問看護ステーションから派遣された看護師が自宅訪問
　③地域包括支援センターから派遣された看護師が自宅訪問

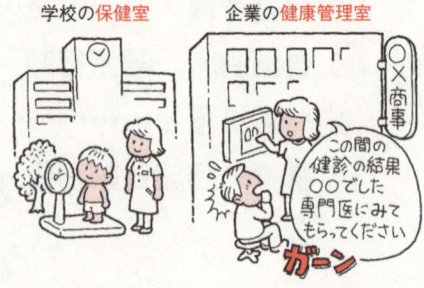

学校の保健室　　企業の健康管理室

この間の健診の結果○○でした専門医にみてもらってください

ガーン

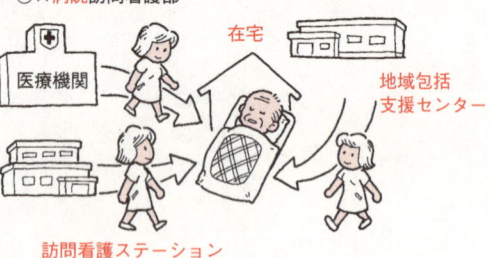

○×病院訪問看護部
医療機関　　在宅　　地域包括支援センター
訪問看護ステーション

2. 看護活動の内容
(1) 保健活動
　①健康の維持・増進と疾病の早期発見を目的として活動する。
　②健康相談，健康教育，集団検診，予防接種，家庭訪問など

(2) 在宅看護
　①医療機関から退院した患者の看護
　②心身障害者や高齢者，難病患者や慢性疾患患者に対する看護

訪問看護ステーション

訪問看護ステーションは老人保健法（現・高齢者の医療の確保に関する法律），健康保険法，介護保険法に基づき，看護師，准看護師，保健師，助産師※，理学療法士，作業療法士，言語聴覚士が利用者の家庭を訪問して看護を行う機関である。

(1) 利用者の規定
　①高齢者の医療の確保に関する法律：寝たきり・寝たきりに準じた状態にある高齢者〈同法施行規則第50条〉
　②健康保険法：疾病または負傷で，居宅で継続した療養を受ける状態にある者（乳幼児や妊婦も含む）〈第88条〉
　③介護保険法：居宅要介護者と認定された者〈第8条第4項〉

(2) 訪問看護ステーション開設の人員基準
　①最低常勤加算2.5人の看護職員
　②管理者は看護師か保健師
　③理学療法士，作業療法士または言語聴覚士を状況に応じて設置

(3) サービスの内容
　かかりつけ医と連携をとり，必要なケアを行う。具体的なサービスの内容は次のとおりである。

・病状（健康状態）の観察	・褥瘡（床ずれ）の予防と処置
・日常生活の看護	・在宅でのリハビリテーション
・医師の指示に基づく医療処置	・療養環境の改善
・精神的・心理的な看護	・介護方法の相談
・認知症の看護	・終末期の看護

※助産師は健康保険法の訪問看護ステーションのみ

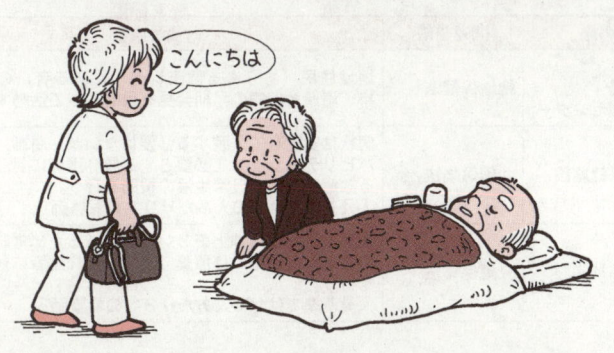

医療施設における看護活動

医療施設は医療を行う施設であり，病院，診療所，助産所などが挙げられる。これらの施設は，医療法によって次のとおり規定されている。

施設名	管理者	業務	入院・入所の条件
病院	医師または歯科医師	医業，歯科医業	20人以上の患者を入院させるための施設
診療所	医師または歯科医師	医業，歯科医業	19人以下の患者を入院させるための施設
助産所	助産師	病院または診療所において行うものを除く業務	9人以下の入所施設

- 特定機能病院（医療法第4条の2）
  ①高度の医療を提供する能力を有すること
  ②高度の医療技術の開発および評価を行う能力を有すること
  ③高度の医療に関する研修を行わせる能力を有すること
  ※その他10以上の診療科，ベッド数（400床以上），人員要件，所有する施設，診療に関する諸記録の管理などの要件に該当し，厚生労働大臣が承認した施設をいう。

- 地域医療支援病院（医療法第4条）
  ①地域の病院や診療所から紹介された患者に対して，医療を提供する。
  ②地域の医療従事者の診療・研究・研修に，施設・設備・器機・器具を提供する体制が整っている。
  ③地域の医療従事者を対象に研修を行う。
  ※その他ベッド数（200床以上），救急医療の提供などの要件に該当し，都道府県知事が承認した施設をいう。

保健福祉施設における看護活動

活動の場	関連法規	活動内容
保健所 市町村役場 市町村保健センター	地域保健法	地域住民（あらゆる健康レベルにある者）の健康の維持・増進と疾病の早期発見を目的として活動する。
介護老人保健施設	介護保険法	病状は安定して入院する必要はないが，看護，介護，リハビリテーションを必要とする要介護者に対して行われる診療の補助と日常生活の援助を行う。 人員基準では100人あたり9名の看護師
介護老人福祉施設	介護保険法	身体上または精神上著しい障害があるため常時の介護を必要とし，自宅では療養できない要介護者に対して養護を行う。 人員基準では100人あたり3名の看護師

チーム医療における看護職の役割・活動

　チーム医療とは，さまざまな職種の医療従事者がチームとなって，役割を分担し協働しながら医療を提供すること。

●チーム医療の条件
（1）患者を中心としたチーム編成で，かつ患者もチームの一員である。
（2）チームの一員としての自覚と責任をもつ。
（3）チームを構成しているメンバーの専門性を理解し，情報の共有や意見交換を行う。

●看護師の役割・活動
（1）基本的には保健師助産師看護師法に規定されている「療養上の世話」と「診療の補助」が役割である。
（2）「診療の補助」の範疇は変化しており，次の医行為は医師の指示があった場合のみ看護師が行える。
　①静脈内注射（2002（平成14）年）
　②薬剤の投与量の調整（2007（平成19）年）

看護職の各種資格と活動（認定看護師，専門看護師の活動を含む）

- 専門看護師：複雑で解決困難な看護問題をもつ個人，家族および集団に対して水準の高い看護ケアを効率よく提供するための，特定の専門看護分野の知識および技術を深め，保健医療福祉の発展に貢献しあわせて看護学の向上をはかる看護師（登録者数は次ページ参照）。
- 認定看護師：特定の看護分野において，熟練した看護技術と知識を用いて，水準の高い看護実践ができ，看護現場における看護ケアの広がりと質の向上をはかる看護師（登録者数は次ページ参照）。
- 認定看護管理者：多様なヘルスケアニーズをもつ個人，家族および地域住民に対して，質の高い組織的看護サービスを提供することを目指し，看護管理者の資質と看護の水準の維持および向上に寄与することにより，保健医療福祉に貢献する看護管理者。登録者数は940名（2011（平成23）年4月1日現在）。

●専門看護師登録者数
(2011年4月1日現在)

がん看護	250
精神看護	93
地域看護	20
老人看護	31
小児看護	56
母性看護	35
慢性疾患看護	48
急性・重症患者看護	62
感染症看護	9
家族支援	8
計	612

●認定看護師登録者数
(2011年4月1日現在)

救急看護	506
皮膚・排泄ケア	1,389
集中ケア	531
緩和ケア	912
がん化学療法看護	625
がん性疼痛看護	458
感染管理	1,177
糖尿病看護	248
不妊症看護	100
新生児集中ケア	191
透析看護	113
手術看護	176
訪問看護	198
乳がん看護	135
摂食・嚥下障害看護	233
小児救急看護	111
認知症看護	122
脳卒中リハビリテーション看護	79
がん放射線療法看護	30
計	7,334

看護の役割と機能を支える仕組み

既出問題チェック 看護活動の場と専門分化

☐ 訪問看護ステーション事業で正しいのはどれか。必 93-A9
1 ステーション管理者は医師である。
2 従事者にはホームヘルパーが含まれる。
3 事業の一環に給食サービスが含まれる。
4 訪問看護には医師の指示書が必要である。

● 解答・解説
1 ×管理者は看護師か保健師である。
2 ×介護ではなく看護を提供するため，従事者は看護師，保健師，准看護師等である。
3 ×家庭を訪問して看護を行う機関である。給食サービスは実施されない。
4 ○医師の「訪問看護指示書」の発行により，訪問看護が開始される。

☐ 介護老人保健施設はどれか。必 100-A7
1 医業を行い，20名以上の患者が入院できる施設
2 医業を行い，患者が入院できるための設備が無い施設
3 要介護者が入所し，必要な医療や日常生活の援助を受ける施設
4 認知症の要介護者が共同生活をしながら，日常生活の援助を受ける施設

● 解答・解説
1 ×病院の説明である。
2 ×診療所の説明である。
3 ○介護老人保健施設の説明である（介護保険法第8条第25項）。
4 ×認知症対応型共同生活介護（グループホーム）の説明である。

☐ 在宅療養者を支援するチームケアで最も適切なのはどれか。100-A47
1 多職種の参加が必須である。
2 療養者はチームメンバーに含まれない。
3 チームリーダーの職種は規定されている。
4 療養者が納得してケアを選択できるように支援する。

● 解答・解説
1 ×療養者が必要とするケアに必要な職種でチームメンバーは構成される。この場合，多くの職種が必ずしも必要とはならない。
2 ×療養者を中心としたチーム編成が組まれるが，療養者はチームの一員でもある。
3 ×適切な支援の実現に向けてコーディネートするチームリーダーの職種は規定されてはいない。
4 ○療養者が必要なケアを自ら選択できるように支援することは，在宅療養者を支援するチームケアの優先順位として高い。

☐ 法的に診療所に入院させることのできる患者数の上限はどれか。必 99-P9
1 9人
2 19人
3 29人
4 39人

● 解答・解説
1 ×患者数9人（ベッド数9床）では診療所であるが，上限は19人と規定されている。
2 ○19人以下の患者を入院させるための施設を有するものを診療所と規定している。
3 ×上限患者数29人という医療施設はない。病院の定義は20人以上の入院設備を備える施設である。
4 ×上限患者数39人という医療施設はない。

☐ 医療法に規定されている病院とは何人以上の患者を入院させる施設か。必 96-A10
1 10人
2 20人
3 50人
4 100人

● 解答・解説
1 ×
2 ○ 病院とは，20床以上の入院ベッド数をもつ医療施設である。
3 ×
4 ×

☐ 特定機能病院で正しいのはどれか。100-P37
1 地域の医療従事者の資質向上のための研修を行う能力を有する。
2 高度の医療技術の開発および評価を行う能力を有する。
3 300人以上の患者を入院させるための施設を有する。
4 都道府県知事の承認を得て設立される。

● 解答・解説
1 ×地域の医療従事者の資質向上のための研修は地域医療支援病院で行う。
2 ○高度の医療技術の開発および評価を行う能力を有するのは特定機能病院である。
3 ×500人以上の患者を入院させる施設を有する。
4 ×厚生労働大臣の承認を得て設立される。

看護活動の場と専門分化

2. 継続看護

学習の要点は

継続看護の意義をふまえて，施設内から在宅への継続看護について出題されています。患者（対象）の状態をイメージして，それぞれの場における看護師の役割を法的根拠もふまえて学習する必要があります。

継続看護とは

（1）継続看護の定義

1969年のICN大会では次のように定義されている。
「継続的なケアとは，その人にとって最も適切な時期に適切な所で，最も適切な人によってケアされるシステムである。」

（2）プライマリヘルスケアとの関連

「あらゆる健康レベルにあるすべての人を対象に，健康の増進，疾病の予防とそのための教育を継続的にケアする」という概念を含むプライマリヘルスケアでは，継続看護は不可欠となる。

施設内における継続

患者は自分の健康レベルや診療目的に応じて医療機関に入院する。そして，適切な医療（看護）が継続して受けられるように，時には施設内の適切な病棟に移動することもある。移動した病棟でスムーズな医療（看護）が受けられるように，患者の情報は共有できるようになっている。

施設内と施設間の継続の例

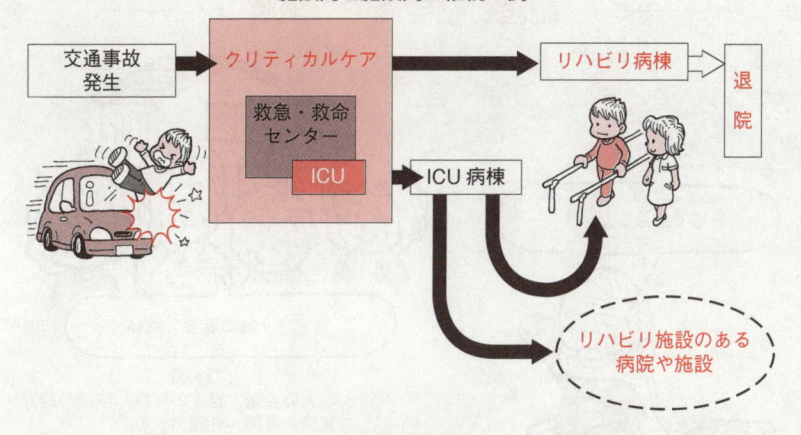

交通事故発生 → クリティカルケア（救急・救命センター／ICU）→ リハビリ病棟 → 退院
クリティカルケア → ICU病棟 → リハビリ施設のある病院や施設 → リハビリ病棟

施設間継続

　施設内における継続と同じで，患者は適切な医療（看護）を継続して受けられるように，現在入院している病院を退院して，目的の医療（看護）が受けられる病院や施設に移動することがある。この場合も新たに入院した病院（施設）でスムーズな医療（看護）が受けられるように，患者の情報は共有できるようになっている（サマリーの活用，血液検査データのコピー，レントゲン写真のコピーや貸し出しなど）。

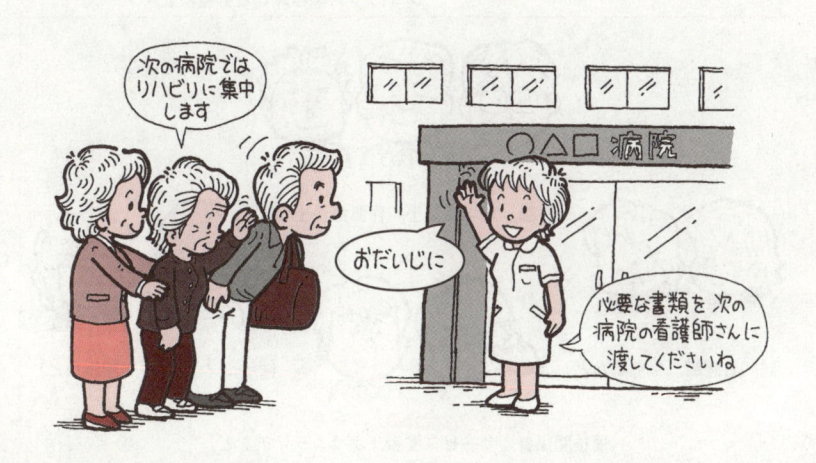

施設と在宅間での継続

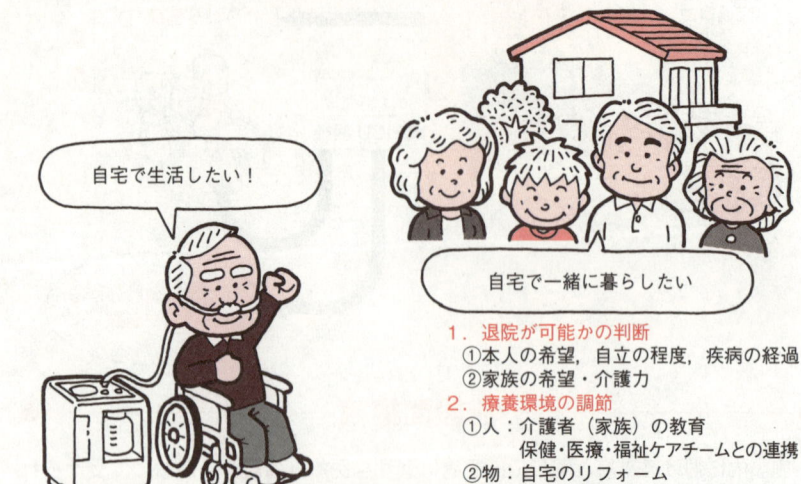

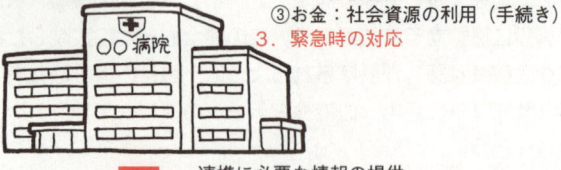

「自宅で生活したい！」

「自宅で一緒に暮らしたい」

1. 退院が可能かの判断
   ①本人の希望，自立の程度，疾病の経過
   ②家族の希望・介護力
2. 療養環境の調節
   ①人：介護者（家族）の教育
      保健・医療・福祉ケアチームとの連携
   ②物：自宅のリフォーム
      必要物品の購入・レンタル
   ③お金：社会資源の利用（手続き）
3. 緊急時の対応

連携に必要な情報の提供
①サマリー
②エックス線写真など各種検査，データ

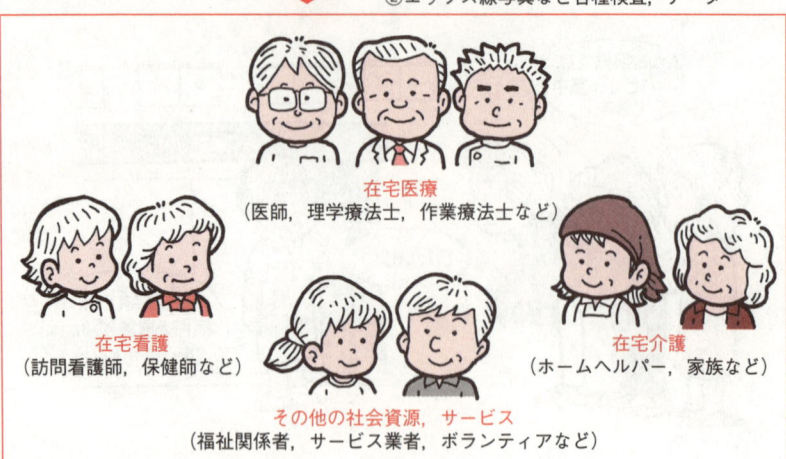

在宅医療
（医師，理学療法士，作業療法士など）

在宅看護
（訪問看護師，保健師など）

在宅介護
（ホームヘルパー，家族など）

その他の社会資源，サービス
（福祉関係者，サービス業者，ボランティアなど）

保健・医療・福祉のケアチーム

看護の役割と機能を支える仕組み

退院計画および退院指導

必要な準備が十分にできる期間をもうける。特に自宅への外泊を繰り返して不都合の調節が十分できると，在宅療養中のトラブルを避けやすくなる。

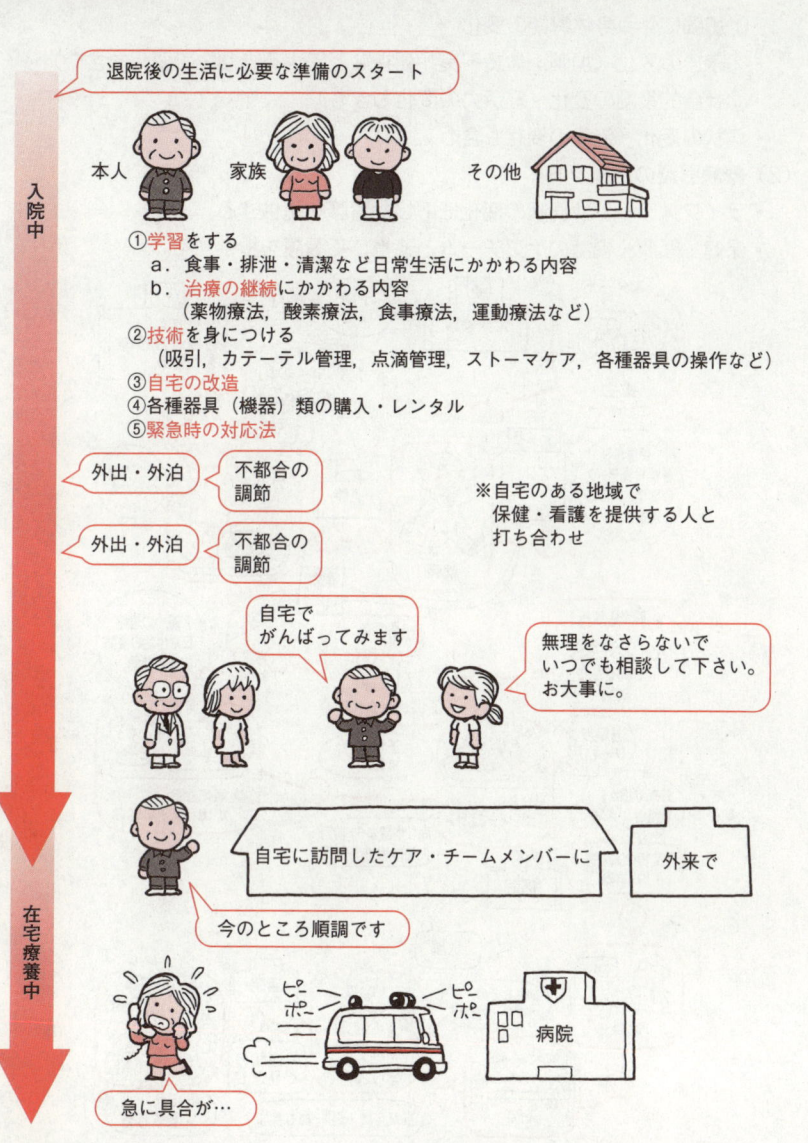

入院中

退院後の生活に必要な準備のスタート

本人　家族　その他

① 学習をする
　a. 食事・排泄・清潔など日常生活にかかわる内容
　b. 治療の継続にかかわる内容
　　（薬物療法，酸素療法，食事療法，運動療法など）
② 技術を身につける
　（吸引，カテーテル管理，点滴管理，ストーマケア，各種器具の操作など）
③ 自宅の改造
④ 各種器具（機器）類の購入・レンタル
⑤ 緊急時の対応法

外出・外泊　不都合の調節

外出・外泊　不都合の調節

※自宅のある地域で保健・看護を提供する人と打ち合わせ

自宅でがんばってみます

無理をなさらないでいつでも相談して下さい。お大事に。

在宅療養中

自宅に訪問したケア・チームメンバーに

今のところ順調です

外来で

急に具合が…

ピーポー　病院

経時的変化に対する継続看護

(1) 経時的変化
- ライフステージの変化
    ①加齢に伴う身体機能の変化
    ②家族の変化（加齢，体調不良，死亡などによる介護力の変化も含む）
    ③社会的役割の変化（経済力の変化も含む）
- 病状の変化（治療の変化も含む）

(2) 継続看護のポイント
- ライフステージや病状の変化に応じた看護を提供する。
- 保健・医療・福祉のケアチームと連携して看護を提供する。

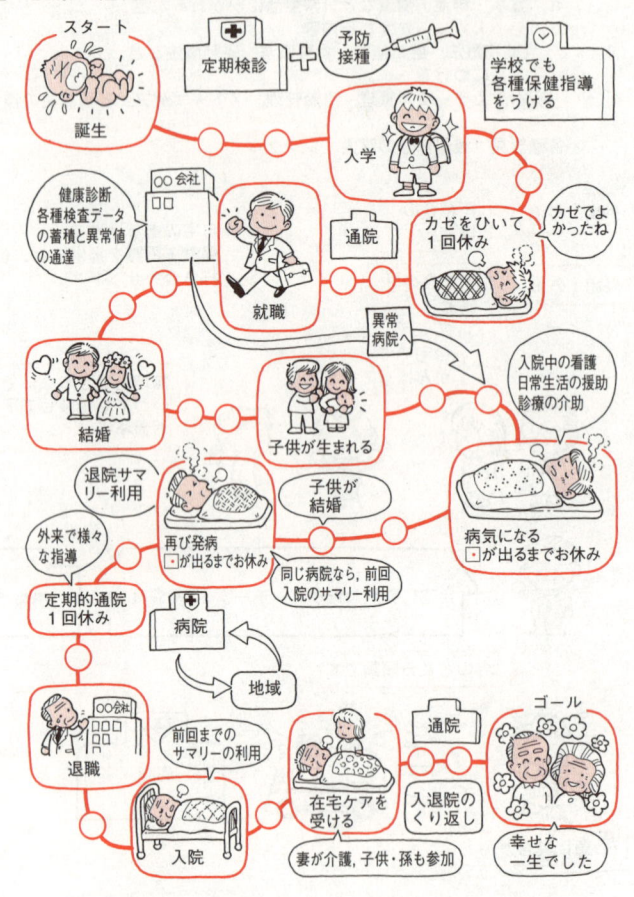

- 保健・医療・福祉のケアチームの活用
- 社会資源の活用

利用者のニーズに応じて提供するサービスを変える。

既出問題チェック 継続看護

□ 継続看護で**誤っている**のはどれか。92-A62
1 入院時から退院後の生活を考慮した計画を立てる。
2 家族員の介護力を評価して退院計画を立てる。
3 訪問看護の導入は看護師が決定する。
4 退院時サマリーを活用する。

● 解答・解説

1 ○ 退院後の生活に必要な知識と技術を身につけ，在宅療養時のサポート体制を整えるには，入院時から計画し実施しなければ，十分な時間がかけられない。
2 ○ 家族員の介護力を評価することで，無理のない退院計画が立案でき，自宅での療養生活を中断する危険性も低くなる。
3 × 訪問看護は本人や家族の希望に応じて，外来や病棟からの依頼を受けてなされる。
4 ○ 退院時サマリーには，入院中の経過や治療内容，援助内容も記述されており，それを活用することで，退院後も継続した看護が提供しやすくなる。

□ 患者が病院を退院するときの継続看護で，病院の看護師が**行わない**のはどれか。94-A62
1 在宅での医療処置方法の紹介
2 介護保険制度の説明
3 福祉サービスの情報提供
4 要介護認定の申請

● 解答・解説
1 ○在宅における医療処置は，法律に従ってあくまで医師が行うが，医療処置方法の説明は，在宅での医療処置がスムーズにいくために，看護師が行う。
2 ○介護保険を受けるには介護認定審査会による要介護認定が必要であるが，介護保険制度の説明は看護師が実施してよい。入浴，排泄，食事などの介護，機能訓練が必要なまま在宅に戻る場合，必要なサービスが受けられるよう，看護師には患者や家族に情報を提供する役割が求められる。
3 ○福祉サービスには，ホームヘルパーの派遣，ショートステイ（短期入所），デイサービス，訪問入浴サービス，日常生活用具の給付などがある。看護師は，在宅支援として福祉サービスの情報提供や助言などを行う。
4 ×被保険者またはその家族である対象者が，市町村に要介護認定を申請するので，看護師は申請は行わない。その後，申請に基づいて市町村職員またはケアマネジャーによって訪問調査がなされ，日常生活動作などに関する調査が行われる。

◻︎ 継続看護について誤っているのはどれか。87-A51
1 セルフケアを重視している。
2 場所や時を問わないでケアをするシステムである。
3 人口の高齢化に伴い重要性が高まっている。
4 WHOのアルマ・アタ宣言で定義された。

● 解答・解説
1 ○健康の維持を目的とする場合，セルフケアを高める看護を継続的に行う。
2 ○患者（対象）のライフステージの変化や病状の変化，利用している施設の種類にかかわらず，継続的にケアを提供するシステムである。
3 ○加齢に伴い身体機能・家族・社会的役割は変化が大きく，患者（対象）だけでは対応できない場合があるため，人口の高齢化に伴い継続看護の重要性が高まっている。
4 ×アルマ・アタ宣言ではプライマリヘルスケアが提案された。

3. 保健医療福祉の連携

学習の要点は　保健医療福祉にかかわる職種の役割や連携とチームアプローチに関する知識を問う問題が予想されます。

他職種の役割

職種別の役割と法律

職種	法律	役割（各法律より）
医師	医師法	診察治療。診察もしくは検案をし，または出産に立ち会った医師は，診断書もしくは検案書または出生証明書もしくは死産証書もしくは処方せんを交付。保健の向上に必要な事項の指導。診療録の記載
看護師	保健師助産師看護師法	傷病者もしくは褥婦に対する療養上の世話または診療の補助
保健師		保健指導
助産師		助産または妊婦，褥婦もしくは新生児の保健指導
薬剤師	薬剤師法	調剤，医薬品の供給その他薬事衛生
診療放射線技師	診療放射線技師法	医師または歯科医師の指示の下に，放射線を人体に対して照射する（撮影を含む。照射機器または放射性同位元素を人体内に挿入して行うものを除く）
臨床検査技師	臨床検査技師等に関する法律	医師または歯科医師の指示の下に，微生物学的検査，血清学的検査，血液学的検査，病理学的検査，寄生虫学的検査，生化学的検査および厚生労働省令で定める生理学的検査を行う
理学療法士	理学療法士及び作業療法士法	（医師の指示の下）理学療法を行う 理学療法：基本的動作能力の回復を図るため，治療体操その他の運動，および電気刺激，マッサージ，温熱その他の物理的手段を加える
作業療法士		（医師の指示の下）作業療法を行う 作業療法：身体または精神に障害のある者に対し，主としてその応用的動作能力または社会的適応能力の回復を図るため，手芸，工作その他の作業を行わせること
管理栄養士	栄養士法	傷病者に対する療養のため必要な栄養の指導，個人の身体の状況，栄養状態等に応じた高度の専門的知識および技術を要する健康の保持増進のための栄養の指導 特定多数人に対して継続的に食事を供給する施設における利用者の身体の状況，栄養状態，利用の状況等に応じた特別の配慮を必要とする給食管理およびこれらの施設に対する栄養改善上必要な指導等

看護の役割と機能を支える仕組み

社会福祉士	社会福祉士及び介護福祉士法	社会福祉士の名称を用いて，身体上もしくは精神上の障害があること，または環境上の理由により日常生活を営むのに支障がある者の福祉に関する相談に応じ，助言，指導，福祉サービス関係者等との連絡および調整その他の援助を行う（相談援助）
介護福祉士		介護福祉士の名称を用いて，身体上または精神上の障害があることにより日常生活を営むのに支障がある者につき心身の状況に応じた介護を行い，並びにその者およびその介護者に対して介護に関する指導を行う
医療ソーシャルワーカー	法律はない 医療ソーシャルワーカー業務指針（厚生労働省）	病院等において管理者の監督の下に次のような業務を行う (1)療養中の心理的・社会的問題の解決，調整援助 (2)退院援助 (3)社会復帰援助（退院・退所後の選択肢を説明。相談に応じる。解決，調整に必要な援助をする） (4)受診・受療援助 (5)経済的問題の解決（医療費，生活費），調整援助 (6)地域活動（地域の保健医療福祉システム）
医療事務	法律はない 協会による認定試験	受付業務。オペレーター業務 会計業務。病棟クラーク 診療報酬請求業務

チームアプローチ

在宅医療
（医師，理学療法士，作業療法士など）

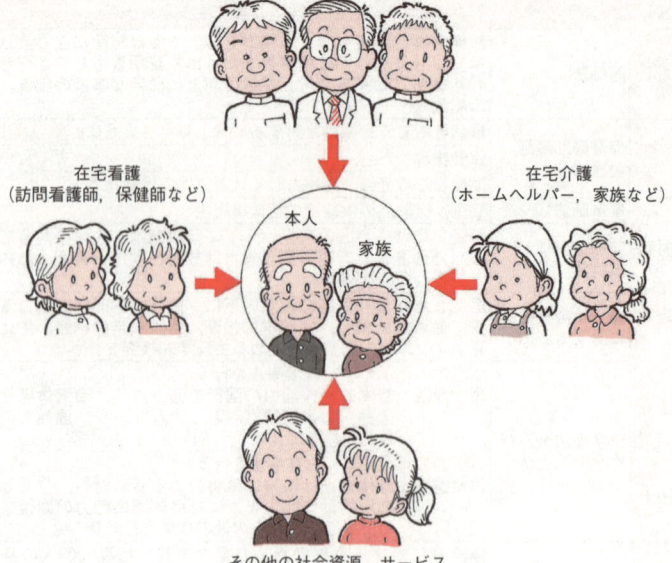

在宅看護
（訪問看護師，保健師など）

本人
家族

在宅介護
（ホームヘルパー，家族など）

その他の社会資源，サービス
（福祉関係者，サービス業者，ボランティアなど）

他職種との連携

　保健医療福祉メンバーはそれぞれの専門性を発揮して患者やその家族にサービスを提供する。連帯することでより充実したサービスの提供ができるようになる。
　看護師は「診療の補助」と「療養上の世話」という役割から，患者と接する中で健康に対する希望や考えを知る機会が多い。そのため，知り得た情報を必要とする他職種に提供し，他職種間の連帯がスムーズであるようにする役割もある。

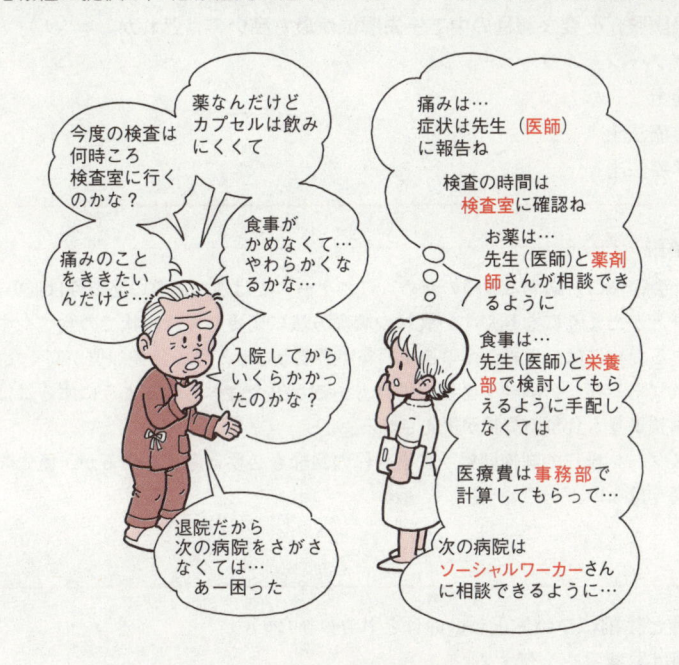

患者の声：
- 今度の検査は何時ころ検査室に行くのかな？
- 薬なんだけどカプセルは飲みにくくて
- 痛みのことをききたいんだけど…
- 食事がかめなくて…やわらかくなるかな…
- 入院してからいくらかかったのかな？
- 退院だから次の病院をさがさなくては…あー困った

看護師の対応：
- 痛みは…症状は先生（医師）に報告ね
- 検査の時間は検査室に確認ね
- お薬は…先生（医師）と薬剤師さんが相談できるように
- 食事は…先生（医師）と栄養部で検討してもらえるように手配しなくては
- 医療費は事務部で計算してもらって…
- 次の病院はソーシャルワーカーさんに相談できるように…

チームアプローチの概念

　チームアプローチでは患者自身（家族）もチームの一員で，さらに，医療事務や医療ソーシャルワーカーといった医療従事者以外のメンバーも含まれ，患者のニーズに応じたアプローチを展開する。チームアプローチの要点は以下のとおり。
①チームメンバーには患者・家族，医療従事者，医療事務，患者のケアにかかわるすべての人が加わる。
②チームメンバーが責任を明確にする。
③チームメンバー間で情報の共有を行う。
④患者の抱える問題にあわせて，さまざまな職種の中からコーディネート選抜される。コーディネーターはチームの要になる。

保健医療福祉の連携

既出問題チェック

☐ 入院中の右片麻痺のある患者が「スプーン（自助具）ですくってもぽろぽろこぼれて食べにくい」と訴えている。
連絡調整が必要な職種の中で優先順位が最も高いのはどれか。オリジナル
1 医療ソーシャルワーカー
2 栄養士
3 作業療法士
4 理学療法士

● 解答・解説
1 ×社会復帰に対応する職種のため，このケースでは連絡調整の必要性は低い。
2 ○ひとかたまりになりやすい食材や調理方法に変更して，現状での食べやすさを追求するためには，栄養士への連絡調整が必要となり，最も優先順位が高くなる。
3 ×スプーン操作の訓練も必要な場合もあるが，今食べられるようにするには，訓練の調整よりも食事の調整が優先される。
4 ×スプーン操作の訓練同様，食事動作の訓練も必要と考えられるが，優先順位は一番高くはない。

☐ 職種と役割について正しいのはどれか。オリジナル
1 医師は診断書を交付する。
2 薬剤師は処方せんを交付する。
3 臨床検査技師は内視鏡検査を行う。
4 作業療法士は基本的動作能力の回復を図る。

● 解答・解説
1 ○医師の役割には診断書の交付がある。
2 ×医師が処方せんを交付する。薬剤師は調剤や医薬品の提供を行う。
3 ×内視鏡検査は医師が行う検査である。臨床検査技師が実施できる生体検査は心電図検査，脳波検査，超音波検査などである。
4 ×作業療法士は応用的動作能力の回復を図る訓練を行う。基本的動作能力の回復を図る訓練は理学療法士が行う。

4. 看護管理

学習の要点は

保健・医療・福祉チームの中で，患者を中心に看護を提供するシステムと，他職種が協働しながら看護者の役割を推進するために求められるものは何かを理解しましょう。

看護管理の概念

【定義】
　看護管理とは，看護師の潜在能力や関連分野の職員および補助職員あるいは設備や環境・社会の活動などを用いて，人間の健康向上のためにこれらを系統的に適用する過程である。（WHO西太平洋地区看護管理ゼミナール（1961年））

【目的】
　有限の資源を機能させ，対象に最も適切な看護を提供すること。

【マネジメント】
　ある目的を達成するために目標に向けて人々を動かしていくための活動。常によい状態を維持するために，プロセスのそれぞれについてマネジメントサイクル（PDCAサイクル）をまわすこと。

看護におけるマネジメント ① 看護ケアのマネジメント
② 看護サービス（看護職が行うすべての活動）のマネジメント

看護におけるマネジメント

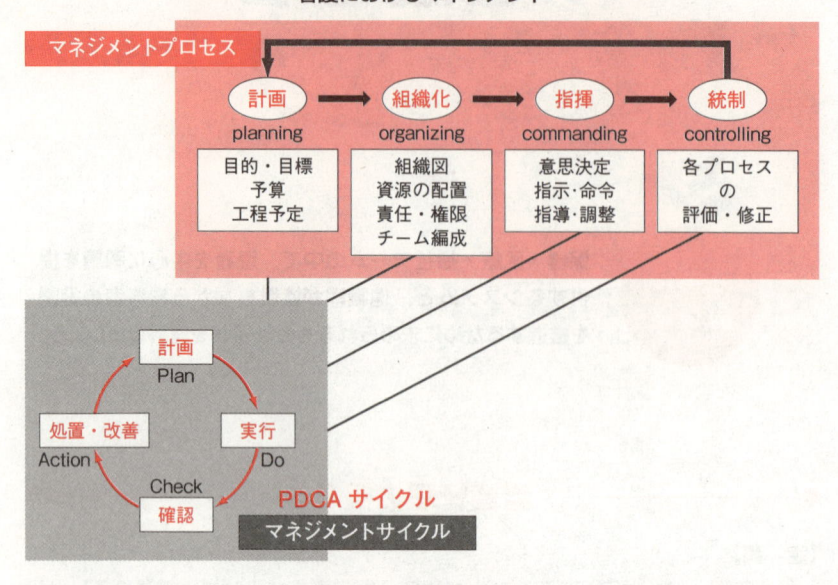

マネジメントプロセス

計画 → 組織化 → 指揮 → 統制
planning / organizing / commanding / controlling

- planning：目的・目標、予算、工程予定
- organizing：組織図、資源の配置、責任・権限、チーム編成
- commanding：意思決定、指示・命令、指導・調整
- controlling：各プロセスの評価・修正

PDCAサイクル／マネジメントサイクル

- 計画 Plan
- 実行 Do
- 確認 Check
- 処置・改善 Action

看護組織と職務

- 組織目的達成のためのマネジメント：理念の形成・浸透，計画，組織化する。

（1）看護組織

例1）病院組織と看護部門

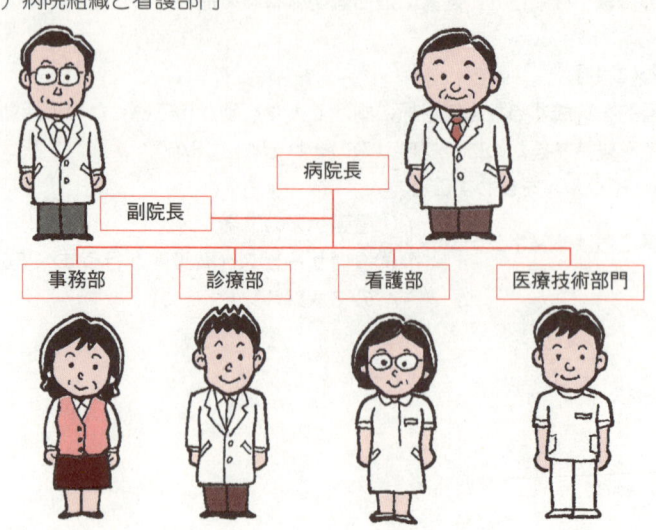

病院長 — 副院長 — 事務部／診療部／看護部／医療技術部門

看護の役割と機能を支える仕組み

418　看護管理

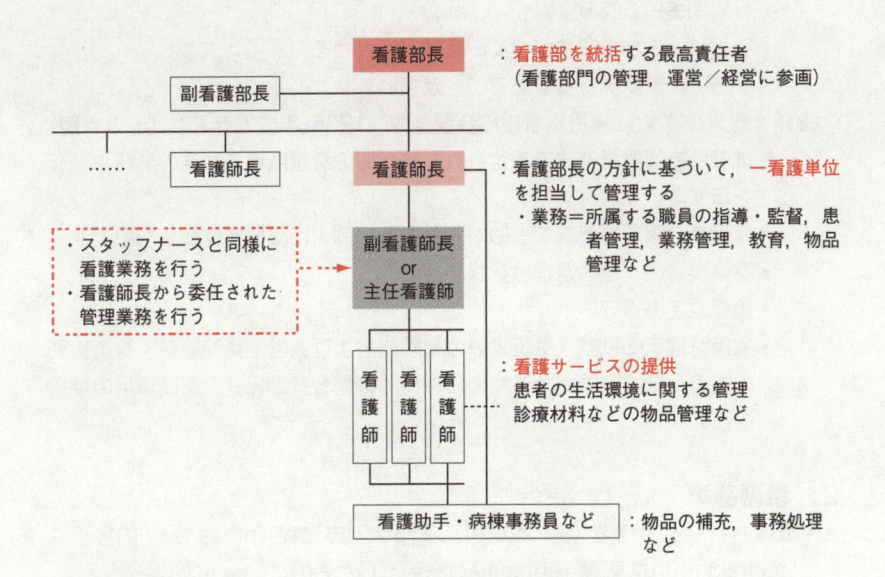

例2）看護部門の組織と職務　　　※組織が職位および職務規程を規定する

```
                                    看護部長　：看護部を統括する最高責任者
                                             （看護部門の管理，運営／経営に参画）
              副看護部長
    ┌───────────┼───────────┐
  ……      看護師長        看護師長　：看護部長の方針に基づいて，一看護単位
                                    を担当して管理する
  ┌─────────────┐                   ・業務＝所属する職員の指導・監督，患
  │・スタッフナースと同様に│       副看護師長        者管理，業務管理，教育，物品
  │ 看護業務を行う      │◀ ─ ─ ─  or              管理など
  │・看護師長から委任された│       主任看護師
  │ 管理業務を行う      │
  └─────────────┘     ┌─┬─┬─┐
                         │看│看│看│    ：看護サービスの提供
                         │護│護│護│      患者の生活環境に関する管理
                         │師│師│師│      診療材料などの物品管理　など
                         └─┴─┴─┘
                       看護助手・病棟事務員など　：物品の補充，事務処理
                                                 など
```

(2) 看護単位
- 看護部の中の最も小さいまとまり　→　例）病棟

看護業務管理と看護基準

1. 看護業務

(1) 看護業務とは
- 日本看護協会では　→　**看護業務 ＝ 看護実践 ＋ 看護実践の組織化**
- 保健師助産師看護師法では　→　**看護業務 ＝ 療養上の世話 ＋ 診療の補助**

(2) 特性：①形態（＝多重業務）
- 1人の看護師が多数の患者を担当する。
- 「療養上の世話」と「診療の補助」を同時に行う。

療養上の世話	診療の補助
・身の回りの世話 ・病状の観察 ・指導（健康教育），慰安 ・家族が患者を支えるために必要な事柄への対応　など	・病状の報告 ・診療（診察・検査・治療）の介助 ・治療指示に基づいた業務 ・救急処置 など

②作業形態
- 1つの作業を最初から最後まで一貫して，1人の担当者が専念

できない（業務の中断と分担）
③チーム医療
- 1つの業務に多くの職種がかかわる
- 最終実行者であることが多い

(3)「看護業務基準」＜日本看護協会が作成（1995（平成7）年）＞（p. 8参照）
保健師助産師看護師法で規定されたすべての看護職者に共通の看護実践レベルを示す。
- 傷病者に限らず健康な者も対象とする，個人に限らず集団も対象とする
- 看護実践の一連の過程は記録する
- 倫理規定の遵守
- 看護管理者の役割（看護実践の組織化および運営，資源管理，看護実践の質の保証，発展させるための機構，継続教育の保証，実践環境の整備など）

2．看護基準
- 看護方針などの構造（structure），看護ケアの過程（process），内容基準（content），目標基準（outcome）を明示したもの。
- 看護ケアを提供する際の基準を示したもの。

● 安全管理（リスクマネジメント，ヒューマンエラー） ●

1．医療事故の増加
(1) 背 景
- 医療技術，機器・医薬品などの高度化・複雑化による医療従事者の人員不足など
- 経営努力（在院日数の短縮化，病床稼働率の向上など）による職員の労働の過重
- 保健・医療に関する情報量の増加，利用者意識の高まり
- 組織的・体系的な医療安全対策の促進

(2) アクシデント＝事故：不注意などが原因で起こる人災。職員，患者，面会人いずれによっても起こされるもの

医療事故 ── 過失（過誤，ミス）
　　　　 └ 不可抗力の事故

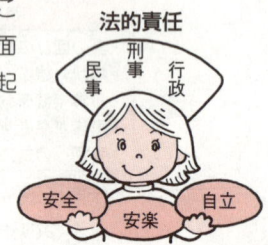

（3）医療安全対策の基盤
　①医療の安全と信頼を高める
　②医療安全対策を医療システム全体の問題としてとらえる
　③医療安全対策のための環境を整備する

2．リスクマネジメント（＝危機管理）
（1）リスクマネジメントとは
- 事故を未然に防止する。
- 発生した事故をすみやかに処理し，組織の不利益が生じないようにする。

（2）リスクマネジメントのプロセス（問題解決プロセス）
　「リスクの把握」→「リスクの分析」→「リスクへの対応」→「対応の評価」

（3）事故発生時の対応
- 事故発生時のすみやかな報告
- 患者の状況を記録し報告書を作成
- 原因の究明
- 原因の要素を排除

3．ヒューマンエラー
（1）ヒューマンエラーとは
　ある特定の状況，人の心理的特性の2つの組み合わせによって発生する過失。

（2）ヒューマンエラーの防止
- ある特定の状況を修正する→仕事のシステム，環境　など
　　個人差：経験による差（未熟さ，慣れや思い込みなど），危険の察知，
　　　　　　エラーの対処能力など
- 医療従事者間のコミュニケーションエラーの改善
- 医療機関の管理者および医療安全管理者の資質の向上
- ITを利用した医療安全対策

（3）ヒューマンエラー対策：業務のシステムや過程の改善
　①使いやすさ
　②エラーを起こしにくい機器や手順
　③システムの構築（エラーが起きても事故につながりにくい，事故が拡大しない）

看護提供システム

	長所	短所
プライマリナーシング 数人の患者の看護がすべて一人の看護師に任されている。患者の入院期間中、継続して個々の患者のニードを把握し、看護を計画・実施・評価していく方式	・ニードを把握しやすい ・責任体制が明らか	・看護職員の高度の質的充実がないと、ケアが低下する
機能別看護 患者への看護業務を主眼においた分業の方法。一人の患者に対して複数の看護師がかかわる	・機能性・経済性にすぐれている	・個別看護の責任不明
チームナーシング 個別看護と機能別看護を統合した方式。チーム全体で患者のニードを把握し、計画的に看護を実施する	・患者中心の総合看護が可能	・リーダーとチームメンバーが交替しても、個別看護の責任はチームにあるため、定型化して看護の分散化の危険がある
モジュール型ナーシング 看護師がいくつかの単位（モジュール）をつくり、その中の各看護師は数人の患者を受け持ち、入院から退院まで責任をもって看護する	・プライマリの責任性・継続性、チームナーシングの効率性をあわせもつ	・担当看護師の看護実践能力の強化が必要である

リーダーシップとフォロワーシップ

1．チーム医療

複数の医療従事者が，医療の目的の達成のために協働することで一人ひとりの能力の総和以上の成果を生み出す。

2．リーダーシップ

リーダーとは，集団の方向づけに最も影響力をもつ人のことを指す。
リーダーシップとは，集団の目標が達成できるように，集団の構成員が自発的に協力し合うような働きかけ，あるいは指導をすることをいう。

(1) リーダーに必要な基本的能力
　①目的達成に必要な知識と技術（専門的能力）
　②良好な人間関係を築き，集団・組織を維持する。また，メンバー個人を励まし動機づける（対人的能力）
　③組織目標の設定や将来の展望に向けた計画を立案する（概念化能力）
(2) リーダーシップの型（種類）
　①専制的リーダーシップ
　②民主的リーダーシップ
　③放任的リーダーシップ
(3) その他
　状況対応理論（SL理論），パス・ゴール理論に基づくリーダーシップスタイルがある。

3．フォロワーシップ

　フォロワーとは，リーダーとともに，リーダーの指導に呼応して，主体的に改革・改善していくという意味で，リーダー以外の組織メンバーのことをいう。

　フォロワーシップとは，フォロワー個々人が，リーダーと相互作用をもち，リーダーの掲げた目標にみずから賛同し，主体的な行動をもって参加することを指す。

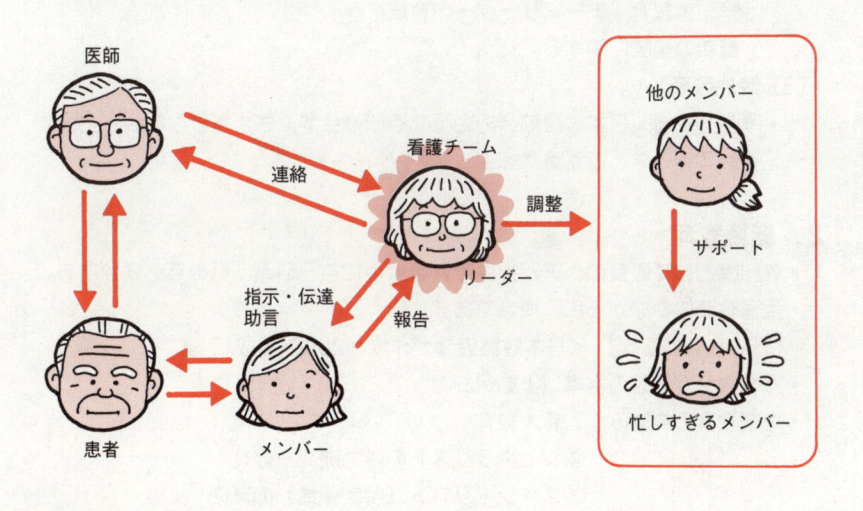

現任教育，継続教育，キャリア開発

1．現任教育
現場で受ける教育，または現職のまま学習するという意味である。
(1) 新人教育
　①プリセプターシップ：新人が先輩と一定期間，一緒に勤務しながら学習する。
　②インターンシップ：見習い期間（3〜12か月）をもうけてトレーニングを受ける。
　③チュートリアルシップ：特定の相談相手がいて，相談，支援を受けることができる。一緒の勤務でケアするわけではない。
(2) 院内教育
　・個々の病院や施設で独自に行われている教育
　・個々の病院の理念や方針に基づいて構築され計画される
　①教育方法
　　ⓐ集合教育：受講者を一堂に集めて，講義・演習などを行う
　　ⓑ機会教育（On the Job Training；OJT）：各職場で看護場面などの機会を通して指導を受ける
　②教育内容
　　ⓐ経験段階別教育
　　ⓑ管理者教育：チームリーダーの育成
　　ⓒ最新の知識に関する教育
(3) 院外教育
　・厚生労働省，日本看護協会の企画する研修会や，さまざまな学会が主催するセミナーなどに派遣する

2．継続教育
・専門職として最良のケアが提供できるように自己研鑽に努める必要がある。
・生涯教育につながる広い概念である。
「継続教育の基準」＜日本看護協会が作成（2000(平成12)年＞
・継続教育が一定の水準以上を保つ
・継続教育の枠組み：①新人教育
　　　　　　　　　　②ジェネラリストの能力開発・促進
　　　　　　　　　　③スペシャリスト（特定領域）の育成
　　　　　　　　　　④管理者の育成
　　　　　　　　　　⑤教育者・研究者の育成

3．キャリア開発

（1）キャリアの定義

人の生涯にわたり，仕事に関連した諸処の体験や活動をとおして個人が自覚しうる態度や行動のつながり。（ホール（Hall, 2002））

（2）キャリア開発とは

専門職として臨床看護実践能力の向上や個人としての成長・発達をうながし，また，組織の目標を達成できるようにすること。

- 「新人」の時期はキャリア開発の初期であり，社会人・専門職業人としての自覚をもつことや看護実践（臨床実践力）の基盤を形成するために自己研鑽する必要がある。
- キャリア開発の将来像：①ジェネラリスト　②スペシャリスト　③管理者　④教育・研究者
- キャリア開発プログラム（career development program；CDP）
  ：キャリア開発のため各組織で取り組まれているプログラムのこと
- クリニカルラダー：看護師の能力開発・評価のシステムのこと（「標準クリニカルラダー」日本看護協会）

看護の質の保証と評価

1．看護の標準化

- 医療技術の進歩，高度化・複雑化による看護ケアの複雑化
  →提供者によるケアのばらつきを少なくする＝質の保証
- 看護基準や看護手順＝看護の質確保のツールである，効率性の概念を含まない
- クリニカルパス：ケアにかかわる全職種の協働
  （p.91参照）　特定の健康問題に対するケアの標準計画
  医療の質の保証

2．質の評価の3要素

①評価の対象：提供するサービスの質の評価，費用や効率性などの経済的評価
②評価者：サービス利用者，サービス提供者自身の自己評価，第三者評価
③評価するための方法（ものさし）：
- 質の評価の視点：「構造」，「過程」，「結果」
  ⓐケアが行われている組織を評価する（構造）
  ⓑケアそのものを評価する（過程）
  ⓒケアの結果を査定する（結果）

3. 第三者評価機構

①日本医療機能評価機構（Japan Council for Quality Health Care；JCQHC）1995（平成7）年設立
　【目的】・中立的・学術的立場の第三者による医療施設全体の評価を行う。
　　　　　・診療・看護・管理の各専門領域の評価を行う。
②その他の第三者評価
　・国際標準化機構（International Organization for Standardization；ISO）
　・その他

看護職員の労働安全衛生

- 労働安全衛生法：職場の衛生管理，健康管理などの規定（健康診断など）
- 看護サービスを提供するには就業者の健康を保持することは不可欠
- 職務上のリスクに対するマネジメント
  ①リスク──身体的リスク（感染，被曝，外傷，その他）
  　　　　　精神的リスク（ストレス）
  ②対　応──日常的な健康状態（身体的・精神的）への配慮
  　　　　　定期的な健康診断
  　　　　　ストレス等の対応→随時受診（カウンセリング含む），休養

看護管理

既出問題チェック

☑ チームナーシングで正しいのはどれか。94-A63
1. 患者と1対1の関係が確立できる。
2. 業務効率を1番に考えた方法である。
3. メンバーの直接の指揮は看護師長である。
4. メンバーは患者に関する情報を共有する。

● 解答・解説

1 ×複数人の患者グループに対して，何人かの看護師がチームとしてかかわるシステムがチームナーシングである。1対1の関係をつくることができる看護方式は個別看護である。数人の患者の看護を1人の看護師が担当するので，患者と看護師の接触は密になりやすい。

2 ×この方法は看護業務に主眼をおき，検温係，処置係など担当業務を実施する方法，機能別看護である。機能性，経済性に優れている。

3 ×看護師長はリーダーでもメンバーでもなく，よりよい看護が行われるように，必要に応じて助言や指導するなど，全体の調整をはかる。チームナーシングの場合には，チームリーダーが受け持ち患者に行われる看護とメンバーの指揮・監督責任を担う。

4 ○チームナーシングは看護師，准看護師，看護助手や補助者が数名でチームを構成し，1人のリーダーナースを中心にして何人かの患者の看護を実施する。効果的な看護を行うためには，患者の情報を共有する必要がある。

☑ ある組織では，リーダーの支援の下でグループ討議を経て方針を決定している。リーダーは，具体的な作業手順の決定を部下に委任している。
このリーダーシップの型はどれか。100-P35
1. 権力型
2. 民主型
3. 放任型
4. 専制型

● 解答・解説

1 ×リーダーが方針，手順などを決定し，部下を従わせるタイプ。リーダーが孤立しやすく，人間関係が悪循環に陥りやすい。
2 ○方針を決定するプロセス（グループ討議）を支援し，"決定に参加"させていることから「民主型」といえる。
3 ×リーダーは消極的な介入のみで，意思決定はすべてメンバーに任せるタイプ。
4 ×リーダーの部下に対する信頼が低く，意思決定に部下が参加しないあるいは限られた部分にのみ参加させるタイプ。

☑ 看護方式とその説明との組合せで正しいのはどれか。96-A62
1 モジュール型――――――1人の看護師が毎日異なる患者を担当する。
2 チームナーシング――――看護に必要な業務を係を決めて割り当てる。
3 機能別看護――――――1つの看護単位がリーダーの下で看護を行う。
4 プライマリナーシング――1人の看護師が特定の患者を継続的に担当する。

● 解答・解説

1 ×モジュール型は，看護師がいくつかの単位（モジュール）をつくり，その中の各看護師は数人の患者を受け持ち，入院から退院までを責任をもって看護する。
2 ×チームナーシングは，個別看護と機能別看護を統合した方法。看護師，准看護師，看護助手らが各々の能力や技術を活かしうるチームをつくり，このチーム全体で患者のニードを把握し，看護計画を立て，看護を実施していく方式。
3 ×機能別看護は，患者に対してなされる看護業務に主眼をおいた分業の仕方。時間は節約されるが，責任の所在が曖昧になりやすい。
4 ○プライマリナーシングは，患者の入院期間中，継続して責任をもって個々の患者のニードを把握し，看護を計画，実施，評価していく方式。

5. 看護制度, 看護行政

学習の要点は

国民の健康な生活を確保するために,具体的施策としての国の対応を理解しましょう。また,国民に最良の看護を提供するため,看護職員数の確保と資質の向上をはかり,どのような対策がなされているかを,法律と関連づけて学習しましょう。

看護制度の変遷

看護制度とは,看護職者個人および組織を規定する法規の総称である。

看護職者の養成制度(狭義)

年	法律	備考
1948年(昭和23)	保健婦助産婦看護婦法 制定	──
1985年(昭和60)	医療法 改正	──
1992年(平成4)	看護師等の人材確保の促進に関する法律 制定	──
1993年(平成5)	保健婦助産婦看護婦法 改正	・男子の保健業務への就業を可能
2001年(平成13)	保健師助産師看護師法への改称・改正	・障害者の欠格条項の見直しと守秘義務規定の整備
2003年(平成15)	○新たな看護のあり方に関する検討会報告 ○看護基礎教育における技術教育のあり方に関する検討会 報告書 ○新人看護職員の臨床実践能力の向上に関する検討会報告	・静脈注射を診療の補助と位置づけ など ・到達すべき看護技術教育の内容と範囲の明確化 など

1. 保健師助産師看護師法──1948(昭和23)年制定<2001(平成13)年改称>

看護職の資格,業務について規定する法律。

(1) 保健師助産師看護師法施行令(政令)
- 免許の申請・登録,免許証の書換交付・再交付,返納 など

看護の役割と機能を支える仕組み

看護制度,看護行政

(2) 保健師助産師看護師法施行規則（省令）
- 免許の申請・登録に関する細部事項
- 国家試験の試験科目や受験手続きなど

(3) 保健師助産師看護師学校養成所指定規則
- 養成機関に関して入学資格・修業期間・教育内容，その他条件を規定

2．看護師等の人材確保の促進に関する法律──1992（平成4）年制定

看護の需要や保健医療の変化に対応する看護師等の確保を促進するための措置に関する基本指針を規定する法律。

①看護師等の就業の動向に関する事項
②看護師等の養成に関する事項
③病院等に勤務する看護師等の処遇の改善に関する事項
④看護師等の資質の向上に関する事項
⑤看護師等の就業の促進に関する事項
⑥その他看護師等の確保の促進に関する重要事項

(1) 看護師等の人材確保の促進に関する法律施行規則（省令）
- 看護師等の人材確保の促進に関する法律に規定されている看護師等確保推進者についての要件，法律の適用に関する特例について規定

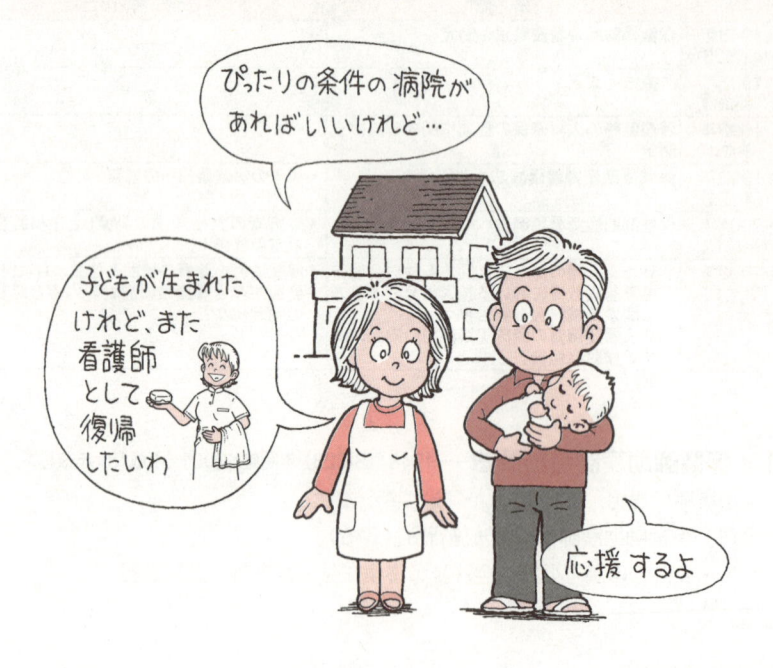

看護教育制度の変遷

1．看護基礎教育課程

免許を取得するための教育課程は複雑である（次ページの図参照）。

教育課程の変遷

年	出来事	詳細事項
1874年 （明治7）	医制（「産婆」の免状（資格）の成文化）	看護婦教育は，明治時代以降，各施設の必要に応じて独自に行われていた。
1899年 （明治32）	産婆規則	
1915年 （大正4）	看護婦規則（規定の全国統一）	
1941年 （昭和16）	保健婦規則	————
1948年 （昭和23）	保健婦助産婦看護婦法の制定	————
1967年 （昭和42）	看護教育カリキュラムの改正	————
1973年 （昭和48）	看護制度改善検討会報告書	・看護大学の設置推進
1985年 （昭和60）	12月：医療法の改正	————
1987年 （昭和62）	看護制度検討会 報告書	・養成の促進，看護教員の養成体制の確立
1989年 （平成1）	看護教育カリキュラムの改正	・1990（平成2）年度から実施
1994年 （平成6）	少子・高齢社会看護問題検討会報告書	・看護基礎教育の充実
1996年 （平成8）	○教育課程の見直し	・在宅看護論，精神看護学の設定 ・専任教員配置の充実　など
1999年 （平成11）	○教育課程の見直し	
2001年 （平成13）	保健師助産師看護師法への改称・改正	・障害者の欠格条項の見直しと守秘義務規定の整備
2003年 （平成15）	○教育課程の見直し 新たな看護のあり方に関する検討会報告書 看護基礎教育における技術教育のあり方に関する検討会報告書	・静脈注射を診療の補助と位置づけなど ・到達すべき看護技術教育の内容と範囲の明確化など

現在の看護職の教育制度

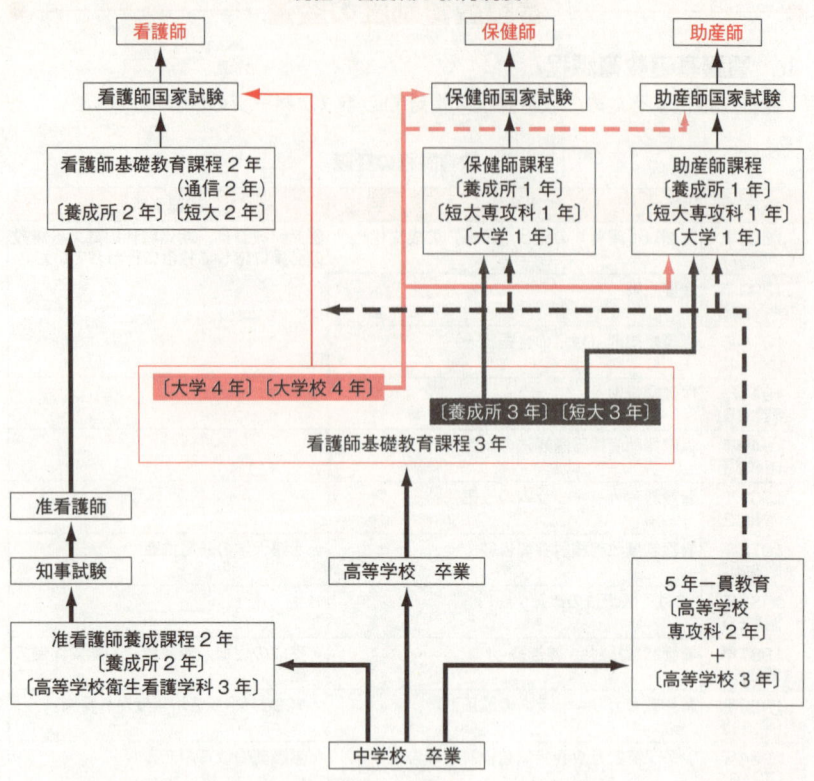

[図：看護師・保健師・助産師の教育制度フローチャート]

- 看護師 ← 看護師国家試験 ← 看護師基礎教育課程2年（通信2年）〔養成所2年〕〔短大2年〕
- 保健師 ← 保健師国家試験 ← 保健師課程〔養成所1年〕〔短大専攻科1年〕〔大学1年〕
- 助産師 ← 助産師国家試験 ← 助産師課程〔養成所1年〕〔短大専攻科1年〕〔大学1年〕
- 〔大学4年〕〔大学校4年〕
- 看護師基礎教育課程3年〔養成所3年〕〔短大3年〕
- 准看護師 ← 知事試験 ← 准看護師養成課程2年〔養成所2年〕〔高等学校衛生看護学科3年〕
- 高等学校 卒業
- 5年一貫教育〔高等学校専攻科2年〕+〔高等学校3年〕
- 中学校 卒業

2. **継続教育**：学校教育に続くすべての教育
   - 現任教育（院内教育含む）
   日本看護協会による「継続教育の基準」2000（平成12）年作成

3. **卒後教育**：基礎教育課程修了後の大学院における教育
   - 各専攻分野における研究や高度の専門性を要する看護実践等に必要な能力の育成
   - 看護学の発展に寄与すること　など

看護行政の組織

看護行政の内容
- ①保健師助産師看護師法の施行に関すること
- ②看護力の拡充に関すること
- ③看護の資質の向上に関すること

- 国レベル：厚生労働省医政局看護課，厚生労働省看護研修研究センター
- 都道府県・市町村レベル：各担当課

看護にかかわる診療報酬

診療報酬とは，診療行為ごとに医療保険で定められた対価のこと。国民皆保険制度に基づいて医療機関に支払われる。

1. 医療保険制度

公的医療保険であり，強制加入である。職域保険と地域保険に分類される。

医療費支払いシステム

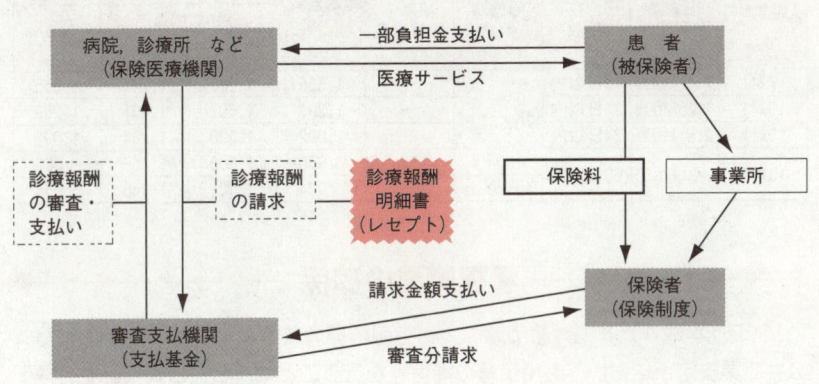

```
病院, 診療所 など  ←―― 一部負担金支払い ――  患者
(保険医療機関)    ――――― 医療サービス ―――→ (被保険者)
                                              ↓     ↓
診療報酬    診療報酬   診療報酬            保険料  事業所
の審査・    の請求    明細書                   ↓     ↓
支払い              (レセプト)              保険者
                                          (保険制度)
審査支払機関  ←―― 請求金額支払い ――
(支払基金)   ――――― 審査分請求 ―――→
```

2. 看護ケアの対価

- 看護ケアは医療サービスの一部であり，その対価はその時代の医療の状況により変化してきている。
- 「完全看護」→「基準看護」→「看護料」→「入院基本料」
  　1950年　　　1958年　　　1972年　　　2000年
  　(昭和25)　　(昭和33)　　(昭和47)　　(平成12)

　　　　　　　　　　　↓

1972 (昭和47) 年	特類看護	
	特　類	入院患者3人に対し，看護要員1人
1974 (昭和49) 年	特2類看護	入院患者2.5人に対し，看護要員1人
1988 (昭和63) 年	特3類看護	入院患者2人に対し，看護要員1人
1994 (平成6) 年	新看護体系 導入，看護類型の廃止	
	・看護師と准看護師の比率により区分される	

看護の役割と機能を支える仕組み

看護制度，看護行政

「入院基本料」＝入院環境料，入院時医学管理料，看護料を包括。
　　　　　　　病院の機能，看護職員配置，入院期間によって算定。

2004年（平成16）　診療報酬改定により**看護必要度**（集中治療ユニットの評価）が導入

2006年（平成18）　看護職員配置から看護職員実質配置に変更
　　　　　　　入院者7人に対して**看護職員1人**の人数比が新設される
　　　　　　　常時配置数に変更　→　配置基準の引き上げ

入院基本料

一般病棟入院基本料	施設基準					基本点数	入院期間		
	旧看護職員配置	平均在院日数	看護師割合	加算・減算点数		～14日	15～30日	31日～	
						初期加算		基本点数
						428	192	
7対1	1.4:1相当	19日以内	70％以上	―	1,555	1,983	1,747	1,555
10対1	2:1相当	21日以内		―	1,300	1,697	1,461	1,269
13対1	2.5:1相当	24日以内		―	1,092	1,520	1,284	1,092
15対1	3:1相当	60日以内		12	966	1,500	1,158	966
			40％以上	―	934	1,382	1,146	954

看護職員の確保

1992（平成4）年に**看護師等の人材確保の促進に関する法律**が制定された。公共職業安定所において**雇用情報の提供**等を行うことや，公益法人（**都道府県ナースセンター，中央ナースセンター**）の指定などについて規定されている。

1．都道府県ナースセンター

（1）ナースバンク事業
　①**無料職業紹介**（公共職業安定所の管轄のもとに実施）
　②再就業者に対する研修会，就職相談等の実施
　③各都道府県の看護職員の需給の現状把握
（2）訪問看護支援事業
　①「**訪問看護師養成講習会**」の実施
（3）「看護のこころ」普及事業
　①1993（平成5）年より毎年，5月12日「看護の日」に，全国で講演会等のイベントの実施。「ふれあい看護体験」の実施
　②将来看護の道に進みたい学生，社会人のための進路相談

2．中央ナースセンター：都道府県のナースセンターの中央機関としての役割
（1）ナースセンター事業に関する広報活動
（2）看護職員の就業動向等に関する調査（結果を都道府県センターその他の関係者に対し提供する）
　①登録データに基づく潜在看護職員の就業意向の把握
　②求人条件と就業条件，紹介・就職状況の分析
　③看護職員の人材確保状況の調査
（3）訪問看護を推進するための調査，連絡調整
（4）看護関連の情報提供
（5）コンピュータシステムの運用
（6）都道府県ナースセンターとの連絡調整

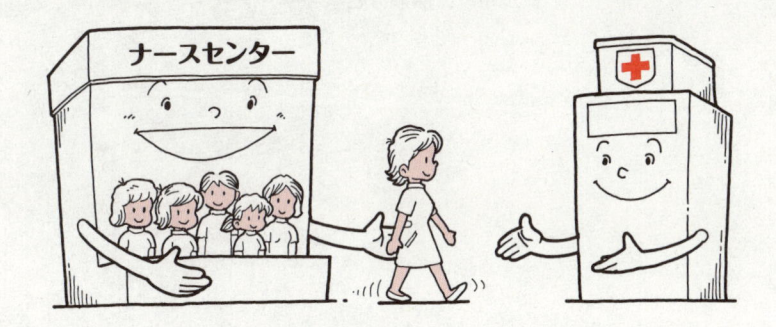

3．看護職員確保の経緯
- 看護師等の人材確保の促進に関する法律第3条「基本指針」に基づき，看護等の養成を図るなど就業者数確保に努めている。
- 看護職員の需給見通しは1974（平成49）年から概ね5年ごとに策定されてきた。
- 2010（平成22）年の第七次看護職員需給見通しによれば，2015（平成27）年には150万1千人の需要が見込まれる。

看護職員の労働環境

1．労働基準法
(1) 第32条（労働時間）：週40時間・1日8時間が法定労働時間（休憩時間を除く）
(2) 第34条（休憩時間）：労働時間が6時間を超える場合には少なくとも45分，8時間を越える場合には少なくとも1時間

2．労働環境の問題点
(1) 労働災害：無理な動作，転倒，転落，交通事故など
(2) 業務上疾病：負傷に起因する疾病，作業に起因する疾病（腰痛等）など
(3) 職務上の危険：感染（空気感染など），化学物質（抗がん薬など），放射線，アレルギー，腰痛など

既出問題チェック 看護制度，看護行政

☐ 我が国の平成20年における看護職員の就業者数はどれか。(改変) 必99-P5
1 約50万人
2 約80万人
3 約100万人
4 約130万人

● 解答・解説

1 ×
2 ×
3 ×
4 ○

「国民衛生の動向 2010/2011」によると，平成20年末現在の保健師就業者数は43,446人，助産師の就業者は27,789人，看護師・准看護師の就業者数は1,252,224人であり合計すると約132万人となる。最も近い人数は130万人である。

☐ 看護師の業務従事者届の届出の間隔として規定されているのはどれか。必100-A4
1 1年ごと
2 2年ごと
3 3年ごと
4 4年ごと

● 解答・解説

1 ×
2 ○
3 ×
4 ×

看護師の業務従事者届は保健師助産師看護師法第33条等の規定により隔年（12月31日現在）に実施する。この届出の目的は，医療関係者の分布及び就業の実態の把握，医療行政の基礎資料を得ることである。保健師，助産師，看護師，准看護師，歯科衛生士，歯科技工士は免許に係る業務に従事している場合に該当する。就業地を管轄する保健所に届出票を提出する。

◻ 看護師免許の登録変更の申請が必要なのはどれか。95-A62
1 本籍地の変更
2 居住都道府県の変更
3 勤務施設の変更
4 長期間の海外留学

● 解答・解説

1 ○住所地の保健所では，医師や看護師などの免許申請を受け付けている。結婚などにより氏名や本籍地（都道府県）を変更した場合は，変更になった日から30日以内に登録変更の申請をする。
2 ×保助看法には，居住都道府県の変更に関する登録変更の申請は規定されていない。
3 ×保助看法には，勤務施設の変更に関する登録変更の申請は規定されていない
4 ×保助看法には，長期間の海外留学に関する登録変更の申請は規定されていない。

◻ 診療報酬における7対1入院基本料の条件はどれか。必 100-A8
1 患者7人に看護職員1人
2 看護職員7人に医師1人
3 看護職員7人に看護補助者1人
4 日勤看護職員7人に夜勤看護職員1人

● 解答・解説

1 ○
2 ×
3 ×
4 ×

入院基本料の算定は，病院の機能，看護職員配置数と，看護師割合，入院期間によって行われる。「診療報酬における7対1」は患者対看護職員実質配置のことである。

☑ 我が国の看護職員の確保対策で正しいのはどれか。97-A79
1 保健師助産師看護師法に規定されている。
2 都道府県の看護協会が法的責任をもつ。
3 都道府県ごとにナースセンターを置く。
4 公共職業安定所が一切の業務を担う。

● 解答・解説

1 ×1992（平成4）年に制定された「看護師等の人材確保の促進に関する法律」に規定されている。
2 ×都道府県知事より指定を受けて，看護協会が運営しているが法的責任はもたない。
3 ○看護師等の人材確保の促進に関する法律に基づいて各都道府県にナースセンターが設置されている。
4 ×ナースセンターのナースバンク事業において無料職業紹介を行っている。これは公共職業安定所の管轄のもとに行われている。

☑ 都道府県ナースセンターの業務はどれか。98-A45
1 看護師籍の登録
2 業務従事者届の受理
3 看護師の無料職業紹介事業
4 医療施設への看護職員配置の指導

● 解答・解説

1 ×看護師籍の登録に関する手続きは，提出者の住所地を所轄する保健所で行う。
2 ×看護師等の業務従事者届は，医師法の規定により隔年の12月31日現在で行う。提出者の就業地を所轄する保健所に届け，受理される。
3 ○ナースセンターは，就職先を探している看護職と看護職員を雇用したいと考えている施設にそれぞれ登録してもらい，無料で職業紹介をしている。
4 ×看護職員の人員配置基準に関する法規定は，医療法第21条や医療法施行規則第19条にある。

☑ 都道府県ナースセンターで**誤っている**のはどれか。 93-A39
1 保健師助産師看護師法に規定されている。
2 看護師の人材確保を目的とする。
3 無料で職業紹介を行う。
4 訪問看護師養成講習会を開催する。

● 解答・解説

1 ×都道府県ナースセンターは1992年に「看護師等の人材確保の促進に関する法律」に基づき設置された。
2 ○同法第14条に，都道府県ナースセンターは，看護師等の就業の促進その他の看護師等の確保を図るための活動を行うことにより，保健医療の向上に資することを目的として設立された，と明記されている。
3 ○無料の職業紹介事業を行っている。
4 ○都道府県ナースセンターでは「訪問看護師養成講習会」を実施している。

6. 災害看護

学習の要点は

災害医療は，福祉，行政，消防，警察，日本赤十字社などの指定公共機関，救護ボランティアらが協力して活動することで成り立っています。過去には，主にトリアージについての出題がみられますので正確に覚えましょう。災害に関する基礎的知識の理解が必要です。

災害の定義，災害の種類と災害サイクル

災害の定義は，ガン（S.W.A.Gunn）によると，「人間とそれを取り巻く環境の生態系の巨大な破壊が生じた結果，重大かつ急激な（旱ばつのように徐々に生ずるものもあるが）発生のために，被災地域が対策に非常な努力を必要とするか，ときには外部や国際的な援助を必要とするほどの大規模な非常事態」とされている。

災害の種類

原因による分類		発生場所による分類
自然災害：地震，洪水，他 ・広範囲に起こる 　＝広域災害	短期型	**都市型** ・高い人口密度，建築物の複雑な構造 　（高層ビル，地下街など） ・住宅と工場の混在 ・交通網の発達，医療施設数多い 　＝被災者の搬送や医療の提供はしやすい
	長期型	
人為的災害：大型交通事故，他 　＝局地災害		
特殊災害： ・人為災害が広域化したもの 　＝原子力発電所事故など ・自然破壊＋自然災害 　＝泥流災害など		**地方型** ・人口密度が低い，建物の分散 ・高齢化，交通の便不良，医療施設数少ない 　＝孤立しやすい 　　救援物資・被災者の搬送が困難である

災害サイクル：災害サイクル各期の災害医療

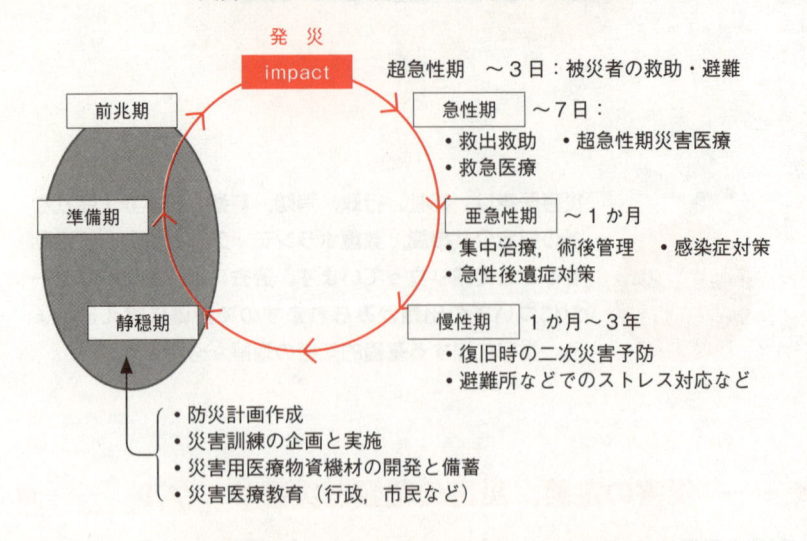

- **発災 impact**
- 超急性期 〜3日：被災者の救助・避難
- 急性期 〜7日：
  - 救出救助　・超急性期災害医療
  - 救急医療
- 亜急性期 〜1か月
  - 集中治療，術後管理　・感染症対策
  - 急性後遺症対策
- 慢性期 1か月〜3年
  - 復旧時の二次災害予防
  - 避難所などでのストレス対応など
- 前兆期
- 準備期
- 静穏期
  - 防災計画作成
  - 災害訓練の企画と実施
  - 災害用医療物資機材の開発と備蓄
  - 災害医療教育（行政，市民など）

災害時の制度と支援システムの構築

災害時の制度は，**災害救助法，災害対策基本法，被災者生活再建支援法**などに規定されている。

(1) 防災対策の動向
- 防災行動，地域防災力の強化，**防災対策**
  - 経済被害の拡大への対策
  - 人々の安心を確保する災害情報の提供

(2) 災害拠点病院および各災害救護チーム

① 災害拠点病院
- 災害医療機関を支援する機能を有する
- 重症の傷病者受け入れ　など
- 機能：ⓐ高度の診療機能
  - ⓑ傷病者の広域搬送への対応
  - ⓒ自己完結型の医療救護班の派遣機能
  - ⓓ地域医療機関への応急用資機材の貸し出し

② 災害派遣医療チーム（Disaster Medical Assistance Team；DMAT）
- 災害救助法に基づく医療の提供：医療救護班（医師と看護職）
- 超急性期医療（発災から48時間以内）の担い手，機動性がある

(3) その他支援システム
① 広域災害救急医療情報システム（Emergency Medical Information System；EMIS）

- 厚生労働省などの関係省庁や，都道府県関係部局，災害拠点病院などの関連医療機関をインターネットでつなぐ情報システム
- 病院の被災状況，患者受け入れ状況，医療支援の情報の共有化

②広域医療搬送
- 重症者の救命
- 被災地外の災害拠点病院へ重症者を搬送＝被災地医療の負担軽減

③職種間・組織間の連携
- 非医療従事者との連携
- 国・地方公共団体との連携
- 消防・警察・自衛隊との連携
- 日本赤十字社との連携（災害救護活動）
- 防災ボランティアとの連携

被災者救援

最大多数に最良の医療：The best for the greatest number of victims

CSCATTT：Command and Control（指揮・統制）
Safety（安全）
Communication（情報伝達）
Assessment（評価）
｝現場環境整備の要素

Triage（トリアージ）
Treatment（治療）
Transportation（搬送）
｝3T：災害医療の要素

● トリアージとは

　緊急度・重症度の判定を中心に救命可能な傷病者を選別し，治療・搬送の順位を決めること。

- トリアージタッグ（3枚複写）を使用
- トリアージの原則：
  - トリアージオフィサーがトリアージを行う
  - すべての傷病者に対してトリアージを行う
  - トリアージオフィサーは気道確保と止血以外の治療・処置を行わない。

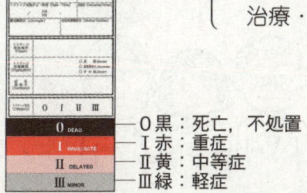

- 0 黒：死亡，不処置
- Ⅰ 赤：重症
- Ⅱ 黄：中等症
- Ⅲ 緑：軽症

トリアージタッグ

トリアージの方法

1次トリアージ：START法［現場トリアージ］

ステップ	確認内容	判定	カテゴリー
ステップ1	歩行の確認	歩行できる / 介助して歩行できる	Ⅲ（緑）軽症　救急搬送不要
ステップ2	呼吸の確認（NO）	呼吸していない	0（黒）不搬送・死亡群　絶望的重篤
	（YES）	気道確保後，自発呼吸あり	Ⅰ（赤）最優先　要緊急治療
	呼吸数は	9回以下 or 30回以上	Ⅰ（赤）最優先　要緊急治療
		10〜29回	（次へ）
ステップ3	循環の確認	毛細血管再充満時間2秒以上　橈骨動脈の触知なし	Ⅰ（赤）最優先　要緊急治療
		毛細血管再充満時間2秒未満 or 橈骨動脈の触知あり	（次へ）
ステップ4	意識の確認	従命反応 あり（目を開けてください・名前を教えてください　など）	Ⅱ（黄）待機　非緊急治療

搬送
・利用可能なあらゆるもの（救急車，ヘリコプター，一般車両，トラック）など
・搬送先の病院の状況把握

治療
・状態を安定化させるための処置に限定される（気道の確保，止血，骨折の固定など）

応急処置　・気道の確保，止血　など

トリアージ・タッグ：　赤　　黄　　緑　　黒

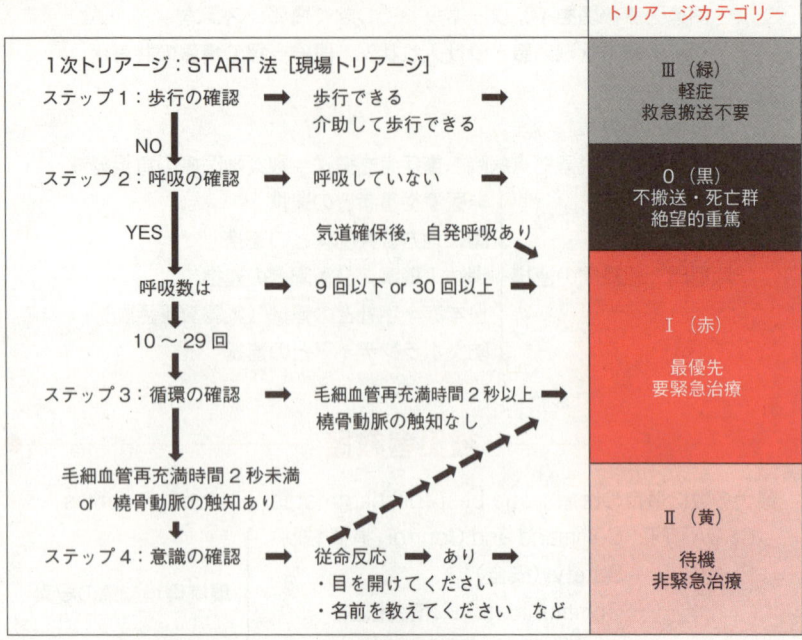

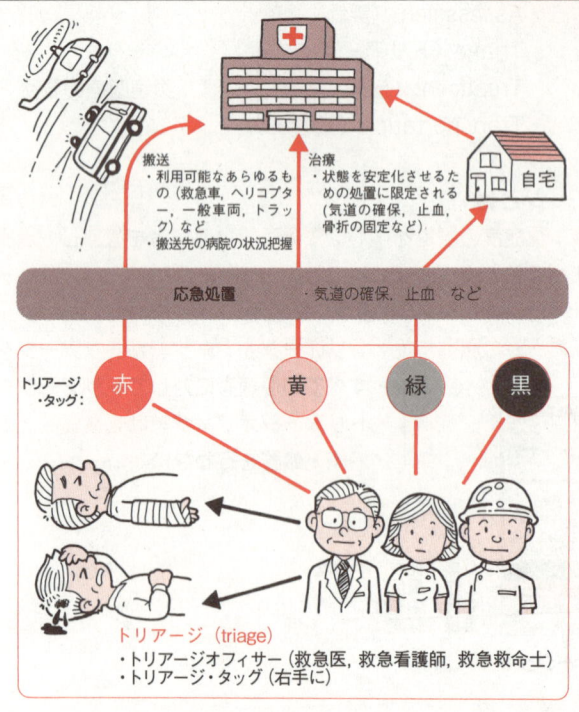

トリアージ（triage）
・トリアージオフィサー（救急医，救急看護師，救急救命士）
・トリアージ・タッグ（右手に）

看護の役割と機能を支える仕組み

災害各期の看護支援

(1) 急性期・亜急性期
　①救出・応急手当・入院患者の安全確保　②災害医療の3T（救命救急看護），遺体の処置　③避難生活への支援　④こころのケア
(2) 慢性期・復興期
　①生活支援：生活拠点の移動（避難所→仮設住宅）　②他職種やボランティアとの連携　③被災者の生活再建　④リハビリテーション　⑤コーディネートの役割
(3) 静穏期～準備期
　①防災警告：予知・予測，避難準備
　②災害への備え：自主防災組織との連携，防災訓練の実施，資機材の準備，救援組織の整備
　③災害看護教育：基礎教育・卒後教育

災害時要援護者への支援

- 災害時要援護者：必要な情報を迅速かつ的確に把握し，災害から自らを守るために安全な場所に避難するなど災害時の一連の行動をとるのに支援を要する人
　⇒一般的に高齢者，障害者，外国人，乳幼児，妊婦などを指す。

		急性期・亜急性期	慢性期・復興期	静穏期
	小児	生存と安全の確保 親子分離→PTSD	環境衛生（感染症予防） 乳幼児＝生活物資の充足 養育者のサポート	災害対処能力支援 ・非常持ち出し品 ・避難先や緊急連絡方法など
	母性	妊産婦の救護活動：母体と胎児 ・妊娠・分娩経過の異常 　切迫流産・早産　など 　仰臥位低血圧症候群 ・分娩場所の確保：安全性の確保・衛生面への配慮	―	―
	高齢者	避難行動が遅れがち 移動困難	―	―
障害者	身体障害および知的障害	・避難準備情報の提供 ・避難支援者の協力 　→福祉避難所	・精神的ダメージ ・規則的な日常生活への支援	・個人情報保護への配慮 ・ネットワークの構築 　（生活支援者，医療関係者，行政や教育機関関係者）
障害者	精神障害者	精神症状の再燃 薬物治療の中断　→　緊急診療 （保健所，精神保健センター） 個別相談 避難所での生活：他の避難者とのトラブル 　→集団行動への支援		
	慢性疾患患者	・病気の再燃や増悪 ・合併症の危険性 　→健康問題，受診・服薬状態の把握	・医療チームや支援組織との調整や連携 ・巡回訪問による健康管理	・非常時の薬剤の備蓄 ・受診方法の整備 ・患者・家族に災害対応の指導

既出問題チェック 災害看護

☐ 災害現場でのトリアージはどれか。93-A60，必 99-P25
1 医療物資の調達
2 避難方法の決定
3 行方不明者の安否確認
4 負傷者の治療順位の決定

● 解答・解説
1 ×災害時に調達することは困難となりやすい。災害への準備として，施設あるいは地域で，食糧・飲料水などと同様に確保しておく。
2 ×地域の特性（地勢，気候，風土など）に合わせた災害対策が必要である。避難所の周知，避難経路，避難方法は災害に備えた計画の一部である。
3 ×災害に関する情報は時期によって変化する。災害直後から早期は人的被害・道路被害などの確認が必要となる。被災情報，傷病者情報，安否情報が該当する。
4 ○トリアージとは，患者の状態の緊急度と重症度から治療の優先順位を決める作業を指す。

☐ 大規模災害時のトリアージで，緊急度が最も高いと判断されるのはどれか。100-P47
1 下腿に創傷があるが補助があれば歩行できる。
2 自発呼吸はあるが橈骨動脈は触知できない。
3 気道確保しても自発呼吸がない。
4 開眼・閉眼の指示に応じる。

● 解答・解説
1 ×介助して歩行できる場合は歩行可能とする。Ⅲ（緑）である。
2 ○橈骨動脈の触知ができないので，Ⅰ（赤）。緊急度が高い。
3 ×自発呼吸がないので，0（黒）。
4 ×従命反応があるので，Ⅱ（黄）。

▢ トリアージタッグを装着する部位で適切なのはどれか。必 100-A21
1 靴
2 衣　服
3 右手首
4 負傷した部位

● 解答・解説
1 ×　⎫
2 ×　⎬ トリアージタッグは必ず傷病者の身体につける。
3 ○ タッグをつける箇所の優先順は，右手→左手→右足→左足→頸部である。
4 × トリアージタッグは他の救援者にもわかりやすく使用する。負傷部位は処置を施す必要があるため負傷部位は不適切である。

▢ 傷病者のトリアージで適切なのはどれか。98-A44
1 トリアージ担当者はトリアージのみに専念する。
2 トリアージタッグの判定を示す区分色に印を付ける。
3 治療を最優先するのは黒色のトリアージタッグである。
4 トリアージタッグは原則として傷病者の左手に装着する。

● 解答・解説
1 ○ トリアージオフィサーはトリアージに専念し，気道確保・止血以外の処置や治療を行わない。
2 × 標準化されたトリアージタッグはカテゴリーに応じてカラー部分を切り取り，タッグの最下部の色で傷病者の重症度・緊急度を示す。
3 × 治療を最優先するのは赤色である。
4 × トリアージタッグは原則として傷病者の右手につける。

☑ 災害時に病院に搬送されたトリアージタッグ識別色が赤の傷病者への対処はどれか。97-A78
1 遺体安置所に移送する。
2 直ちに医療処置を行う。
3 帰宅後の注意事項を説明する。
4 医療機関に後日受診することを勧める。

● 解答・解説
1 ×死亡・不処置のため「識別色：黒」，区分「0」である。
2 ○最優先要緊急治療群を指し示しているので「識別色：赤」，区分「Ⅰ」である。
3 ×軽症であるため「識別色：緑」，区分「Ⅲ」である。
4 ×緊急の治療を必要としない状態。「識別色：緑」，区分「Ⅲ」である。

☑ 災害時のトリアージカラーで最優先治療群はどれか。96-A61
1 黒
2 赤
3 黄
4 緑

● 解答・解説
1 ×トリアージカテゴリー「0（黒）」，死亡・不搬送・絶望的重篤群。
2 ○トリアージカテゴリー「Ⅰ（赤）」，最優先・要緊急治療群。
3 ×トリアージカテゴリー「Ⅱ（黄）」，待機・非緊急治療群。
4 ×トリアージカテゴリー「Ⅲ（緑）」，軽症・救急搬送不要群。

☑ 心的外傷後ストレス障害（PTSD）で正しいのはどれか。必 100-P16
1 数日間で症状は消失する。
2 特定の性格を持った人に起こる。
3 日常のささいな出来事が原因となる。
4 原因になった出来事の記憶が繰り返しよみがえる。

● 解答・解説

1 ×PTSDは，トラウマ的ストレス反応が1か月以上続く場合をいう。過覚醒，再体験，回避という反応を基本とする。
2 ×災害が与えた衝撃がもたらす心的ストレス反応は，災害を受けたすべての人々に起こる反応である。ストレスの程度は災害状況や被災者自身の性格特性，精神疾患の既往などの素因などによって異なる。
3 ×災害時は生命や財産をおびやかすような出来事が次々と起こる。
4 ○ストレス反応は身体，感情，行動などにあらわれる。1～6週間（反応期）ごろになると，悲しみ，つらさ，恐怖がしばしばよみがえる（再体験）。

☑ 35歳の男性，震度6強の地震発生36時間後，がれきの下から救出され，病院に搬入された。長時間両大腿部が圧迫されていたため，下肢に知覚・運動障害を認めたが，意識は清明で呼吸と循環動態とは安定していた。入院後，両下肢が著しく腫脹し，赤褐色尿を認め，全身状態が急速に悪化した。血液検査で血清クレアチンキナーゼ（CK）値と血清カリウム値とが急激に上昇した。
最も考えられるのはどれか。98-A51
1 PTSD
2 深部静脈血栓症
3 ネフローゼ症候群
4 挫滅症候群（クラッシュ症候群）

● 解答・解説

1 ×PTSD（心的外傷後ストレス障害）は，過覚醒，再体験，回避という反応が1か月以上も続く状態のことである。
2 ×長時間，同一の体位でいることによって静脈内に血栓が形成され，肺塞栓症を起こす。呼吸困難となり，死に至ることもある。
3 ×タンパク尿，低タンパク血症，著しい浮腫がみられる疾患のことである。
4 ○四肢，殿部などの筋肉量の多い部分が長時間圧迫されることで骨格筋の損傷が生じ，CKと血清カリウム値が上昇した。尿色は損傷した筋肉からミオグロビンが放出された結果生じている。

7. 看護の展望と国際化

学習の要点は

ものの考え方や生活習慣・生活様式が異なる人々と看護を通じてかかわり合うときの原則と，日本を軸にした国際協力の仕組みを理解し，主な国際機関の活動内容とそれらに対する日本の（看護の）貢献を学習する必要があります。

異文化と看護

1．異文化の理解
- 生活行動・生活様式，健康観・疾病観，保健行動が異なることを前提に対象を理解し，日本との違いを批判しない（相手を理解し，相手が必要と考えている看護を明確にする）。
- 日本と異国の看護師の業務範囲は異なる場合がある（提供する看護に違いが生じることがある）。

2．文化を考慮した看護ケア（M. M. Leininger）

民間的ケアを含めた介入

健康への影響	介　入
健康に害を及ぼさない。健康を促進する	民間的ケアを保護し維持増進するよう働きかける
健康に大きな害を及ぼさないが，医療や看護を行ううえで支障をきたす	民間的ケアの実施に対して，調節や取引が必要となる
健康や生命をおびやかす	適正なケアへと再パターン化したり再構成したりする

レイニンガー，M. M. 著，稲岡文昭監訳，レイニンガー看護論―文化ケアの多様性と普遍性，医学書院，1995 から一部抜粋

看護の国際化

1．国際協力の仕組み（国際機関への協力）

国際協力は広い意味では国際交流と表現され，国際協力と国際交流とでは取り組む内容が異なる。

①国際交流：行政上の調節
　　　　　　技術・情報の交換
　　　　　　人的交流
②国際協力：開発途上の国が対象
　　　　　　人的・物的・技術的資源の提供

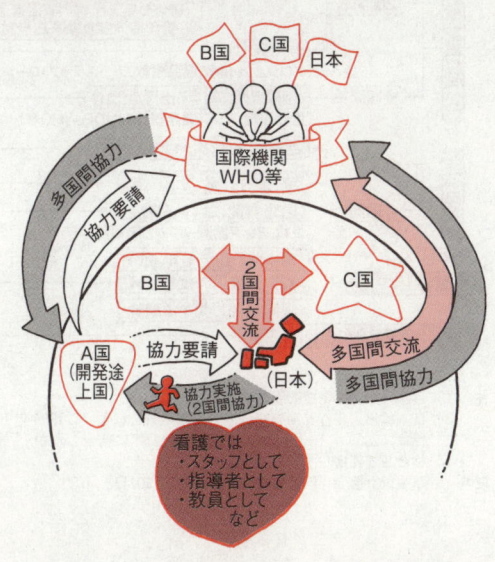

国際機関の活動

国際機関名	活　　動
国際連合（UN）	国際平和の維持や経済，社会に関する国際協力，人権，人道支援などが主な活動である
世界保健機関（WHO）（国連専門機関の一つ）	保健衛生の分野で広く活動している。エイズ対策，インフルエンザなど新型感染症へ対応，たばこ対策，生命倫理
国連児童基金（UNICEF）	保健と栄養，水と衛生，教育 乳幼児ケア，若者の支援，子どもの保護 HIV/エイズ対策，緊急支援　など

2．国際協力の経済的側面

(1) 経済協力とは

　対象となる国に対して ①不足する資本の補完
　　　　　　　　　　　②技術の移動

(2) 看護の国際交流

　「技術協力」を行っている。研修員受け入れ，専門家派遣，青年海外協力隊派遣，国際緊急援助（地震災害に対して医師・看護師の派遣）など

国際協力の経済的側面

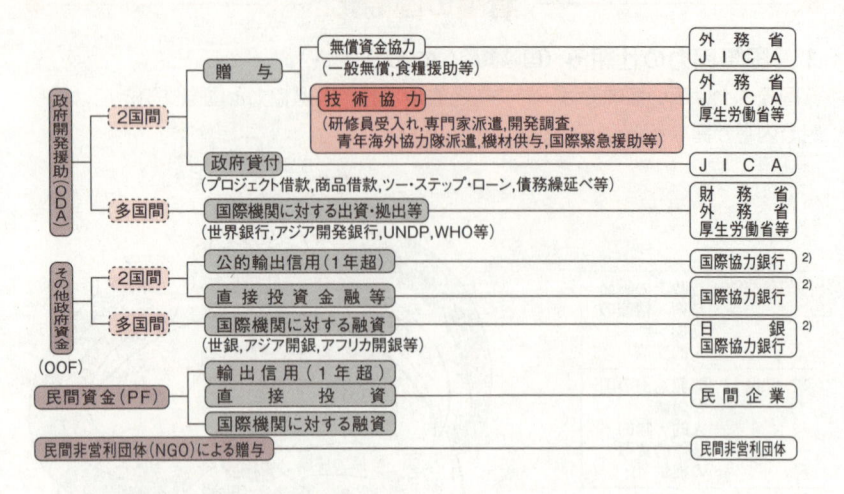

```
政府開発援助（ODA）
├─ 2国間
│   ├─ 贈与
│   │   ├─ 無償資金協力 ────────────────────── 外務省／JICA
│   │   │  （一般無償,食糧援助等）
│   │   └─ 技術協力 ──────────────────────── 外務省／JICA／厚生労働省等
│   │      （研修員受入れ,専門家派遣,開発調査,
│   │       青年海外協力隊派遣,機材供与,国際緊急援助等）
│   └─ 政府貸付 ────────────────────────── JICA
│       （プロジェクト借款,商品借款,ツー・ステップ・ローン,債務繰延べ等）
└─ 多国間
    └─ 国際機関に対する出資・拠出等 ────────── 財務省／外務省／厚生労働省等
       （世界銀行,アジア開発銀行,UNDP,WHO等）

その他政府資金（OOF）
├─ 2国間
│   ├─ 公的輸出信用（1年超） ────────────── 国際協力銀行 2)
│   └─ 直接投資金融等 ───────────────────── 国際協力銀行 2)
└─ 多国間
    └─ 国際機関に対する融資 ────────────── 日銀／国際協力銀行 2)
       （世銀,アジア開銀,アフリカ開銀等）

民間資金（PF）
├─ 輸出信用（1年超）
├─ 直 接 投 資 ──────────────────────────── 民間企業
└─ 国際機関に対する融資

民間非営利団体（NGO）による贈与 ─────────── 民間非営利団体
```

注 1）形態分類は開発援助委員会（DAC）による。
　　2）日本輸出入銀行と海外経済協力基金の統合により，1999年10月に国際協力銀行が発足した。国際協力銀行は，2008年10月に㈱日本政策金融公庫に統合したが，「国際協力銀行」という名称を引き続き対外呼称として使用している。
資料：㈶厚生統計協会「国民衛生の動向（2010/2011）」，p.30

＜外国人看護師・介護福祉士候補者の受け入れ＞

経済連携協定（Economic Partnership Agreement：EPA）に基づいて，外国人候補者を受け入れるようになった。

受け入れ制度の仕組み

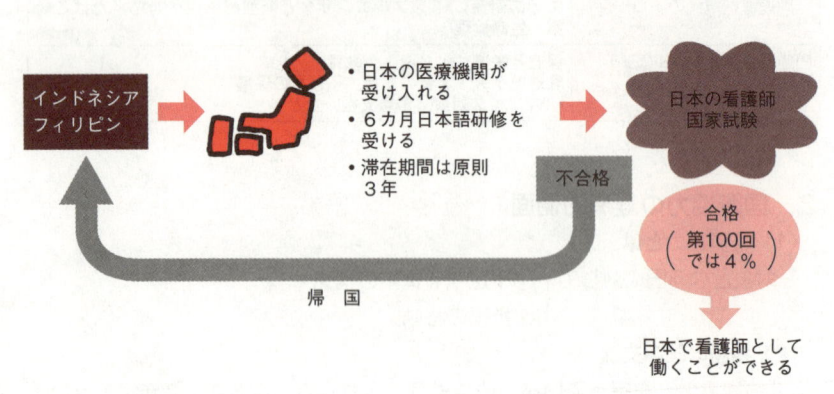

インドネシア／フィリピン → 日本の医療機関が受け入れる／6カ月日本語研修を受ける／滞在期間は原則3年 → 日本の看護師国家試験

不合格 → 帰国
合格（第100回では4％）→ 日本で看護師として働くことができる

看護の展望と国際化

既出問題チェック

☑ WHOの活動はどれか。90-A39
1 「国境なき医師団」を設立した。
2 20世紀中に天然痘を撲滅した。
3 開発途上国の児童の教育を支援する。
4 労働者の生活状態の向上を図る。

● 解答・解説

1 ×民間非営利組織（NPO；Nonprofit Organization）の一つで，医師・看護師・助産師らが参加して医療援助を専門に行っている。
2 ○WHOの保健衛生の活動の成果として，1980年に天然痘の根絶宣言がなされた。
3 ×国連児童基金（UNICEF）の活動である。
4 ×国際労働機関（ILO）の活動である。

☑ 看護の国際交流で我が国が**実施していない**のはどれか。90-A62
1 開発途上国への看護教育の援助
2 外国人研修生の受入れ
3 海外青年協力隊への参加
4 外国で取得した看護師免許の認定

● 解答・解説

1 ○技術協力の「専門家派遣」に関係する活動である。
2 ○技術協力の「研修員受入れ」に関係する活動である。
3 ○技術協力の「青年海外協力隊派遣」に関係する活動である。
4 ×日本の看護師国家試験を合格した者が，厚生労働大臣から看護師免許が受けられる。日本には看護師免許の認定制度はなく，条件を満たせば看護師国家試験の受験資格が取得できる。

索 引

太字：主要ページ

数字

1次医療　36
1次予防　**28**，35
2次医療　36
2次予防　28
3T　443
3次医療　36
3次予防　28
3大栄養素　161
3大熱量素　161
Ⅲ-3-9度方式　105，106
4W1H　72
5R　130，199，**312**
5W1H　86

A

ADL　209，218
AED　339，341
ANA　5，14

B

BLS　338
BMI　163

C

close-ended question　71
CO_2 ナルコーシス　258
CPR　338，339
CSCATTT　443
CT検査　**362**，390

D

DESIGN　295

E

EBN　61
ECG　366
EPA　452

G

GVHD　324

H

HCO_3^-　255

I

ICN　5，14

ISO　426

J

JNA　5，14

M

ME機器の取り扱いとモニタリング　389
MRI検査　362，**363**，390

N

NANDA　85
NPUAPによる褥瘡の分類　295

O

open-ended question　71
Oデータ　83

P

$PaCO_2$　255
PaO_2　255
PDCAサイクル　417，418
PEG　165，**176**
pH　255
POS　89
PPN　165，**176**

Q

QOL　38

R

RI　368

S

SaO_2　255
SL理論　423
SOAP　89
SpO_2　264
Sデータ　83

T

TPN　165，**176**
TPNカテーテルの主な挿入部位　177

W

WHO　14，25，26

X

X線検査　358
X線透視　359

あ

アース　389，390
アームサポート　215
アクシデント　420
アセスメント　3，62，**82**
アドボカシー　45
アブデラ，フェイ・グレン　3，**11**
アメリカ看護協会　5，14
アルブミン　163
アルマ・アタ宣言　14，**35**
アンプル　312
相づち　57
圧迫　303
安静時心電図　366
安全確保と抑制・拘束　48
安全管理　420
安全管理の技術　130
安全管理対策　130
安楽と医療環境の調整　142
安楽な呼吸　250
安楽な姿勢・体位の特徴　143
安楽を阻害する要因　143
安楽確保の技術　138
安楽尿器　188
罨法　227，**281**，288

い

イリゲータ　198
インシデント　133
インシデントレポート　133
インタビューの技術　107
インフォームドコンセント　3，28，**49**，64
胃　386
胃チューブ挿入（経鼻法）　174
胃洗浄　385，387
胃内視鏡検査　364

胃瘻　165, **176**
椅坐位　140
医師　413
医療ソーシャルワーカー　414
医療・介護関係事業者における個人情報の適切な取扱いのためのガイドライン　49
医療の倫理原則　45
医療安全対策　421
医療過誤　133
医療記録　88
医療計画　90
医療行為禁止　6
医療施設における看護活動　400
医療事故　**133**, 420
医療事故報告　133
医療事務　414
医療制度改革大綱　90
医療法　90, 400
意識　105
意識レベルのみかた　106
移乗　214
移植片対宿主病　324
移送　214
衣生活の援助技術　242
遺族へのかかわり　150
一次救命処置　338, 339
一時的吸引　269
一時的導尿　203
一次欲求　33
一般食　165, **169**
溢流性尿失禁　190
溢流性便失禁　191
異文化と看護　450
陰部洗浄　234, 235

【う】
ウォーターシール　274
右側臥位　213

【え】
エアゾール　327
エアゾールの大きさと沈着部位　328
エイジズム　45
エコー　367
エネルギー　161
エリクソン　3, **25**, 31
エレベーターに乗る場合　216
衛生的手洗い　118
栄養をとる意義　160
栄養剤の種類　173
栄養剤注入（経鼻法）　175
栄養状態の評価　162
栄養素　161
栄養療法適応基準　163
腋窩温　99, 100
嚥下障害のある患者の食事摂取　168
嚥下性肺炎　269
嚥下補助食品　168
炎症期　291
援助的人間関係　56

【お】
オートクレーブ　119, 124
オタワ憲章　15, 26
オブラート　314
オレム，ドロセア・E.　3, **11**
おむつ　189
汚染された病衣の特徴　244
温罨法　281, 282
温熱作用　234
温熱刺激　282

【か】
カウンセリングの技術　**71**, 77
ガウンテクニック　122
ガウンの着方　123
ガウンの脱ぎ方　123
カテーテル　177, 197, 204, 270
カプセル剤　314, 315
過呼吸　105
顆粒剤　314
臥位　**140**, 141, 142
介護福祉士　414
介護保険制度　15
介護保険法　399
介護老人福祉施設　400
介護老人保健施設　400
外呼吸　104
外部環境　**20**, 21, 34
概日リズム睡眠障害　225
概念枠組み　2
核医学検査　368
隔離法　122
肩関節　211
片麻痺のある患者に行う寝衣交換　244
片麻痺のある患者の食事摂取　167
喀痰　**278**, 363
喀痰採取および検査　354
活動・運動を制限する要因　210
活動の援助技術　208
学校保健室　398
構え　139
環境を整える技術　154
環境気温の変化と体温調節　287
環行帯　305
関係的存在としての人間　23
関節の可動域　211
間欠熱　100
間接圧迫止血法　341
間接圧迫止血法時の圧迫部位　342
間脳　164
看護で使う主要理論　3
看護と看護教育の歴史年表　12
看護におけるマネジメント　417, 418
看護にかかわる診療報酬　433
看護の概念　2
看護の概念の変遷　11
看護の機能　7
看護の質の保証と評価　425
看護の実践　7
看護の展望と国際化　450
看護の本質　2
看護の役割　4
看護過程　3, 61, **82**, 84
看護過程展開の技術　82
看護活動の場と専門分化　398
看護管理　417
看護記録　88
看護教育制度の変遷　431
看護行政　429, 432
看護業務基準　**8**, 420
看護計画　3
看護師　399, 413, 432
看護師のジレンマ　46, 47
看護師のモラール　47
看護師等の人材確保の促進に関する法律　430
看護実践における理論知と実践知　4
看護実践の基準　8

看護実践過程　61
看護者の倫理綱領　15，**47**，48
看護職の確保　434
看護職の教育制度　432
看護職員の労働安全衛生　426
看護診断　3，62，82，**85**
看護診断基準　85
看護制度　429
看護組織と職務　418
看護提供システム　422
看護面接技術　71
看護目標の設定と計画　86
看護問題　3
看護問題の明確化　85
看護理論　2，3，11，**82**
看護倫理　44
観察技術　98
巻軸包帯　303
巻軸包帯の巻き方　304
患者・利用者・家族との協同　58
患者の権利　45
患者の尊厳　46
患者誤認　132
患者参加の促進　64
感染症発生時の対応　124
感染症予防　117
感染性廃棄物の取り扱い　124
感染予防の技術　117
完全静脈栄養法　176
浣腸　**197**，360
管理栄養士　413
含気性のある衣服　243

き

キーパーソンの確認　58
ギプス　303
キャリア開発　424，425
気管支鏡検査　363
気管内吸引　269
気胸　178
気道の確保　**340**，443
危機管理　421
企業の健康管理室　398
起坐位　250，378
基礎代謝検査　370
基本的ニーズとその充足　33

基本的ニーズと健康とのかかわり　36
基本的人権　44
基本的欲求　33
機能性尿失禁　190
機能性便失禁　191
機能別看護　422
記録の種類　88
記録の保存・保管　88
記録様式：POS　89
亀甲帯　305
客観的健康　25
客観的情報　**83**，89
吸引の種類・適応　269
吸引圧　270，275
吸引時間　270
吸水性のある衣服　243
吸入　327
救急救命処置技術　337
休息・睡眠のアセスメント　224
休息の援助技術　223
教育指導のプロセス　76
教育指導の技術　76
教育指導方法と媒体の工夫　77
共感　57，71
胸腔ドレナージの管理　274
胸腔穿刺　377，**378**
胸骨圧迫　339，340
胸式呼吸　250
胸膜摩擦音　108
矯正　303
仰臥位　**140**，174，204，296，361，362，380
業務上疾病　436
業務独占　6
禁飲食　359，361，362，363，364，365，367，370
筋肉内注射　309，310，**318**

く

クエッケンシュテット試験　381
クスマウル呼吸　105
クモ膜下腔　381
グラスゴー・コーマ・スケール　105，**106**，338
グリセリン浣腸　197
クリティカルケア　407
クリティカルシンキング　61
クリティカルシンキングの活用　62

クリティカルパス　78
クリニカルパス　78，90，**91**，425
グループワーク　70
クレアチニン　163
駆血帯　322，354
車椅子移乗時の援助のポイント　214
車椅子移送時の援助のポイント　215

け

ケア　2
ケアリング　2
ケアリングの倫理　45
ケリーパッド　233
下痢　185
計画立案　62，82，**86**
経管栄養法　173
経口栄養法　165
経口薬の用法，服用時間の種類　313
経口与薬　309，310，**313**
経済協力　451
経済連携協定　452
経時的変化に対する継続看護　410
経静脈栄養法　165，173，**176**
経腸栄養法　165
経皮的動脈血酸素飽和度〈SpO$_2$〉の測定　264
経皮内視鏡的胃瘻増設法　176
継続看護　78，**406**
継続教育　**424**，432
軽打法　279
傾聴　**57**，71
系統的観察　83，84
頸部前屈位　**139**，166，167，168，174
稽留熱　100
劇薬　311
血圧　**102**，141
血圧のアセスメント　102
血圧の変動因子　102
血圧測定方法　103
血圧値の分類　102
血液の組成と働き　264
血液検査　163
血液採取および検査　354
血液循環の経路と身体各部の血液量　262

血管造影　361
血尿　185
牽引　303
健康な食生活　161
健康に影響を及ぼす環境要因　155
健康の概念　26
健康の諸相　27
健康の諸定義　25
健康の段階　27
健康への影響要因　38
健康をめぐる医療活動　28
健康習慣　34
健康保険法　399
検査室　350
検体検査　353
検尿　163, **353**
検便　354
権利の擁護　46
減呼吸　105
言語聴覚士　399
言語的コミュニケーション　69
現象学的看護論　3
現任教育　424

● こ
コアリング防止のポイント　313
コーピング　38
コミュニケーションに障害のある人々への対応　72
コミュニケーションの技術　68
ゴム製便器　189
コロトコフ音　104
コンプレッサー型ネブライザー　328
股関節　211
呼吸のアセスメント　104
呼吸の正常・異常　105
呼吸を楽にする姿勢　250
呼吸音の聴取　108
呼吸器と呼吸運動　251
呼吸器系の構造と吸引範囲　270
呼吸機能検査　371, 372
呼吸困難により生じる症状と徴候　257
呼吸障害の種類　254
呼吸停止　148
呼吸法　250, 252

個人の尊重　44
個人情報の保護に関する法律　49
個人情報保護　49
個別指導　78
固定　303
誤嚥　165
誤嚥性肺炎　176
誤与薬の起こりやすい状況と対策　130
高圧蒸気滅菌　119
高圧浣腸　198
高体温　**100**, 288
高齢者の医療の確保に関する法律　399
構音障害のある患者とのコミュニケーション　73
構造からみた看護の役割　4
硬化包帯　303
口腔ケア　165, 174, 177, **234**
口腔温　99, 100
口腔内吸引　269
口内錠　310, **315**
行動計画の立案　86
国際看護師協会　5, 14
国際機関の活動　451
国際協力　451
国際交流　451
国際標準化機構　426
骨髄穿刺　377, **380**
骨盤高位　140
根拠に基づいた看護<EBN>　61

● さ
サーカディアンリズム　35
サイフォンの原理　386
坐位　**140**, 166, 168, 174, 175, 296
坐薬　310, **329**
災害サイクル　442
災害の種類　441
災害看護　441
災害時の制度と支援システムの構築　442
採血　354
採尿バッグ　205
截（砕）石位　140
在宅看護　398
作業療法士　399, 413

左側臥位　198, 199, 364, 365, 387
三連びん式胸腔吸引器　274
散剤　314
酸素テント　256
酸素ボンベ　255
酸素の特徴　255
酸素吸入の適応と方法　254
酸素吸入の方法と濃度　256
酸素中毒　257

● し
ジェスチャー　72
システムモデル　3
シムス位　140
ジャパン・コーマ・スケール　**106**, 338
ジレンマ　46
シロップ　315
シンチグラフィー　368
死に化粧　149
死の三徴候　148
死後の処置　149
死後硬直　148
死者へ行う儀式　150
死斑　148
死亡時のケア　148
視覚障害のある患者とのコミュニケーション　73
視覚障害のある患者の食事摂取　167
視床下部　98, 164, 286
視診　107
止血　**341**, 443
止血法　341
支持　303
脂質　161
自然な排泄・排便を促す援助方法　186
市町村保健センター　400
弛張熱　100
事故の発生要因　130
自己決定　49
自助具　168
自動体外式除細動器　339, 341
自発呼吸　340
自力で食事摂取できる患者　166
持続的吸引　269
持続的導尿　203

質の評価の3要素　425
膝関節　211
膝胸位　140
湿潤環境　291, 302
実施　3, 62, 82, **87**
社会的欲求　33
社会福祉士　414
手関節　211
主観的健康　25
主観的情報　**83**, 89, 107
守秘義務　45
受容　71
集団指導　78
終末期　50
充足状態と未充足状態　37
重力の影響と廃用症候群　142
熟眠障害　225
循環管理　262
循環血液量と血圧　141
循環障害時にみられやすい随
　伴症状　264
准看護師　399
諸定義からみた看護の役割　5
処方箋と指示表の確認内容,
　方法　312
徐呼吸　105
徐脈　101
助産師　399, 413, 432
助産所　400
女性用尿器　188
少呼吸　105
床上での尿器・便器・おむつ
　による援助方法　188
床上移動　211
床上排泄の援助時の留意点
　190
消毒　117, **119**, 235, 297,
　355
消毒薬の適応一覧　119
錠剤　314, 315
情報の開示　63
情報の確認・分類・整理　85
情報の分析・解釈　85
情報収集　83
情報収集のためのモデル　85
静脈血採血　354
静脈内注射　309, 310, **320**
職業倫理　46
食行動に影響する要因のアセ
　スメント　164
食行動に影響を与える因子　165

食事栄養の意義　160
食事摂取の援助方法　165
食事摂取基準　161, 162
食生活の援助技術　160
食物選択に影響する要因
　160, 161
食欲　164
触診　107, **109**
触診法　104
褥瘡　213, **294**
褥瘡の好発部位　296
褥瘡の処置　296
褥瘡の発生要因　294
褥瘡の予防　294
寝衣交換　244
寝床気候　155
心音の聴取　108
心臓ペースメーカー　389,
　390
心臓マッサージ　340
心電図モニター　389
心電図検査　366
心肺蘇生法　338
心拍停止　148
診察・検査時の看護師の役割
　350
診察室　350
診療の補助　6, 7, 419
診療所　400
診療放射線技師　413
診療報酬　433
診療録　88
身体各部の清潔の援助方法
　232
身体計測　107
身体拘束　48
身長　163
振動法　279
信頼関係の構築　56
人工呼吸　339, 340
人工呼吸器　338, 389

す

スクイージング　279
スタンダードプリコーション
　117, 124, 354
ストレス　**22**, 38, 165
ストレッチャー移乗時の援助
　のポイント　216
ストレッチャー移送時の援助
　のポイント　217

スパイログラム　372
スパイロメトリー　371
ズボンのはかせ方　246
水剤　314, 315
水封式吸引装置　274
水平移動　213
睡眠　223
睡眠に影響を及ぼす要因　224
睡眠の段階と睡眠中の生理
　225
睡眠を促す援助方法　226
睡眠障害の種類　225

せ

セルフケア　34, 36
世界人権宣言　44
世界保健機関　14
生活と健康　33
生活のリズムと健康とのかか
　わり　19
生活の安全と環境　37
生活の質　38
生活環境　37
生活習慣　34
生活歴　34
生体検査　358
清潔の援助技術　231
清潔行動　231
清拭　**233**, 288
正常体温を保つ援助方法
　288
精神面のアセスメント　109
静水圧作用　234
静水力学的圧力　141
成長発達する存在　24
成長発達の原則　25
脊椎　211
鑷子の取り扱い　120
摂食行動のメカニズム　164
摂食中枢　164
折転帯　305
説明と同意　64
切迫性尿失禁　190
切迫性便失禁　191
舌下錠　310, **315**
穿刺　377
洗浄　385
洗髪　233
専門看護師　7, **401**
専門職と倫理　46
全身性・局所性の循環障害　264

全体としての人間　20
全面介助が必要な患者の食事摂取　166
前腕　211

- そ -

相互作用／人間関係論　2
相互作用モデル　3
創傷ドレッシング　302
創傷の種類・治癒過程と観察　290
早朝覚醒　225
造影剤　361
増殖期　291
側臥位　140，141，198，199，213，214，250，296，364，365，381，387
足関節　211
足浴　233
損傷の種類　290

- た -

ターミナル　50
多呼吸　105
多尿　185
他職種の役割　413
蛇行帯　305
打診　107，109
体圧分散寝具　213，296
体位　139
体位ドレナージ　278
体位と循環血液量と血圧　141
体位と身体への影響　141
体位の種類　139，140
体位変換　211
体位変換時のポイント　213
体温のアセスメント　98
体温の恒常性　286
体温の正常・異常　100，288
体温の変動因子　100
体温曲線における体温調整機能と症状　99
体温測定方法の要点　99
体温中枢　286
体温調整中枢　98
体格指数　163
体重　163
体熱の産生と放散を増加させる諸因子間のつり合い　287
退院計画　409

退院指導　409
退院時の援助　78
第三者評価機構　426
大腸ファイバースコープ　365
代理意思決定　49
脱脂綿・青梅綿の充填　149
単純X線撮影　358
蛋白質　161
蛋白尿　185
男性用尿器　188
断続性副雑音（ラ音）　108

- ち -

チームアプローチ　63，415
チームカンファレンス　63
チームナーシング　422
チーム医療における看護職の役割・活動　401
チェーン・ストークス呼吸　105
チューブ　173
チューブ・ライントラブルの起こりやすい状況と対策　132
チューブ包帯　303
地域医療支援病院　400
地域包括支援センター　398
治療食　169
蓄尿　353
中央ナースセンター　435
中心静脈栄養法　165，**176**
中途覚醒　225
肘関節　211
注射法による起こりやすい合併症　310
注腸　360
注腸用イリゲータ　198
超音波検査　367
聴覚障害のある患者とのコミュニケーション　72
聴診　107，108
聴診器　103，**108**
聴診法　104
長坐位　140
腸蠕動音の聴取　108
腸瘻　165
直観的観察　83，84
直接圧迫止血法　341
直腸温　99，100
沈黙　71

- つ -

通気性のある衣服　243
筒型包帯　303

- て -

ディスポーザブル浣腸器　198
ティッピングレバー　215
デブリドマン　297
手洗いの手順　118
低圧持続吸引装置　274
低酸素症　255
低体温　**100**，288
摘便　197，**199**
点眼　326
点滴実施中の患者に行う寝衣交換　246
点滴静脈内注射　310，**320**
点滴の滴数の計算方法　321
点鼻　327
転倒・転落の起こりやすい状況と対策　131

- と -

トイレ歩行の援助　187
トラベルビー，ジョイス　3，11
トリアージ　443，444
トリアージオフィサー　443
トリアージの方法　444
ドレッシング　302
ドレッシング材の種類　302
ドレナージ管理の実際　275
閉ざされた質問　71
都道府県ナースセンター　434
塗布・塗擦　325
糖質　161
透湿性のある衣服　243
動機づけ　77
動脈血ガス分析　255
動脈血酸素飽和度　264
瞳孔の観察　108
瞳孔の散大　148
導尿　203
特定機能病院　400
特別食　165，**169**
毒薬　311

- な -

ナースバンク事業　434
ナイチンゲール，フローレンス　4，**11**，13

ナルコレプシー　225
内呼吸　104
内視鏡検査　363
内部環境　**20**, 21, 34

に

ニード　33
ニード論　2, 3
二次救命処置　339
二次障害　142, 338
二次欲求　33
日本医療機能評価機構　426
日本看護協会　5, 8, 14, 15, 419
日本国憲法　44
日本褥瘡学会　295
日本人の食事摂取基準　162
日本薬局方　311
日内変動　102
入院基本料　15, **433**, 434
入院時の援助　78
入眠障害　225
入浴　234
入浴の影響　232
尿の採取および検査　353
尿検査　163, **353**
尿失禁　185, **190**
尿糖　185
尿比重測定　353
尿閉　**185**, 187
人間と健康　20
認定看護管理者　7, **401**
認定看護師　7, **401**

ね

ネームバンド　132, 308, 324
ネブライザーの種類と特徴　328
ネブライゼーション　327
ネラトンカテーテル　198
熱の産生　**98**, 286
熱の放散　**98**, 286
熱型の分類　100
粘膜の構造と機能　232

の

ノンレム睡眠　225
脳ヘルニア　381
膿尿　185

は

パーソナリティ　9, 34
バーンアウト・シンドローム　47
バイアル　312
バイオハザードマーク　124
バイタルサインのアセスメント　337
ハイドロコロイドドレッシングテープ　297
ハヴィガースト　25
パス・ゴール理論　423
バッカル錠　315
バリアンス　91
バリウム　359
バリウム浣腸　360
パルスオキシメーター　**264**, 389
肺うっ血　257
排泄の援助技術　183
排泄異常と主な原因　185
排泄行動　183
排泄物とその観察　184
排泄物の性状　184
排痰法　278
排尿のメカニズム　186
排便のメカニズム　186
廃用症候群　142
麦穂帯　305
発汗　288
発達モデル　3
発熱　288
針刺し事故　125, 133
瘢痕化　291
半坐位　**140**, 166, 168, 174, 175, 378, 379
半腹臥位　140
反射性尿失禁　190
反復帯　305
判断能力　50
絆創膏包帯　303
万能壺の取り扱い　120

ひ

ビオー呼吸　105
ビタミン　161
ヒポクラテスの誓い　12, 45
ヒヤリ・ハット　133
ヒューマンエラー　420, 421
皮下注射　309, 310, **317**
皮内注射　316
皮膚の構造と機能　231
非言語的コミュニケーション　69
被災者救援　443
被曝　358
被覆　303
肥満・やせの判定基準　163
鼻腔カニューレ　256
鼻腔内吸引　269
人の一生　24
評価　3, 62, 82, **87**
評価のプロセス　88
氷枕　282
病衣の選択　242
病院　400
病室内環境の調整　155
病床の整備　156
病人の食事　169
開かれた質問　71
頻呼吸　105
頻脈　101

ふ

ファイバースコープ　364, 365
ファウラー位　**140**, 141, 250
フィードバック機構　286
フェイスマスク　256
フォーカスチャーティング　89
フォロワーシップ　422, 423
フットサポート　214, 215
プライバシー　**49**, 107, 155, 190, 199, 232
プライバシー保護　49
プライマリナーシング　422
プライマリヘルスケア　14, **35**, 406
ブレーキ　214, 215
ブレーデンスケール　295
フロイト　25
プロセスレコード　62, 63
ふるえ　288
負荷心電図　366
不整脈　101
不眠　225
布帛包帯　303
浮力作用　234
腹圧性尿失禁　190
腹圧性便失禁　191
腹臥位　**140**, 380

腹腔穿刺　377, **379**
腹式呼吸　250, **252**, 363
副作用　310, 330
副子　303
複製包帯　303
物理的・化学的滅菌, 消毒法　119
文化を考慮した看護ケア　450
文化的規範と学習　36

へ

ベッドネーム　132, 308, 324
ベッドメーキング　156
ペプロウ, ヒルデガード　3, 11
ヘモグロビン　264
ヘルスプロモーション　15, 28
ベル型聴診器　108
ヘンダーソン, ヴァージニア　3, 5, 7, 11
ヘンダーソンの基本的看護の構成要素　85
ベンチュリーマスク　256
閉鎖式持続吸引装置　274
閉鎖湿潤環境　291
閉塞性肺疾患　258
米国褥瘡諮問委員会　295
便・尿失禁時の清潔の援助　235
便の採取および検査　354
便失禁　185, **191**
便秘　185, 187

ほ

ポータブルトイレの援助　187
ボディメカニクス　**138**, 213
ホメオスターシス　21, 22
ポリウレタンフィルムドレッシングテープ　297
ホルター心電図　366
保温・体温管理　286
保健医療サービス　36
保健医療福祉の連携　413
保健憲章前文　25
保健師　399, 413, 432
保健師助産師看護師法　6, 7, 15, 419, 429
保健所　124, 400
保健福祉施設における看護活動　400

保湿性のある衣服　243
報告　90
放射性同位元素　368
包帯　303
包帯の種類　303
包帯法　302
包帯法の原則　304
訪問看護ステーション　398, 399
訪問看護師養成講習会　434
防衛機制　38, 39
膀胱　386
膀胱洗浄　385, 387
膀胱留置カテーテル　203
膀胱留置カテーテル挿入時の陰部洗浄　235
乏尿　185

ま

マズロー, A.H.の基本的欲求の階層　33, 86
マッサージ　288
マネジメントサイクル　417, 418
マンシェット　103
麻薬　311
麻薬及び向精神薬取締法　311
麻薬管理者　311
膜型聴診器　108
末梢静脈栄養法　165, **176**
慢性呼吸不全　258
満腹中枢　164

み

ミルキング　275
看取り　50
味蕾　315
脈拍のアセスメント　101
脈拍の正常・異常　101
脈拍の測定部位　101
脈拍測定方法　101

む

無機質　161
無気肺　257
無菌操作　118, **119**, 204, 270, 361, 377, 387
無呼吸　105
無尿　185

め

名称独占　7
滅菌　117, **119**
滅菌ゴム手袋の装着　122
滅菌蒸留水　205
滅菌精製水　205, 256
滅菌包み（滅菌パック）の開け方　121
滅菌袋の開け方　121
滅菌物の渡し方　121

も

モジュール型ナーシング　422
モラール　47
モンロー-リヒター線　379
燃えつき症候群　47
目標の共有　58

や

ヤコビー線　381
薬剤の管理と法律　311
薬剤の作用・投与量・投与法　308
薬剤の生体への影響　308
薬剤師　413
薬事法　311
薬物の吸収, 代謝, 排泄経路　309
薬物包帯　303
薬物療法　308

ゆ

湯たんぽ　282
輸液ポンプ　389
輸液の注入速度　321
輸血　323
油剤　315
優先順位決定　85

よ

ヨードの多い食品などの制限　369
与薬ルートと薬剤の血中濃度・排泄時間の関係　309
与薬の5Ｒ　130, 199, **312**
与薬の技術　308
与薬法と薬剤の効果出現時間　310
洋式便器　189
腰椎穿刺　381
欲求　33

ら

ライフサイクル　24
ライフサイクルと健康のかかわり　24
ラジオアイソトープ　368
ラポール　56
らせん帯　305

り

リーダーシップ　7, 422
リーダーシップの型　423
リキャップの禁止　125
リザーバー付き酸素マスク　256
リスクマネジメント　420, 421
リスボン宣言　45
リネン交換　156
リハビリテーション　28
リビングウィル　50
リフレクション　62
理学療法士　399, 413
立位　**140**, 141
流動食注入　175
良肢位　212
療養上の世話　6, 7, 419
療養生活におけるレクリエーション　218
臨界期　25
臨床検査技師　413
倫理綱領　47

れ

レクリエーション　218
レム睡眠　225
冷罨法　281, 282
歴史的存在としての人間　23
連続性副雑音（ラ音）　108

ろ

ロイ，シスター・カリスタ　3, 11
労働基準法　436
労働災害　436

わ

和式寝巻の交換　244
和式便器　189
和洋折衷便器　189

看護国試シリーズ みるみる

疾患と看護	第6版	定価 2,940 円
基礎医学	第6版	定価 1,470 円
母性看護	第4版	定価 1,680 円
小児看護	第5版	定価 1,890 円
老年看護	第4版	定価 1,890 円
精神看護	第4版	定価 1,890 円
基礎看護	第4版	定価 2,520 円
在宅看護	第4版	定価 1,680 円
解剖生理	第3版	定価 2,520 円
公衆衛生2011		定価 1,680 円

イラストで見る診る看る

基 準 値	第1版	定価 2,100 円

★ラ・スパ2012★
国試合格への切り札はコレだ！

看護師国試頻出の重要項目260をわかりやすく解説！
過去問と予想問題で総チェック＆力だめし！
定価 2,730 円

医学評論社

定価は税込み価格です。

看護国試シリーズ
みるみる基礎看護

1999年1月13日　第1版第1刷発行
2000年3月14日　第1版第2刷発行
2001年7月19日　第2版第1刷発行
2003年3月3日　第2版第2刷発行
2004年4月2日　第2版第3刷発行
2005年11月30日　第3版第1刷発行
2010年1月6日　第3版第2刷発行
2011年5月31日　第4版第1刷発行

編　　集　テコム編集委員会
編　著　者　玉木ミヨ子
　　　　　　たまきみよこ
著　　者　蒲生澄美子，今野葉月，里光やよい，関口恵子，
　　　　　　がもうすみこ　こんのはづき　きとみつ　せきぐちけいこ
　　　　　　玉木ミヨ子，西土泉，本多和子，宮崎素子
　　　　　　たまきみよこ　にしどいずみ　ほんだかずこ　みやざきもとこ
発　　行　株式会社　医学評論社
　　　　　〒169-0073　東京都新宿区百人町1-22-23
　　　　　新宿ノモスビル2F
　　　　　TEL 03（5330）2441（代表）
　　　　　FAX 03（5389）6452
　　　　　URL http://www.igakuhyoronsha.co.jp/
印　刷　所　株式会社　新晃社

ISBN978-4-86399-083-8 C3047